FORTSCHRITTE

DER
PRAKTISCHEN DERMATOLOGIE
UND
VENEROLOGIE

DRITTER BAND

VORTRÄGE DES III. FORTBILDUNGSKURSES
DER DERMATOLOGISCHEN KLINIK UND POLIKLINIK
DER UNIVERSITÄT MÜNCHEN VOM 27. JULI — 1. AUGUST 1959

GEHALTEN VON

H.-J. BANDMANN, S. BORELLI, F. EHRING, H. GÖTZ, O. HORNSTEIN,
W. JADASSOHN, P. JORDAN, J. KIMMIG, G. KLINGMÜLLER, W. F. LEVER,
A. MARCHIONINI, K. MEINICKE, G. MIESCHER, TH. NASEMANN, H. NIERMANN,
H. RÖCKL, C. G. SCHIRREN, W. SCHNEIDER, R. SCHUHMACHERS-BRENDLER,
K. SIGG, H.-W. SPIER, FR. WORINGER

UNTER MITARBEIT VON

PRIV.-DOZ. DR. HELMUT RÖCKL

OBERARZT AN DER DERMATOLOGISCHEN KLINIK UND POLIKLINIK
DER UNIVERSITÄT MÜNCHEN

HERAUSGEGEBEN VON

PROF. DR. ALFRED MARCHIONINI

DIREKTOR DER DERMATOLOGISCHEN KLINIK UND POLIKLINIK
DER UNIVERSITÄT MÜNCHEN

MIT 3 TEXTABB

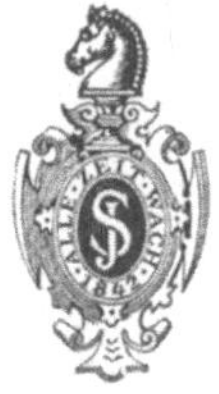

Springer-Verlag Berlin Heidelberg GmbH
1960

ISBN 978-3-540-02522-1   ISBN 978-3-662-30543-0 (eBook)
DOI 10.1007/978-3-662-30543-0

Vorwort

In der letzten Juliwoche des Jahres 1959 fand — nunmehr schon zum dritten Male — der Fortbildungskurs der praktischen Dermatologie und Venerologie an der Münchener Dermatologischen Universitätsklinik statt. Im Verlaufe von 6 Tagen wurden 27 Vorträge über aktuelle Themen von Experten ihres Fachgebietes gehalten; tägliche Diskussionen, zum Teil anhand von demonstrierten Fällen, gaben allen Teilnehmern Gelegenheit, diagnostische und therapeutische Probleme der Dermatologie und Venerologie zu erörtern, Fragen zu stellen und Anregungen entgegenzunehmen.

Der III. Kurs, an und für sich schon für das Jahr 1957 geplant, wegen des in Stockholm gleichzeitig stattfindenden Internationalen Dermatologenkongresses jedoch verschoben, war wiederum stärker besucht als der vorangegangene des Jahres 1954. Die Teilnehmerzahl von über 300 Fachkollegen aus Belgien, Dänemark, Deutschland, Finnland, Frankreich, Griechenland, Indien, Israel, Italien, Japan, Jugoslawien, den Niederlanden, Österreich, Polen, der Schweiz und der Türkei bestätigte uns aufs neue Bedürfnis und Interesse an diesen Lehrgängen.

Sehen wir doch die Aufgabe einer Universitätsklinik nicht nur darin, die Studenten zu praktischen Ärzten zu erziehen und Fachärzte heranzubilden, sondern gleichzeitig in dem unablässigen Bestreben, eine Brücke zu schlagen zwischen den Ergebnissen der wissenschaftlichen Spezialforschung der Klinik und den Erfordernissen der Praxis. Wir wollen es dem in der Praxis stehenden, zumeist überlasteten Facharzt ermöglichen, das Studium der vielfältigen und sich in ihren Schlußfolgerungen nicht selten widersprechenden Literatur über den jeweiligen Stand der Forschung in Diagnostik und Therapie durch Übersichtsreferate von Forschern zu erleichtern und zu ergänzen, die auf Grund ihrer jahrelangen Tätigkeit auf diesen Gebieten Experten geworden sind. Dabei wird nicht vergessen, auch auf jene Probleme hinzuweisen, die noch ihrer Lösung harren.

Zahlreiche Kollegen haben auch dieses Mal nicht an unserem Kurs teilnehmen können, weil es ihnen nicht möglich war, für die Zeit ihrer Abwesenheit geeignete Vertreter für die Praxis zu finden. Diese und ein Großteil der Kursteilnehmer selbst haben den Wunsch an uns herangetragen, die Vorträge möchten ihnen, so wie es nach den beiden vorangegangenen Kursen der Fall gewesen ist, auch später wieder — in Buchform zusammengefaßt — zur Hand sein. Wir sind diesem Wunsche schon deshalb gern nachgekommen, weil wir glauben, daß alte und bewährte Erkenntnisse unseres Faches lebendig bleiben müssen und daß es unsere Aufgabe ist, altes Wissensgut und neue Ergebnisse in zusammenfassender und übersehbarer Darstellung festzuhalten. Hierin hat uns eine Reihe von angesehenen Fachgelehrten des In- und Auslandes, manche nunmehr schon das dritte Mal, in meisterhafter Weise unterstützt, wofür ihnen auch an dieser Stelle herzlich gedankt sei. Mein Dank gilt ebenso allen meinen Dozenten und Assistenten an der Münchener Dermatologischen Universitätsklinik für ihre Hilfe bei den Vorbereitungen, insbesondere meinem Oberarzt Doz. Dr. H. Röckl, der mir sowohl bei der Planung und Veranstaltung des Kurses selbst, als auch bei der Herausgabe dieses Buches ein unermüdlicher und zuverlässiger Mitarbeiter war.

München, im März 1960

Alfred Marchionini

Inhaltsverzeichnis

Der heutige Stand
der experimentellen Ekzemforschung

Von

GUIDO MIESCHER, Zürich

Ekzem ist ein dynamisches Geschehen. Der beste Weg zum Verständnis biologischer Vorgänge ist der Versuch der Reproduktion. Einen ersten solchen Versuch hat HEBRA unternommen. Er verwendete Crotonöl und glaubte damit sämtliche klinischen Formen des Ekzems erzeugen zu können. Wenn schon seine Interpretation sich in der Folge als ein Irrtum herausgestellt hat, so war damit die Aufmerksamkeit auf die Bedeutung äußerer Reize gerichtet und der Weg gewiesen, auf welchem ein halbes Jahrhundert später die Allergieforschung zu einer Reihe wertvoller Erkenntnisse geführt hat.

Die Entdeckung, daß eine ekzematöse Reaktionsbereitschaft erworben wird und willkürlich erzeugt werden kann, und die Tatsache, daß das Reaktionsbild dieser experimentellen Kontaktekzeme morphologisch, sowohl makroskopisch wie mikroskopisch, die klassischen Züge des akuten genuinen Ekzems trägt, hat die Türe aufgeschlossen für ein weites Gebiet der experimentellen Forschung, auf welchem heute schon viel geleistet worden ist und noch viel geleistet werden kann.

Das Problem der ekzemallergischen Reaktion zerfällt in eine Anzahl von Teilproblemen, welche im folgenden einzeln behandelt werden. Dabei sollen von vornherein nur die Resultate der experimentellen Forschung berücksichtigt werden.

Phänomen der Sensibilisierung

Das Phänomen der Sensibilisierung ist eine durch klinische Erfahrung und durch das Experiment gesicherte Tatsache. Durch einmaligen oder wiederholten Kontakt mit einem ekzematogenen Stoff entsteht nach einer Inkubationszeit eine vorher nicht vorhandene Reaktionsbereitschaft, d. h. es reagiert die Haut bei erneutem Kontakt mit Entzündung auf eine Konzentration des Stoffes, die vorher reaktionslos vertragen wurde. Die Reaktionsform entspricht klinisch und histologisch dem Bild des akuten Ekzems (herdförmige intraepidermale Spongiose mit Lymphocytenzuwanderung), sie ist stereotyp, d. h. unabhängig von den pharmakodynamischen Eigenschaften des Stoffes und vom toxischen Reaktionsbild, falls der Stoff toxische Eigenschaften besitzt, verschieden. Der Schwellenwert der Reaktion liegt häufig um einige Zehnerpotenzen unter dem Schwellenwert der toxischen Reaktion.

Die *Inkubationszeit* ist bei starken Ekzematogenen verhältnismäßig kurz, sie beträgt bei einmaligem Kontakt beim Tier 4—6 Tage, beim Menschen 7—11 Tage, bei schwächeren Ekzematogenen ist sie wesentlich länger, wobei *ein* Kontakt in der Regel nicht genügt, sondern mehrere bis viele Kontakte erforderlich sind (Tab. 1). Außerdem spielen lokale Bedingungen eine Rolle, worauf später eingegangen wird. Die Angabe CHARPYs, daß bei gleichzeitiger Anwendung des Ekzematogens (Dinitrochlorbenzol, DNCB) auf der Haut und an den dorsalen Nervenwurzeln beim Meerschweinchen die Inkubationszeit auf 24—48 Std. reduziert wird, hat keine Bestätigung gefunden, dagegen konnten GOLAY und BRUN bei Sensibilisierung mit DNCB am Nacken und Auslösung an der Zitze beim Meerschweinchen in einzelnen Fällen schon bei Testung nach 48 Std. eine Reaktion beobachten.

Tabelle 1. *Sensibilisierungsversuche beim Menschen*

Autor	Substanz	Primär-reaktion	Zahl der Fälle	davon sensibilisiert	%	Zahl der An-wendungen	Zeitpunkt d. Sensibilisierung Tage
BLOCH	Primin conc.	stark toxisch	12	12	100	11—3 (6 × 1)	7—18
WEDROFF u. DOLGOFF . . .	Dinitrochlor-benzol 10% in Aceton	toxisch	72	50	69	1	8—24
HAXTHAUSEN .	id 30% in Aceton	stark toxisch	15	14	93	1	9—18
BURCKHARDT .	Nickelsulfat, ges. Lösung	leicht toxisch	8	2		2	10—14
BURCKHARDT .	Nickelsulfat Vorbehandlg. m. 50% Schmierseife	stark toxisch	7	6		1	10—14
MÜLLER. . . .	Ursol 2% Salbe	indifferent	13	13	100	2—19	2—19
SCHWARZSCHILD	Orthoform 10% Salbe	indifferent	11	5	45	10—175	10—71

Die quantitativen Voraussetzungen für das Zustandekommen einer Sensibilisierung sind bei epicutanem Vorgehen nicht in absoluten Werten zu erfassen, da wir noch keine Methode zur Bestimmung der Menge eines Stoffes besitzen, welche nach Passieren der Hornschichtschranke die lebende Zelle erreicht. Die Sensibilisierung ist nicht von der Größe der Kontaktfläche abhängig, indem HAXTHAUSEN und auch SCHNITZER — letzterem an der Züricher Klinik — die Sensibilisierung schon von einer punktförmigen Stelle aus gelang. Dagegen scheint eine minimale Grenzkonzentration erforderlich zu sein, unterhalb welcher eine Sensibilisierung nicht zustande kommt (SCHNITZER). Bei intracutanen Sensibilisierungen genügen beim Meerschweinchen sehr kleine Mengen des Stoffes zur Sensibilisierung (2,5 γ Neosalvarsan — SCHNITZER; 2 γ Dinitrochlorbenzol — SEEBERG). Dabei zeigt es sich wiederum, daß eine minimale Konzentration des Stoffes notwendig ist, unter welcher eine

Sensibilisierung nicht eintritt, auch wenn die intracutane Injektion an zahlreichen (100) Stellen vorgenommen wird (SCHNITZER) (Tab. 2).

Tabelle 2
G. SEEBERG: *Dinitrochlorbenzol beim Meerschweinchen*

	2 γ (0,1 $^0/_{00}$ Lösung)	20 γ (1 $^0/_{00}$ Lösung)	400 γ (2 $^0/_{00}$ Lösung)
epicutan . . .	5/10	5/10	7/9
intracutan. . .	7/10	9/10	7/8
subcutan . . .	4/10	5/10	4/10
Lymphdrüse .	7/10	9/10	8/9

A. SCHNITZER: *Neosilbersalvarsan 0,1 cm³ intracutan*

Lösung	0,05 $^0/_{00} =$ 5 γ	10/15
	0,025 $^0/_{00} =$ 2,5 γ	4/20
	0,01 $^0/_{00} =$ 1 γ	0/10
100 $\times$ 0,01 $^0/_{00} =$ 100 γ		0/15

Nenner: Tiere im Versuch
Zähler: davon sensibilisiert

Eine Sensibilisierung kommt im Tierversuch nicht nur epicutan, sondern mit gleicher Leichtigkeit auch intracutan und intralymphoglandulär (SEEBERG), weniger gut intramuskulär (SCHNITZER) und subcutan (LANDSTEINER und JACOBS, SEEBERG) zustande. Auch intraperitoneale Sensibilisierung gelingt, wenn zusammen mit der sensibilisierenden Substanz eine Suspension von abgetöteten Tuberkelbacillen als Adjuvans in die Bauchhöhle gespritzt wird (LANDSTEINER und CHASE). Die dabei erzeugte Reaktionsbereitschaft erreicht einen erheblichen Grad und kann sogar noch gesteigert werden, wenn die Sensibilisierung gleichzeitig auch epicutan vorgenommen wird (CHASE). Die sensibilisierungsvermittelnde Rolle der Tuberkelbacillen beruht auf ihrem Gehalt an Wachsen (RAFFEL).

Ausbreitungsmodus der Sensibilisierung

Die Sensibilisierung bleibt nicht auf die Kontaktstelle lokalisiert, sondern ergreift das gesamte Integument. Dies hat zur Frage nach dem Ausbreitungsmodus geführt, wobei folgende Möglichkeiten in Betracht kommen:

1. Ausbreitung von der Kontaktstelle aus per continuitatem von Zelle zu Zelle,

2. Ausbreitung auf dem Blutweg,

3. Ausbreitung auf dem Lymphweg,

4. Ausbreitung über das Nervensystem.

Die erste Möglichkeit wurde zuerst von STRAUSS und COCA experimentell untersucht. Es wurde bei Affen eine Hautregion (Unterarm) durch Umschneidung von der angrenzenden Haut isoliert und die Präparierung

(Rhus toxicodendron) auf der isolierten Haut vorgenommen. Eine Sensibilisierung der übrigen Haut kam dabei nicht zustande. Nachuntersuchungen mit einer analogen Technik beim Meerschweinchen fielen gegensätzlich aus, indem die Sensibilisierung vom isolierten Hautlappen aus bald nicht gelang (SCHREUS, SCHREIBER und MÜLLER), bald gelang (SIMON, HAXTHAUSEN, ANKE, SCHNITZER u. a.).

Nachdem LANDSTEINER und CHASE festgestellt hatten, daß beim Meerschweinchen nur bei tiefer Umschneidung des Hautlappens mit Durchtrennung des Hautmuskels die Sensibilisierung verhindert werden kann, was sie auf eine Unterbrechung der tiefen Lymphbahnen zurückführen, sind FREY und WENK dieser Frage nochmals in einer Reihe aufschlußreicher Versuche nachgegangen. Sie vollzogen die Isolierung in der Weise, daß sie ein von seiner Umgebung völlig losgelöstes Hautexplantat mit der Unterlage nur durch einen aus Arterie, Vene und Nerv bestehenden Stiel in Verbindung ließen. In diesem Fall gelang die Sensibilisierung von dem isolierten Hautstück aus nicht. Wurde sie von der übrigen Haut aus vorgenommen, so erwies sich in der Folge auch das isolierte Hautstück als sensibilisiert.

In einer zweiten Versuchsreihe blieb das isolierte Hautstück durch eine Hautbrücke mit der angrenzenden Haut verbunden. In diesem Fall kam die Sensibilisierung von der Hautinsel aus zustande, sie unterblieb jedoch, wenn vorher die regionären Lymphdrüsen exstirpiert worden waren. Dies ist ein sicherer Beweis dafür, daß in der ersten Phase des Sensibilisierungsvorganges das wirksame Prinzip nicht durch die im Gefäßstiel enthaltenen Bahnen (Arterie, Vene und Nerv), aber auch nicht über den epidermalen Weg, sondern entsprechend der Annahme von LANDSTEINER und CHASE durch Lymphwege und Lymphdrüsen geleitet wird. Wie die Entfernung des isolierten Hautstückes in zunehmenden Abständen vom Zeitpunkt der Präparierung beweist, schwankt die zur Übermittlung erforderliche Zeit beträchtlich. Während schon eine Verweildauer von 12 Std. genügte, um 1 von 16 Tieren zu sensibilisieren, kam eine 100%ige Sensibilisierung erst bei einer Verweildauer von 3 Tagen zustande. Ob das supponierte Vollantigen in der Haut gebildet und abtransportiert wird, was wahrscheinlich ist, ob seine Bildung erst in den Lymphdrüsen erfolgt, steht noch nicht fest.

Nachdem die Bedeutung der regionären Lymphdrüsen als erste Etappe im Sensibilisierungsvorgang festgestellt worden ist, stellt sich die weitere Frage nach den Vorgängen, welche von der Lymphdrüse aus zur Sensibilisierung der gesamten Haut führen. Bei der Reaktion vom Soforttypus ist der greifbare Träger des Reaktionsprinzipes der im Blutserum vorhandene und dadurch dem gesamten Organismus zugetragene Antikörper. Versuche, auch beim ekzematös Sensibilisierten komplementbindende oder präcipitierende, gegen die Kontaktsubstanz gerichtete Antikörper nachzuweisen, gelangen bisher nicht oder nur dann, wenn, wie in den Versuchen von LANDSTEINER und CHASE mit Picrylchlorid, sich neben der ekzematösen eine Sensibilisierung vom Soforttypus entwickelt hatte. Der von HOIGNÉ und STORCK mit einer nephelometrischen Methode erhobene Nachweis dialysabler Reagine im Serum von Patienten mit

Arzneimittelallergien hat sich bei Anwendung einer technisch vollkommeneren Apparatur als nicht verwertbar herausgestellt (RIBI, HEILBRONNER und STORCK). Mit dem Kollodiumagglutinationstest hat SEEBERG bei Fällen von Kontaktekzem auf Streptomycin einen gegenüber der Norm erhöhten Titer (1:250—1:16 gegenüber 1:16—1:2) gefunden, doch bedarf die Bedeutung dieser Befunde noch weiterer Abklärung.

Ebensowenig zuverlässig belegt ist die Frage der passiven Übertragung nach PRAUSNITZ-KÜSTNER mit dem Serum oder dem Inhalt von natürlichen oder künstlich gesetzten Blasen. Vereinzelten positiven Resultaten stehen zahlreiche negative gegenüber.

Das Problem hat einen völlig neuen Aspekt erhalten durch den Nachweis der Übertragbarkeit der Reaktionsbereitschaft mit lebenden Zellen durch LANDSTEINER und CHASE. Diese Autoren sensibilisierten Meerschweinchen intraperitoneal mit einem Conjugat aus Picrylchlorid und Meerschweinchenerythrocytenstroma unter Zusatz einer Suspension abgetöteter Tb-Bakterien. 3 Wochen später wurde eine peritoneale Reizung durch Injektion von Tb-Bakterien oder Paraffinöl erzeugt und die durch Auswaschen der Peritonealhöhle erhaltenen Exsudatzellen Empfängertieren intraperitoneal verabreicht. Die passiv erworbene Überempfindlichkeit war 4—5 Tage lang nachweisbar.

Die Übertragung gelingt, wie spätere Untersuchungen gezeigt haben, auch mit Zellen aus Milz, Thymus, Lymphknoten (CHASE, HAXTHAUSEN), Lymphe des Ductus thoracicus (SKOG), und zwar nur mit lebenden Zellen, da leichtes Erhitzen die Wirkung aufhebt (LANDSTEINER und CHASE, SKOG, LAWRENCE). Nach SKOG kommt die passive Sensibilisierung beim Meerschweinchen nur zustande, wenn mehr als 500—1000 Millionen Zellen übertragen werden.

Versuche mit intracutaner Übertragung mißlangen (HAXTHAUSEN) oder führten in einzelnen Fällen zu Reaktionen, deren Natur unklar war, weil sich die betreffenden Probanden in der Folge als sensibilisiert erwiesen (BAER und SULZBERGER; BAER, SERRI und KIRMAN). Die Autoren nehmen an, daß es sich um eine aktive Sensibilisierung gehandelt hat und daß die transplantierten Zellen einen Faktor enthalten, welcher die aktive Sensibilisierung fördert.

Mit der gleichen Frage haben sich EPSTEIN und KLIGMAN beschäftigt. Sie experimentierten mit Pentadecylcatechol (wirksamer Stoff der Rhus-Pflanze), Dinitrochlorbenzol (DNCB) und Paranitrosodimethylanilin und benützten als Spender Leute, die bereits sensibilisiert waren (Rhus) oder die sie zu dem Zweck sensibilisierten.

Sie übertrugen vom Spender:

1. Inhalt von Ekzembläschen einer spezifischen Kontaktreaktion,

2. Inhalt von Kantharidenblasen,

3. Die aus 250—300 cm³ Blut gewonnenen Leukocyten.

Die Überempfindlichkeit auf DNCB und Paranitrosodimethylanilin ließ sich durch Blaseninhalt nicht übertragen, wohl aber durch Leukocyten (weiße Blutkörperchen), wobei eine Minimalmenge von 20 Millionen

Leukocyten erforderlich war. Mit Pentadecylcatechol fiel dagegen die Übertragung in allen Versuchen und bei allen Formen der Übertragung positiv aus. Die Autoren schließen daraus, daß die Übertragung nicht nur ein Mindestmaß von Zellen erfordert, sondern auch von der Natur der sensibilisierenden Substanz abhängig ist. Da erfahrungsgemäß eine Sensibilisierung auf Pentadecylcatechol auch bei wiederholter Testung mit einerKonzentration von 1 zu 100 nicht zustande kommt, so erlaubte das die Verwertung einer auch in einem späteren Zeitpunkt vorgenommenen Testung ungeachtet früherer Testungen. Es ging daraus hervor, daß sich 3 Verlaufstypen unterscheiden lassen. Beim ersten (siehe Abb. 1) geht die Empfindlichkeit nach 1—3 Wochen zurück als Ausdruck echter passiver Sensibilisierung, beim zweiten steigt die Empfindlichkeit fortlaufend an, um monatelang zu persistieren, beim dritten Typus endlich verläuft die Empfindlichkeit wie beim ersten Typus mit Anstieg und Abfall, um nachher

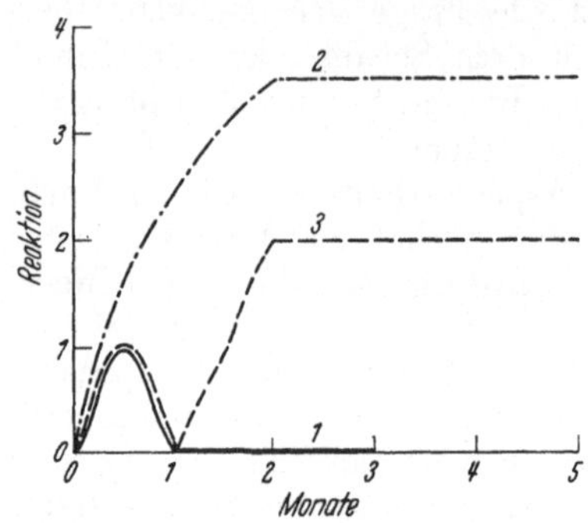

Abb. 1. Verlauf der passiven Sensibilisierung auf Pentadecylcatechol nach EPSTEIN und KLIGMAN. (J. invest. Derm.)

wieder anzusteigen. Die Erklärung des zweiten und dritten Typus ist noch nicht gefunden. Da nach CHASE ein später Anstieg auch eintritt, wenn nach der Übertragung nicht getestet worden ist, so spricht das gegen eine aktive Sensibilisierung durch die erste Testung, sondern für einen noch unbekannten Mechanismus.

Das Gelingen der passiven Sensibilisierung hat die ekzematöse Reaktionsbereitschaft der anaphylaktischen einen Schritt nähergebracht. Das Antikörperprinzip ist dabei in einer neuen Form erschienen, indem anstelle eines absorbierbaren Serumfaktors die lebende Zelle, in erster Linie, der lebende Lymphocyt, getreten ist. In dieser Beziehung bekundet sich eine enge Verwandtschaft zur Infektionsallergie vom Typus der Tuberkulinreaktion, bei welcher die Übertragung mit Lymphocyten nicht nur auf intraperitonealem, sondern auch auf intravenösem und subcutanem Wege gelingt (METAXAS und METAXAS-BÜHLER), was vielleicht damit zusammenhängt, daß bei dieser Allergieform der spezifische Faktor in großer Menge oder in einer aktiveren Form in den Lymphocyten enthalten ist, wie beim Ekzem. Welcher Art dieser Faktor ist, ob er die Funktion ausübt, die Bildung von Antikörpern anzuregen, wie das LANDSTEINER und CHASE annehmen, ob er zellgebundener Antikörper ist, bleibt noch eine offene Frage. In neuester Zeit ist es LAWRENCE auf dem Gebiet der Infektionsallergie gelungen, durch schonende Eluierung von Leukocyten tuberkulinpositiver, Schick-negativer, aber in hohem Grade gegenüber Diphtherietoxin und Toxoid überempfindlicher Tiere mit dem Eluat der Leukocyten die Überempfindlichkeit auf Tuberkulin und auf Diphtherietoxin passiv zu übertragen, ein Anhaltspunkt dafür, daß das Antikörperprinzip auch außerhalb der Zelle vorkommen kann.

Aus allen diesen Versuchen geht die dominierende Rolle hervor, welche die Lymphocyten im Reaktionsgeschehen spielen. Diese Rolle wird auch in der Histopathologie des Kontaktekzems evident, welche eine hervorragende Beteiligung der Lymphocyten schon in den ersten Stunden nach dem Beginn des Kontaktes in sehr eindrucksvoller Weise illustriert und auch darin einen Parallelismus mit der Spätreaktion vom Tuberkulintypus verrät. Vorgängige Behandlung der sensibilisierten Versuchstiere mit Röntgenstrahlen (LENNOX), mit Cortison (LONG, INDERBITZIN) und mit antilymphocytärem Immunserum (INDERBITZIN) hat eine Abschwächung oder Verhinderung der Reaktion zur Folge. Die Bedeutung, die der regionären Lymphdrüse als integralem Organ im Mechanismus der Sensibilisierung zukommt, und die Rolle, welche die Lymphocyten im Reaktionsgeschehen spielen, sprechen dafür, daß in der Lymphdrüse bzw. ihrem lymphoblastischen Apparat das Antikörperprinzip gebildet wird und in Form von Antikörper tragenden Lymphocyten in den Kreislauf gelangt.

FREY und WENK haben bei ihren Versuchen auch die Frage geprüft, wie lange das Verbleiben der regionären Lymphdrüsen im Körper für das Zustandekommen der Sensibilisierung notwendig ist, indem sie die Lymphdrüsen in verschiedenen Abständen vom Zeitpunkt des Kontaktes entfernten. Es zeigte sich, daß die notwendige Verweildauer zwischen 3 und 8 Tagen schwankte. Dies spricht dafür, daß der weitere Verlauf und die Fortdauer der Sensibilisierung von der Funktion der primär angeregten Lymphdrüse unabhängig ist. Folgende Möglichkeiten stehen zur Diskussion:

1. Das Antigen gelangt über die regionäre Drüse über den Kreislauf auch an andere Orte der Lymphocytenproduktion, und es setzt dort ebenfalls Antikörperbildung ein. Diesbezügliche Untersuchungen fehlen noch.

2. Die antikörperhaltigen Lymphocyten besitzen einen Faktor, welcher die Antikörperbildung auch an andern Stellen der Lymphocytopoese anregt. Die Versuche von EPSTEIN und KLIGMAN weisen in dieser Richtung.

3. Die Fähigkeit der Antikörperbildung wird durch das Nervensystem den lymphoblastischen Organen übermittelt, wobei sowohl an einen reflektorischen Mechanismus (POLÀK) oder an einen biphasischen Prozeß gedacht worden ist als auch an afferente Wanderung des Antigens längs der Nervenbahn zu den Zentren, efferente Wanderung der dort gebildeten Antikörper zur Peripherie (MANNSFELD). Bisher vereinzelt gebliebene Versuche, deren Wiederholung und Ausbau von erheblicher Bedeutung für das Problem sein könnte, sprechen dafür, daß vor oder während der Sensibilisierungsperiode durchgeführte medikamentöse oder operative Eingriffe am vegetativen Nervensystem die Sensibilisierung verhindern können. So trat in Versuchen, die STORCK und KOELLA durchgeführt haben, bei der Mehrzahl der Tiere (Meerschweinchen) eine Sensibilisierung nicht auf, wenn vorher eine Ausschälung der Arteria femoralis oder eine Resektion von 2—3 Segmenten des Grenzstranges vorgenommen worden war. Dabei war die Sensibilisierung außerhalb der von den resezierten Nerven versorgten Zone

vorgenommen worden. Bei schon sensibilisierten Tieren wurde bei
später vorgenommenem nervalem Eingriff eine Reaktion nur dann beeinflußt oder verhindert, wenn die Sensibilisierung nicht länger als
10 Tage zurücklag. Polàk hat in ähnlichen Versuchen eine Beeinträchtigung oder Verhinderung der Sensibilisierung nur dann erhalten,
wenn gleichzeitig der Sympathicus reseziert und die sensiblen Nerven
durchtrennt worden waren. Es kam in seinen Versuchen im Gegensatz zu Storck nur dann zu einer Unterdrückung der Sensibilisierung,
wenn die Präparierung mit 5% DNCB im Gebiete der innervierten
Hautstellen vorgenommen wurde, während bei Sensibilisierung auf der
nicht enervierten Haut eine Auslösung sowohl auf der enervierten
wie der nicht enervierten Haut zustande kam.

Eine Hemmung oder Unterdrückung erfolgt auch dann, wenn die
Tiere während der Präparierung mit einem Ganglienblocker (Pendiomid:
Storck, Ormea und Zina), einem Neuroplegicum (Serpasil: Storck und
Schnyder; Megaphen: Bohnstedt und Lanz) behandelt wurden oder
im Sommnifenschlaf (Polàk) gehalten wurden. Durch keine dieser
Methoden ließ sich bei schon vorhandener Sensibilisierung die Reaktion
bei der Auslösung unterdrücken, es sei denn, daß nicht länger als 10 Tage
vorher die Sensibilisierung vorgenommen worden war (Storck). Dies
alles spricht dafür, daß beim Sensibilisierungsvorgang das Nervensystem in irgendeiner Weise beteiligt ist, ob bloß als unspezifischer
Regulator cellulärer Vorgänge, wie z. B. der intracellulären Antikörperbildung, was das Wahrscheinlichere ist, oder ob als souveränes, die
spezifische Antikörperproduktion induzierendes Steuerorgan, wie das
der Pawlowschen Lehre von der dominierenden, alle Funktionen des
Organismus beherrschenden Stellung des Zentralnervensystems entsprechen würde.

Als gesicherte Tatsache dürfen wir heute die Funktion der Lymphocyten als Träger und vermutlich auch als Bildner der Antikörper betrachten. Welches ist nun aber die Stellung der Epidermiszelle? Ist sie auch
Antikörperbildner oder bloß Antikörperträger, wobei der Lieferant der
Antikörper die Lymphocyten sind? Die bekannten Transplantationsver-
suche Haxthausens an eineiigen Zwillingen haben ergeben, daß die trans-
plantierte Haut schon nach kurzer Zeit das Reaktionsvermögen der umgebenden Haut annimmt: das von dem sensibilisierten (DNCB) Zwilling
stammende, auf den gesunden Zwilling übertragene Hautstück reagierte
drei Wochen später auf die Kontaktprobe mit DNCB negativ, und umgekehrt reagierte das vom Gesunden stammende, auf die Haut des sensibilisierten Zwillings übertragene Hautstück positiv. Die Nachprüfung
durch Homotransplantation und Auslösung schon 5 Tage nach dem
Eingriff (um der Resorption oder Ausstoßung des Transplantates
zuvorzukommen) bewies, daß die Umstellung sich schon in diesem kurzen
Zeitabschnitt vollzogen hatte. Der Schluß, den Haxthausen zieht, daß
die Epidermis ihre Antikörper nicht selbst produziert, sondern vom Blut-
wege aus empfängt, ist darum naheliegend. Analoge Versuche bei fixen
Arzneiexanthemen (Transplantation kranker Haut auf gesunde Stellen
beim gleichen Probanden und umgekehrt) haben ergeben, daß die Reak-

tionsfähigkeit der transplantierten Haut in solchen Fällen viel länger erhalten bleibt (mehrere Monate), bis sie sich den Verhältnissen der neuen Umgebung anpaßt (NÄGELI, DE QUERVAIN und STALDER, KNOWLES, DECKER und CHANDLE, WISE und SULZBERGER).

Daß die Epidermis, wie man aus dem histologischen Bild schließen muß, im Reaktionsgeschehen eine sehr wichtige Stellung einnimmt und das eigentliche Erfolgsorgan darstellt, erklärt sich am natürlichsten durch die Annahme, daß das hautspezifische Vollantigen in der Haut selbst (Epidermis, Papillarkörper) entsteht, und die Zuwanderung der antikörperhaltigen Lymphocyten an diesen Stellen anregt. Nur so ist es erklärlich, daß bei hämatogener Zufuhr des Ekzematogens, z. B. ekzematöses Chininexanthem bei oraler Einnahme von Chinin die Reaktion im Raume der Epidermis sich abspielt und nicht etwa in den Lymphocyten bildenden Organen.

Ekzematogene Eigenschaften einer Substanz

Praktische Erfahrung und Experiment lehren, daß die sensibilisierenden Eigenschaften einer gegebenen chemisch definierten Substanz außerordentlich verschieden sind. Es gibt Substanzen, die schon beim ersten Kontakt und praktisch bei jedem Menschen zu Sensibilisierung führen, wie z. B. DNCB oder das von BLOCH und KARRER aus Primelblättern isolierte Primin. Andere Substanzen besitzen ein wesentlich geringeres Sensibilisierungsvermögen. Die Sensibilisierung erfordert mehrere bis viele Kontakte, und individuelle und expositionelle Faktoren spielen eine bedeutende Rolle. Die Inkubationszeit bis zur Erreichung des zur klinischen Manifestation erforderlichen Sensibilisierungsgrades kann lange dauern.

Tabelle 3. *Sensibilisierungsvermögen und Halogenlabilität halogenierter Benzole nach* LANDSTEINER *und* JACOBS

Gruppe A

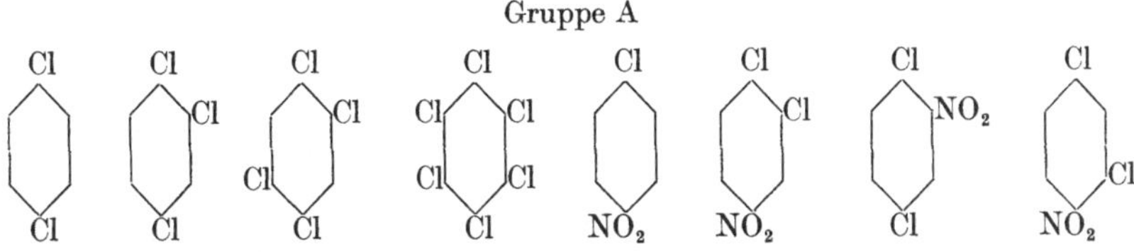

Gruppe A: Sensibilisiert nicht, reagiert nicht mit Anilin, spaltet Halogen in alkalischer Lösung nicht oder nur langsam ab.

Gruppe B

Gruppe B: Sensibilisiert, reagiert mit Anilin unter Freiwerden von Halogen, spaltet Halogen in alkalischer Lösung rasch ab.

Es ist das besondere Verdienst von LANDSTEINER und seinen Schülern, in systematischen Versuchen die Bedeutung der chemischen Reaktionsfähigkeit einer Substanz erwiesen und damit einen Weg zur Erforschung der chemischen Grundlagen der allergenen Eigenschaften von Substanzen aufgezeigt zu haben. In einer sehr eindrucksvollen Versuchsreihe wurden 17 halogenierte und nitrierte Benzole mit verschiedener Stellung der Seitengruppen auf ihre Sensibilisierbarkeit beim Meerschweinchen geprüft und diese mit der Fähigkeit, Halogene in alkalischer Lösung abzuspalten und sich mit einer organischen Base (Anilin) zu verbinden, verglichen. Es ergab sich dabei, daß zwischen diesen beiden Eigenschaften ein weitgehender Parallelismus besteht (Tab. 3). Zu denselben Resultaten gelangten SULZBERGER und BAER bei Sensibilisierungsversuchen am Menschen. Weitere Untersuchungen mit ähnlicher Fragestellung haben EISEN, ORRIS und BELMAN sowie GRAUL durchgeführt.

Allergene sind somit ganz allgemein Substanzen, die kopplungsfähig sind oder austauschfähige Gruppen besitzen, wodurch die Voraussetzungen erfüllt werden, welche zur Bildung von Vollantigenen notwendig sind.

Daß es sich dabei um eine Koppelung an eine gewebseigene Schleppersubstanz handelt und nicht um Eiweißkörper des Serums wie bei der Anaphylaxie, geht aus den Versuchen LANDSTEINERs hervor, der zeigen konnte, daß eine an Serumeiweiß gekoppelte ekzematogene Substanz (Picrylchlorid) bei intracutaner Injektion eine anaphylaktische, aber keine epidermale Sensibilisierung erzeugt.

Über die Natur des hypothetischen Vollantigens (Protigen nach EPSTEIN) bestehen nur Vermutungen. R. L. MEYER vertritt die Auffassung, daß es sich um eine Bindung des Haptens an Proteine vom Fibrintyp (Keratin, Kollagen) handelt, im Gegensatz zur Bindung an Eiweißkörper vom Globulin-Albumintypus bei der Allergie vom Soforttypus, doch fehlen hierfür noch die schlüssigen Beweise.

Die Spezifität des Antikörperprinzips richtet sich nicht ohne weiteres gegen das Molekül als Ganzes, sondern hat Bezug auf die kopplungs- und austauschfähigen Gruppen (Determinanten), deren Reaktionsbereitschaft selbst wieder von der Stellung anderer kernständiger Radikale abhängig ist. Es erklärt sich dadurch die so häufig angetroffene *Gruppenspezifität*, indem bei Sensibilisierung gegen eine Substanz die Auslösung auch mit andern verwandten Substanzen möglich ist. Eine besonders reaktionsfähige Konstellation ist die kernständige Aminogruppe in Parastellung zu einer elektronegativen Gruppe (COOH und ihre Ester, SO_2), wobei das Vorhandensein reaktionsfördernder Radikale an anderen Stellen des Ringes den Ausschlag geben kann (Tab 4). Das Verhalten der Einzelindividuen ist dabei durchaus nicht einheitlich, wie vergleichende Testresultate ergeben (SCHWARZSCHILD, TZANCK, SIDI, GRAUL u. FRITZ u. a.).

Daß scheinbar ganz verschiedene Körper im Testversuch sich als gruppenspezifisch verwandt erweisen, illustriert die analytische Studie BLOCHs über Jodoformidiosynkrasie, indem seine Probanden nicht nur auf Iodoform und homologe Halogenverbindungen, sondern auch auf

Dimethylsulfat reagierten, eine Verbindung, welche wie Iodoform leicht
die CH_3-Gruppe abspaltet, wobei vermutlich die Methylgruppe an eine
Aminogruppe des Eiweißes gebunden wird (Tab. 5).

Tabelle 4. *Orthoform- und Anästhesinallergie* nach SCHWARZSCHILD

Orthoform NH_2, OH, $COOCH_3$	OH, NH_2, $COOCH_3$	NH_2, OH, $COOC_2H_5$	NH_2, OH, $COOCH_3$	Anästhesin NH_2, $COOC_2H_5$	Cycloform NH_2, $COOCH_2CH(CH_3)_2$	Propäsin NH_2, $COOC_3H_7$	NH_2, $COOCH_3$
+	+	+	+	−	−	−	−
+	+	±	±	−	−	−	−
+	+			−	−	−	
+	+			−	−	−	
+	+			−	−	−	
+	+			−	−	−	
−	−			+	+	+	+
−				+	+	+	+
−				+	+	+	
+	+	±	+	+	+	+	+

Tabelle 5. *Methylüberempfindlichkeit des Jodoformidiosynkratikers* nach BLOCH

CHJ_3 $+ + +$ CH_3J $+ + + +$

CH_3Br $+$ CH_3Br $+ + +$

$CHCl_3$ $-$ CH_3Cl $+ +$

$CH_3O{-}\,SO_2\,CH_3O{-}$ $+ +$ $CH_3{-}\langle\text{ring}\rangle{-}SO_2OCH_3$ $+ + +$

Dimethylsulfat   p-toluolsulfosäure-methylester

Das Phänomen der Gruppenspezifität ist nur eine der Ursachen der
bei Ekzematikern so häufig angetroffenen Polyvalenz mit spezifischer
Einstellung gegen mehrere Ekzematogene. Dieses für das Verständnis
der Vorgänge beim Ekzem so wichtige Phänomen hat noch keine experimentelle Erforschung erfahren. Vor allem ist die Frage, ob eine Sensibilisierung durch ein bestehendes Ekzem oder einen anderen entzündlichen Vorgang begünstigt wird (LANDSTEINER, HAXTHAUSEN), noch
nicht systematisch bearbeitet worden. Auf theoretische Erörterungen
(z. B. Manifestwerden schon vorhandener, aber vorher unterschwelliger
Reaktionsbereitschaften) soll hier nicht eingegangen werden.

Ekzematogene Rolle der Mikroben

Unter den ekzematogenen Stoffen sind schon seit Übernahme der
Gedankengänge der Allergielehre durch die Ekzemforschung Versuche
unternommen worden, die auf der Haut und in den Ekzemherden angetroffenen Mikroben auf ihre ekzematogenen Eigenschaften zu prüfen.

Diese Frage soll hier nur kurz behandelt werden. Sie hat im *Hautarzt* durch Röckl eine ausführliche Darstellung erfahren. Seit den ersten systematischen Untersuchungen von Robert und von Storck an der Züricher Klinik ist die Frage immer wieder bearbeitet worden. Es geht daraus folgendes hervor:

Bei epicutaner Testung mit Kulturen und Kulturfiltraten der verschiedensten Oberflächenmikroben, vor allem Staphylokokken und Streptokokken, erhält man bei Ekzematikern, besonders bei Aufrauhen der Oberfläche mit Glaswolle oder mit der Abrißmethode, positive Reaktionen, die histologisch z. T. klassisch ekzemallergischen, z. T. auch toxischen Charakter aufweisen.

Weniger ausgesprochen sind die Reaktionen mit abgetöteten und gewaschenen Mikroben. Die Patienten reagieren bald stärker auf die eigenen Stämme, bald auf Mischstämme. Außer Ekzematikern reagieren aber auch Nichtekzematiker bzw. Hautgesunde in einem beträchtlichen Prozentsatz positiv. Die individuell sehr verschiedene Ansprechbarkeit auf die einzelnen Stämme beim Ekzematiker und beim Ekzemfreien spricht mit viel größerer Wahrscheinlichkeit für einen ekzemallergischen als für einen toxischen Charakter der Reaktionen. Wie schon Robert an der Zürcher Klinik gezeigt hat, läßt sich bei negativ Reagierenden auch durch massive Anwendung von Toxin (Absättigung des in der Haut supponierten Antitoxins) eine positive Reaktion nicht erzwingen. Es besteht auch keine Parallelität zwischen Antitoxintiter im Blut und Reaktionsausfall.

Auch die Feststellung Meyer-Rohns, daß positive Testresultate in der Mehrzahl der Fälle mit hämolysierenden Staphylokokken und ihren Toxinen erhalten werden und nur relativ selten (aber eben auch) mit nicht hämolysierenden, ist kein Beweis für toxische Wirkung. Denn pyogene (toxische) und ekzematogene Eigenschaften eines Mikroben brauchen sich keineswegs zu decken, wenn sie es vielleicht auch häufig tun, ebensowenig wie toxische und ekzematogene Eigenschaften einer gegebenen Substanz, und es ist sogar möglich, daß für die pyogene und für die ekzematogene Wirkung verschiedene mikrobielle Stoffe verantwortlich sind.

Für allergischen Charakter spricht auch das Aufflammen von Ekzemen oder Auftreten von Streuherden nach stark positiven Mikrobinproben oder nach subcutaner Injektion des Mikrobins aus therapeutischen Gründen (Storck, Röckl).

Was bei der Vorstellung einer mikrobiellen Genese von Ekzemen noch unklar ist, ist der Umstand, daß es mit Mikroben wohl möglich ist, akut ekzematöse Reaktionen auszulösen wie mit ekzematogenen Kontaktstoffen, daß es aber bisher noch nicht oder nur ganz ausnahmsweise (Storck) gelungen ist, auf diesem Wege einen fortdauernden ekzematösen Zustand zu erzeugen, der dem entspricht, was als mikrobielles Ekzem bezeichnet wird. Die weitere Erforschung des Phänomens wird erweisen, ob hiefür immunbiologische Abwehrfaktoren des Terrains verantwortlich sind.

Es ist ferner bisher noch nicht gelungen, negativ reagierende Individuen zu sensibilisieren. Es könnte das am geringen Sensibilisierungsvermögen mikrobieller Ekzematogene liegen, so daß eine langdauernde Vorbehandlung bei einer sehr großen Zahl von Probanden zur Lösung der Frage erforderlich wäre. Es könnte an der Abhängigkeit des Zustandekommens einer Sensibilisierung von noch unbekannten Nebenfaktoren (Adjuvantien) liegen. Das sind Vermutungen, und die Zukunft wird erst lehren, ob solche Probleme eine Lösung finden, und die Frage klären, ob die große Zahl der positiv reagierenden ekzemfreien Kontrollpersonen darauf beruht, daß sehr viele Menschen im Verlauf des Lebens sich gegenüber Oberflächenmikroben sensibilisieren (STORCK) und daß unter den negativ Reagierenden sich auch Desensibilisierte befinden. Die Ergebnisse der Sensibilisierungsversuche STORCKs beim Meerschweinchen dürfen jedenfalls nicht übersehen werden.

Reaktologie und Histologie der Mikrobenteste sind Tatsachen, welche sich nicht übergehen lassen und dafür sprechen, daß eine Mitbeteiligung bakterieller Komponenten in der Pathogenese mancher Ekzeme wahrscheinlich und für ihre Chronizität mitverantwortlich ist.

Noch wesentlich problematischer und experimentell noch ungenügend erforscht ist das Problem der ekzemallergischen Sensibilisierung durch *Auto- und Komplexantigene*. Wohl existiert eine Reihe experimenteller Untersuchungen, welche das Vorkommen von Vorgängen der Autosensibilisierung auch bei Ekzematikern belegen, so der Nachweis, daß Ekzematiker häufig auf intracutane Injektion von Extrakten aus Hautschuppen mit einer Spätreaktion vom Tuberkulintypus reagieren (CORMIA u. ESPLIN) oder der Nachweis von Präcipitinen gegen Hautextrakte im Blut bei Menschen nach Vorbehandlung mit einem Hautextrakt (TEMPLETON et al.) oder beim Meerschweinchen nach Vorbehandlung mit einer Mischung von Hautextrakt und Staphylokokken als Adjuvans (HECHT, SULZBERGER u. WEIL). Allein solche Befunde beweisen nicht eine ekzemallergische Reaktionsbereitschaft, so daß auch dieses wichtige Problem noch vor seiner Lösung steht. Was vorliegt, sind nur Anhaltspunkte, so auch die Feststellung von RÖCKL, daß er mit 2 bis 4 Tagen bebrütetem Detritus aus Ekzemherden bei 66% der Ekzematiker eine positive Läppchenprobe erhalten hat gegenüber 6% der ekzemfreien Kontrollen, was im Vergleich zu den Resultaten der anderen Autoren, die mit ihren Testmethoden viel geringere Unterschiede gefunden haben, doch einen wesentlichen Fortschritt bedeutet.

Realisationsfaktoren

Das Zustandekommen einer Sensibilisierung wird begünstigt durch Einflüsse und Vorgänge, welche die Penetration der ekzematogenen Noxe durch die Hornschichtschranke erleichtern. Experimentell wurden die fördernde Wirkung von Scarifikationen (NÄGELI), chemischen Schädigungen durch Alkali (BURCKHARDT), Säuren (CHARPY) u. a. bewiesen. Unter natürlichen Verhältnissen müssen alle jene Formen der Exposition sensibilisierungsfördernd wirken, bei welchen die Integrität der Hautoberfläche lädiert wird, sei es durch mechanische Schädigungen, durch

Austrocknung, durch Maceration usw. Expositionen dieser Art können schicksalsmäßig den Zeitpunkt der Sensibilisierung bestimmen. Eine Sensibilisierung kommt leichter zustande, wenn das Ekzematogen in toxischer Konzentration angewendet wird (Primin, DNCB). Andererseits kann die Zerstörung der tieferen Partien der Epidermis, wie die Versuche HAXTHAUSENs mit Kohlensäureschnee und mit UV gezeigt haben, die Sensibilisierung auch verhindern. Während eine Lichtreaktion leichten bis mittleren Grades, welche nur die obersten Zellagen der Epidermis schädigt, die Sensibilisierung nicht beeinträchtigt, war das bei der Vereisung mit Kohlensäureschnee der Fall. HAXTHAUSEN nimmt an, daß durch die Schädigung die Antikörperbildung gehemmt wurde.

Von Bedeutung sind ferner Faktoren, welche wie UV-Bestrahlungen eine reparatorische und hyperkompensatorische Verbreiterung der Hornschicht zur Folge haben und dadurch, wie wir selbst zeigen konnten, die Schwellenwerte bei epicutaner Testung heraufsetzen. Umgekehrt haben SPIER und SIXT durch fortgesetzte Tesafilmabrisse die noch wirksame Grenzkonzentration bis auf etwa $^1/_{30}$ herabsetzen können. Einen weiteren für die Permeation wichtigen Faktor stellt das Lösungsmittel dar, wobei im allgemeinen Fettlöslichkeit des Ekzematogens vorteilhafter ist als ausschließliche Wasserlöslichkeit. Im letzten Fall besitzt nach Versuchen von KVORNING und SVENDSON Laurylsulfat eine besonders permeationsfördernde Wirkung, indem ein $0,1-1\%$-Zusatz zu wäßrigen Lösungen (Cr_6, Ni) eine Herabsetzung des Schwellenwertes bis $^1/_{25}$ und darunter zur Folge hat.

Experimentell noch sehr wenig erforscht ist der Einfluß, welchen Hormone, das vegetative Nervensystem, das gleichzeitige Vorhandensein von Erkrankungen der Haut und anderer Organe auf das Zustandekommen und den Grad der Sensibilisierung ausüben. Im Begriff des Terrains ist auch die Möglichkeit der Einschaltung solcher Cofaktoren eingeschlossen.

So wird nach experimentellen Untersuchungen von NILZÉN am Meerschweinchen der Grad der Sensibilisierung durch Cortison abgeschwächt, aber nicht aufgehoben, während die passive Übertragung mit der lymphocytenhaltigen Lymphe des Ductus thoracicus keine Beeinflussung erfährt. Schädigung der Nebennierenfunktion bewirkt eine stärkere und rascher eintretende Sensibilisierung. Als Folge stressbedingter Steigerung der Ausschüttung von Corticoiden ist wohl auch das Ergebnis der Reihenuntersuchungen von HOLSTRÖM und FEIGENBERG aufzufassen, aus denen hervorgeht, daß während einer Malariakur eine Sensibilisierung mit DNCB nicht zustande kommt (75 Fälle). Von 27 Patienten mit vorbestandener ekzematöser Allergie ergab die nach Abschluß der Kur vorgenommene Testung: 10mal aufgehobene, 5mal abgeschwächte, 6mal unveränderte Reaktionsfähigkeit.

Auch andere Hormone haben Einfluß auf die Reaktionsgröße. So wirken Hyperthyreoidismus (MILBRADT), Thyroxinpräparate (BLUNCK), Präphyson (BLUNCK), Gravidität (ARNOLD) reaktionssteigernd, Höhenklima (HÖSLI), Insulin (BLUNCK) reaktionshemmend. Auch die Kostform kann einen Einfluß auf das Zustandekommen einer Sensibilisierung haben.

Nach MAYER und SULZBERGER soll beim Meerschweinchen die rel. saure Trockenkost der Wintermonate die Sensibilisierung begünstigen, im Gegensatz zur alkali- und vitaminreichen Kost des Sommers. Auch FREY erzielte im Frühjahr prozentual mehr positive Sensibilisierungen als im Sommer.

Über die psychische Beeinflussung von Sensibilisierungs- und Auslösungsvorgängen und die so wichtige Frage, ob ein Ekzem durch einen psychosomatischen Reflexvorgang nach Art des Pawlowschen gebahnten Reflexes ausgelöst werden kann, fehlen noch über Einzelbeobachtungen hinausgehende systematische experimentelle Bearbeitungen, ein Problem, das nur in Verbindung zwischen einem unvoreingenommenen Psychiater und einem ebenfalls unvoreingenommenen Allergologen gelöst werden kann.

Idiodispositionelle Faktoren

Praktische Erfahrung und Experiment lehren, daß bei gleicher Exposition meist nur ein Teil der Individuen sich sensibilisiert. Diese Tatsache berührt eines der Grundprobleme der Ekzemforschung, hat aber noch wenig experimentelle Bearbeitung erfahren. Die von RATTNER und SILBERMANN aufgestellte These, daß sich alle Menschen auf eine bestimmte Substanz sensibilisieren lassen, mag theoretisch richtig sein, stellt aber praktisch eine nicht erfüllbare Forderung dar.

Nach den Untersuchungen von BURCKHARDT erleichtert herabgesetzte Alkalineutralisationsfähigkeit der Haut das Zustandekommen des Maurer- und Zementekzems. Es ist nach den bisherigen Erfahrungen wahrscheinlich, daß die Alkalineutralisationsfähigkeit, welche mit der Resistenz gegen Alkali bis zu einem gewissen Grad parallel geht, eine individuelle Konstante darstellt. Es ist ferner anzunehmen, daß anlagemäßig verminderte Hornschichtresistenz im Sinn verminderter Kohärenz und dadurch erhöhter Durchlässigkeit bei Sensibilisierung und Auslösung eine Rolle spielt, doch fehlen hierfür noch gezielte Reihenuntersuchungen.

Während die eben genannten Eigenschaften als Belege für eine generelle Disposition zur Sensibilisierung aufgefaßt werden können, so dürfte die Gesamtheit jener Vorgänge, welche auf dem Wege der Umwandlung der ekzematogenen Substanz in ein Vollantigen sich abspielen, und ebenso die Gesamtheit der Vorgänge, welche zur Bildung von Antikörpern führen, kaum von einem einzigen Faktor abhängig sein. Es ist viel wahrscheinlicher, daß in dem komplizierten Mechanismus eine ganze Anzahl von Teilfaktoren wirksam sind, von denen jeder einzelne größenmäßig vom Individuum abhängig und demnach nicht konstant ist. Dies hat zur Folge, daß eine Disposition zur Sensibilisierung sich sehr wahrscheinlich auf einzelne chemisch definierte Stoffe und Stoffgruppen beschränkt und nicht universell ist.

In diesem Sinn könnte das Ergebnis einer Untersuchungsreihe von LANDSTEINER, SULZBERGER und ROSTENBERG aufgefaßt werden, nach welchem bei gleichzeitiger Sensibilisierung mit 2 verschiedenen Substanzen die einzelnen Versuchspersonen sich in bezug auf die beiden Substanzen nicht gleichsinnig verhielten.

CHASE hat versucht, die Frage der Erblichkeit einer Disposition zur Sensibilisierung gegenüber Picrylchlorid dadurch zu prüfen, daß er die bei einem intraperitonealen Sensibilisierungsversuch (Picrylchlorid plus Tb-Bakteriensuspension) erfolgreich angegangenen und die nicht angegangenen Tiere je untereinander paarte. Die intraperitoneale Sensibilisierung hatte bei den Tieren der ersten Gruppe Erfolg, bei den Tieren der zweiten Gruppe dagegen nicht, während die intracutane Sensibilisierung bei den Tieren beider Gruppen in gleicher Weise gelang. Es scheint somit nur die Disposition zur intraperitonealen Sensibilisierung, d. h. die Verwertung der Tb-Bakterien als Adjuvans, eine genetisch verankerte Eigenschaft zu sein. Solche Versuche stellen nur einen Anfang dar und sollten fortgesetzt werden.

Der Tour d'horizont ist damit beendet. Manches wurde weggelassen, so auch die Fortschritte auf dem Gebiet der Histopathologie des Ekzems. Es geht aus allem hervor, daß unsere Kenntnisse der ekzemallergischen Reaktionsform schon einen beträchtlichen Ausbau erfahren haben, der aber noch lange nicht abgeschlossen ist. Denn es fehlt vor allem die Analyse jener Faktoren, welche die individuell so verschiedene Bereitschaft zur Sensibilisierung im Einzelfall bedingen und das ausmachen, was als Terrain bezeichnet wird. Experimentell untersucht und belegt, aber noch nicht genügend abgeklärt ist die ekzematogene Rolle der Mikroben, und noch ungelöst ist das Problem der Sensibilisierung gegen Ekzematogene der Hautoberfläche (Autoantigene, Komplexantigene), ein Problem, dessen Lösung berufen sein könnte, das Phänomen des chronischen Ekzems aufzuklären.

Aus der Dermatologischen Universitätsklinik Genf
(Direktor: Prof. Dr. W. JADASSOHN)

Die Bedeutung der immunbiologischen Hauttests für den Dermatologen

Von

WERNER JADASSOHN

1932 habe ich für das Handbuch der Haut- und Geschlechtskrankheiten die „Immunbiologie der Haut" bearbeitet und jetzt habe ich ergänzende Bemerkungen zu diesem 27 Jahre zurückliegenden Artikel verfaßt. Bei der Arbeit habe ich mir immer wieder die Frage vorgelegt: was ist wohl von dem, was ich hier zusammengestellt und zum Teil von meinen Mitarbeitern habe untersuchen lassen, für den praktizierenden Dermatologen von Interesse, der zum Teil nolens, zum Teil volens sich für die theoretischen Grundlagen wenig interessiert. Als klinischer Lehrer stehe ich übrigens auf dem Standpunkt, und das wird von einzelnen meiner Kollegen gar nicht gebilligt, daß der Medizinstudent von der Dermatologie nur das zu wissen braucht, was er als praktischer Arzt in einem kleinen Dorfe wissen muß. Das ist allerdings ziemlich viel. Der praktizierende Dermatologe muß natürlich sehr viel mehr wissen, aber man kann ihm doch nicht zumuten, daß er sich für graue Theorie interessiert, wozu der Hochschullehrer von Amts wegen verpflichtet ist. Das ist der Grund, warum mir einer meiner Mitarbeiter gesagt hat, er möchte nie Professor werden. Das Gebiet der Dermatologie ist übrigens so groß, obwohl gelegentlich das Gegenteil behauptet wird, daß man sich, was die Theorie anbetrifft, spezialisieren muß. Auch auf den Gebieten, für die sich einer speziell interessiert, wie z. B. ich für die Immunbiologie der Haut, muß vieles vollkommen Terra incognita bleiben.

Der Dermatologe muß sich heute mit Allergie beschäftigen. Er sollte aber meiner Ansicht nach — hiermit sind auch wieder nicht alle mit mir einverstanden — bei der dermatologischen Allergie bleiben. Es gibt in der Schweiz offiziell keine Allergie-Spezialisten, und viele stehen auf dem Standpunkt, daß das gut ist, denn die Allergie ist, wie LÖFFLER das kurz und treffend gesagt hat, ein Querschnittsfach. Wir Dermatologen sind verpflichtet, uns nicht nur um die allergischen Hautkrankheiten zu kümmern, sondern auch um die allergischen Hautreaktionen.

BRUUN hat einmal betont, daß sich die Allergiespezialisten fast ausschließlich mit urticariellen Reaktionen und mit ekzematösen Reaktionen vom Kontakttypus beschäftigen, während die Spätreaktionen vom Tuberkulintypus aus ihrem Arbeitsgebiet herausfallen. Wir Dermatologen müssen uns aber mit den Spätreaktionen vom Tuberkulintypus befassen, mit den Reaktionen, die in erster Linie mit Mikrobinen, d. h. aus Mikroben hergestellten Allergenen, ausgelöst werden, für die die klassischen Beispiele das Tuberkulin und das Trichophytin sind. Wir wissen alle, daß, vom praktischen Standpunkt aus betrachtet, diese beiden erwähnten Reaktionen meist keine sehr große Bedeutung haben. Sie dienen oft nur zum Schmuck der Krankengeschichte. Das kommt daher, weil, wenn diese Reaktionen positiv ausfallen, das nur beweist, daß der Organismus einmal mit dem betreffenden Mikroorganismus in Kontakt kam, nicht aber, daß die zur Zeit bestehende Krankheit auf diesen Mikroorganismus zurückzuführen ist. Dazu kommt noch, daß die verschiedenen pathogenen Pilze gemeinsame Allergene besitzen. Wenn z. B. ein Patient auf Trichophytin reagiert, so ist es nicht sicher, daß z. B. eine bestehende Bartaffektion wirklich eine Trichophytie ist, es kann sich z. B. um eine Trichophytinallergie durch eine früher vielleicht unbemerkt verlaufene oder vergessene Fußmykose handeln.

Es ist vielleicht für viele Dermatologen unerwartet, daß ich bei der Durchsicht der Literatur weit über 50 Infektionskrankheiten gefunden habe, bei denen Hautreaktionen ausgelöst werden können, größtenteils Reaktionen vom Tuberkulintypus. Für den speziell für Allergie interessierten Dermatologen liegt hier ein großes Arbeitsgebiet vor. Wenn die Tuberkulin- und die Trichophytin-Reaktion oft, wie gesagt, nur zum Schmucke der Krankengeschichte dient, so ist das bei anderen Krankheiten ganz anders. Ich kann auf alle diese Fragen hier nicht eingehen.

Ich möchte nur 2 Beispiele erwähnen, für die wir uns in Genf speziell interessiert haben.

Für die Katzenkratzkrankheit ist die Hautreaktion ein allgemein anerkanntes wichtiges diagnostisches Mittel, ja sie ist wohl meistens von ausschlaggebender Bedeutung. Bettley und Fairburn haben die Spezifität dieser Reaktion nicht bestritten, sie haben aber bei 40 Kontrollpatienten 3 positive Reaktionen erhalten. Sie meinen, daß diese Patienten positiv reagierten, weil sie früher einmal eine nicht diagnostizierte Katzenkratzkrankheit durchgemacht hatten. Hunziker hat an meiner Klinik 50 „normale" mit dem Allergen der Katzenkratzkrankheit geprüft, und hat 2 positive Resultate erhalten. In beiden Fällen ergab die Anamnese, daß die positiv reagierenden Normalpersonen früher einmal wegen lang dauernder Lymphdrüsenschwellungen in Behandlung standen. Ich möchte hier noch nebenbei erwähnen, daß Mollaret und wir eine klinisch der Katzenkratzkrankheit analoge Erkrankung beobachtet haben, die aber auf das Allergen der Katzenkratzkrankheit nicht reagierte, wohl aber auf ein von diesen Patienten gewonnenes Allergen. Wir haben diese Krankheit bei einem Patienten mit einer Primäraffekt-ähnlichen Efflorescenz am Penis und einer regionären Lymphdrüse und bei seiner Freundin beobachtet. Wir haben die Krankheit als Lymphadenitis suppurativa benigna venerea (?) bezeichnet. Mollaret hat analoge Beobachtungen gemacht und von einem „Typ B" gesprochen. Er hat nachweisen können, daß sein Allergen „Typ B" und unser Allergen identisch sind. Er spricht jetzt von einer Adénopathie régional subaigue lymphoplasmoidale. Ich wollte die Gelegenheit benutzen, auf diese wohl nicht allgemein bekannte Krankheit hinzuweisen.

Ich möchte noch eine Bemerkung zur Frage der Freireaktion beim Lymphogranuloma inguinale machen. Dem Dermatologen werden gelegentlich vom Chirurgen und vom Internisten Patienten mit Rectum-Erkrankungen zur Untersuchung auf Lymphogranuloma inguinale zugewiesen. Das bekannte Mäusehirnantigen scheint sich wegen unspezifischer Reaktionen nicht besonders bewährt zu haben, aber auch mit dem Hühnereiantigen hat Willcox bei 62 Kontrollpatienten 3 positive Reaktionen erzielt, obwohl bei diesen Patienten kein Verdacht auf Lymphogranuloma inguinale bestand. An meiner Klinik hat Hunziker, weil uns die Untersuchungen von Willcox stutzig gemacht hatten, diese praktisch nicht unwichtige Frage wieder aufgegriffen. Hunziker hat aber humanes Freiantigen verwendet und Patienten untersucht, bei denen keinerlei Verdacht auf eine venerische Erkrankung (und auch nicht auf Psittakose) bestand. Trotzdem hat sie bei 50 Patienten 4 positive Reaktionen beobachtet. Ein „positiver Frei" ist also mit Vorsicht zu interpretieren.

Wenn von Mikrobinen die Rede ist, so denkt man natürlich an die Mikrobide. Ich möchte Ihnen einige Bilder eines „besonderen Mikrobides" zeigen.

Menschen, die mit Kühen zu tun haben, erkranken gelegentlich an wahren oder falschen Kuhpocken. Die durch Paravaccine erzeugten falschen Kuhpocken können durch ein Mikrobid kompliziert sein. Dieses klinisch und histologisch recht charakteristische, mehrfach beschriebene, aber wohl ungenügend bekannte Mikrobid oder, wenn Sie lieber wollen, die allergische sekundäre Eruption, möchte ich Ihnen an einigen Bildern demonstrieren.(Demonstration eines Falles: Primärherd mit Guarnerischen Körperchen. Das papulovesiculöse Mikrobid mit den charakteristischen subepidermalen Bläschen, die Paravaccine-Erkrankung am Kuheuter.) Durch eine Kuhpockenimpfung kann unter Umständen die Diagnose „falsche Kuhpocken" sicher gestellt werden. Paravaccine immunisiert nicht gegen die wahren Kuhpocken. Geht also die Kuhpockenimpfung wie eine Erstimpfung an, nachdem der Patient eine kuhpockenartige Infektion durchgemacht hat, so spricht das für Paravaccine (vgl. z. B. MARCHIONINI und NASEMANN). Bei unserem mehrfach vaccinierten Patienten ist die Kuhpockenimpfung nicht angegangen. Das spricht aber nicht gegen die Annahme von Paravaccine (der Fall ist sonst in jeder Beziehung typisch). An wahren Kuhpocken wäre unser Patient wohl nicht erkrankt, weil er mehrfach geimpft war.

Ich möchte auf ein auf den ersten Blick nicht zu meinem Thema gehörendes Kapitel zu sprechen kommen, auf die Therapie mit Cortison-Derivaten.

Es wird immer klarer, daß diese Präparate auch für uns Dermatologen äußerst wertvoll sind, sie können lebensrettend wirken und oft eine lange Leidenszeit außerordentlich stark verkürzen. Wir dürfen aber die Anwendung dieser Präparate auch nicht übertreiben, denn auch die neuesten Derivate des Cortisons sind nicht harmlos, man muß sehr vorsichtig sein. Man hat schon ganz im Anfang der Cortison-Therapie darauf hingewiesen, daß Infektionen unter der Wirkung dieser Hormone sich verschlimmern können, und ganz besonders hat man auf Grund gewisser Beobachtungen sich davor gefürchtet, daß Tuberkulosen aufflammen können. Diese Befürchtung schien auch theoretisch ganz gut begründet, weil viele Autoren festgestellt hatten, daß unter Cortison Tuberkulinreaktionen — und damit bin ich wieder bei meinem Thema — abgeschwächt werden. In gemeinsamen Untersuchungen mit der Augenklinik und der therapeutischen Klinik in Genf haben wir das allerdings, was die Ophthalmotuberkulinreaktion des tuberkulösen Rindes anbetrifft, nicht feststellen können. Das Problem des Aufflackern der Tuberkulose unter Cortisontherapie ist so wichtig, daß es lohnend erschien, auch Modellversuche anzustellen, und für den Dermatologen, besonders wenn es sich um Mitarbeiter von Schülern meines Vaters und von BRUNO BLOCH handelt, drängen sich Trichophytie-Versuche am Meerschweinchen auf. Wird die Primär- und Reinfektion des Meerschweinchens mit Pilzen durch die Cortisontherapie beeinflußt?

Solche Untersuchungen wurden schon 1950/51 von KLIGMANO u. Mitarb., von SONCK und MIESCHER, REISS und CAROLINE und von MACH, NARDIN und mir durchgeführt. Die Resultate dieser Untersuchungen waren nicht ganz übereinstimmend. Wir hatten in Genf keinerlei Beeinflussung weder der Erst- noch der Reinfektion durch Cortison feststellen können. Die anderen Autoren fanden zum Teil leichtere, zum Teil stärkere Verzögerung des Ablaufes der Erstinfektion. Ein verzögerter Reinfektionsablauf wurde nur von KLIGMANO u. Mitarb. beobachtet. Wegen dieser Differenzen und weil wir jetzt über stärker und anders wirkende Präparate

2*

als das früher verwendete Cortison verfügen, hat MUSSO diese Versuche an meiner Klinik wieder aufgenommen, und zwar hat er Meerschweinchen mit Triamcinolon (Aristocort, Ledercort) gefüttert. Die Tiere erhielten täglich eine Dosis, die etwa 100 Tabletten beim Menschen entsprach. Während der ganzen Versuchsdauer war es nie möglich, die Ledercort-Tiere von den unbehandelten Tieren zu unterscheiden. Erst- und Reinfektion verliefen genau gleich.

Das ist ein beruhigendes Resultat für den, der Cortison-Derivate verschreibt; aber ich weiß genau, es sind Modellversuche, und es sind Tierversuche, man darf ihren Wert nicht überschätzen.

Es wäre verlockend, hier auf die Bedeutung von urticariellen Reaktionen bei infektiösen Erkrankungen und speziell auch bei Wurminfektionen einzugehen, besonders weil meine Mitarbeiter BRUN und MUSSO mit aus Würmern hergestellten pulverförmigen Polysaccharidfraktionen Reaktionen auslösen konnten, denen ein gewisses Interesse zuzukommen scheint. Ich verzichte, hierauf näher einzugehen. Ich will auch nicht auf das Kapitel der Bewertung urticarieller Hautreaktionen bei medikamentösen Allergien eingehen. Ich möchte mich darauf beschränken, etwas über die urticariellen Reaktionen zu sagen bei der sog. Atopie. Zur Atopie gehören das Säuglingsekzem, die Neurodermitis disseminata, das Asthma und der Heuschnupfen. Für andere Erkrankungen steht die Zugehörigkeit zur Atopie noch zur Diskussion. Beim Säuglingsekzem kann man mit großer Regelmäßigkeit eine urticarielle *Hühnereiklarreaktion* auslösen. Die Theorie dieser Eiklarreaktion hat uns immer wieder beschäftigt. Was ihren praktischen Wert anbetrifft, so ist man sich heute wohl ziemlich allgemein einig, daß diese Reaktionen ätiologisch nichts besagen. Diagnostisch sind sie aber manchmal recht nützlich. Die urticarielle Eiklarreaktion findet sich nicht bei anderen atopischen Krankheiten. Sie ist überhaupt bei etwas älteren Kindern und beim Erwachsenen äußerst selten. Die urticarielle Eiklarreaktion ist also nicht eine für atopische Krankheiten charakteristische Reaktion, sondern nur für eine atopische Krankheitsform: das Säuglingsekzem.

Meine Mitarbeiter MUSSO, HUNZIKER und BRUN haben aus Hausstaub eine Polysaccharidfraktion hergestellt. In einer Verdünnung von 1 : 100 000 bewirkt dieses Präparat regelmäßig bei Ekzemkindern und nicht bei Normalkindern urticarielle Reaktionen. In der Regel ist diese Reaktion bei Säuglingen positiv, wenn die Reaktion auf Eiklar ebenfalls positiv ist. Die Reaktion auf unser spezielles Hausstauballergen ist aber auch regelmäßig positiv bei typischen Fällen von Neurodermitis disseminata, bei Asthma und Heuschnupfen, negativ bei Personen ohne Atopie-Verdacht. Trotzdem wir schon über ein recht großes Material verfügen, sind noch viele Fragen offen. Eines aber erscheint mir sicher, und darum habe ich hier von unseren Untersuchungen gesprochen: Unser Stauballergen ist ein Allergen, das bei atopischen Erkrankungen positive Reaktionen auslöst, bei Normalen aber wirkungslos ist. Es hat also zweifellos diagnostischen Wert.

Trotzdem Herr MIESCHER über Ekzemprobleme soeben gesprochen hat, möchte ich ganz kurz auch noch einige Ekzemfragen anschneiden.

CALNAN hat darauf hingewiesen, wie außerordentlich häufig in London das Nickelekzem geworden ist.

Wenn ich auch über keine Statistiken verfüge, so erscheint es mir doch wahrscheinlich, daß auch in Genf das Nickelekzem zugenommen hat. Daß das Nickelion sehr stark sensibilisieren kann, schien seinerzeit schon aus den Untersuchungen von SCHITTENHELM und STOCKINGER hervorzugehen, die bei Arbeitern, die mit elektrolytischen Nickelbädern arbeiteten, in 100% der Fälle „Nickelkrätze" auftreten sahen. SCHAAF und ich haben das im Gegensatz zu anderen Autoren in keiner Weise bestätigen können, und ganz kürzlich haben HUNZIKER und MUSSO auf meine Bitte hin die Frage wieder untersucht, Vernicklereien besucht und die Akten der Schweizerischen Unfallversicherung studiert. Ich kann auf Details nicht eingehen, will aber erwähnen, daß sich aus ihren Untersuchungen die relativ sehr geringe Bedeutung des durch galvanische Vernickelungsbäder erzeugten Ekzems ergibt. Die Nickelekzeme werden bei uns in erster Linie durch die Nickelbestandteile der Strumpfbänder, Büstenhalter und durch unechten Schmuck hervorgerufen. Meist ist es gar nicht nötig, Ekzemproben anzustellen. Die Diagnose ergibt sich von selbst. Gewisse Rätsel bleiben aber zu lösen, z. B.: Warum bewirken trotz gleichen Materials nicht immer alle 4 Strumpfbänderschnallen Ekzem, warum manchmal nur drei, manchmal 2 und manchmal nur eine? Warum „springen" diese Nickelekzeme manchmal auf Hautstellen, die weit weg von der Kontaktstelle liegen? Warum gelang es uns nicht (HUNZIKER hat es auf verschiedene Weise versucht), Meerschweinchen auf Nickel zu sensibilisieren? Warum konnten frühere Versuche von WALTHARD nicht bestätigt werden? Auch NILZEN hat nur ein einziges Tier sensibilisieren können. Die Versager bei den Versuchen, Meerschweinchen auf Nickel zu sensibilisieren, erscheinen mir wichtig, weil sie uns skeptisch machen, wenn man den Meerschweinchenversuch empfiehlt, um zu entscheiden, ob bei einer in den Handel einzuführenden Substanz ein Sensibilisierungsrisiko für den Menschen besteht. Nickel wäre auf Grund der Meerschweinchenversuche als harmlos zu bezeichnen gewesen. Dagegen hätte man nach den Versuchen von MAYER u. Mitarb. das Apresolin der Ciba, mit dem sich Meerschweinchen so leicht sensibilisieren lassen, als gefährlich angesehen. In Tat und Wahrheit bewirken sie aber beim Menschen, so viel ich weiß, keine Ekzeme. Es ist das eigentlich eine betrübliche Feststellung; denn das so häufige Parallelgehen von ekzematöser Sensibilisierung von Mensch und Meerschweinchen hat viele Kollegen hoffen lassen, daß den Meerschweinchenversuchen zur Verhinderung der Einführung ekzematogener Substanzen eine große praktische Bedeutung zukommen würde.

Das Nickelekzem spielt auch bei den praktisch sicher wichtigen Versuchen von EPSTEIN eine Rolle. Er hat nämlich festgestellt (und wir haben das bestätigt), daß gelegentlich einmal die Ekzemproben beim Nickelekzem negativ ausfallen können, Intracutanreaktionen aber positiv ausfallen. Analoges hat er beim Neomycin, Rivanol, Gentianaviolett und Kaliumbichromat feststellen können. Das ist nicht nur praktisch sehr wichtig, sondern auch theoretisch interessant. Damit wird nämlich gezeigt, daß beim Kontaktekzem eine cutane Überempfindlichkeit besteht. Unter Umständen kann diese cutane Überempfindlichkeit ohne epidermale Überempfindlichkeit vorhanden sein. Für diese Annahme sprechen auch die passiven Übertragungsversuche meiner Mitarbeiter DE WECK und BRUN, die zeigen konnten, daß sie in passiven Übertragungsversuchen nur die cutane, nicht aber die epidermale Überempfindlichkeit übertragen hatten.

Die erwähnten Versuche von EPSTEIN haben sich im Tierversuch in ganz einwandfreier Weise bestätigen lassen. HUNZIKER hat Meerschweinchen durch subcutane Kaliumbichromat-Injektionen sensibilisiert und hat dabei einen die Sensibilisierung fördernden Kunstgriff verwendet. Sie hat Kaliumbichromat mit dem sog. Freundschen Adjuvans gemischt. Die intracutane Injektion von Kaliumbichromat führte bei den sensibilisierten Tieren zu einer stark positiven Hautreaktion. Die epicutane Applikation führte bei diesen stark überempfindlichen Tieren meist zu keiner Hautreaktion, gelegentlich wurden positive Reaktionen erzielt, deren histologische Untersuchung nur ausnahmsweise epidermale Veränderungen zeigte. Sie sehen, was EPSTEIN jetzt so deutlich beim Menschen gezeigt hat, und was schon vor ihm mehrfach angenommen wurde, das läßt sich am Tier sehr schön demonstrieren. Es bestehen beim Ekzem zwei Schockorgane (das nahm auch schon HAXTHAUSEN an), ein epidermales und ein cutanes. Beim Neomycinekzem des Menschen besteht regelmäßig die cutane Überempfindlichkeit, und wenn, was selten ist, die Ekzemproben positiv ausfallen, so ist histologisch die Epidermis meist frei von pathologischen Veränderungen, genau wie bei den von HUNZIKER mit Kaliumbichromat unter Zuhilfenahme von Adjuvans sensibilisierten Tieren. Wir dürfen nicht übertreiben, wir dürfen das Kind nicht mit dem Bad ausschütten. Der Wert der Ekzemproben bleibt erhalten, aber bei negativem Ausfall wird man in der Zukunft daran denken müssen, beim Ekzem die intracutane Prüfung auf Spätreaktionen mit heranzuziehen. An dieser Forderung wird auch der Praktiker nicht vorbeigehen können.

Und nun möchte ich Ihnen noch über Versuche berichten, die das praktisch eminent wichtige Problem der Desensibilisierung beim Ekzem betreffen. Es ist ein Problem, das noch sehr im argen liegt. Wir wissen zwar jetzt, daß eine ekzematöse Überempfindlichkeit beim Menschen wieder verschwinden kann; aber es ist beim Menschen sehr schwer zu entscheiden, ob es sich um ein spontanes Verschwinden oder um Desensibilisierung durch häufigen Kontakt und unter Umständen mit sehr geringen Ekzematogendosen handelt.

Da das Meerschweinchenekzem (um es ganz vorsichtig auszudrücken) sehr nahe Beziehungen zum Kontaktekzem des Menschen hat, war es sehr naheliegend, zu versuchen, das sensibilisierte Meerschweinchen zu desensibilisieren.

Wir haben Meerschweinchen, die mit Dinitrochlorbenzol sensibilisiert worden waren, täglich während 100 Tagen Dinitrochlorbenzol ($1\,^0/_{00}$ in Azeton) auf eine Zitze appliziert. Nach dieser Zeit erwiesen sie sich als ganz oder fast ganz desensibilisiert. Die Applikation einer $1\,^0/_{00}$ DNCB-Lösung bewirkte an der Flankenhaut keine bzw. eine ganz schwache Hautreaktion. Mikroskopisch haben wir die unbehandelte Zitze 12 Std. nach einer Applikation von DNCB untersucht und keine oder sehr geringe ekzematöse Reaktionen festgestellt. Die Kontrollen aber, die 100 Tage nach Beendigung der Sensibilisierung nicht mit DNCB in Berührung gekommen waren, zeigten, in der gleichen Weise geprüft wie die desensibilisierten Tiere, makroskopisch und mikroskopisch stark positive Reaktionen. In neuesten Versuchen haben wir schon nach 40 Tagen eine sehr deutliche Desensibilisierung festgestellt. Dieses Resultat erscheint mir erwähnenswert. Ich bin mir aber vollkommen im klaren, daß diese Versuche noch nicht dazu berechtigen, in bezug auf Desensibilisierungsversuche beim Menschen optimistisch zu sein.

Die Versuche wurden nur mit einem Ekzematogen, dem DNCB, durchgeführt, und es sind Tierversuche. Aber diese Tierversuche lassen sich weiter ausbauen. Ja, ich möchte sagen, *müssen*, und zwar nicht nur aus theoretischen Gründen, weiter ausgebaut werden.

Meine Damen und Herren! Ich glaube, ich habe Ihnen gezeigt, daß wir es, um Goethe zu zitieren, nicht herrlich weit gebracht haben, daß wir oft mit gier'ger Hand nach Schätzen graben und froh sind, wenn wir Regenwürmer finden. Es ist in der Immunbiologie häufig so, um bei Goethe zu bleiben: Was man nicht weiß, das eben brauchte man, und was man weiß, kann man nicht brauchen. Eine große Rolle spielen in der Immunbiologie die Spekulationen, speziell in letzter Zeit. Ich glaube, das vermieden zu haben.

> Ich weiß, ein Kerl, der spekuliert,
> Ist wie ein Tier auf dürrer Heide,
> Von einem bösen Geist im Kreis herumgeführt,
> Und rings herum liegt schöne grüne Weide.

Aus der Dermatologischen Klinik und Poliklinik der Universität München
(Direktor: Prof. Dr. A. MARCHIONINI)

Über den Reaginnachweis in vitro bei Allergikern

Von

KURT MEINICKE

Das von PTOLEMÄUS geprägte Wort Idiosynkrasie ist wohl der älteste Begriff, der uns im Zusammenhang mit allergischem Geschehen begegnet. Man verstand unter Idiosynkrasie eine eigenartige Säftemischung, eine angeborene Anlage besonderer Art; man verband jedoch damit noch keine Vorstellung über ein bestimmtes Krankheitsbild bzw. Krankheitsgeschehen.

Auch EMIL V. BEHRING und J. BAUER sprachen noch von angeborener Überempfindlichkeit gegen normalerweise unschädliche Agentien. BRUNO

Bloch und Jadassohn dachten bereits an eine enge Verwandtschaft des idiosynkrasischen mit dem allergischen Geschehen. Der Nachdruck wird von der „abnorm gesteigerten" auf die „qualitativ" geänderte Reaktionsfähigkeit gelegt. Immerhin wird aus klinischen Gründen von einer Gleichsetzung der Begriffe Idiosynkrasie und Allergie noch abgesehen.

Urbach, Storm van Leeuwen, Frei, Kämmerer und andere setzten sich für eine Abschaffung des Begriffes Idiosynkrasie ein. Es ist sicher nachgewiesen, daß anaphylaktische Antikörper durch placentaren Übergang von der Mutter auf das Kind übertragbar sind. Eine keimplasmatische Vererbung einer experimentell erzeugten Anaphylaxie gibt es nicht. Man sollte deshalb heute von dem alten Begriff einer humoralen Krankheitsauffassung Abstand nehmen. Vererbbar und angeboren ist allenfalls die Disposition zur Allergie. Im Jahre 1906 prägte der Wiener Pädiater v. Pirquet das Wort Allergie, das wir heute meist benutzen. v. Pirquet war auch der erste, der von einer Antigen-Antikörper-Reaktion sprach. Die Inkubationszeit einer Krankheit sei der Termin, der bis zur Antikörperbildung verstreiche. Er wollte mit dem neuen Begriff Allergie einen nicht durch eingefahrene Vorstellungen vorbelasteten Komplex zusammenfassen und damit zunächst nur die veränderte Reaktionsweise zum Ausdruck bringen, die der Organismus durch Kontakt mit irgendeinem organischen Stoff, sei er lebend oder leblos, zeigt.

Die Reaktionsänderung im Organismus sollte sich auf dreierlei Weise verdeutlichen:

1. In einer zeitlichen Änderung der Reaktionsgeschwindigkeit;
2. In einer quantitativen Änderung der Reaktionsgröße;
3. In einer qualitativen Änderung der Reaktionsart.

Trotz dieser Festsetzung droht dem Allergiebegriff eine immer weitere Fassung. Erst Bruno Bloch legte ihm 1929 klar formuliert folgenden Maßstab an:

Die allergische Reaktion mit all ihren Folgen, das, was wir als manifeste allergische Krankheit bezeichnen, kommt durch den Kontakt und die Reaktion des Antigens mit dem adäquaten spezifischen Antikörper am cellulären Sitz des letzteren zustande.

v. Pirquet hatte seine Beobachtungen am Krankenbett gemacht. Charles Richet und Portier waren 1902 Zeugen eines zufällig eintretenden Ereignisses, das völlig unerwartet beim Tierversuch auftrat.

Sie arbeiteten an einer Untersuchung über die toxische Wirkung der Gifte, die in Nesselkapseln von Quallen und Aktinien enthalten sind. Sie stellten fest, daß Hunde nach einer ersten Injektion mit einer vermeintlich tödlichen Dosis diese Prozedur überlebten und bei der zweiten Injektion nach frühestens 2 Wochen bei der Verabreichung einer 20fach niedrigeren Giftmenge unter eigentümlichen Erscheinungen, Erbrechen, blutigen Durchfällen, Ohnmacht und Atemstillstand starben.

Richet bezeichnete diesen Zustand als Schutzlosigkeit = *Anaphylaxie*. Sicherlich ist es sinnvoller, mit Hansen von *Aristophylaxie = höchstem Schutzvermögen* zu sprechen.

Man kann festhalten:

1. Ein durch Erstinjektion vorbehandeltes Tier ist viel empfindlicher gegen das Antigen als ein unvorbehandeltes.

2. Die nach der zweiten Injektion auftretenden Erscheinungen gleichen in keiner Weise den Zuständen, die eine Erstinjektion evtl. hervorbringt.

3. Die erzeugte Anaphylaxie ist erst nach einer Inkubationszeit von etwa 2 Wochen auslösbar.

Die lokale Anaphylaxie wurde zuerst von ARTHUS beschrieben. Dieses Phänomen hat die Allergiediagnostik sehr gefördert. ARTHUS fand, daß zum Nachweis der Sensibilisierung eine intracutane Reinjektion einer geringen Antigenmenge genügt.

Das Antigen wird an Ort und Stelle fixiert, es kommt nicht zu allgemeinen Schockzeichen, wohl aber zu einer örtlichen charakteristischen Entzündung. Eine weitgehende Aufklärung des chemischen Mechanismus der Anaphylaxie verdanken wir DALE und PASTEUR-VALLERY-RADOT.

Bevor wir auf die Einzelheiten des Reaginnachweises in vitro bei Allergikern eingehen, möchten wir kurz die wichtigsten Begriffe und die verschiedenen Testmethoden zum Nachweis einer Allergie besprechen.

Nach dem heutigen Stand können wir mit DOERR Substanzen als Antigene bezeichnen, die, dem tierischen Organismus in geeigneter Weise einverleibt, die Bildung von Antikörpern, d. h. von Stoffen anregen, welche im Blutplasma auftreten und mit den Antigenen, denen sie ihre Entstehung verdanken, spezifisch reagieren.

Es ist somit von einem Antigen zweierlei gefordert:

1. Die Fähigkeit, eine Antikörperbildung zu veranlassen und

2. mit diesem Antikörper im Sinne einer Bindung zu reagieren.

Eine Einteilung der Allergene nach der Eintrittsmöglichkeit in den Organismus liegt nahe.

So unterscheiden wir mit KÄMMERER:

1. Inhalationsallergene, Luftallergene, z. B. Staub, Pollen usw.

2. Nahrungsmittelallergene, z. B. Eier, Fisch usw.

3. Kontaktallergene, z. B. Puder, Leder, Metalle usw.

4. Injektionsallergene, z. B. Serum, Antibiotica usw.

5. Infektionsallergene, Bakterien, Viren usw.

6. Arzneimittelallergene.

Nummer 5 und 6 sind eigentlich Untergruppen von 1—4.

Wesentlich schwieriger ist die Einteilung für den Serologen. Man weiß, daß es eine große Anzahl von Stoffen gibt, die die zwei Forderungen DOERRs erfüllen. Man kennt aber auch zahlreiche andere Substanzen, denen das Anregungsvermögen zur Antikörperbildung fehlt, die aber sehr wohl, wenn auch häufig etwas verzögert und schwächer, eine spezifische Antikörperbindung eingehen können. LANDSTEINER nannte sie 1921 erstmals Haptene und stellte sie als Halbantigene den Vollantigenen gegenüber. Er dachte lange Zeit, daß eine hochmolekulare Proteinstruktur für die Anregung zur Antikörperbildung verantwortlich sei. Er folgerte deshalb, daß die Haptene keine Eiweißsubstanzen seien. Die Versuche von AVERY, GOEBEL, SHEDLOVSKY, ADAMS u. a. zeigten jedoch, daß es auch Kohlehydrate mit voller Antigenfunktion gibt, z. B. das Acetylpolysaccharid der Pneumokokken vom Typ I. Hier fällt die Ninhydrinprobe nach SLYKE zum Nachweis von α-Aminosäuren negativ aus. Man muß deshalb feststellen, daß eine strenge Trennung zwischen Voll- und Halbantigenen nicht aufrechterhalten werden kann.

Trotzdem hat sich in der serologischen Terminologie der Begriff des Haptens erhalten, nicht in bezug auf seine fehlende Eiweißnatur, sondern in bezug auf seine Fähigkeit, mit Antikörpern Bindungen einzugehen.

Wir müssen in diesem Zusammenhang noch von einem weiteren Begriff sprechen, und zwar von dem der *determinanten Gruppe*. Auch hier sind es vor allem wieder Arbeiten von LANDSTEINER über die sog. chemospezifischen Antigene, die zur Aufklärung der Struktur und Spezifität der Antigene wesentlich beitrugen.

Man hatte früher schon Methoden erarbeitet, um niedermolekulare Gruppen, wie z. B. Mono- bis Polysaccharide, Aminosäuren, Peptide, aromatische und aliphatische Fettsäuren, in Proteine einzuführen. Es ergab sich serologisch, daß solche in Proteine eingeführten Reste für die Antigenspezifität verantwortlich sein können, wobei das Protein dabei zur untergeordneten Trägersubstanz wird. Man immunisierte Kaninchen mit einem künstlichen Azoantigen. Das Antiserum reagierte außer mit dem homologen Azoprotein auch mit einer ihm serologisch in keiner Weise verwandten Proteinsubstanz, wenn sie vorher nur mit derselben niedermolekularen determinanten Gruppe gekoppelt wurde.

Auch das Verfahren der Präcipitationshemmung spricht für die Spezifität der determinanten Gruppe. Es bedarf somit eines höhermolekularen Schleppers, oft sind es Proteine für die determinante Gruppe, um serologisch aktiv zu sein und als Antigen im vollen Sinne der Definition wirken zu können.

Die für den Serologen heute am besten geeignete Einteilung stellte WESTPHAL heraus und berichtete über die Struktur der Antigene wie folgt:

1. Es gibt Vollantigene. Die Injektion führt beim Tier zur Bildung spezifischer Antikörper und verleiht dem betreffenden Organismus dadurch Immunität.

2. Es gibt Halbantigene oder Haptene. Die Injektion führt nicht zur Antikörperbildung, das Hapten reagiert jedoch spezifisch mit dem Antiserum.

3. Es gibt determinante Gruppen. Für sich allein sind diese Verbindungen serologisch unwirksam, erteilen jedoch z. B. höhermolekularen Trägern, wie Protein, antigene Spezifität.

Es ist jedoch nicht möglich, gemäß der oben gegebenen Einteilung der Antigene diesen ebenso drei Gruppen von Antikörpern gegenüberzustellen. *Die meisten Antigene wirken durch eine Vielfalt determinanter Gruppen und erzeugen daher auch mehr als eine Art spezifischer Antikörper.*

Dabei unterscheiden sich die Antikörper nicht nur bezüglich ihrer Spezifität für die verschiedenen determinanten Gruppen eines Antigens, sondern auch untereinander im Hinblick auf ihre unterschiedliche Anpassungsfähigkeit an eine Gruppe. HAUROWITZ spricht geradezu von einem

Antikörperspektrum im Immunserum und nimmt, gestützt auf Untersuchungen von HEIDELBERGER, an, daß alle Übergänge von gut angepaßten über mäßig angepaßte und minderwertige Antikörper bis zu den Normalserumglobulinen möglich sind; denn die Globulinnatur der Antikörper ist als gesichert anzusehen. Die Kenntnis über die Antikörperbildung ist bis heute noch über eine Aufstellung verschiedener Hypothesen nicht hinausgekommen.

Es besteht jedoch Einigkeit darüber, daß die Globulinsynthese in diesem Zusammenhang das höchste Interesse zu beanspruchen hat.

Es fragt sich nur, in welches Stadium der Normalsynthese das Antigen eingreift und dabei die Antikörperbildung veranlaßt. *Man weiß heute, daß die Antikörperbildung bezüglich der Menge des injizierten Antigens ein katalytischer und kein quantitativer Prozeß ist.* Ein Molekül Antigen kann also die Bildung eines erheblichen Überschusses an Antikörpern hervorrufen. BREINDL und HAUROWITZ und unabhängig davon MOOD glaubten, daß die Antikörper Globuline seien, die unter Antigeneinfluß anstatt normaler Serumglobuline entstünden, wobei die Aminosäuren bezüglich Struktur und elektrischer Ladung komplementär den determinanten Gruppen der Antigene angepaßt seien. Das Antigen soll dabei die Reihenfolge des Einbaues der Aminosäuren in die Polypeptidketten beeinflussen. ALEXANDER schreibt, daß der Einbau von spezifischen Antigenanteilen in spezifische Katalysatoren wahrscheinlich erscheint. Diese so gearteten Katalysatoren veranlassen dann in dem obengenannten Sinne eine spezifische Antikörperbildung. Da für eine Eiweißsynthese sowohl im Zellkern als auch im Cytoplasma nach RONDONI die Nucleinsäuren von Bedeutung sind, will FRESCA den Nucleinsäuren die Ausprägung der Spezifität der Antikörper zuschreiben. Über den *Ort der Antikörperbildung* ist man sich heute wohl so weit einig, als man eine intracelluläre Genese der Antikörper im lymphatischen Gewebe, und hier wieder vorwiegend in den Plasmazellen, für gesichert ansieht. Der genaue Ort der Antikörperbildung ist dabei weitgehend abhängig vom Eintrittsort der Antigene in den Körper. So kommen wahrscheinlich bei subcutanen Injektionen von Antigenen und epidermalem Kontakt speziell die Lymphdrüsen als Antikörperbildner in Frage, bei intravenöser Verabreichung die Milz.

Wie lange gebildete Antikörper im Körper existieren können, dürfte weniger schwierig zu beantworten sein als die Frage, wie lange eine einmal angeregte Antikörperbildung im Organismus anhält. Die Globulinnatur der Antikörper spricht dafür, daß die Antikörpermoleküle dem Stoffwechselgeschehen der Bluteiweißstoffe unterliegen und daß ihnen somit eine ungefähre Lebensdauer von 3—4 Wochen zugeschrieben werden kann. Sicherlich hängt die Beständigkeit eines Antikörpermoleküls auch mit von der Species ab, von der Art des Antigens, gegen das Antikörper gebildet wurden, sowie von der Intensität des Eiweißstoffwechsels bei dem entsprechenden Individuum.

Nach DOERR soll die Lebensdauer eines Antikörpers jedoch nicht über 10 Wochen hinausgehen. Man ist rein empirisch darauf gekommen, daß es ihrer Funktion nach verschiedene Arten von Antikörpern geben muß.

Es besteht jedoch noch weitgehende Unklarheit darüber, welche chemischen, physikalischen oder biologischen Strukturunterschiede für diese verschiedenartige Funktion verantwortlich sind. Jedenfalls kann nach SCHMIDT ein Antigen nur dann zur Antikörperbildung führen, wenn die Zellen, in die das Antigen gelangt, zur Globulinsynthese befähigt sind oder das Milieu, in dem sich das Antigen befindet, adaptives Globulin besitzt und weder die Zellen noch das Milieu das betreffende Substrat natürlich beinhalten. Der eigentliche Vorgang, wie aus einem Globulinmolekül ein Antikörper mit bestimmter Affinität wird, ist noch völlig unbekannt. Soviel scheint jedoch sicher zu sein, daß der *spezifische Antikörper* in verschiedener Form vorkommt. *Man bezeichnet ihn als komplett bzw. inkomplett, als univalent oder bivalent.* Vielleicht läßt sich auch eine Bezeichnung wie stabil, labil und transient rechtfertigen. Leider wissen wir auch heute über die Bedeutung der verschiedenen Antikörperformen für die Pathogenese, Diagnose und Therapie von Infektionskrankheiten noch recht wenig. Eine besondere Art Antikörper wird mit dem Begriff Reagin bezeichnet. Diese Bezeichnung wird vorwiegend für die Stoffe gebraucht, die bei Allergikern im Zusammenhang mit dem allergischen Geschehen entstehen.

Wenn wir nun die verschiedenen serologischen Methoden des in vitro-Nachweises von Antikörpern bei Allergikern besprechen, so müssen wir grundsätzlich zwischen dem *serologischen Nachweis von freien Antikörpern und dem serologischen Nachweis von sessilen Antikörpern* trennen. Der Mikrobiologe SÓNAK berichtete auf dem letzten Allergiekongreß in Weimar über die verschiedensten serologischen Methoden zum Nachweis sessiler Antikörper in den Organen sensibilisierter Tiere. Er kam auf Grund seiner experimentellen Ergebnisse zu dem Schluß, daß der Nachweis des Vorhandenseins sessiler Antikörper im Gewebe eines sensibilisierten Meerschweinchens sehr schwierig ist. Er stellte fest, daß zahlreiche immunologische und serologische Methoden für diesen Zweck ungeeignet sind. Nach den Erfahrungen von SÓNAK ist die Methode des Konsumptionstestes in Verbindung mit Hämagglutination tannisierter Erythrocyten nach BOYDEN geeignet, sessile Antikörper nachzuweisen. Diese Methode ist sehr diffizil, aber doch in manchen Laboratorien ohne größere Schwierigkeiten durchzuführen.

Es ist mit dem Konsumptionstest möglich, eine quantitative Feststellung des Titers sessiler Antikörper durchzuführen. Dieser sessile Antikörper ist auf keinen Fall von den zirkulierenden Antikörpern zu trennen. Man kann sagen, daß die anaphylaktische Reaktion nicht etwa deshalb entsteht, weil im Organismus sensibilisierende Antikörper vorhanden sind, sondern vor allem deswegen, weil die spezifischen Antikörper mit dem Antigen in gewissen Organen im Organismus zusammenkommen. Die Frage ist noch ungeklärt, an welche Stelle im Gewebe die sessilen Antikörper gebunden sind und welcher Art diese Bindung ist. Man nimmt an, daß die sessilen Antikörper sicherlich nicht an die Mitochondrien oder Nucleoproteide fixiert sind. Letztlich ist auch die Frage noch offen, ob sie sich an der Zelloberfläche oder im Zellinneren binden.

Zusammenfassend kann gesagt werden, daß es SÓNAK gelungen ist, mit Hilfe passiv sensibilisierter Meerschweinchen, die als Modell dienten, die Existenz sessiler, im Gewebe fixierter Antikörper in vitro nachzuweisen. Durch diese ausgezeichneten experimentellen Studien von SÓNAK ist ein Weg aufgezeigt, der uns evtl. die Erklärung und Begründung mancher Hypothesen erleichtern wird. Auch diese Versuche bedürfen noch einer Nachprüfung und endgültigen Bestätigung.

Ich möchte kurz das Prinzip der Methode des Konsumptionstestes, wie ihn STEFFEN im Jahre 1954 beschrieb, erläutern. Es wird eine Suspension von Zellgewebe benutzt. Zuerst wird normales Serum als Kontrolle mit diesem Zellgewebe abgesättigt. Dann wird Serum eines z. B. rheumakranken Patienten, bei dem die Anwesenheit spezifischer Antiorgan-Antikörper vermutet wird, welche fähig sind, bei der Auslösung sich spezifisch an die Suspension der Zellen des Gewebes zu binden, mit der Suspension abgesättigt. Nach Absättigung und Durchspülung der Zellsuspension wird die Anwesenheit sessiler Antikörper mit Hilfe des Coombschen Antiglobulinserums nachgewiesen, wobei es im positiven Fall nach der Absättigung mit titrierten Gewebszellen zu einer Verminderung der Titerwerte kommt, z. B. von 1:512 auf 1:128.

Der bisher wichtigste Hinweis auf die Existenz sessiler Antikörper im Gewebe eines sensibilisierten Individuums beim anaphylaktischen Zustand wird durch den *Schultz-Daleschen Test* erbracht. Es ist bekannt, daß eine anaphylaktische Reaktion an Organen erzielt wird, aus denen das Blut völlig ausgespült wurde.

Ähnlichen Charakter tragen auch die Versuche, bei denen die Ausscheidung einer erhöhten Menge von Histamin in der Lunge eines sensibilisierten Tieres festgestellt wird. Die erhöhte Ausscheidung von Histamin findet nach dem Hinzufügen des spezifischen Antigens ohne Anwesenheit des Blutserums statt und wird nach einer Durchspülung der isolierten Lunge gemessen. UNGAR und DAMGAARD haben hierüber sehr schöne Versuche durchgeführt. Weiterhin haben FENYVESSY und FREUND bewiesen, daß die anaphylaktische Reaktion auch dann hervorgerufen werden kann, wenn sich keine Antikörper mehr im Blutkreislauf befinden, und sogar auch in den Fällen, in denen das gesamte Blut des sensibilisierten Versuchstieres durch normales Blut ersetzt wurde.

Wenn die *Lokalisation der spezifischen Antikörper im Gewebe* auch noch nicht endgültig geklärt ist, so kann man doch aus neueren Versuchen von HALPERN, BIOZZI und BENACERRAF schließen, daß das *subcutane Bindegewebe* vorwiegend für die Lokalisation des spezifischen Antikörpers in Frage kommt. Die Versuchsanordnung, die von diesen und anderen Autoren benutzt wurde, ist folgende:

Bei einem sensibilisierten Tier wird das spezifische Antigen intracutan eingespritzt. Eine Evanssche Blaulösung wird intravenös verabreicht. Dabei kommt es zu einer Kumulation des Farbstoffes und zu Färbungen des subcutanen Bindegewebes an der Stelle der Applikation als Ergebnis einer lokalen, im Gewebe fixierten Antigen-Antikörper-Reaktion. MATSUMOTO stellte einen hohen Gehalt der Präcipitine in den Eingeweiden, Leber, Milz und Niere eines mit Pferdeserum aktiv vorbehandelten Meerschweinchens zu einer Zeit fest, als die Antikörper aus dem Kreislauf bereits verschwunden waren, der anaphylaktische Zustand jedoch seinen Höhepunkt erreichte. Diese Versuche von MATSUMOTO bedürfen nach der Ansicht DOERRs noch einer endgültigen Überprüfung und Verifizierung. In den letzten Jahren hat man versucht, mit Hilfe von

Radioisotopen autoradiographisch Antigen-Antikörper-Reaktionen im Schockgewebe, d. h. beim Meerschweinchen im peribronchialen Bindegewebe, festzustellen.

Wir haben bewußt den *Nachweis sessiler Antikörper in vitro* vorausgeschickt, da wir hier erst einige wenige überprüfbare und sorgfältig durchdachte Versuche kennen. Bei dem Nachweisverfahren von Reaginen in vitro mit Hilfe des Serums, also dem Nachweis freier Antikörper, sind schon zahlreiche Versuche durchgeführt worden. Nach SCHMIDT sind die Reagine zweifellos Antikörper und ihrer physikalisch-chemischen Natur nach Globuline. Elektrophoretisch lassen sich die Reagine nicht genau lokalisieren. Man nimmt an, daß die Lokalisation der Reagine entweder von dem spezifischen Allergen oder aber von der zur Isolierung aus dem Serum benutzten Methode abhängig ist. Man hat Globuline mit Reagineigenschaften bei α-, β- und γ-Globulinen gefunden. KUNZ hat aus reaginhaltigem Anti-Diphtherie-Serum ein γ-Globulin isoliert, das keine Reagineigenschaften aufwies. Er konnte zeigen, daß bei diesem Serum das α-2-Globulin die Reagine enthielt. Reagine vermögen sich mit der Zeit in zunehmendem Maße im Gewebe zu fixieren, in das sie injiziert werden. *Wenn man einem normergischen Menschen gleichzeitig, aber getrennt, reaginhaltiges Serum und das betreffende Allergen injiziert, so findet die Reaktion stets an der Stelle der Reagininjektion statt.* Die für allergische Symptome maßgeblichen Reagine sind zellständig und entziehen sich weitgehend dem quantitativen Nachweis. Es läßt sich ein gewisses Maß an Klarheit über die jeweilige Allergielage gewinnen, doch dürfen wir nicht vergessen, daß die Reaktion in der Haut stets die Resultate der Reaktionen der Reagine und der blockierenden Antikörper ist. Wir müssen uns auch vor Augen halten, daß die im Serum nachgewiesenen Reagine für die allergischen Reaktionen nicht unmittelbar in Betracht kommen. Man würde jedoch keine Reagine im Serum nachweisen können, wenn es nicht auch gleichzeitig sessile Reagine gäbe.

Die große Schwierigkeit bei dem serologischen Nachweis von Reaginen in vitro ergibt sich aus der Tatsache, daß wir häufig nicht wissen, welche Antikörper wir in vitro nachweisen. Sind es wirklich Reagine oder Reagine und blockierende Antikörper oder nur blockierende Antikörper?

Bei der Pollinose z. B. finden wir beim Menschen zwei Arten von Pollen-Antikörpern:

1. thermolabile Reagine, die sich nur bei Allergikern finden, und

2. thermostabile Antikörper, die beim Menschen nicht präcipitieren, aber die hautsensibilisierenden Eigenschaften der Reagine blockieren können.

Diese *blockierenden Antikörper* finden sich auch im Serum von nichtallergischen Menschen. Wir müssen auch berücksichtigen, daß die meisten Antigene, wie z. B. Eiereiweiß, Pollen usw., letztlich Antigenkomplexe darstellen und im einzelnen zahlreiche Antigene enthalten, die nicht alle allergisieren, so daß wir damit rechnen müssen, daß Spuren von vorhandenen wirklichen Allergenen auch in anderen Antigenen vorkommen.

Wir müssen die Antikörper nach den verschiedenen serologischen Methoden und Möglichkeiten differenzieren und wollen uns zuerst mit den *Komplement-bindenden Antikörpern* befassen.

Bei allen Desensibilisierungsmaßnahmen mit Allergenen müssen wir zwei verschiedene Reaktionsmöglichkeiten berücksichtigen:

1. eine Reaginabnahme als Folge von Desensibilisierungsmaßnahmen und

2. eine Antikörper- bzw. Reaginzunahme durch vermehrte Bildung von blockierenden Antikörpern.

LOWLES hat diese Zunahme blockierender Antikörper durch seine ausführlichen Versuche beweisen können. GYÖRGI, MORO, WITEBSKY und BOSCH haben in den dreißiger Jahren mit der Prausnitz-Küstnerschen Reaktion typische Reagine gegen Eiereiweiß und Kuhmilch bei ekzematösen Kleinstkindern gefunden. Es gelang ihnen, auch mit dem Serum dieser Kinder eine positive Komplement-Bindungs-Reaktion zu demonstrieren. Auffallend bei ihren Versuchen ist die hohe Antigenverdünnung, die nötig war, um zu positiven Ergebnissen zu gelangen. Es ist eigentlich verwunderlich, daß diese Versuche in den folgenden 25 Jahren nicht wiederholt und verifiziert wurden. Die sehr hohe Verdünnung des Antigens läßt darauf schließen, daß die Antikörper nur in verschwindender Menge im Serum vorhanden waren; denn wir wissen ja, daß bei allen serologischen Reaktionen bei einer hohen Antigenkonzentration die Methode unempfindlicher wird und wir, z. B. auch beim Nelson-Test, durch eine Reduzierung der Treponemenzahl/cm³ eine größere Empfindlichkeit dieser Reaktion demonstrieren können.

Ich darf an dieser Stelle noch ergänzen, daß wir bei den Komplement-Bindungs-Methoden grundsätzlich zwischen zwei verschiedenen Möglichkeiten wählen können. Wir können eine *Komplement-Bindungs-Reaktion mit aktivem oder mit inaktivem Serum* durchführen und benutzen im ersteren Fall die Funktionen des Eigenkomplements und die natürlichen Schafbluthämolysine, die in fast jedem Serum vorhanden sind. Bei der Inaktivierung des Patientenserums müssen wir damit rechnen, daß ein Teil der Antikörper, die für den Reaginnachweis in einer Komplement-Bindungs-Reaktion benötigt werden, zerstört wird. Die Methoden, bei denen wir das aktive Serum unserer Patienten benutzen, nennen wir *Aktivmethoden.* Sie wurden von HECHT, JAFFÉ u. a. entwickelt. Die weiteren Modifikationen einer Komplementbindung spielen hierbei vorerst noch eine untergeordnete Rolle. So können wir der Wärmebindung eine Kältebindung folgen lassen bzw. lediglich eine Wärmebindung durchführen. JAFFÉ beschrieb eine Komplement-Bindungs-Reaktion mit positivem Ergebnis bei Fisch- und Hefeallergien. Es ist jedoch nach SCHMIDT nicht ausgeschlossen, daß hier nicht Reagine, sondern lediglich blockierende Antikörper nachgewiesen wurden.

Vor einigen Jahren hat sich LINDEMAYR an der Univ.-Hautklinik in Wien mit der Frage der *in vitro-Untersuchungen bei medikamentöser Allergie* beschäftigt. Unter Mitarbeit von EHRMANN gelang es ihm, bei Benutzung der Aktivmethode nach HECHT und JAFFÉ bei Patienten mit einer Überempfindlichkeit gegen Arsenobenzol eine positive Komplement-Bindungs-Reaktion nachzuweisen. LINDEMAYR stellte fest, daß nach Abklingen der Krankheitserscheinungen auch die Komplement-Bindungs-Reaktion negativ wurde. Von zehn Patienten mit medikamentös-toxischen Exanthemen nach Dimethylamidophenazon und Dimapyrin waren neun positiv und einer negativ. Die vier mituntersuchten Kontrollseren waren negativ. Eine Streptomycin- und Penicillinüberempfindlichkeit konnte bei neun Fällen nach den Angaben von LINDEMAYR und EHRMANN sechsmal serologisch bestätigt werden. Bei sechs Fällen mit einer Überempfindlichkeit gegen die Paragruppe waren dreimal auch die Sera in der Komplement-Bindungs-Reaktion positiv. Unter 18 Fällen mit Sulfonamid-Exanthemen waren nach ihren Angaben 14 positiv und nur vier negativ, bei ebenfalls negativen Kontrollen. LINDEMAYR fand bei akuten Ekzemen nach Marfanil-Prontalbin-Puder in vier Fällen eine positive Reaktion im Serum. Er betont, daß auch die Phagocytose und Leukocytenemigration beim Antikörpernachweis in der Allergie eine nicht geringe Rolle spielen können. Wie in der Lues-Serologie müsse man auch beim Allergienachweis mehrere Reaktionen durchführen, um ein Optimum durch das Zusammenspiel mehrerer Methoden zu erhalten.

Zur Technik ist zu sagen, daß die Aktivmethode von HECHT und JAFFÉ in einigen Punkten von EHRMANN modifiziert wurde. So vermied sie zwar die Inaktivierung des Serums bei 56° C, benutzte jedoch Sera, die 18 Std. bei $+37°$ C im Brutschrank belassen worden waren. Über das benutzte Antigen schreibt EHRMANN nur sehr wenig. Es ist jedoch aus dieser Versuchsanordnung zu schließen, daß sie lediglich Verdünnungen des komplexen Antigens herstellte. Es wird im einzelnen auch nicht näher ausgeführt, ob sie Antigene von Haptencharakter bzw. an Protein gekoppelte Haptene für ihre Versuche benutzte. Auch finden wir keine Erklärungen über die Aufschlüsselung der verschiedenen Präparate und die Reinigung.

Wir führten inzwischen eigene Versuche durch, um bei Arzneimittelexanthemen in vitro einen Antikörpernachweis zu führen. Wir untersuchten unter anderem das Serum von Patienten, die eine Überempfindlichkeit gegen Luminal zeigten. Der Expositionsversuch mit 0,045 Luminal führte innerhalb von 12 Std. zu einem Rezidiv der Hauterscheinungen. Ein Expositionsversuch mit Phenyldimethylpyrazolon 0,5 und Kalium bromatum 0,5 war negativ. Der Prausnitz-Küstnersche Versuch mit Luminal fiel ebenfalls negativ aus. Der Urbach-Königsteinsche Versuch mit Luminal war gleichfalls negativ. Es gelang uns nicht, mit der Aktivmethode von HECHT freie Antikörper im Serum nachzuweisen. In weiteren Versuchen prüften wir die Antigen-Antikörper-Reaktion mit Phenacetin. Auch hier gelang uns der Nachweis von Antikörpern mit der Komplement-Bindungs-Reaktion nicht. Für unsere Versuchsreihe benutzten wir lediglich Verdünnungen der in Frage kommenden Medikamente. Eine Koppelung an Protein führten wir bisher nicht durch. Es wird weiteren Versuchen vorbehalten bleiben, hier den einmal eingeschlagenen Weg fortzusetzen.

Präcipitierende Antikörper kommen nach SCHMIDT bei Allergie vor, jedoch nur, wenn es sich, wie z. B. bei der Serumkrankheit, um Zustände handelt, die als anaphylaktische von rein allergischen unterschieden werden müssen. Wenn es gelang, präcipitierende Antikörper nach-

zuweisen, so handelte es sich um Begleiterscheinungen, die Begleit-
antigene betrafen, bei denen auch Komplement-Bindungs-Reaktionen
möglich sind und die sich auch bei nichtallergischen Menschen finden.
Gegen eigentliche Allergene waren präcipitierende komplette Antikörper
bisher nicht nachweisbar. Wir wissen, daß potentiell präcipitierende
Antikörper bis zu einem gewissen Grade bei jeder Allergisierung auftreten können. Es bilden sich hier blockierende, selbst aber nicht präcipitierende Antikörper. Beim Menschen treten diese blockierenden
Antikörper vermehrt auf und sind bei entsprechender Vorbehandlung
auch beim Tier zu beobachten. Die inkompletten Antikörper sind am
besten durch die indirekte Hämagglutinationstechnik nach der Methode
von BOYDEN nachweisbar. Die Adsorbierbarkeit der Antigene aus Lösungen an tanninbehandelte Blutzellen geschieht in unbekannter Weise und
ist voraussichtlich von der Natur des Antigens abhängig. Während
unbehandelte Blutzellen bevorzugt Polysaccharide adsorbieren, werden
von tanninbehandelten Blutzellen mehr Proteine adsorbiert. Im Gegensatz zu den blockierenden, inkompletten, potentiell präcipitierenden
Antikörpern sind die Reagine wahre komplette Antikörper, die auch
bezüglich ihrer Antigenspezifität nach SCHMIDT als univalent bezeichnet
werden können. Diese Reagine müßten vor dem Versuch von allen
anderen, auch den blockierenden inkompletten Antikörpern, getrennt
werden.

AUGUSTIN berichtete 1955, der sichere Nachweis sei noch nicht
erbracht, daß die eigentlichen Reagine der Allergie in vitro serologisch erfaßbar sind. Es hat sich letztlich nur erwiesen, daß die *Bin-
dungsfähigkeit an Gewebe das wirklich wesentliche Merkmal des Reagins
der Allergie ist.* Nach AUGUSTIN besitzen die Reagine zwei Valenzen. Eine
ist gegen das Allergen gerichtet, die andere gegen den körpereigenen
Molekülkomplex im Gewebe, dessen Verbindung mit dem Allergen erst
die antigene Wirkung des letzteren ermöglicht.

Schließlich müssen wir noch den *Trübungstest von* HOIGNÉ erwähnen. Hier wurde ein spezifisches Allergen in wäßriger Lösung dem Serum
oder Plasma von Allergikern zugesetzt. Eine in vitro meßbare Trübung
wurde nach einem nephelometrischen Verfahren gemessen. Es bleibt
bei den Versuchen von HOIGNÉ und STORCK letztlich die Frage offen,
inwieweit es sich bei den einzelnen Serumverdünnungen um eine Verhinderung der schutzkolloidalen Funktion des Serums handelte und hierdurch unspezifische Trübungen auftraten, wie wir sie von der Lues-Serologie her bei entsprechenden Verdünnungen im Bereich von 1:30—1:60
kennen. MIESCHER berichtete vor kurzem, daß Nachprüfungen dieser
Methode ergeben haben, daß eine echte Antigen-Antikörper-Reaktion
nicht zu erzielen war. Die von HOIGNÉ und STORCK mitgeteilten Ergebnisse beruhten demnach auf technischen Schwankungen der Methode.

Zu erwähnen ist ferner noch die *in vitro-Präcipitation der mittels
Serum-Antikörper-Kollodium-Absorption fällbar werdenden Antigen-Anti-
körper-Komplexe.* Diese von CANNON u. MARSHALL durchgeführte Reaktion, die insbesondere bei nutritiven Allergenen eine Rolle spielen soll,

müßte ebenfalls noch durch Nachprüfungen in ihrem Wert bestätigt werden.

Wir kommen zum Schluß unserer Ausführungen und müssen feststellen, daß es *bis jetzt noch nicht mit einer routinemäßigen Methode möglich ist, freie Antikörper bzw. Reagine bei Allergien in vitro nachzuweisen.*

Aus der Dermatologischen Klinik und Poliklinik der Universität München
(Direktor: Prof. Dr. A. Marchionini)

Ekzeme und ekzemähnliche Krankheiten im frühen Kindesalter, ihre Erkennung und die Grundzüge ihrer Behandlung

Von

Hans-Jürgen Bandmann

Genauso wenig wie es einfach ein „Ekzem der Erwachsenen" gibt, genauso wenig kann man von vornherein annehmen, es gäbe als Krankheitseinheit ein alles umfassendes „Ekzema infantum".

Unna beschrieb in seiner zusammenfassenden Arbeit über das „Ekzema seborrhoicum" diese Dermatose nicht nur beim Erwachsenen, sondern er stellte sie mit vielen Einzelheiten zu deren besonderer Pathogenese und ihrem zeitlich begrenzten Auftreten auch für den jungen Säugling dar. Wenn sie heute von uns als „Dermatitis seborrhoica" und nicht als seborrhoisches Ekzem bezeichnet wird, so hat das zwei Gründe: 1. weil wir als Ekzem nur eine solche Dermatose anerkennen, welche histologisch eine Spongiose zeigt (bei Unna war das primäre Ekzemzeichen histologisch die Parakeratose, daher der Name „Ekzema" seborrhoicum) und 2. deswegen, weil es außerdem nicht sehr gut klingt, wenn man von einem ekzematisierten Ekzem sprechen würde. Ein Name, der aber — wie aus dem Weiteren ersichtlich werden wird — gar nicht selten zur Anwendung gelangen müßte. Da schon Unna auf die Identität des Krankheitsbildes für Säuglinge und Erwachsene hingewiesen hat, ist nicht recht einzusehen, warum die Dermatose beim Säugling Dermatitis seborrhoides (Moro) und beim Erwachsenen Dermatitis seborrhoica heißen soll.

Rost und Marchionini sowie Sulzberger und Hill machten etwa zur gleichen Zeit auf die Zusammengehörigkeit mancher kindlicher „Ekzeme" mit der Neurodermitis des Erwachsenen aufmerksam. Es ist seither üblich, der Dermatitis seborrhoica infantum und der Neurodermitis constitutionalis infantum eine gesonderte Stellung bei der Besprechung des „Ekzema infantum" einzuräumen und sie von diesem, wenn auch durch die Beibehaltung vieler Übergangsformen nicht besonders scharf, abzugrenzen.

Gegen die reale Existenz solcher Übergangsformen hat sich JADAS-SOHN gewandt. Die Darstellung der verschiedenen Dermatosen, die alle meist als Säuglingsekzeme, als Milchschorf oder als Ekzema infantum diagnostiziert werden, erfolgt hier nach der Einteilung, wie sie von HILL immer wieder angewandt worden ist und wie sie JORDAN in seinem Lehrbuch für gut befunden hat.

Die Differentialdiagnose der Säuglingsekzeme im Einzelfall und deshalb auch die Aufstellung eines Systems der verschiedenen ekzematösen und ekzematoiden Dermatosen in diesem Alter ist deshalb so schwierig, weil eine genaue Bestimmung dessen, was man vor Augen hat, zunächst oft nicht möglich ist und erst der spätere Verlauf eine endgültige Erkennung gestattet. Der Grund dafür ist in einer besonderen Eigenschaft der ekzematoiden Säuglingsdermatosen zu finden: sie haben alle die Neigung zur Ekzematisation. Wir sehen also eine ekzematisierte Neurodermitis und eine ekzematisierte Dermatitis seborrhoica beim Säugling häufiger als beim Erwachsenen.

Welche Grundkrankheiten liegen nun dem „Ekzema infantum" am häufigsten und welche ihm überhaupt zugrunde?

Katamnestische Untersuchungen (Tabelle) zeigen, daß es sehr häufig die Neurodermitis ist, für die es bekanntlich eine Fülle von Synonymen gibt, von denen die am meisten angewandten erwähnt sein sollen (siehe dazu BORELLI-SCHNYDER): Atopic dermatitis, Prurigo Besnier und früh- bzw. spätexsudatives Ekzematoid. Im Gegensatz zu der Dermatitis seborrhoica erlischt sie nicht nach wenigen Wochen oder Monaten, sondern der von ihr betroffene Patient beschäftigt uns über Jahre oder sogar nicht selten über Jahrzehnte.

Autor	Fallzahl	Zeitraum der Nach-beobachtung Jahre	davon Neurodermitis %
EDGREN 1943	311	17—35	18
CLEIN 1945	53	5—15	41
NEXMAND 1948	71	7—10	38
PURDY 1953	93	16—22	28
VOWLES 1955	84	13—22	18
BANDMANN und SOMMER 1960	153	3—18	etwa 33

Neben der bereits erwähnten Dermatitis seborrhoica infantum neigt in ähnlicher Weise auch die gleichfalls häufige Dermatitis intertriginosa (einschließlich der Dermatitis glutaealis) gar nicht selten zur Ekzematisation. Deren Streuherde können — besonders wenn das Gesicht und größere Körperpartien mitergriffen sind — durchaus wie eine ekzemartige generalisierte Neurodermitis oder noch mehr wie eine generalisierte Dermatitis seborrhoica aussehen.

Beim Säugling und später beim Kleinkind muß eine ekzematisierte Pityriasis alba faciei (HAXTHAUSEN) in die differentialdiagnostischen Überlegungen eingeschlossen werden.

Selten, doch durchaus möglich, sind allergische Kontaktekzeme in früher Jugend.

Schließlich ist daran zu denken, daß schon beim Kleinkind eine Neurodermitis circumscripta (= Lichen Vidal) vorkommen kann. Hier muß eingeschaltet werden, daß diese von dem zu trennen ist, was der Kinderarzt unter einer Neurodermitis localisata oder circumscripta versteht, nämlich von der nur auf einige Herde beschränkten Neurodermitis constitutionalis. Die Ansicht Moros, der noch diese Nomenklatur als berechtigt ansah, weil es die dermatologische Neurodermitis circumscripta in früher Jugend nicht gäbe, kann auf Grund der Mitteilungen von Hill und anhand unserer eigenen Erfahrungen nicht mehr weiter vertreten werden. Es gibt durchaus bereits bei Einjährigen eine eindeutige Neurodermitis circumscripta.

Auch die Differentialdiagnose einer ekzematisierten Ichthyosis kann gegenüber einer ekzematisierten Neurodermitis Schwierigkeiten bereiten.

Im folgenden wird versucht werden, die anamnestischen Angaben und die objektiven Zeichen sowie den Krankheitsverlauf in ihrem differentialdiagnostischen Wert darzustellen.

Familienanamnese. Bei der Neurodermitis gehören die Hinweise, die wir aus der Familiengeschichte erhalten, zu den wichtigsten Kriterien dieser Krankheit überhaupt. Allerdings muß man selbstverständlich durch genaues Erfragen versuchen, den Charakter des in der Familie aufgetretenen Hautleidens festzulegen, da nicht jedes Ekzem eines Angehörigen, über das die Eltern zu berichten vermögen, eine Neurodermitis gewesen sein muß. So sind Berufsekzeme und mikrobielle Ekzeme in der Familie für uns ohne differentialdiagnostischen Wert. Genauso sorgfältig muß man vorgehen, um die anderen Krankheiten des atopischen Formenkreises zu erfassen: Unter Asthma versteht der Laie sehr viel, und ein Bericht über das Herzasthma der Großmutter hilft bei unseren Überlegungen nicht viel weiter. Wie wichtig das Aufstellen genauer Familienanamnesen für die Erforschung der Pathogenese der Neurodermitis überhaupt ist, haben die jüngsten Mitteilungen von Schnyder gezeigt.

Auch für die Erkennung einer durch die Ekzematisation verschleierten Ichthyosis kann die Familienanamnese von Wert sein, man muß sich dabei daran erinnern, daß es bei ihr sowohl dominant wie recessiv vererbliche Arten gibt. Auf jeden Fall empfiehlt es sich, bei einem fraglichen Fall auch die Haut des Elternpaares anzusehen, um vielleicht auf diesem Umweg die Diagnose zu sichern.

Ohne Wert sind seborrhoische Zeichen der Eltern für die Erkennung der Dermatitis seborrhoica des Säuglings. Die Alopecie des Vaters oder die Acne der Mutter geben nicht unbedingt einen pathognomonischen Hinweis. Am Rande sei dazu vermerkt, daß diese Bemerkung nicht grundsätzlich zu der Frage der Vererbung einer seborrhoischen Konstitution gilt.

Besonders bei perioralen Erscheinungen werden wir uns erkundigen müssen, ob die Mütter eine Brustwarzenpflege mit Penicillin- oder Sulfonamidsalben betreiben, denn dadurch bedingte Kontaktekzeme sind schon bekannt geworden.

Anamnese. Ohne Einfluß auf den Charakter der ekzematoiden Dermatose sind Geburtstermin, Geburtsgewicht oder Geburtsverlauf bei den erkrankten Kindern (EDGREN, BANDMANN, SOMMER). Es ist nicht besonders wichtig nachzusehen, ob unser Patient ein Bub oder ein Mädchen ist, wenn auch manchmal behauptet wird, Knaben würden häufiger von der Neurodermitis befallen. Sehr schwierig ist das Eingehen auf die Frage, welche Bedeutung die Ernährung oder die Nahrungsumstellung gehabt hat. Fest steht, daß der kleine Neurodermitiker völlig unabhängig vom Abstillen schicksalsmäßig krank wird (EDGREN, BANDMANN, SOMMER).

Für die Dermatitis seborrhoica ist die Frage noch nicht sicher entschieden, inwiefern die Muttermilch und das Abstillen einen Einfluß auf die Entwicklung der Krankheit ausübt. Welche Bedeutung die Feststellung eventueller Trophallergene für Diagnose und Therapie hat, wird noch später zur Sprache kommen. Achten soll man unbedingt auf eine genaue Darlegung der bisherigen Ernährung, schon um diese auf ihre Zweckmäßigkeit zu überprüfen und besonders Überfütterungen der Kinder abzustellen, da diese eine Rolle für die Ekzematisation zu spielen scheinen.

Der *Erkrankungsbeginn* wird in sehr vielen Lehrbüchern als wichtiges differentialdiagnostisches Zeichen angegeben. Die Dermatitis seborrhoica soll innerhalb der ersten drei Lebensmonate, die Neurodermitis bzw. das „Ekzema infantum" erst danach auftreten (MORO, FINKELSTEIN).

Die Dermatitis seborrhoica hält sich tatsächlich an diese Regel, man kann sagen, sie beginnt fast ausschließlich während der ersten 3 bis 4 Lebensmonate, sie kann über diese Zeit hinaus anhalten, besonders wenn sie in ihrer ekzematisierten Form vorliegt. Leider gilt für die Neurodermitis nicht dasselbe: sie kann zu jeder Zeit auftreten, ja ein Kind kann sogar in seltenen Fällen mit ihr zur Welt kommen, sie kann sich aber genauso am Ende des ersten oder im zweiten Lebensjahr, in der Pubertät oder in noch höherem Lebensalter manifestieren.

Auch die anderen Ekzeme oder zur Ekzematisation neigenden Dermatosen, die hier von Interesse sind, haben kein durch den Krankheitsbeginn auffälliges Kennzeichen.

Erstlokalisation. Sehr wichtig ist die Frage, wo der Ausschlag bei dem Kind eigentlich begonnen hatte, bzw. die Feststellung, welche Gegenden bei der ersten Untersuchung befallen sind. Bestanden zunächst nur Herde in den Hautfalten oder gluteal, so wird man auch bei später sehr ausgedehnten Erscheinungen oft daraus schließen dürfen, daß es sich um die Generalisation einer ekzematisierten Dermatitis vom intertriginösen Typ handelt. Die Dermatitis seborrhoica beginnt in der Regel auf dem behaarten (oder manchmal behaart sein sollenden) Kopf der Säuglinge und wandert von dort nach abwärts. Bei älteren Kindern muß man zu erfahren versuchen, wenn sie mit einem Gesichtsekzem in die Sprechstunde kommen, ob vorher leicht schuppende Herde auf den Wangen bestanden hätten (Pityriasis alba), ob sich der Ausschlag im Anschluß an eine Ohrenerkrankung (mikrobielles Ekzem) ausgebildet habe, und man muß auch an eine Kontaktallergie denken.

Die kindliche Neurodermitis befällt meist mehrere Körperteile zugleich oder fast gleichzeitig. Beim Erwachsenen ist der Blick in die großen Gelenkbeugen bei Verdacht auf eine Neurodermitis fast selbstverständlich. Auch beim Kleinkind werden wir einen Befall dieser Gegenden gelegentlich schon sehr früh feststellen; je älter das Kind ist, desto mehr wird seine Neurodermitis derjenigen des Erwachsenen in Gestalt und in Lokalisation gleichen. Sehr charakteristisch für den Säugling und das Kleinkind ist der Befall der distalen radialen bzw. tibialen Extremitätenenden, besonders derjenige der radialen Anteile des Thenar, des Handrückens und der Carpalgegend. Im allgemeinen gilt der Satz: Je ausgedehnter der Befall in früher Kindheit, desto ungünstiger auch die Prognose für den Gesamtverlauf im späteren Leben (Edgren, Bandmann, Sommer).

Der Versuch, eine Differentialdiagnose durch das Aufsuchen typischer Primärefflorescenzen durchzuführen, wird — wie schon eingangs erwähnt — oft nicht befriedigen, da beim Säugling und Kleinkind sehr bald das Hautbild polymorph ist und Papeln wie Vesikeln auch bei einer sonst eindeutigen Neurodermitis infantum gefunden werden. Es ist dabei praktisch ohne Bedeutung, ob man diese Erscheinungen als Ausdruck einer sekundären Ekzematisation (Hill, Jordan, Bandmann) ansieht oder meint, das Kind neige grundsätzlich eher zur Ausbildung höher differenzierter Primärefflorescenzen. Es ist jedenfalls auf Grund einer Polymorphie des Hautbefundes nicht erlaubt, eine Neurodermitis infantum oder eine Dermatitis seborrhoica infantum auszuschließen. Einfacher ist es natürlich, man sieht bei der letzteren nur den Gneis, jene fettige Schuppenhaube auf einem Kopferythem und erythematosquamöse Herde über Gesicht und proximalen Rumpfabschnitten sowie ebensolche Streuherde in den zu diesen neigenden Hautfalten. Hill meint, daß, wenn man darauf achte, auch die Neurodermitis nicht gar so selten in der für sie charakteristischen Form, nämlich mit trocken bleibenden Papeln sowie zerkratzten schuppenden Erythemen aufträte und das Nässen bei ihr durch Aufscheuern, aber nicht durch Platzen von Vesikeln zustande käme. Der Status punctosus ist kein Zeichen für ein Ekzem schlechthin, er kann genauso gut bei einer aufgescheuerten, jedoch nicht ekzematisierten Neurodermitis zu sehen sein.

Zur Erkennung einer Neurodermitis oder einer ekzematisierten Ichthyosis ist oft wesentlich, die nicht erkrankte Haut zu betrachten, da hier die trockene, leicht schuppende Haut der Neurodermitiker ebenso wie die Schuppung der Ichthyosis die Diagnose sichern können.

Die reine Form der Dermatitis vom intertriginösen Typ weist gleichfalls nur ein Erythem in den Hautfalten auf, das, falls nicht eine Ekzematisation hinzukommt, auf diese beschränkt bleibt. Das gleiche gilt für ihre Sonderform, die Dermatitis glutaealis, bei der es (hier durch eine Summation verschiedener Noxen) zur Erythembildung nur im Einflußbereich der schädigenden Faktoren kommt.

Das frühkindliche Kontaktekzem unterscheidet sich morphologisch und topographisch nicht von demjenigen der Erwachsenen. Nur sind die Allergene, die dafür verantwortlich zu machen sind, fast ausschließlich medikamentöser Art. Der positive epicutane Läppchentest wird hier zum pathognomonischen Zeichen. Allerdings muß — wie beim Erwachsenen — die Testtechnik beachtet werden, damit nicht etwa — wie geschehen — publiziert wird, als Allergen sei eine Mischung aus Quecksilber-Salicylsalben festgestellt worden! Zur Erkennung der Neurodermitis infantum ist die epicutane Testung sinnlos. Die Berichte von F. A. SIMON haben vorläufig rein theoretisches Interesse.

Schwierig und äußerst problematisch (JADASSOHN) ist die Anwendung und Deutung der Cutan- und Intracutanproben. Ihre Besprechung in bezug auf die Pathogenese der kindlichen Neurodermitis erfolgt an anderen Orten (BANDMANN). So interessant dieses Kapitel sein mag, für die Praxis und für die Klinik gilt: Die intracutane Testung ist wegen ihrer Gefahr für den Säugling nicht gestattet. — Ein positiver Kratz-Test oder die erfolgreiche Übertragung nach PRAUSNITZ-KÜSTNER spricht zwar für das Vorliegen einer Neurodermitis, andererseits schließt sie ein negatives Ergebnis jedoch keineswegs aus. Eine praktische Bedeutung für die Therapie und die Prophylaxe haben die positiven Testergebnisse, völlig anders als beim Kontaktekzem, nicht. Erinnert sei daran, daß der Charakter der Allergene sich im Verlauf der Krankheit wandelt. Waren es anfangs die „Trophallergene", so sind es später, wie beim Erwachsenen, die „Inhalationsallergene". Der praktisch tätige Dermatologe oder Pädiater wird heute fast immer auf die Durchführung der Cutantestung verzichten können.

Von den sonstigen Symptomen seien noch zwei weitere erwähnt, die bei ihrem Vorkommen für eine Neurodermitis sprechen: der starke Juckreiz, der manchmal das Krankheitsbild förmlich beherrscht, und die nicht obligate und vor allem nicht ständig anzutreffende Eosinophilie.

Die Behandlung aller dieser hier erwähnten Dermatosen mit Ausnahme der reinen Ichthyosis sollte, wenn irgend möglich, mit denjenigen Lokaltherapeutica erfolgen, die Corticosteroide enthalten. Allerdings ist es notwendig, falls nässende, krustige, besonders eitrig-krustige Erscheinungen im Vordergrund stehen, zunächst nach wie vor feuchte Umschläge anzuwenden, damit dadurch eine Abtrocknung bzw. eine Ablösung der Krusten erfolgen kann. Zu diesem Zweck kann sehr eine $0,5\,^{0}/_{00}$ wäßrige Chinosollösung empfohlen werden, da diese im Gegensatz beispielsweise zu Rivanollösungen kaum eine sekundäre Sensibilisierung hervorruft.

Bei der Auswahl der Corticosteroid-Salben sind folgende Überlegungen wichtig: 1. Welche Basis soll zur Anwendung gelangen; 2. welches Corticosteroid und 3. in welcher Konzentration muß dieses vorliegen; 4. mit welchem Antibioticum sollte es gegebenenfalls kombiniert werden?

Zu 1. Die Basis richtet sich natürlich nach dem Hautstatus, in welchem wir mit der äußeren Behandlung beginnen wollen. Ist die Haut noch etwas feucht, so wird man möglichst Emulsionen oder hydrophile Salbengrundlagen bevorzugen, bei Herden, die eher schuppig und trocken sind, werden Lanolin-Vaselin-Gemische empfohlen (SULZBERGER und WITTEN, WEIDMANN). Zu 2. Auch aus eigener Erfahrung kann gesagt werden, daß sich Hydrocortisonacetate, Fluorhydrocortison, Chlorhydrocortison, Prednison und Prednisolon in ihrer Wirkung nicht wesentlich voneinander unterscheiden. Salben, die reines Cortison enthalten, werden kaum noch irgendwo im Handel sein, sie haben wenig oder keinen Nutzen. Wie steht es mit den von der oralen oder parenteralen Medikation her bekannten Nebenwirkungen, kann der Säugling mit seiner relativ großen Hautoberfläche nicht solche Mengen resorbieren, daß es auch bei lokaler Anwendung der Corticosteroide zu solchen kommen kann? Nebenwirkungen im Sinn etwa des Cushingoids oder von seiten des Zucker- und Mineralstoffwechsels sind durch Hydrocortisonsalben bisher nicht bekannt geworden. Nicht das gleiche gilt jedoch von den Fluorhydrocortisonsalben; hier haben einzelne Autoren percutane Resorption größerer Mengen aus den Salben und dadurch eine Retention von Salz und Wasser im Organismus festgestellt, zumal wenn das Fluorhydrocortison in Emulsion oder „Lotions“ verabfolgt wurde (Fitzpatrick u. Mitarb.). Zu 3. Der Gehalt der meisten Fertigpräparate an Hydrocortisonacetat schwankt zwischen 0,2 und 2,5%. Wirkung und Wirtschaftlichkeit verhalten sich leider dabei indirekt proportional zueinander. Am besten ist es, mit einer höherkonzentrierten Salbe zu beginnen, diese bis zum deutlichen Abklingen der Erscheinungen beizubehalten und sich dann langsam mit schwächeren Konzentrationen auszuschleichen bzw. zu versuchen, den erreichten Erfolg zu erhalten. Zur erfolgreichen Anwendung muß unbedingt gefordert werden, die Salben anfangs 5—6 mal täglich in möglichst geringen Mengen anzuwenden. Es ist besser, die Salben wenig, aber häufig als viel und selten zu gebrauchen! Der erste Erfolg der Behandlung zeigt sich fast immer bereits nach 24—48 stündiger Anwendung, sowohl was den Juckreiz als was den objektiven Hautbefund betrifft. Bleibt der Erfolg aus, so muß die Konzentration an Corticosteroiden und die Art der Anwendung als erstes überprüft werden. Zu 4. Besonders anfangs ist es günstig, das Hydrocortisonacetat mit Antibiotica zu kombinieren. Am besten haben sich hier, auch in allergologischer Hinsicht, die Tetracycline, die Tyrothricin-Xanthocillingemische und das Neomycin bewährt. (Über den zuletzt genannten Stoff weichen die Meinungen der Allergologen noch auseinander. Wir selbst haben bisher nur sehr selten Allergien auf Neomycin gesehen.) Nicht empfohlen werden kann die Mischung mit Penicillin und Streptomycin, da diese beiden Antibiotica keineswegs selten zur Sensibilisierung führen. Auch epicutane Allergien gegenüber Chloramphenicol kommen zur Beobachtung.

Liegen von vornherein chronische lichenifizierte Herde vor, so ist den Teerpräparaten der Vorzug zu geben. Selbstverständlich muß man auch hier an die große Resorptionsfläche des Säuglings denken und den Urin deshalb wegen einer möglichen Nierenschädigung kontrollieren. Auch auf die anderen Nebenwirkungen muß man die Eltern aufmerksam machen und sie vor Sonnenexposition der geteerten Stellen warnen. Allerdings sind lichenifizierte Herde bei Säuglingen wesentlich weniger häufig als bei Erwachsenen anzutreffen.

Um die Schuppenhaube der an Dermatitis seborrhoica erkrankten Kinder zu entfernen, empfiehlt sich zunächst die Anwendung einer gründlichen Kopfwäsche mit Präcutan oder sogar mit Criniton, das allerdings nicht längere Zeit einwirken, sondern sofort wieder abgewaschen werden soll. Sonst unterscheidet sich die Behandlung nicht von der gerade aufgezeigten.

Bei den intertriginösen Dermatitiden reichen meist einfachere Mittel aus: das Zinköl mit bactericiden Zusätzen, z. B. das Fissan-Öl oder ein Vioformzinköl (0,5% Vioform). Nach Abklingen der akuten Erscheinungen empfiehlt sich eine Nachbehandlung und Prophylaxe mit Zinkpasten, später mit weichen Zinkpasten wie etwa der Penatencreme.

Bei der Behandlung und Prophylaxe der Windeldermatitiden ist es sehr wichtig, die Mütter anzuhalten: 1. keine Impermeabilien zu verwenden, 2. die Windeln *sehr* häufig zu wechseln, 3. die Windeln nach dem Waschen gründlich und möglichst in fließendem Wasser zu spülen. Manchmal ist auch eine leichte Säuerung des Spülwassers (mit Citrone oder Essig) anzuraten, um eventuelle Alkalirückstände (Urin-Ammoniak) entsprechend unschädlich zu machen.

Die orale Behandlung mit einem Corticosteroid ist nur in schweren und therapeutisch sonst hoffnungslosen Fällen indiziert: Bevorzugt werden hierfür Prednison und Prednisolon; über die neueren Abkömmlinge Triamcinolon und Dexamethason liegen zur Beurteilung noch zu wenige Erfahrungsberichte über deren Anwendung bei den geschilderten Säuglingsdermatosen vor. Die Dosierung variiert von Kind zu Kind. Als Anfangsdosen wurden für Säuglinge und Kleinkinder 75—150 mg Cortison p.d. angegeben(!)[1] (HILL, SULZBERGER und BAER). Meist wird man bei zusätzlicher Anwendung von Lokaltherapeutica mit geringeren Dosen auskommen. Auf jeden Fall muß die Dosierung aber so hoch sein, daß sich keine neuen Herde mehr bilden und die alten verschwinden. Erst dann darf die Dosis langsam reduziert werden. In einer dritten Phase wird man sich, genau wie bei vielen Dermatosen des Erwachsenen, auf eine Erhaltungsdosis einpendeln müssen. All dies gilt, das sei noch einmal hervorgehoben, nur für die schwersten, sonst nicht zu beherrschenden Fälle.

Bei starkem Juckreiz ist es auch gerechtfertigt, die Kinder durch Phenothiazinderivate in Form von Tropfen oder Zäpfchen zu sedieren. Die Dosierung richtet sich nach dem Körpergewicht der kleinen Patienten. Kinder, welche Phenothiazine erhalten, sollten in dieser Zeit nicht der Sonne ausgesetzt werden. Vor der Anwendung von Phenothiazinsalbe sei ausdrücklich wegen der hohen Sensibilisierungsgefahr gewarnt!

Nicht gesprochen werden soll hier über die verschiedenen Diätformen. Die Ernährung der erkrankten Kinder sollte in Zusammenarbeit mit einem Kinderarzt festgelegt werden. Der Hauptgesichtspunkt ist dabei nicht mehr eine „allergenfreie", sondern eine allgemein zweckmäßige Nahrung zu finden. Die Fahndung nach Trophallergenen hat in bezug auf Therapie und Prophylaxe enttäuscht (dazu siehe BANDMANN, HILL). Sowohl Hypertrophie wie Dystrophie der Säuglinge muß als ekzembegünstigend behoben werden, die Beurteilung dieser Zustände liegt außerhalb der Möglichkeiten des Dermatologen.

---

[1] Beachte: Bei der vorzuziehenden Verordnung von Prednison, Prednisolon oder anderer Derivate ist eine entsprechende Umrechnung dieser Dosis notwendig.

Aus der Dermatologischen Klinik und Poliklinik der Universität München
(Direktor: Prof. Dr. A. Marchionini)

Neuere Untersuchungen
über die Neurodermitis constitutionalis

Von

Alfred Marchionini

Anläßlich unseres ersten Münchener Fortbildungskurses im Jahre 1951 hatte ich bereits über das Thema: „*Neurodermitis, atopische Dermatitis* und *spätexsudatives Ekzematoid*" vorgetragen. Inzwischen hat sich die Zahl der Untersuchungen, die die Ätiologie, Pathogenese und Therapie dieses Hautleidens aufzuklären bestrebt sind, erheblich vermehrt. Das ist sicherlich kein Zufall: analog hat die Zahl der Untersuchungen über das Krankheitsbild der *Angina pectoris*, das bereits im Jahre 1778 beschrieben wurde, in auffallender Weise zugenommen, während man in den folgenden 150 Jahren der *Angina pectoris* und dem *Herzinfarkt* relativ selten literarisch begegnete, bis die stürmisch fortschreitende Industrialisierung einsetzte. Die erschreckende Vermehrung der Zahl der Krankheitsfälle hat naturgemäß die Intensität der Forschung auf diesem Gebiete in den letzten Jahrzehnten wesentlich erhöht. Die wissenschaftliche Dermatologie läßt die schon angedeutete Parallele zu diesem Vorgang erkennen. Auch das Krankheitsbild der *konstitutionellen Neurodermitis* wurde bereits als eine mit Asthma kombinierte juckende Dermatose im Jahre 1607 von van Helmont erwähnt; im Jahre 1808 beschrieb Willan das Bild der „Prurigo formicans", das zweifellos mit der 1892 von Besnier entwickelten «Prurigo diathésique à forme objective eczémato-lichénienne» identisch war. Die Darstellung stimmt mit dem von Brocq und Jaquet 1896 inaugurierten Krankheitsbild der «Névrodermite diffuse à forme objective eczémato-lichénienne» überein. Aber es vergingen mehrere Jahrzehnte, bis sich an zahlreichen Kliniken — vor allem in den Industrieländern — die Forschung dieses Krankheitsbildes annahm, da die Zahl der Fälle überall in diesen Ländern außerordentlich stark zunahm. Sulzberger schätzte vor kurzem, daß mehr als 2 Millionen Kranke mit ''atopic dermatitis'' allein in den USA leben, nach Sulzberger und Hill steht diese Krankheit in der Häufigkeitsstatistik des Landes an siebenter Stelle aller Hautleiden.

Bevor wir uns der Ätiologie und Pathogenese dieses Krankheitsbildes zuwenden, wollen wir zunächst darüber berichten, daß in gemeinsamen Untersuchungen der Dermatologischen Kliniken von Zürich (damals unter der Leitung von G. Miescher) und von München von Borelli und Schnyder zu der so wichtigen Frage der *Nomenklatur* Stellung genommen wurde. Die Ergebnisse dieser Untersuchungen führten zu dem Vorschlag, drei Formen der Neurodermitis zu unterscheiden: 1. die Neurodermitis circumscripta (Vidal), 2. die Neurodermitis eruptiva diffusa (BROCQ-JAQUET), 3. die Neurodermitis constitutionalis sive atopica (BESNIER). Die letztere ist auch identisch mit dem Krankheitsbild der Neurodermitis disseminata, der Prurigo diathésique (BESNIER), der Asthma-Prurigo (SABOURAUD), dem konstitutionellen Ekzem (GOTTRON-KORTING), der atopic dermatitis (SULZBERGER) und dem spätexsudativen Ekzematoid (ROST). Sie soll uns in den folgenden Ausführungen vor allem beschäftigen.

Die Verbindung bzw. Abgrenzung zwischen dem Ekzem und der Neurodermitis ist schon durch zwei morphologisch faßbare Tatsachen gegeben: 1. die Neurodermitis im Kindesalter sieht sehr häufig wie ein Ekzem aus. 2. Das chronische lichenifizierte Ekzem kann dem Bilde einer Neurodermitis weitgehend ähneln. Aber wenn man bedenkt, daß das Kinderekzem meistens eine durch den Vorgang der sekundären Ekzematisation komplizierte Neurodermitis ist, fällt schon eine Brücke zwischen den beiden genannten Krankheiten fort. Überhaupt gibt es mehr Trennendes als Verbindendes. Die Neurodermitis ist — wie wir immer wieder sehen werden — eine schicksalsmäßige, konstitutionelle, von äußeren Einflüssen abhängige, aber nicht durch diese allein verursachte Krankheit. Ganz anders ist die Ätiologie bei sehr vielen Fällen vom Ekzem, bei denen man — wie beispielsweise beim allergischen Kontaktekzem—sehr häufig sagen kann: ohne Allergen keine Erkrankung[1].

Hinsichtlich der *Ätiologie* der *konstitutionellen Neurodermitis* existieren gegenwärtig mehrere Hypothesen, die BORELLI in dem im Erscheinen begriffenen Ergänzungswerk des Handbuches der Hautkrankheiten von JADASSOHN eingehend dargestellt hat. Die erste Theorie ist jene der *allergischen Genese* des beschriebenen Hautleidens, die ihre Berechtigung von der Erkenntnis ableitet, daß die Träger der Hauterkrankung oft auch die Erscheinungen des Asthma bronchiale, der Rhinitis allergica und der Urticaria, sei es in der Familienanamnese, sei es in der eigenen Anamnese, aufweisen.

Die Erfolge beim Aufenthalt der Neurodermitiker in der allergenfreien Kammer, über die erstmals ROST berichtet hat, legten die Vermutung nahe, daß das Krankheitsbild durch *Wohnungs-* und *Klimaallergene* hervorgerufen werde, als deren Eintrittspforte die Bronchialschleimhaut aufzufassen sei. Auch die angebliche Wirksamkeit von nutritiven Allergenen, die man durch die Intracutantestung, durch die Anwendung des leukopenischen Index u. a. ermittelt zu haben glaubte, wurde zum Beweis für die allergische Natur des Leidens angeführt. Aber eine Besserung durch die Eliminierung solcher Allergene in der Nahrung (Eliminationsdiät) trat meist nicht ein, so daß sich die Gegner der „Allergie-Hypothese" in ihrer Annahme bestätigt sahen.

Allerdings vermochten MIESCHER und SCHNYDER zu zeigen, daß insbesondere Inhalationsallergene bei jenen Testuntersuchungen positive Ergebnisse zeigten, die bei den Neurodermitiskranken, die gleichzeitig an Asthma oder Heuschnupfen litten, angestellt wurden. Ohne diese

---

[1] Auch bei den anscheinend so deutlichen Gegebenheiten des Kontaktekzems steht man mitunter etwas unsicher vor der Frage, wieweit exogene und endogene Bedingungen ineinandergreifen.

Kombination mit Asthma bronchiale und Heuschnupfen waren die Testreaktionen jedoch häufiger negativ. Miescher und Schnyder gelangten
deshalb zu dem Schluß, daß die konstitutionelle Neurodermitis als
Hautleiden zwar in den Formenkreis der allergischen Krankheiten
einzubeziehen sei, jedoch nicht durch faßbare Allergene in ihrem Verlauf
beeinflußt würde.

Hier scheint es uns notwendig, ein klärendes kritisches Wort über den
Wert der *Intracutantestung* bei der *konstitutionellen Neurodermitis* einzu-
fügen. Bis 1936 glaubte die Mehrzahl der Dermatologen, in den Ergebnissen der Überempfindlichkeitsreaktionen endgültig den Schlüssel zur
Ätiologie auch der konstitutionellen Neurodermitis in der Hand zu haben.
Da sich aber in der Folge mit der Anwendung verschiedener Formen der
spezifischen Desensibilisierung und der Eliminationsdiät keine eindeutigen
Erfolge erzielen ließen, steht heute wiederum die Mehrzahl der Dermatologen auf dem Standpunkt, daß den intracutanen Sofortreaktionen keine
oder doch nur eine untergeordnete Bedeutung für die Ermittlung der
Ätiologie zukomme. Diese Auffassung kam besonders in den Referaten
von Haxthausen auf dem XI. Internationalen Dermatologenkongreß in
Stockholm 1957, von W. Jadassohn anläßlich des III. Colloquium
Internationale Allergologicum in London 1957 und von Nexmand und
Sulzberger auf dem III. Internationalen Allergiekongreß 1958 in Paris
deutlich zum Ausdruck.

In neuester Zeit mehren sich allerdings wieder die Stimmen, die davor
warnen, die diagnostische bzw. ätiologische Bedeutung der Sofortreaktionen zu unterschätzen (z. B. Schuppli, Storck und Tuft). Nach
unseren eigenen Erfahrungen aus den letzten drei Jahrzehnten hat in
diesem Streit aber die Gruppe der zuerst erwähnten Kritiker recht,
was wir auch auf dem genannten Pariser Kongreß zum Ausdruck gebracht
haben. Wir haben die Konsequenz gezogen, bei unseren Fällen von
konstitutioneller Neurodermitis die Intracutantestung aus diagnostischen
Gründen nicht mehr anzustellen.

Unbestritten bleibt allerdings, daß zahlreiche Fälle von konstitutioneller Neurodermitis, die mit Asthma bronchiale und Rhinitis allergica
kombiniert sind, positive Sofortreaktionen auf Inhalations-, seltener auf
Nahrungsmittel-Allergene zeigen: bei Alexander in 55%, Blumenthal
und Jaffe in 49%, Cook in 50%, Nexmand in 41,5%, Schnyder und
Spier in 57%, Schuppli in 50%, Sulzberger und Goodmann bei mehr
als 50% ihrer Kranken. Werden die Fälle von Erkrankungen im Kindesalter in die Testung miteinbezogen, so findet man sogar einen noch
höheren Prozentsatz positiver Sofortreaktionen: bei Baagoe in 94%,
Blackfan in 82%, Brunsting in 70%, Engmann und Wander in 78%,
Haxthausen in 80%, Hellerström und Lindman in 90% und Piness
und Mueller in 73% ihrer Kranken.

Hill und Sulzberger beobachteten ferner, daß bei Kindern Teste
mit Nahrungsmittelallergenen (vor allem mit Eiklar), bei Erwachsenen
solche mit Inhalationsallergenen häufiger positive Ergebnisse zeitigten.
Das qualitative Spektrum der Resultate dieser Sofortreaktionen scheint
somit vom Alter der Patienten abhängig zu sein.

Diese Resultate der Sofortreaktionen werden von den verschiedenen Untersuchern unterschiedlich gedeutet: 1. Sie seien lediglich ein Ausdruck der Zugehörigkeit zum atopischen Formenkreis, ohne daß ihnen eine diagnostische und damit ätiologische Bedeutung für das spezifische Hautgeschehen zukomme (HAXTHAUSEN, W. JADASSOHN, NEXMAND und SULZBERGER, MARCHIONINI). 2. Die Inhalationsallergene haben eine gewisse, wenn auch unterschiedlich bewertete, ätiologische Bedeutung (FEINBERG, MURRAY, OSBORNE, ROWE, SCHUPPLI, STORCK und TUFT). 3. Die Ergebnisse der Sofortreaktionen stehen nur in einem sicheren ätiologischen Zusammenhang mit den Respirationsatopien, die mit den Erscheinungen einer konstitutionellen Neurodermitis einhergehen (COOKE, SCHNYDER).

Die bis 1936 oft vertretene Meinung, daß die atopische Sensibilisierung die alleinige Ursache der konstitutionellen Neurodermitis darstelle, ist im modernen Schrifttum aufgegeben.

Gegen die Auffassung von der ätiologischen Bedeutung der Sofortreaktionen wurden folgende Argumente vorgebracht: a) Die urticarielle Sofortreaktion ist als solche der neurodermitischen Hautreaktion inadäquat. b) Durch die Applikation von Inhalations- und Nahrungsmittelallergenen in *loco* können Hautveränderungen vom Typus der Neurodermitis nicht provoziert werden. c) Mit passiv übertragenem Serum von Neurodermitikern kann wohl eine urticarielle, aber nicht eine neurodermitische Reaktion ausgelöst werden. d) Im Tierversuch können zwar Bronchialasthma und Rhinitis, aber nicht eine Neurodermitis erzeugt werden. e) Durch eine adäquate Exposition kann zwar Pruritus oder ein flüchtiges urticarielles Exanthem, ein rhinitischer bzw. asthmatischer Anfall oder ein anaphylaktischer Schock, aber kein neurodermitischer Schub provoziert werden. f) Durch Elimination der Inhalationsallergene (z. B. in der allergenfreien Kammer) kann keine andauernde Besserung oder Heilung erreicht werden.

Die Argumente a—d sind unbestritten, e und f jedoch nicht in jeder Hinsicht beweiskräftig, da sie die angedeuteten Möglichkeiten nicht restlos ausschließen. HILL nimmt deshalb an, daß außer der nachweisbaren cutan-vasculären Allergie eine zusätzliche epidermale Überempfindlichkeit unbekannter Ursache (erzeugt durch einen Faktor x) vorliege. HILL vermutet ferner, daß nur beim Vorhandensein und Zusammenwirken dieser cutan-vasculären Allergie und des postulierten Faktors x die neurodermitische Hautreaktion manifest werde. Ähnlich stellt sich KOGOJ den Mechanismus des allergischen Geschehens bei der konstitutionellen Neurodermitis vor. Würde HILLs Hypothese zutreffen, so müßten Neurodermitiker bei cutaner Zuführung des Allergens anders reagieren als z. B. reine Asthmatiker, welche den für die Neurodermitis spezifischen Faktor x nicht hätten. Neurodermitiker mit Respirationsatopien reagieren, falls überhaupt ein positives Ergebnis zustande kommt, obligat mit einer urticariellen, d. h. nicht mit einer neurodermitischen Reaktion, womit HILLs Hypothese hinfällig wird.

Abschließend kann man somit sagen, daß zwar zahlreiche Ergebnisse dieser Sofortreaktionen in ätiologischem Zusammenhang mit einem konkomitierenden Asthma oder einer atopischen Rhinitis stehen, doch lassen einzelne der genannten Untersucher, zu denen wir nicht gehören, nach wie vor die Frage offen, ob solche positiven Reaktionsausfälle *auch* für die ätiologische Deutung des Hautkrankheitsbildes der eigentlichen konstitutionellen Neurodermitis herangezogen werden können. Zweifel erscheinen in dieser Hinsicht mehr als berechtigt. Auf jeden Fall ist die Diskussion über die allergische Ätiologie der konstitutionellen Neurodermitis noch im Fluß. Trotz der Fülle gründlicher Untersuchungen, unter denen ich besonders jene von Schnyder hervorheben möchte, ist ein abschließendes Urteil noch nicht möglich. Wir stehen gegenwärtig auf dem Standpunkt: die *konstitutionelle Neurodermitis ist eine allergische Hautkrankheit, deren spezielle Zuordnung noch der weiteren Ermittlung bedarf.*

Nach der zweiten Theorie über die Ätiologie der konstitutionellen Neurodermitis ist die Krankheit die Folge einer *Schweißretention*. Diese Schweiß-Retentionshypothese, inauguriert von Sulzberger bzw. Sulzberger, Baer und Herrmann (1948), stützt sich auf die Beobachtung der vielfach fehlenden bzw. oft sehr geringen Schweißsekretion bei Patienten mit atopic dermatitis, wie die amerikanischen Kollegen nach dem Vorschlag von Sulzberger das von uns behandelte Krankheitsbild benennen. Nach der Ansicht der genannten Autoren sind infolge der konstitutionellen Abnormität der Haut von Neurodermitikern die Schweißdrüsenausführungsgänge verstopft. Die im Schweiß enthaltenen Reagine gelangen somit in die Cutis, erzeugen dort Juckreiz und lösen damit das eigentliche Krankheitsgeschehen aus.

Diese Theorie zeigt Anklänge an die von Hill bzw. Kogoj geäußerten Vermutungen über den Ablauf eines bislang noch ungeklärten allergischen Vorganges in der Cutis selbst (Faktor x). Sulzberger wollte mit ihrer Aufstellung Herkunft und Wirkung der bisher nicht zu ermittelnden Reagine erklären. Sulzberger selbst hat inzwischen keine weiteren Angaben zu dieser Theorie gemacht; sie wird aber von einer Reihe von Untersuchern weiter diskutiert. Welche Beobachtungen bilden ihre Grundlage? Die Beschreibung der Haut bei der konstitutionellen Neurodermitis enthält bei fast allen Autoren den Hinweis auf das Vorliegen einer auffallenden Trockenheit. Dieses Symptom erklärt sich aus der mangelnden bzw. nicht ausreichenden Talgsekretion und aus einer sehr geringen Schweißsekretion (Lesser, Unna, Riecke, Rost und Marchionini, Frieboes, Blumenthal, Sutton und Sutton, Jaffé, Brandt, Mulzer, Winkler, Epstein und Neuland, Tuft). Nicht selten kann man sogar von einer ichthyotischen Beschaffenheit der Haut sprechen (Rost und Marchionini).

Zuweilen wird aber auch eine unter bestimmten Umständen bzw. bei gewissen Belastungssituationen anfallsweise auftretende *Hyperhidrosis* beschrieben (Stümpke, Rohrbach, Dörr, Korting). Im Gegensatz zur Aufhebung der Schweißsekretion im Herd eines vulgären Ekzems oder einer Schuppenflechte (Kaposi und Lesser, Garbi, Ackermann, Halter) findet sich bei manchen Fällen der konstitutionellen Neurodermitis vor Ausbruch der Erscheinungen mitunter an einzelnen Regionen eine *gesteigerte Schweißsekretion* (BROCQ, TUFT und HECK, KORTING). Ein wesentlicher Unterschied in der Form der Schweißsekretion besteht zwischen dem Neurodermitiker und dem Seborrhoiker nach KORTING darin, daß der erstere weitaus mehr als der Seborrhoiker (oder die Normalperson) in den Ellenbeugen und Kniekehlen sowie an anderen Prädilektionsstellen der Neurodermitis schwitze. Der Seborrhoiker hingegen zeige vorwiegend im Bereich der Schweißrinnen vermehrte Sekretion. BRANDT wiederum negiert überhaupt das Vorkommen lokaler Schweiße beim Neurodermitiker. BLAICH und NIERMANN, die das gleiche Problem diskutieren, verweisen hinsichtlich des Zustandekommens der Schweißproduktion auf die Ergebnisse der Untersuchungen von ROTHMAN, der für die Tätigkeit der ekkrinen Schweißdrüsen eine vagotone und für jene der apokrinen eine sympathicotone Innervation annimmt. BLAICH und NIERMANN bestätigen zunächst erneut die Beobachtung, daß der Neurodermitiker eine geringere Neigung zur Schweißsekretion aufweise als der Gesunde oder daß bei ihm — im Sinne von KORTING — eine Verteilungsstörung in der Schweißsekretion vorliege, so daß die Haut in bestimmten Bezirken mehr Schweiß produziere, als man es bei Hautgesunden feststelle. Als wesentliches Novum ergeben die Untersuchungen von BLAICH und NIERMANN, daß der Neurodermitiker unter gleichen Bedingungen bei thermisch verursachter Schweißbildung *später* schwitze als der Hautgesunde. Zugleich jedoch weisen die elektrodermatographischen Untersuchungen beim Neurodermitiker auch eine vermehrte Flüssigkeitsabdunstung an den erkrankten Hautpartien auf.

Alle hier aufgeführten, in mancher Hinsicht sehr unterschiedlichen Beobachtungen sind sicherlich für die Pathophysiologie mancher Fälle der konstitutionellen Neurodermitis sehr interessant, jedoch können wir in ihnen keine entscheidenden Hinweise auf die Ätiologie der Krankheit selbst erkennen. Auf jeden Fall ist auch die Schweißretentionstheorie mit ihren verschiedenen Abwandlungen für die Deutung der Ätiologie der konstitutionellen Neurodermitis wenig befriedigend, da man vor allem bis jetzt nicht zu entscheiden vermag, ob es sich bei den geschilderten Phänomenen um Ursachen, Folgen oder Parallelerscheinungen des Krankheitsgeschehens handelt.

Die nun zu erörternde *psychogene Theorie* der Ätiologie der Neurodermitis constitutionalis geht zunächst von der somatischen Beobachtung aus, daß — im Sinne von KRETSCHMER — die Konstitution des Neurodermitikers an einen bestimmten körperlichen Habitus gebunden sei, und zwar an den leptosomen bzw. leptosom-athletischen Körperbau, (MYSLIWIECZ und T. MARCHIONINI-SOETBEER). BORELLI und KRAFT haben in neueren anthropometrischen Untersuchungen festgestellt, daß in 76,5% der Fälle von konstitutioneller Neurodermitis ein schlankwüchsig-athletischer Körperbau nachzuweisen sei. Bei der Durchschnittsbevölkerung wurde der entsprechende Körperbautyp nur bei 40—50% (KRETSCHMER), d. h. um 25—35% weniger häufig als bei der konstitutionellen Neurodermitis, registriert. Neuerdings konnte SCHNYDER in der Schweiz entsprechende Befunde erheben. Diese bei der europäischen Bevölkerung angestellten Beobachtungen wurden von QUIROGA in

Argentinien und Fr. Herrmann in den USA bestätigt: auch dort zeigte
sich das Überwiegen des leptosomen bzw. athletischen Habitus bei den
Neurodermitikern.

Dem physischen Typus entspricht nun — im Sinne von Kretsch-
mer — der psychische Befund, was zunächst von T. Marchionini-
Soetbeer und Mysliwiecz, später von Kepecs, Rabin und Robin,
Wittkower, Edgell, Gräber und insbesondere von Borelli ermittelt
wurde. Vorwiegend handelt es sich bei den Kranken um *schizothyme
Persönlichkeiten*; insbesondere wies Borelli durch psychologische Tests
an der Hamburger und später an der Münchener Klinik nach, daß eine
Bipolarität der *Charakterstruktur* im Sinne einer *Spannung* bestände.
Unter den Komponenten des Charaktergefüges sind vor allem der
extravertierte Verstandesanteil und der introvertierte Gefühlsanteil entwickelt. Aus ihren divergierenden Tendenzen resultiert eine ausgesprochene Unausgeglichenheit, d. h. Spannung.

Es ist seit langer Zeit bekannt, daß als Ursache mancher akuten
Exacerbationen der Neurodermitis psychogene Traumen, wie z. B.
aktuelle Erlebnisse und Konflikte, anzusprechen sind. Beispiele aus dem
Schrifttum und der klinischen Erfahrung jedes Dermatologen hierfür
bieten sich in großer Zahl (Sack, Obermayer, Becker, Wittkower,
Edgell, Gräber, Borelli und andere). Der unmittelbare Zusammenhang mit schädlichen psychischen Einwirkungen liegt oft auf der Hand,
ist jedoch nicht in jedem Falle nachweisbar; wir können diese auch
keineswegs *immer* als ursächliche Faktoren ansehen. Es ist psychologisch
sinnvoller, der Summe kleinerer und größerer Erlebnisse eine ätiologische
Bedeutung beizumessen, die im Laufe der Zeit auf den Menschen ein-
wirken. Sie können, wenn sie auf die bezeichnete psychosomatische
Konstitution treffen, die Erscheinungen der Neurodermitis auslösen.
Aktuelle Erlebnisse, oft vielleicht nur von unterschwelliger Art, besitzen
dann unter Umständen einen Schlüsseleffekt, der über ihre eigentliche
Größenordnung hinausreicht. Daher betrachten wir Konstitution,
Charakter, biographische Gesamtvorgeschichte und Einzelerlebnisse im
Sinne des Konditionismus von Max Verworn als zusammenwirkende
Faktoren; die Abhängigkeit des Krankheitsgeschehens bei der konsti-
tutionellen Neurodermitis von psychischen Einwirkungen ist nicht zu
bezweifeln; sie wird jetzt wohl auch von der Mehrzahl der Dermatologen
anerkannt.

Einer Klärung bedarf jedoch noch die Frage, ob psychosomatische
Einflüsse als primär ursächliche oder als konditionelle Faktoren anzusehen sind, wenn sie auf eine bestimmte konstitutionelle Basis auftreffen.
Ex iuvantibus ist auf jeden Fall insoweit eine Abhängigkeit der Ausbildung der Hauterscheinungen vom seelischen Geschehen zu erkennen,
als bei willentlicher Beherrschung des Juckreizes und damit der Vermeidung des Kratzens die morphologischen Hautveränderungen — vor
allem die lichenoide Infiltration — abklingen. Diese Beobachtung ist
deshalb so wichtig, weil man andererseits weiß, daß die Efflorescenzen
mechanisch erzeugt werden können (z. B. durch die Kratzmaschine von
Goldblum und Piper).

Schließlich ist bei der Diskussion aller Fragen hinsichtlich der Bedeutung des psychischen Ablaufs daran zu denken, daß Psyche und Willen bzw. Bewußtsein nicht gleichzusetzen sind. Die Mehrzahl psychischer Auslösungen dürfte im Sinne der Pawlowschen Reflexpathologie zu verstehen sein. Ein Beispiel möge diese Auffassung erläutern: ein Säugling erkrankt aus organischen, somatischen Ursachen an Milchschorf und den damit verbundenen Sensationen. Nach einer gewissen Krankheitsdauer können gerade in diesem frühen Alter bestimmte Funktionen im Sinne bedingter Reflexe fixiert werden, so daß das Kind später auf bestimmte „seelische", erfreuliche oder unerfreuliche Reize reflexartig mit Juck- und Kratzablauf reagiert.

Gekoppelt mit allen Besonderheiten der psychosomatischen Konstitution bei der Neurodermitis verlaufen die Erscheinungen der *vegetativen Dystonie*, der relativen Sympathicus-Hypertonie des Hautorgans, der Erregbarkeit der Vasoconstrictoren mit dem sich daraus ergebenden weißen Dermographismus, mit der Verlängerung der Kälteerythemzeit und der Thermoregulation, den Besonderheiten des Blutdruckes, des Blutzuckerwertes, der Magensaftsekretion, der Kreislaufregulation und der schon erörterten Schweißsekretion.

Aus dieser besonderen psychosomatischen und neurovegetativen Konstitution des Neurodermitikers ist auch seine höchst bemerkenswerte *Anfälligkeit* gegenüber *pathogenetischen Einflüssen mancher Faktoren unserer modernen Zivilisation*, insbesondere den *Folgen* der *Verstädterung*, zu erklären.

Damit kommen wir zur vierten der gegenwärtig bestehenden Hypothesen über die Ätiologie und Pathogenese der Neurodermitis constitutionalis, die sowohl an die allergische wie an die psychogene Theorie knüpft[1]. Sie hebt besonders den großen *Einfluß* der *Umwelt* bei der geschilderten krankhaften Konstitution auf die *Pathogenese* der *Neurodermitis* hervor. Mit ihr wollen wir uns jetzt ausführlich auseinandersetzen. Zur Begründung dieser Theorie müssen wir allerdings weiter ausholen. Die bisherige Erfahrung hat uns bereits gelehrt, die Probleme der Ätiologie und Pathogenese der konstitutionellen Neurodermitis seien nicht allein damit zu lösen, daß wir für ihre Bearbeitung die in der Medizin gebräuchlichen Methoden anwenden. Unsere Untersuchungen haben nur dann Aussicht auf Erfolg, wenn wir als Ergänzung der bisher erzielten Ergebnisse auch Methoden anderer Disziplinen einführen. Uns hat sich dabei insbesondere die *Anwendung* der *Methoden* der *Soziologie* bewährt.

Der Vater der Medizin, HIPPOKRATES, prägte im 5. Jahrhundert v. Chr. den oft zitierten Satz: „Man muß die Philosophie in die Medizin einführen." Die Philosophie — das drückt diese Auffassung aus — ist die allen anderen Disziplinen übergeordnete Wissenschaft. Sie bestimmte nicht nur das Wesen der Wissenschaft, sondern weitgehend auch die geistige Haltung der gehobenen Schichten in der Antike, wovon man sich heute noch eine Vorstellung machen kann, wenn man die berühmten

---

[1] Auf die sonstigen Theorien über die Bedeutung von Normabweichungen im Nebennieren-, Schilddrüsen-, Hypophysen-System, Veränderungen im Stoffwechsel sowie auf die Histaminentfesselungstheorie soll hier nicht näher eingegangen werden.

Stätten jener Zeit in Griechenland selbst oder in den griechischen Städten
Kleinasiens aufsucht. Das Leben verlief damals bis weit in das 19. Jahrhundert hinein — verglichen mit der Hast und Unrast, dem übermäßig
gesteigerten Tempo unserer Zeit — in dem von der Natur gebotenen
ruhigen Rhythmus, dem allerdings Kriege, Seuchen, Revolutionen immer
wieder dramatische Accelerationen aufzwangen.

Gerade aus der letzten Phase dieser über Jahrhunderte sich erstrecken-
den Periode haben wir Zeugnisse hervorragender Persönlichkeiten aus
Philosophie, Kunst, Malerei, Romanliteratur, die das Leben geradezu
langweilig fanden.

In Deutschland beklagt SCHOPENHAUER die herrschende Monotonie des Lebens,
FRIEDRICH SCHLEGEL die ,,Diktatur des Nichts". In Frankreich nennt BAUDELAIRE
die Langeweile die ,,Wunde seines Lebens"; STENDHAL wünscht während seines
ganzen Lebens nichts sehnlicher als ihr zu entfliehen, gleich seinem großen Landsmann
CÉZANNE, der von sich bekennt, daß er nur male, um diesen unangenehmen Gemüts-
zustand zu überwinden. Gibt es eine plastischere Schilderung der tödlichen Langeweile als jene, die GONTSCHAROW in Rußland in seinem Roman ,,Oblomow" darstellt ?

Wahrhaftig, das war keine psychologische Situation, um Über-
erregungszustände hervorzurufen, wie wir sie in unserer Zeit als die
bereits geschilderte ,,Dystonie des vegetativen Nervensystems" mit allen
ihren Begleit- und Folgeerscheinungen — auch im Bereiche der Dermatologie — täglich erleben.

Die Wendung tritt dann noch im 19. Jahrhundert als Folgeerschei-
nung der rapiden Entwicklung der Naturwissenschaften ein, die in ent-
scheidendem Maße die moderne Zivilisation bestimmt, beginnend etwa
mit der Einführung der Eisenbahn, von der die Zeitgenossen — nichts
Gutes ahnend — voraussagten, mit der Schnelligkeit der Beförderung
von Ort zu Ort würde nun auch eine nicht mehr aufzuhaltende schädliche
Beschleunigung unseres Lebenstempos einhergehen. Die Naturwissenschaften wiederum bestimmen in erster Linie den gewaltigen Fortschritt
der Medizin, indem sie zu einer Reihe von Entdeckungen führen, die die
Menschheit von den großen ,,Seuchen der Unkultur", wie Pest, Cholera,
Typhus u. a., nahezu völlig befreien, ferner wird die *durchschnittliche
Lebenserwartung* wesentlich verlängert. Sie betrug in der Bronzezeit
18 Jahre, 1914 bereits 45 und 1955 sogar 66,8 Jahre. Die Bevölkerung
der Erde ist in ständiger Vermehrung begriffen, ihre Zahl wächst jährlich
um 40 Millionen, die sich — und das ist entscheidend für unsere nun

Tabelle 1. *Einwohnerzahl antiker Großstädte*

Athen (z. Z. des Perikles)	100000
Babylon (bei der Eroberung durch Alexander)	300000
Karthago (z. Z. Hannibals)	600000
Alexandria (um 30 v. Chr.)	650000
Rom (z. Z. Trajans — 2. Jahrh n. Chr.) . .	1200000

folgende Betrachtung — in den *größeren* und *großen Städten massieren*,
so daß die Soziologen schon jetzt vorauszusagen vermögen, im Jahre
2000 würde ein Viertel der Weltbevölkerung in Großstädten über 100000
Einwohnern leben.

Betrachten wir zum Vergleich die Einwohnerzahlen der großen Städte der Antike (Tab. 1)! Wir erfahren, daß allein Rom in seiner höchsten Blüte zur Zeit TRAJANs im 2. Jahrhundert nach Christi Geburt die Millionengrenze überschritten hatte. Im Jahre 1800 haben wir eine einzige Millionenstadt, es handelt sich um die japanische Stadt Eddo (das heutige Tokyo), 1914 16 Millionenstädte, 1939 bereits 37 und 1956 sogar schon 65 (s. Tab. 2).

Tabelle 2. *Die größten Städte der Erde von 1800 bis zur Gegenwart*

1800	1914	1939	1956	
(Ohne China und Indien)			Amtl. Stadtgebiet	Tatsächlicher Stadtraum
Einwohner in Tausend	Einwohner in Millionen			
1. Jeddo (Tokio) 1200	1. London . 7,3	1. London . 8,2	1. London . 8,4	1. New York . . 12,9
2. London . . . 950	2. New York 4,9	2. New York 6,9	2. Tokio . . 8,2	2. London . . . 9,4
3. Paris 550	3. Paris . . 2,8	3. Tokio . . 5,9	3. New York 8,1	3. Tokio 8,2
4. Neapel . . . 500	4. Chicago . 2,3	4. Berlin . . 4,3	4. Moskau . 6,1	4. Moskau . . . 8,0
5. Istanbul. . . 500	5. Petersburg 2,3	5. Moskau . 4,1	5. Schanghai 4,3	5. Schanghai . . 6,2
6. Lissabon . 400	6. Berlin . . 2,2	6. Schanghai 3,5	6. Chicago . 3,7	6. Chicago . . . 5,7
7. Petersburg . 270	7. Wien . . 2,1	7. Chicago . 3,4	7. Kalkutta . 3,6	7. Los Angeles . 5,6
8. Wien 230	8. Tokio . . 2,1	8. Paris . . .2,9	8. BuenosAires 3,5	8. Kalkutta . . 5,5
9. Amsterdam . 210	9. Moskau . 2,0	9. Leningrad 2,8	9. Berlin . . 3,5	9. Paris 5,2
10. Moskau . . . 200	10. Philadelphia 1,6	10. BuenosAires 2,3	10. Leningrad 3,3	10. Buenos Aires 4,2
1 Millionenstadt	16 Millionenstädte	37 Millionenstädte	65 Millionenstädte	81 Millionenstädte

Die *Zusammendrängung* der *Menschen* in den *großen Städten* und die immer *höhere Entwicklung* der *Zivilisation* mit ihren *gesteigerten Ansprüchen* an den Komfort des Lebens haben begreiflicherweise nicht nur Vorteile, sondern auch große Nachteile über die Menschen gebracht; durch ständige Reize wie Lärm, Hast, Zeitnot, Telephon u. a. werden sie dauernd in *Spannung gehalten*, ihr *Nervensystem* wird *überbeansprucht*.

So entstehen Krankheiten, deren Ätiologie und Pathogenese wir erst jetzt zu ermitteln im Begriffe sind. Besonders bekannt sind unter den sog. *Zivilisationskrankheiten* die *Erkrankungen* der *Herzkranzgefäße*, deren Zahl in England seit 1914 um das Siebenfache angestiegen ist, während sie in Deutschland zur Zeit 50% aller Todesursachen ausmachen und in 40% die Ursache der Frühinvalidität darstellen, d. h. einer Invalidität, die durchschnittlich 10—12 Jahre vor Erreichung der normalen Altersgrenze (65. Lebensjahr) einsetzt.

Im *Bereich* der *Dermatologie* gehören zu den *Zivilisationskrankheiten* die *allergischen Krankheiten* von *Haut* und *Schleimhaut*. Auch sie haben in den letzten Jahrzehnten erheblich zugenommen, nach unserer Auffassung vor allem als *Folge* der *Verstädterung* und *Industrialisierung*, besonders in jenen Ländern, in denen sich diese Entwicklung in ungewöhnlich stürmischem Tempo vollzogen hat. Es ist sicherlich kein Zufall, daß die erste klassische Beschreibung des Ekzems durch WILLAN in England erfolgte, das zu jener Zeit — allen anderen Ländern voran — die Umwälzungen der ersten industriellen Revolution mit allen ihren Folgeerscheinungen auch für die menschlichen Lebensäußerungen erfuhr. In der Gegenwart beobachten wir ähnliche Zusammenhänge in einigen der sog. *Entwick-*

lungsländer. So berichtet Bräuer aus dem Irak, gestützt insbesondere auch auf die Beobachtungen des Pädiaters am Mosuler Krankenhaus, Dr. Jamil Jumma, daß die Zahl der Ekzemfälle in den letzten Jahren in Mosul-Stadt erheblich zugenommen habe, dagegen nicht in den ländlichen Bezirken. Er führt diese Zunahme auf das unruhiger gewordene Leben in den Städten zurück, mit seiner Vermehrung von Spannungen und Aufregungen auch im Kreise der Familie.

Die politischen und sozialen Spannungen im Irak haben sich dadurch so erheblich gesteigert, daß die Ölanteile des Landes von 5% auf 50% gestiegen sind. Gewissermaßen über Nacht ist das Land also „reich" geworden. Dieser unerhörte wirtschaftliche Aufschwung hat zu hektischen Erscheinungen geführt, aber nur einen kleinen Teil der Bevölkerung wirklich reich gemacht, während der weitaus größere wirtschaftlich weit zurückgeblieben ist. Die sozialen und wirtschaftlichen Unterschiede sind damit noch weit größer geworden.

Auf jeden Fall sieht Bräuer in solchen Zusammenhängen den Grund für die rasche Zunahme der Zahl der Ekzemfälle. Nach der Auffassung führender Soziologen befinden wir uns in der Gegenwart im *Zeitalter* der *zweiten industriellen Revolution*, die noch weit gewaltigere Umwälzungen auf vielen Gebieten des Lebens zur Folge hat.

Kehren wir zurück zur Betrachtung einer ihrer Folgeerscheinungen, der enormen Zunahme in der Zahl der allergischen Krankheiten! So berichtet Abderhalden aus den USA, wo sich — als dem führenden Industrieland der Welt — die zweite industrielle Revolution ähnlich dramatisch oder sogar noch weit stärker auswirkt als die erste in England, daß etwa 7—10% der Gesamtbevölkerung an Heufieber, Asthma usw. leiden und daß weitere 30—40% im Laufe ihres Lebens Symptome einer anderen allergischen Krankheit aufweisen. In Deutschland betrug nach Gutmann bereits 1934 die Zahl der Allergiker $3^1/_2$—4 Millionen. Urbach wies in den Vereinigten Staaten nach, daß von einer Generation nur einige 10000 Heufieberkranke bekannt waren, während die Zahl der Allergie-Kranken sich jetzt auf mehrere Millionen beziffert. Kärcher schildert die gleiche Zunahme auch in den großen Städten europäischer Länder und nennt als Gründe dieser Zunahme den vermehrten Kontakt mit chemischen Produkten, die teils in der Atmosphäre oder in den kosmetischen Erzeugnissen oder in den Nahrungsmitteln enthalten sind, teils im Arbeitsprozeß selbst „übertragen" werden. Wir werden sehen, daß diese Angaben über die Ursache der Zunahme der allergischen Krankheiten noch der Ergänzungen bedürfen.

Zu den allergischen Krankheiten der Haut, deren Zahl sich in den letzten Jahrzehnten außerordentlich erhöht hat, gehört — wie wir es schon im Beginn unserer Darlegungen hervorgehoben haben — die konstitutionelle Neurodermitis. Einen wichtigen Hinweis auf die Zusammenhänge zwischen der Zunahme der Zahl der Neurodermitiker und der Entwicklung der zweiten industriellen Revolution gibt schon das Studium der *Geographie* der *Hautkrankheiten*, eines überaus reizvollen und zukunftsträchtigen Gebietes der modernen Dermatologie. Wenn man die spezielle geographische Verteilung dieses Hautleidens studiert, wozu wir insbesondere während unseres 10jährigen Aufenthaltes in der Türkei Gelegenheit hatten, so erkennen wir, daß die Krankheit z. B. im Inneren

Anatoliens äußerst selten ist. Sie tritt dort gehäuft nur in den großen Städten auf. QUIROGA hat in Argentinien gleiche Beobachtungen angestellt. Ebenso registrierte JACOBSON ihre relative Seltenheit in Jamaica und GANS in Indien und Pakistan, KOCHS und BRÄUER im Irak und P. S. MEYER in Israel. Wir selbst konnten bei unseren Besuchen der Dermatologischen Kliniken in einigen Ländern Südamerikas (Argentinien, Uruguay, Brasilien), ferner in Israel und Polen feststellen, daß sie in den vorwiegend Landwirtschaft treibenden Ländern relativ weniger häufig ist.

In Ergänzung zu diesen Angaben erfahren wir aus den Untersuchungen von HAXTHAUSEN und BONNEVIE, wie häufig die Neurodermitis jetzt in Skandinavien, dessen Industrialisierung ständig fortschreitet, anzutreffen und wie sie in rascher Zunahme begriffen ist. Auch in Holland kommen nach H. W. SIEMENS jetzt zahlreiche Fälle zur Beobachtung; in diesem Lande hat ja in den letzten Jahrzehnten die Industrialisierung starke Fortschritte gemacht. In Deutschland vermehrt sich die Zahl der Neurodermitiker im industriellen Westen besonders augenfällig, und in den USA schätzt man sie nach den schon eingangs erwähnten Angaben von SULZBERGER (auf dem Internationalen Dermatologen-Kongreß 1957 in Stockholm) gegenwärtig auf etwa 2 Millionen. Auch im hochindustrialisierten Japan nimmt nach den Berichten der von uns befragten japanischen Forscher und nach unseren eigenen Beobachtungen beim Besuch japanischer Hautkliniken die Zahl der Neurodermitiker in den letzten Jahrzehnten ständig zu.

Prüft man die *Herkunft* und das *soziale Milieu* der Kranken, so gibt die Soziologie uns weitere wertvolle Aufschlüsse: die Frequenz weist deutliche Unterschiede auf, je nach dem die Patienten als Großstädter, Kleinstädter oder Bauern leben. In der Türkei fanden wir die meisten Kranken vor allem in Istanbul; hier gehörten sie Familien an, die seit Jahrzehnten, wenn

Tabelle 3. *Herkunft der Fälle von konstitutioneller Neurodermitis*

Univ.-Klinik	Zahl der Fälle	aus Großstädten	aus Kleinstädt. oder vom Lande
Ankara	34	34	0
Hamburg	69	58	11
München	400	299	101

nicht seit Jahrhunderten in dieser großen Stadt lebten. In Hamburg und München war in unserem Beobachtungsgut ebenfalls die städtische Bevölkerung stärker vertreten als die ländliche (s. Tab. 3).

Nach den Untersuchungen, die wir in den letzten Jahren in München in Gemeinschaft mit BORELLI und EICHHOFF angestellt haben und deren Ergebnisse aus Tab. 4 ersichtlich sind, stammt unsere Neurodermitiker-Klientel zu 61,7% aus der Stadt und nur zu 38,3% vom Lande. Diese Feststellungen sind deshalb so wichtig, weil die Bevölkerung Bayerns im normalen Durchschnitt zu 58,7% auf dem Lande, d. h. in Gemeinden mit weniger als 5000 Einwohnern, und zu 41,3% in der Stadt wohnt. Zweifellos ist dieser statistische Unterschied von 20% sehr eindrucksvoll, zumal unsere Münchener Klinik und Poliklinik von Patienten von Stadt und

Land im normalen Bevölkerungsverhältnis aufgesucht wird. Die in Tab. 4 enthaltenen Ergebnisse von Untersuchungen an 300 Neurodermitis-Kranken wurden gemeinsam mit den Statistikern des Bayerischen Statistischen Landesamtes errechnet und in Vergleich zum Bevölkerungsdurchschnitt gesetzt. Die gleiche Feststellung machten Pirilä in Finnland, Gans in Frankfurt/M. und Bräuer im Irak. Aus diesen soziologischen Beobachtungen können wir den Schluß ziehen, daß wir offensichtlich in zahlreichen Fällen der *konstitutionellen Neurodermitis* den Ausdruck einer *Verstädterungs-* bzw. *Zivilisationskrankheit* zu erblikken haben.

Tabelle 4. *Herkunft der Neurodermitiker im Vergleich zur übrigen Bevölkerung*

Herkunft der Bevölkerung Bayerns (Jahr 1950)		Herkunft der Patienten mit konstitutioneller Neurodermitis (280 Personen)	
Gemeinden mit weniger als	vom Land %		%
2000 Einwohnern und		Es stammen vom Land	38,3
2000 bis unter 5000 Einw.	58,7		
5000 bis unter 10000 Einw.	13,7	Aus Kleinstädten	22,8
10000 bis unter 20000 Einw.			
20000 bis unter 50000 Einw.	10,1	Aus Mittelstädten	16,9
50000 bis unter 100000 Einw.			
100000 und mehr Einw.	17,5	Aus Großstädten	22,0
Insgesamt aus der Stadt	41,3	Insgesamt aus der Stadt	61,7

Für andere atopische Krankheiten wie das *Asthma* und das *Heufieber* liegen seit längerer Zeit ähnliche Beobachtungen vor. Insbesondere weist Rehsteiner darauf hin, daß das Heufieber in der städtischen Bevölkerung häufiger zu beobachten sei als in der ländlichen.

Was unsere Annahme anbetrifft, daß die konstitutionelle Neurodermitis in vielen Fällen als eine Zivilisationskrankheit anzusehen sei, so wird sie ferner gestützt durch die Beobachtung, die wir in der Türkei machten und später in Hamburg und München bestätigt sahen: die Träger der Neurodermitis und ihrer besonderen Dispositionen gehören *überwiegend* den *geistig schaffenden Berufen* an (s. Tab. 5). Auch in dieser

Tabelle 5. *Berufe der Kranken mit konstitutioneller Neurodermitis*

Univ.-Klinik	Zahl der Fälle	geistig schaffende Berufe	Handarbeiter
Ankara	34	33	1
Hamburg. . . .	69	56	13
München	309	181	128

Hinsicht haben wir in gemeinsamen Untersuchungen mit Borelli und Eichhoff heute exakte Daten auf Grund der statistischen Ermittlung zur Verfügung. Sie sind in Tab. 6 enthalten. Aus den Ergebnissen dieser Untersuchungen geht hervor, daß die Väter der an unserer Klinik beobachteten Neurodermitiker um 30% häufiger den gehobenen und leitenden Berufsschichten angehören, als es beim bayerischen Bevölkerungsdurchschnitt die Regel ist. Unter den Vätern findet sich entsprechend geringer der Anteil an den einfachen bzw. einfacheren Berufen.

Tabelle 6. *Verteilung der Neurodermitiskranken und ihrer Väter auf die einzelnen Berufsgruppen im Vergleich mit der Berufsgruppierung in Bayern*

Berufsgruppe	Bayern 1950 %	Väter der Neurodermitiskranken %	Neurodermitiskranke Patienten %
I	14,7	7,8	17,0
II	61,4	40,9	45,2
III	20,7 ⎫	36,8 ⎫	37,3 ⎫
		⎬ + 28,4[1]	⎬ + 13,9[1]
IV	3,2 ⎭	15,5 ⎭	0,5 ⎭

Gruppe   I: Einfachste Berufe ohne besondere Berufsausbildung in unselbständiger Stellung, insbesondere Hilfsarbeiter, Hausgehilfinnen usw.

Gruppe II: Fachberufe mit Berufsausbildung in der unmittelbaren Produktion, in unselbständiger, nicht leitender Stellung und in selbständiger Stellung in kleineren und mittleren Betrieben (letztere sind immerhin schon zu beachten!)

Gruppe III: Handels-, Verkehrs-, verwaltende und „Büro-Berufe" in unselbständiger, nicht leitender Stellung und in selbständiger Stellung in kleineren und mittleren Betrieben.

Gruppe IV: Leitende Tätigkeit in unselbständiger Stellung in größeren Betrieben und akademische Berufe (Freie Berufe, Selbständige mit mehr als 10 Beschäftigten, Angestellte mit über DM 800.— Einkommen, Bauern mit mehr als 30 ha)

Wenn wir die *Berufszugehörigkeit* der *Kranken* selbst untersuchen, so zeigt sich, daß bei ihnen zu 15% mehr Angehörige der gehobenen bzw. leitenden Berufe vertreten sind, als der Bevölkerungsdurchschnitt Bayerns aufweist. Wahrscheinlich ist sogar der Anteil an diesen Berufen noch höher anzunehmen, als er sich in dieser Statistik ausdrückt, da sich viele der Kranken noch im jugendlichen Alter befinden, also erst im Anfang ihrer Laufbahn stehen bzw. noch Schulen und Ausbildungsstätten besuchen und deshalb statistisch noch zu den 32,7% der Gruppe „ohne Beruf" zugerechnet werden. Auf jeden Fall ist ein statistischer Unterschied von etwa 30% zugunsten der gehobenen Berufe in den Gruppen III bis IV bei den Vätern als sehr beträchtlich anzusehen. Auch hier zeigt sich wieder die schon eingangs erwähnte Parallele zu den Erkrankungen der Herzkranzgefäße, die ebenfalls die geistigen, Verantwortung tragenden Berufe bevorzugen.

Wir haben weiter die Frage der *Schulbildung* der *Neurodermitiker* einer Untersuchung unterzogen, deren Ergebnisse in der Tab. 7 erkennbar sind. Auch aus dieser Statistik geht hervor, daß die Schulbildung unserer Kranken gegenüber dem Bevölkerungsdurchschnitt auf eine vermehrte Zugehörigkeit zu den gehobenen sozialen Schichten schließen läßt. Gleiche oder mindestens ähnliche Ergebnisse hatten Untersuchungen von F. DUNBAR in den USA an den Kranken mit Herzinfarkten: es waren eindeutig Beziehungen zwischen der Schulbildung und der Zahl der Erkrankungen nachweisbar. Je größer der Erfolg der Ausbildung auf Volks-, Mittel- oder Hochschule war, desto stärker war auch die Gefahr der Erkrankung an Herzinfarkten.

---

[1] Um diesen Prozentsatz übertrifft Berufsgruppe III + IV bei Neurodermitikern den normalen Bevölkerungsdurchschnitt.

Auch für das *Asthma* und das *Heufieber*, die beiden anderen atopischen Krankheiten, die wir immer zum Vergleich heranziehen, liegen ähnliche Beobachtungen vor. Amerikanische Autoren ermittelten bei Untersuchungen über die Häufigkeit des Asthmas bei Studenten, daß eine Morbidität von 7% festzustellen sei, während die Durchschnittsmorbidität des Asthmas in den USA nur 0,3% beträgt. In bezug auf das Heufieber teilt HEILMEYER mit, daß es in geistigen Berufen 10 bis 20mal häufiger vorkomme. REHSTEINER stellt ebenfalls fest, daß die Kopfarbeiter viel häufiger an Heufieber erkranken als die Handarbeiter.

Tabelle 7. *Schulbildung der Neurodermitiskranken im Vergleich zur Bevölkerung in Bayern*

	Neurodermitis-Patienten %	Bayern etwa %
Volksschule	62,8	80,0
Hilfsschule	0,7	
Mittelschule	12,5	4,3
Höhere Schule	19,9	15,7
Universität	4,4	2,6
Mittlere Reife	12,9[1]	höchstens 7,0
Abitur	8,1	

Nervöse Faktoren spielen — wie wir ja bereits weiter oben dargetan haben — in der Ätiologie der Neurodermitis zweifellos eine große Rolle; es ist deshalb kein Wunder, daß die Hautveränderungen dieser Krankheit vorwiegend bei solchen Personen auftreten, die den schädigenden Einflüssen des Stadtlebens auf das Nervensystem und den erhöhten Anforderungen und Verantwortlichkeiten geistig schaffender Berufe in besonderem Maße ausgesetzt sind. Im Gegensatz dazu sind die meist in einer gewissen fatalistischen Ergebenheit lebenden Kreise der Landbevölkerung weitaus weniger befallen.

Sehr charakteristisch für diese Zusammenhänge sind die Erhebungen von BRÄUER im Irak, der ebenfalls die großen Unterschiede in der Neurodermitishäufigkeit zwischen der Stadt- und Landbevölkerung registriert hatte. Im Anschluß an die schon früher geschilderten Veränderungen in sozialer und wirtschaftlicher Hinsicht hat sich auch das Leben in den Städten weitgehend gewandelt. Die sprichwörtliche orientalische Ruhe besteht nicht mehr, dagegen verzeichnet man — wie in den industriellen Ländern — Streiks — Folgen der politischen Agitation — Ängste vor einem Krieg und eine ausgesprochene politische Revolution. Alle diese sozialen Erscheinungen haben nach BRÄUER auf den nervösen, sensiblen Araber einen tiefen Eindruck gemacht und die psychologische Situation in den Städten völlig gewandelt. Dagegen ist auf dem Lande — insbesondere bei den Nomaden — nichts von solchen Veränderungen zu bemerken, dort lebt man noch in der „Gnade der Unbefangenheit".

Alle solche Beobachtungen weisen uns immer wieder auf die Bedeutung hin, die dem Nervensystem für die Entstehung der Neurodermitis zukommt. Wir sind deshalb der Auffassung, daß sowohl die Methoden der Allergieforschung als auch die weitere Ermittlung der Störungen des neuro-vegetativen Nervensystems und des psychischen Verhaltens zur Aufklärung der Kausalgenese in noch stärkerem Maße als bisher herangezogen werden müssen, worauf wir — ex iuvantibus durch die noch zu erörternden Erfolge der Klimatherapie — ebenfalls hingewiesen werden.

---

[1] Der Prozentsatz erhöht sich noch, da derzeitig noch 12,2% der Kranken die Schule besuchen.

Ein Fall, den BRAUN-FALCO im Jahre 1952 beschrieben hat, illustriert den Zusammenhang zwischen Nervensystem und Neurodermitis eindrücklich. Es handelte sich um eine Neurodermitis mit einer schlaffen Lähmung des rechten Armes als Folge einer Poliomyelitis: die Hauterscheinungen fehlten im Bereich des gelähmten Gliedes. GANS berichtete über eine ähnliche Beobachtung bei einem Soldaten mit Neurodermitis, dessen linkes Bein infolge einer Schußverletzung des Rückenmarks gelähmt war. Auch dieses Glied blieb frei von den typischen Hautveränderungen.

Charakteristisch für die besondere Disposition des Neurodermitikers sind — außer den schon früher genannten Erscheinungen und Stigmata — auch die Hautgefäßreaktionen und der vegetative Tonus im Bereich des Hautorgans. Untersuchungen von SCHUPPLI in Basel sowie von BORELLI, SCHÄTZ, KRAFT, SCHIRREN und SPIER an unserer Klinik haben gezeigt, daß durch eine pharmako-dynamische Umstimmung des vegetativen Gefäßtonus, die sich durch eine Normalisierung der Reaktion des Dermographismus kundgibt, eine vorübergehende klinische Besserung erzielt werden kann.

Eine Krankheit, die so sehr von funktionellen Störungen des Nervensystems abhängig ist, wird sicherlich auch die gesamte Lebensentfaltung der an ihr Leidenden in ungünstigem Sinne beeinflussen. Um einen Überblick über die *sozialen* bzw. *soziologischen Folgen der Neurodermitis constitutionalis* zu gewinnen, haben wir Untersuchungen — wiederum mit BORELLI und EICHHOFF— über den *Einfluß des Leidens* auf das *Berufsleben* der Kranken angestellt. Ihre Ergebnisse sind aus Tab. 9 erkennbar. 30% der Kranken sind in ihrem beruflichen Vorwärtskommen behindert, weitere 30% sind auch in der Berufsausübung selbst beeinträchtigt, insbesondere deshalb, weil sie durch die Krankheitsschübe oft einer Behandlung bedürfen und infolgedessen ihren Arbeitsplatz nicht ausfüllen können, was eine Verminderung des Einkommens und der Verdiensthöhe und weiterhin eine Senkung des sozialen Niveaus der ganzen Familie zur Folge hat. 20% unserer Kranken waren so sehr in der Ausübung ihres Berufes behindert, daß sie sich gezwungen sahen, ihn zu wechseln.

Tabelle 8. *Auswirkung der Neurodermitis const. auf das Berufsleben der Kranken*

	%
Berufliches Vorwärtskommen behindert . . .	29,4
In der Berufsausübung behindert	33,0
Berufswechsel war bereits einmal nötig	20,4

Tabelle 9. *Erstes Auftreten der Neurodermitis constitutionalis*

	%
Bis zum 3. Lebensjahr. . .	33,3
Zwischen 4. und 20. Lebensjahr.	37,3
Zwischen 20. und 49. Lebensjahr.	23,3
Nach dem 50. Lebensjahr .	6,0

Tabelle 10. *Krankheiten außer konst. Neurodermitis bei den Kranken*

	%
a) Asthma bronchiale . .	20,4
b) Rhinitis allergica . . .	9,8
c) Urticaria	8,0
d) Milchschorf im Säuglingsalter	44,5

Alle diese Feststellungen hinsichtlich der Auswirkung der Krankheit auf das Berufsleben sind besonders verständlich, wenn man prüft, in welchem *Lebensalter* die Phase des Leidens beginnt. Unsere diesbezüglichen Untersuchungen, die in Tab. 9 wiedergegeben sind, haben erkennen lassen, daß sich die ersten Erscheinungen bei einem Drittel der befallenen Personen bereits zwischen dem ersten und dritten Lebensjahr zeigen, bei einem weiteren Drittel zwischen dem vierten und zwanzigsten Lebensjahr, so daß fast 70% der Kranken während der gesamten Phase der Berufsausbildung durch die Folgen des Hautleidens wesentlich beeinträchtigt sind.

Darüber hinaus aber muß berücksichtigt werden, daß viele unserer Neurodermitiker noch unter weiteren zu diesem Syndrom gehörenden Krankheiten leiden, nämlich unter den Erscheinungen von *Asthma, Rhinitis allergica*, zuweilen noch unter jenen der *Urticaria* und dadurch zusätzlich beruflich behindert sind. Die entsprechenden Zahlen in unserem Beobachtungsgut gehen aus Tab. 10 hervor. Bei nahezu der Hälfte der Patienten waren übrigens auch Familienmitglieder mit den genannten Leiden behaftet.

Die eigenen Angaben der Kranken über *verschlimmernde Faktoren* lassen erkennen, daß es nach subjektiven Angaben in einem Drittel der Fälle *psychische Einflüsse* sind, nämlich Aufregung, Sorge und dergleichen, die wiederum zu stärkeren Juckkrisen führen. Die Patienten stellen eben — wie wir bereits wiederholt dargelegt haben — einen in psychischer Hinsicht besonders anfälligen Personenkreis dar. 54% unserer Kranken bezeichneten sich selbst als „nervös" und psychisch „alterierbar" und 23% hoben hervor, daß die gleichen Eigenschaften auch in ihren Familien anzutreffen seien.

Immer wieder wiesen unsere Kranken darauf hin, daß *Wetterwechsel, Klima-* und *Ortswechsel* zu den verschlimmernden Faktoren gehören können. Allerdings gibt es auch zahlreiche Angaben, die insbesondere vom Orts- und Klimawechsel Günstiges zu berichten haben. Solche Mitteilungen finden wir auch bei den Autoren vieler Länder. Die von uns anläßlich unseres Aufenthaltes in ihrem Lande befragten japanischen Kollegen haben u. a. ebenfalls beobachtet, daß zuweilen bei Ortswechsel und vor allem bei einem Aufenthalt an der See eine vorübergehende wesentliche Besserung bei den Neurodermitiskranken beobachtet wurde.

Es besteht also kein Zweifel über die *Abhängigkeit* des *Leidens* von *Klima, Jahreszeit* und *Witterung*, die sich sowohl in akuten Verschlimmerungen als auch in plötzlichen Besserungen kundtun kann. Wir haben derartige eindrucksvolle Veränderungen durch den Klimawechsel bereits im Beginn der Vierziger Jahre in der Türkei feststellen können und unsere Erfahrungen durch entsprechende Beobachtungen im Laufe der letzten 10 Jahre in Hamburg und München, gemeinsam mit BORELLI, BRENDLER und EICHHOFF (s. Tab. 11 und 12) sowie mit SCHNYDER in Zürich, erhärtet.

In diesem Zusammenhang ist bereits die Beobachtung einer *Saisonabhängigkeit* der Krankheit bemerkenswert. MIESCHER und SCHNYDER haben das Fehlen einer solchen Abhängigkeit nur in 9,15—14% ihrer Fälle registriert; BORELLI und EICHHOFF fanden an unserer Klinik, daß von 172 Neurodermitis-Kranken nicht weniger als 103 = 60% eine *Saison-Abhängigkeit* aufwiesen. Wir konnten erkennen, daß *Sommer* und

Tabelle 11. *Ergebnisse von Kuren im Hochgebirge bei Asthmatikern und Kranken mit Neurodermitis constitutionalis*

Name der Hochgebirgsstation	Höhe über dem Meeresspiegel	Autoren	Zahl der Fälle	Dauer des Aufenthaltes	Prozent d. Fälle	
					mit Dauerheilung[1]	mit Besserung
Davos	1574	Turban und Spengler	113	—	44	37
St. Moritz . . .	1769	v. Planta	21	über 1 Jahr	40	25
Davos	1574	Burckhardt	89	6 Monate	30	40
Davos	1574	Wolfer	—	3 Monate + med. Desensibilisierung	70	25
Celerina . . .	1724	Campbell	110	3—7 Monate	56	36
St. Moritz . . .	1769		—	1—2 Jahre	65	—
Uludag (Bithynischer Olymp)	1823	Marchionini	12	3 Monate	—	86

Herbst für diese Kranken die *günstigere Saison* darstellen, während *Frühjahr* und *Winter* fast regelmäßig eine *Verschlimmerung* her_auf_führen.

Was weiter die Abhängigkeit von der Witterung betraf, so wurde es deutlich, daß an Nebeltagen in Norddeutschland und an Föhntagen in München eine Verstärkung des Juckreizes auftrat. Manche Kranke waren ausgesprochen „wetterfühlig": sie empfanden sich selbst als Barometer und konnten an ihrem zunehmenden Juckgefühl, das sich zuweilen zu Juckkrisen steigerte, Wetterveränderungen in dem geschilderten Sinne — mindestens kurzfristig — voraussagen.

Alle diese letzteren Beobachtungen sind von entscheidender Bedeutung auch für die *Therapie* der *Krankheit*, die bisher nahezu machtlos war, wenn man von vorübergehenden Besserungen absieht, die durch innerliche Corticosteroidbehandlung bzw. äußere Applikation dieses Hormons oder eine klassisch antiekzematöse Therapie erzielt werden konnten. Schlagartige Besserungen führten oft *Orts-* und *Klimawechsel* herbei, die sogar in einer ganzen Anzahl von Fällen nach der Rückkehr in das heimische Klima längere Zeit anhielten. Darauf werden wir später noch näher eingehen. Ja, um dieses Ergebnis hier schon vorwegzunehmen: eine Reihe von Kranken blieb, wenn ihr Aufenthalt im Hochgebirge oder an der See aus beruflichen Gründen über Jahre ausgedehnt werden konnte, während der ganzen Zeit erscheinungsfrei. Unsere ersten Erfolge erzielten wir bei jenen Neurodermitikern, die wir aus Istanbul für einige Monate auf den bithynischen Olymp, d. h. in eine Höhe von 1800 m ü. M. schickten. Eidinoff, Pautrier, Turban und Spengler, Burckhardt, Wolfer, Campbell u. a. berichten über ähnliche günstige Ergebnisse bei Neurodermitikern oder Asthmatikern (s. Tab. 11 und 12).

Welche Vorgänge bilden nun die Ursache für diese offensichtlich günstige Wirkung solchen Klimawechsels? Wir wissen darauf noch keine endgültig befriedigende Antwort. Die Allergieforschung hat bislang

[1] Nachbeobachtung 5—10 Jahre.

Tabelle 12. *Einfluß des Klimawechsels bei Fällen von Neurodermitis constitutionalis sive atopica* (nach MARCHIONINI, BORELLI und EICHHOFF)

Univ.-Klinik	Gesamt-zahl der Fälle	Einfluß des Gebirgsklimas			Einfluß des Seeklimas			Sonstige Klimaänderung		
		Zahl d. Fälle	Besse-rung	unbe-einflußt	Zahl d. Fälle	Besse-rung	unbe-einflußt	Zahl d. Fälle	Besse-rung	unbe-einflußt
Ankara . .	21	16	14	2	0	0	0	5	4	1
Hamburg	54	15	14	1	11	6	5	28	21	7
München .	87	58	49	9	12	10	2	17	15	2
Insgesamt .	162	89	77	12	23	16	7	50	40	10

Unter den in der Spalte München aufgeführten Personen mit Erfahrungen in Gebirgs- oder Seeklima hatten zugleich sonstige Klimaerfahrung: 11   5   6

Insgesamt   61   45   16

den Beweis nicht erbringen können, wie wir es im Eingang unserer Darlegungen erörtert haben, daß es sich bei der Neurodermitis constitutionalis sive atopica ohne Kombination mit Asthma oder Rhinitis mit Sicherheit allein um eine echte Allergie handele. Es ist zwar möglich, daß wir es mit noch nicht faßbaren Klima- und Ortsallergenen zu tun haben, deren Elimination durch den radikalen Klimawechsel bewirkt wird. Jedenfalls wird die Forschung hier weiterarbeiten müssen, um eine endgültige Klärung herbeizuführen.

Von wesentlicher Bedeutung dürfte die extreme Umstimmung des Gesamtorganismus sein. Rufen wir uns ins Gedächtnis, daß ZIMMERMANN bei der Analyse der Harn-Steroide unter Einwirkung eines bloßen Wetterfrontendurchganges unter Umständen eine 50%ige Erhöhung der Nebennierenrinden- und Sexualhormonausscheidung (C-17-Ketosteroide) (das bedeutet eine plötzliche Vermehrung um die Hälfte!) registrierte, so sehen wir uns berechtigt, bei Vornahme eines radikalen Klimawechsels auf analoge „Bewegungen" im Funktionsbereich des vegetativen Nervensystems zu schließen. — Erwägen wir auch, welche Erfolge z. B. schon durch die Umstimmung im Hormonhaushalt bei Gaben von Cortison usw. möglich sind! Schließlich darf auch die Wirkung des Orts- und Klimawechsels auf die Psyche keineswegs außer acht gelassen werden. Um die vegetative Dystonie zu beseitigen, die ja im Ursachenkomplex der konstitutionellen Neurodermitis eine ähnliche Rolle spielt wie in jenem des schon mehrfach zitierten Herzinfarktes, bedarf es eines stillen Ortes, denn die Ruhe und die Ferien vom Lärm und von der Hast der Großstadt sind bei beiden Krankheiten Heilfaktoren. Wir sehen also auch in den Wegen und Zielen der Therapie Parallelen zwischen beiden Zivilisationskrankheiten. Deshalb ist für ein „ausgeglichenes Milieu" am Kurort Sorge zu tragen, der auch einen möglichst gleichmäßigen Witterungscharakter ohne jähe Schwankungen oder Stürze aufweisen sollte. Gegenden mit häufigem Witterungswechsel, starken Föhnschüben usw. sind ungeeignet. Die besten Erfolge erzielt man in Klimakurorten im Hochgebirge (über 1500 m) und an der See.

In der Bundesrepublik stehen in Höhenlagen über 1500 m leider nur Bergkuppen zur Verfügung. Allem Anschein nach kann man bessere therapeutische Wirkungen erzielen, wenn der mindestens in einer Höhe von 1500 m ü. M. gelegene Kurort sich in einem von noch höheren Gebirgszügen umrahmten Gebirgstal befindet. Es gibt Plätze, die diesen Anforderungen entsprechen, ein hohes Maß von Sonneneinstrahlung aufweisen, föhnarm sind und infolge windgeschützter Lage und Talöffnung nach Süden ein ausgesprochen gleichmäßig-mildes Klima aufweisen. Derartige Plätze finden wir allerdings nur außerhalb der deutschen Alpen, vor allem in der Schweiz und in Österreich. Wir haben unsere diesbezüglichen Untersuchungen besonders in der Schweiz weitergeführt, nachdem wir sie in den weniger geeigneten bayerischen Alpen begonnen hatten. Unserer Ansicht nach muß eine Klimastation in einem föhnfreien Bezirk liegen. Wir haben deshalb die Möglichkeit geschaffen, in dem klimatisch besonders günstig gelegenen Oberengadin, in dem in einem föhnfreien Hochgebirgstal in über 1800 m Höhe liegenden *Samaden* Neurodermitis-Kranke unterzubringen, und wir können allen Kollegen behilflich sein, ihre Patienten dorthin zu überweisen.

Die Verbringung der Neurodermitiker in Höhengebiete *über 1500 m* oder an die See (je nach Lage des Falles) scheint uns also eine wirksame therapeutische Handhabe für das schwer zu beeinflussende Leiden der Neurodermitis constitutionalis sive atopica zu bieten. Für wichtig halten wir die Erfahrung, daß man nicht nur bei therapieresistenten Patienten eine mindestens momentane, vielfach aber auch länger anhaltende Besserung durch einen Aufenthalt von hinreichender Dauer am „Kurort" erzielen kann, sondern auch bei Kranken mit bekannter Saisonabhängigkeit durch einen rechtzeitig eingeleiteten Klimawechsel (als Prophylaxe) das Auftreten eines neuen Schubes zu verhindern vermag.

Wichtig scheint uns ferner die ständige Betreuung der Kranken auch nach dem Ablauf der Klimakur zu sein. Wir haben ihr Schicksal laufend verfolgt, wobei sich allerdings die Schwierigkeit ergibt, daß eine größere Zahl von Kranken, die uns aus Mittel-, West- und Norddeutschland aufsuchten, nicht mehr zur Nachkontrolle erschien bzw. erscheinen konnte, weil sich kein Kostenträger für die Erstattung der erneuten Reisekosten fand. Schon die Gewährung der Kosten für die Klimakur stößt ja bei zahlreichen Krankenkassen auf größte Schwierigkeiten, oftmals wird sie von vornherein abgelehnt. In den letzten Monaten haben wir — in gemeinsamen Untersuchungen mit BORELLI und KINDERVATER — alle jene Kranken nach der Dauer des Erfolges ihrer Klimakur befragt, die wir an der See, in einem der bayerischen Alpenorte (Wendelstein oder Kreuzeck) oder nach Samaden zur Klimakur einwiesen. Für die objektive Bewertung der Nachkontrolle sind nur 32 Fälle verwendbar. Von diesen zeigten sich 6 durch die vorgenommene Klimakur unbeeinflußt. In solchen Fällen ist aber zuweilen durch den Wechsel der Kurform (Einwirkung des Meeres statt des Höhenklimas und umgekehrt) gelegentlich doch noch ein günstiges Resultat zu erzielen. Ein großer Teil unserer Kranken blieb bis zu 6 Monaten, ein anderer über ein Jahr ohne Rückfälle (s. Tab. 13).

62 MARCHIONINI: Neuere Untersuchungen über die Neurodermitis constitutionalis

Tabelle 13. *Ergebnisse einer Nachkontrolle von 80 Neurodermitikern, bei denen die Klimakur beantragt worden war.*

Ort der Klimakur	Höhe über dem Meeresspiegel	Zahl d. Patienten	Dauer der Kur	mit Besserung	unbeeinflußt	Rückfälle ohne	mit	Dauer der Erscheinungsfreiheit
Nordsee . . .	—	7	4—6	6	1	2	5	Bis zu 1 Jahr
Deutsches Hochgebirge (Bergkuppen: Wendelstein, Kreuzeck) . .	1500 m	5	4—6 Wochen (bis 21 Wochen)	3	2	1	4	Bis zu 3 Monaten
Schweizer Hochgebirge (Hochgebirgstal bzw. -ebene: Samadan) . .	1800 m	15	4—6 Wochen (bis zu 12 Wochen)	14	1	12	3	Zeitraum nach d. Verschikkung noch zu kurz (3 Monate bis 6 Monate)
Mittelgebirge .	800 m	3	4—6 Wochen	1	2	—	3	Bis zu 3 Monaten
Adria	—	2	4—12 Wochen	2	—	—	2	Bald Rückfall
See	—	9	4—12 Wochen	8	1	2	7	Bis 1 Jahr
Hochgebirge . .	1500—1800 m	20	4—12 Wochen (meist 4—6)	17	3	13	7	Bis zu 6 Mon. bzw. noch nicht zu beurteilen
Sonstige . . .	800 m	3	4—6 Wochen	1	2	—	3	Bis zu 3 Monaten

Zahl der nachkontrollierten
Patienten: 32

Von 80 befragten Neurodermitikern erhielten wir 32 verwertbare Ergebnisse. Die übrigen beantworteten die Fragen nicht bzw. die Klimakur war meist nicht genehmigt worden.

Das sind zweifellos ermutigende Ergebnisse, wenn man bedenkt, daß die weitaus überwiegende Mehrzahl der Patienten während der Dauer der Klimakur, meist sogar schon wenige Tage nach ihrem Beginn, eine nachhaltige Verminderung des quälenden Juckreizes und im weiteren Verlaufe sogar eine klinische Abheilung der Hauterscheinungen beobachtete.

Was also die Kuren im Hochgebirge anbetrifft, über die wir größere Erfahrungen besitzen als über die Klimabehandlung am Meer, so wurden wir in unseren Erwartungen nicht enttäuscht. Die Klimakur im Engadin, die in einem Krankenhaus vorgenommen werden konnte, erwies sich jener an den anderen genannten Hochgebirgsorten durchgeführten als überlegen. Dort konnten sich die Kranken auch in dem Hochgebirgstal des Engadin in weiten Spaziergängen frei bewegen, während sie auf den bayerischen Bergkuppen des Wendelsteins oder Kreuzecks nur ein beschränktes Gelände zur Verfügung hatten.

Die *Dauer der Klimakur* muß möglichst lang bemessen sein. Sie dürfte nie unter 6 Wochen liegen. Wir sehen jetzt unsere Aufgabe darin, weitere geeignete Orte für die Klimatherapie der Neurodermitis constitutionalis

ausfindig zu machen und dort die notwendigen ärztlichen und pflege-
rischen Voraussetzungen zu schaffen. Abgesehen von den therapeutischen
Erfolgen für die Kranken versprechen wir uns auch fruchtbare Ergebnisse für die Erforschung der ursächlichen Bedingungen einer solchen
Klimabehandlung.

Ich komme zum Schluß und hoffe, Ihnen mit diesen Darlegungen
gezeigt zu haben, daß insbesondere die Einbeziehung soziologischer Untersuchungsmethoden sich nicht nur für die Aufklärung der Ätiologie und
Pathogenese, sondern auch für die praktische Therapie als nützlich
erweisen kann.

Man darf heute wohl den Satz von Hippokrates abwandelnd formulieren: „Man muß die Soziologie in die Medizin einführen." Deshalb
scheint es uns berechtigt, neben die schon bestehenden Theorien über die
Kausalgenese dieses Hautleidens auch die vierte, hier eingehend erörterte
zu stellen: die *konstitutionelle Neurodermitis ist eine Zivilisationskrankheit*,
insbesondere mitbedingt durch die Folgen der Verstädterung in der
Periode der zweiten industriellen Revolution.

Immanuel Kant, der große Philosoph meiner Heimatstadt Königs-
berg, hat einmal skeptisch geäußert: „In der Medizin sagt man, daß der
Arzt der Diener der Natur sei. Wenn der Arzt sagte, daß die Natur an
sich verderbt sei, durch welches Mittel wollte er sie bessern?" Er will
damit wohl sagen, wenn eine krankhafte Konstitution vorliege, so sei alle
Bemühung der Ärzte vergebens. Wir Ärzte des 20. Jahrhunderts dürfen
nun zeigen, daß man wohl die angeborene Disposition bis heute noch
nicht zu verändern, jedoch die Noxen, deren Einwirkung oft erst zu den
eigentlichen Krankheitsmanifestationen führt, zu ermitteln und zuweilen
auszuschalten vermag. Ein solches Vorgehen aber ist für den Kranken
eine rettende Tat. Sie scheint mir die Aufgabe der Ärzte zu sein, ja, die
nicht immer erkannte Aufgabe der Wissenschaft schlechthin, im Geiste
jener Auffassung, die Goethe Eckermann gegenüber kundgab: „Seltsam
ist, daß man die Wissenschaft als etwas für sich Bestehendes behandelt,
und doch ist sie nur Handhabe, Hebel, womit man die Welt anfassen
und bewegen soll."

Aus der Dermatologischen Klinik und Poliklinik der Universität München
(Direktor: Prof. Dr. A. Marchionini)

Berufsdermatosen und ihre Prophylaxe

Von

Siegfried Borelli

Die Zahl beruflicher Hautschäden hat sich in den letzten Jahren
ständig vermehrt. Dieser Vorgang beruht auf der fortschreitenden
Technisierung und der Einführung immer neuer chemischer Verbindungen.

Im Rahmen eines Referates ist es nicht möglich, die Hautschäden aller Berufszweige zu besprechen. Entsprechend ihrer Bedeutung in der Praxis erstreckt sich dieser Bericht deshalb auf bestimmte Teilfragen. Ein erheblicher Prozentsatz der Schadensfälle gehört der *metallverarbeitenden* Industrie an. Als Arbeitsgänge sind hier zu nennen Drehen, Fräsen, Schleifen und Bohren. Bei diesen Tätigkeiten wirken, abgesehen von dem zu bearbeitenden Material und dessen Abriebteilchen, flüssige *Schmier-* und *Kühlmittel* auf die Haut ein. Bei letzteren handelt es sich um *Mineralöle* vom Typ der Paraffine, Naphthene, unter Zusatz von Rüböl, Schwefel, Chlor u. a. Die emulgierbaren *Bohröle* besitzen einen Mineralölgehalt von 60—90%, unter Beimengung von Seifen, Emulgatoren, Stabilisatoren sowie flüchtigen Zusätzen wie Kresol und Nitrobenzol. Bohröle weisen meist einen Alkaliüberschuß auf.

Eine große Rolle spielt die Verwendung der *Schleifwässer*. Hierbei handelt es sich um Wasser mit einer Beimischung von 2% Bohröl unter Zusatz von Rostschutz. Die Schleifwässer sind häufig von einer erheblichen Alkalität. Ihre Schädlichkeitsquote unterscheidet sich entsprechend den verwendeten Grundsubstanzen. — Metallarbeiter sind ferner den Schäden der sog. *Härterei* ausgesetzt. Es gelangen z. B. Graphite, Natrium-, Calciumcarbonat, Ferrocyankali, Ruß- und Hornpulver zur Verwendung. Darüber hinaus sind die Härtebäder bedeutsam.

In den *galvanischen* Abteilungen der Großbetriebe kommen die Arbeiter mit starken Seifen bzw. Laugen und/bzw. in Bädern zur Reinigung der Metalle vor dem Arbeitsgang in Berührung. Darüber hinaus werden Säuren zur Neutralisierung verwandt, Bimsstein zum Polieren, reine Laugen zum Säubern, Eisenoxyd und Polierleder zum Polieren. Die Arbeiten spielen sich im feuchten Milieu ab. Weiterhin wirken die eigentlichen Noxen der Galvanisation ein, nämlich die Nickelbäder, Kupferbäder, Cyanitbäder und Chrombäder. In der *Lackiererei* verwendet man Aceton, Methanol, Butylacetat, ferner als Verschnittmittel Benzol, Toluol, Tetralin, Dekalin und Xylol. Eine Vielzahl von flüchtigen Lösungsmitteln ist erforderlich für die Verarbeitung der Lacke und Kunstharzlacke. Als reizende Substanzen kommen weiterhin Celluloseester in Betracht.

Schließlich sind die notwendigen *Entfettungs-* und *Waschmaßnahmen* an halbfertigen Teilen während der Arbeitsgänge und nach Fertigstellung der Produkte wesentlich. Man arbeitet mit sehr verschiedenen Entfettungsmitteln, organischen Lösungsmitteln und Alkalien, z. B. Petroleum, Benzin, Trichloräthylen, Perichloräthylen, verschiedenen Zusätzen von Phenol. Es sind Laugen als Reinigungsmittel in Gebrauch, Ätznatron, Soda usw. Auch hier sind mitunter Seifenlösungen üblich.

Die *Schmieröle* sollen etwa 25% der Industriedermatosen durch den Dauerkontakt mit ölgetränkter Arbeitskleidung oder mit dem Öl selbst an besonders der Einwirkung ausgesetzten Körperteilen verursachen. Als häufigster Schaden ist die *Ölacne* zu nennen. Sie ist als ein Kombinationsschaden durch den Hautkontakt mit Öl, Metallsplittern und anderen Abriebteilchen, Ölbeimischungsprodukten u. dgl. anzusehen. Im Sommer tritt die Ölacne gehäuft auf. Morphologisch sind eine echte Ölacne und eine scheinbare Ölacne bei Keratosis follicularis zu unterscheiden. Fernerhin gibt es acneartige Öl-Folliculitiden, für deren Entstehung unter Umständen im Öl angesiedelte Bakterien in Betracht kommen. Schmieröle mit Siedepunkt über 300° C sollen zu einer Acne, mit Siedepunkt unter 250° C eher zu einer Öldermatitis disponieren. Die verschiedenen Komponenten Alkali, Ölzusätze, Bakterien, Schweißsekretion, aufgelöste Gummibestandteile u. dgl. führen schließlich auch zur Entwicklung von *Ekzemen* alkalisch degenerativer, toxischer oder allergischer Genese. Krankheitsbilder vom Typ der Ölacne können auch durch trockenen Staub beim Arbeitsprozeß allein ausgelöst werden. Bei acneartigen Veränderungen handelt es sich mitunter nicht um eigentliche Ölacne, sondern um Formen der Chloracne bei Zusätzen von mehr als 0,1 % Chlor zu den technischen Ölen. Beim Umgang mit reinem Mineralöl soll es nur zur Entwicklung von Ölacne kommen. Dermatitis und Ekzem werden vorwiegend bei Arbeiten mit emulgierten Ölen und durch Zusätze (z. B. Shell-X-100[1]) veränderten Ölen verursacht. Bei degenerativen bzw. toxischen Hauterscheinungen ist nicht nur an Alkalischäden, sondern auch an die Wirkung des sauren p_H bei saurem Schmieröl zu denken. Ebenfalls als Ölschäden bekannt sind *Melanosen* (Melanodermitis toxica, Melanosis RIEHL).

Bei gleichzeitiger Sonnenbestrahlung können sich *Photodermatitiden* entwickeln.

Carcinome infolge dauernder Ölreizungen sollen vorkommen. — Einen harmlosen, wenn auch störenden Schaden stellt mitunter eine *Hyperhidrosis*, vor allem an den Fingerspitzen, dar. Die Ursache ist nicht eindeutig geklärt.

Aus der Gruppe der ätherischen Öle verursacht in erster Linie das *Terpentin* Dermatitis und Ekzem. Die Entwicklung einer Terpentinallergie stellt in Anbetracht der häufigen Kontaktmöglichkeiten im Beruf und im täglichen Leben für den betroffenen Arbeiter eine bedeutsame Erwerbsminderung dar. Als weiterhin wesentlich unter den ätherischen Ölen ist das *Lorbeeröl* zu nennen, das, abgesehen von den sog. *Hutbanddermatitiden*, bei technischer Verwendung mitunter für einen kleineren Personenkreis schädlich werden kann.

Die Schäden bei *Galvanisationsarbeiten* sind mechanisch-physikalischer, toxischer und allergischer Art. Die beiden ersteren sind durch entsprechende Schutzmaßnahmen zu vermeiden. Eingetretene Allergien, vor allem gegenüber Chromat und Nickel, machen im allgemeinen die Versetzung des Arbeiters notwendig. Die Entstehung von Nickel- und Chromatallergien läßt sich jedoch bei entsprechend moderner technischer Einrichtung vermindern. Die neueren Galvanisationsapparate erfordern nicht mehr einen direkten Kontakt mit den allergisierenden Nickel- und Chromlösungen.

Die Hautschäden in den *Lackierereien* sind weitgehend toxischer Art. Eine größere Gefahr als Berufsdermatosen stellt im allgemeinen die Entwicklung asthmatischer Zustände durch Inhalationsallergene dar.

---

[1] Damit soll nicht gesagt werden, daß Shell-X-100 besonders reizt!

Aus der Produktion der verschiedenen Harze bzw. *Kunstharze* leiten sich viele neue Hautschäden ab. Es finden hier als Grundstoffe Phenol, Formaldehyd und mancherlei Acceleratoren, Aktivatoren und Antioxydantien Verwendung. Entsprechend der Vielfalt der einzelnen Kunstharze und der sehr differierenden Form ihrer Verwendungsmöglichkeiten sind die beobachteten Hautschädigungen sehr verschieden. Um nur ein Beispiel zu nennen: irgendein moderner Autolack enthält 21 Teile Nitrocellulose, 14 Teile Weichmacher, 18 Teile Farbenpulver (Teerfarbstoffe), 20 Teile Butylacetat (als Hauptlösungsmittel), 6 Teile Äthylacetat, 9 Teile Butylalkohol, 25 Teile Toluol (zur Lösung der einverleibten Harze und Verminderung der Trocknungsgeschwindigkeit).

Am Rande ist zu erwähnen, daß auch die Mehrzahl der heute gebräuchlichen *Nagellacke* auf der Basis von Kunstharzen entwickelt sind. Es werden meist *Sulfonamid-Formaldehyd-Harze* verwendet. Die Zahl der Dermatitiden ist gar nicht so unerheblich und sehr gut erklärlich.

Im Hinblick auf die praktischen Schutzmaßnahmen wird immer wieder die Möglichkeit einer *Berufseignungsprüfung* erwogen. Die Gefahren der Entwicklung gewerblicher Hautkrankheiten sind entsprechend den multiplen Schadensmöglichkeiten sehr vielfältig. Wenn z. B. Schwarz Berufseignungsprüfungen fordert, bei denen die Haut des Bewerbers sorgfältig geprüft werden soll, oder wenn andere Autoren orientierende Hauttestungen in Erwägung ziehen, so können die Folgerungen aus den Untersuchungen nur von sehr begrenzter und ungewisser prognostischer Bedeutung sein. Die meisten Schädigungsstoffe wirken erst durch ihren *Dauerkontakt*, sei es in toxischer, degenerativer oder allergischer Richtung. Die allergische Potenz der verschiedenen Berufsnoxen ist im allgemeinen auf die Dauer prozentual zu errechnen. Soweit es sich um neue Stoffe handelt, wird in nicht zu langer Zeit die Schädigungsquote festgestellt. Ob der einzelne Bewerber mit seiner äußeren Erscheinungsfreiheit und normal wirkenden Haut zu der Gruppe von Menschen gehört, die später gegenüber diesen oder jenen Stoffen überempfindlich wird, vermag eine orientierende Berufseignungsprüfung auch nicht zu ermitteln (Carrié, Gahlen u. a.). Es besteht höchstens die Möglichkeit, Menschen mit bereits vorhandenen Hautkrankheiten auszuscheiden bzw. im Falle eines Berufswechsels wegen Berufskrankheit durch Testung die nicht in Betracht kommenden Arbeitsplätze festzustellen.

Soweit die zu erwartenden Schäden toxischer oder degenerativer Art sind, ist zu versuchen, sie durch *Schutzmaßnahmen* unwirksam zu machen.

Die Verwendung von *Schutzkleidung* ist bei entsprechenden Arbeitsgängen notwendig bzw. Voraussetzung. Üblich sind zum Schutz vor Staub eng gewebte Baumwollanzüge. Es kommt jedoch nicht allein auf die Benutzung von Schutzanzügen oder geeigneter Arbeitskleidung an. Von wesentlicher Bedeutung ist u. a., daß diese Kleidung regelmäßig und oft genug gewaschen wird. Sonst wäre es besser für den Betreffenden, keine Schutzkleidung zu tragen als einen ölgetränkten oder durch dicke Farbenschichten verschmutzten Anzug. Die Säuberung der Berufskleidung sollte am besten von den Betrieben übernommen werden, damit sie entsprechend garantiert ist. Sofern Gummikleidung in Frage kommt, ist zu berücksichtigen, daß Überempfindlichkeiten gegenüber Gummi- bzw. Gummiacceleratoren nicht selten sind. Weiter bewirkt der Luft- abschluß zumeist eine Erhöhung der Schweißsekretion, die zu Schweiß- ekzemen führen kann. Letzteres gilt auch für Schutzhandschuhe aus Gummi.

Vielleicht ist eine gewisse Verbesserung der Möglichkeiten durch die Verwendung von Stoffschutzkleidung zu erwarten, die mit filmbildenden Polymerisaten behandelt und undurchlässig gemacht worden ist.

Reinigungsmethoden und Waschmittel. Die richtige Hautreinigung ist sehr wesentlich. Vielfach neigen die Berufstätigen bei Umgang mit erheblich schmutzenden Arbeiten dazu, sich mit hautaggressiven Sub- stanzen, z. B. Petroleum, Terpentin, Kernseife zu reinigen. Es ist wichtig, im Einzelfall die geeigneten hautschonenden Waschmittel auszutesten. Leider sind die reizlosen Waschmittel mitunter weniger waschwirksam als die schlecht verträglichen. Es muß als Forderung gelten, daß zur Waschung nur solche Seifen verwendet werden, die wenig oder kein freies Alkali enthalten, die Säureverhältnisse der Haut grundsätzlich nicht angreifen und eine Quellung der Oberhaut bzw. eine zu weit gehende Entfettung der Haut vermeiden. Ein Weg hierfür dürfte gegeben sein, indem hautverträglichen Waschmitteln mechanisch-physikalisch wirkende Bestandteile beigemischt werden.

Hautschutzmittel. Nach Burckhardt steht die Bedeutung der *Alkali- schäden* unter den Gewerbedermatosen an erster Stelle. Es wird viel mit alkalischen Substanzen gearbeitet und nach der Arbeit gereinigt. In gewissem Maße ist eine Paralyse der Alkaliwirkung durch Verwendung entsprechender Seifen und Schutzmittel möglich. Grundsätzlich ist eine Prophylaxe durchführbar gegenüber allen toxischen Reizen, nicht jedoch oder nur in Ausnahmen gegenüber Sensibilisierungen oder Allergenen, also Fällen, in denen bereits eine Überempfindlichkeit eingetreten ist. Es ist erwähnenswert, daß die Trennung zwischen toxischen oder aller- gischen Phänomenen nach den Veröffentlichungen von Jadassohn und Bloch lange Zeit klar und einfach erschien. Die neueren Untersuchungen (Miescher) zeigen jedoch, daß auch toxische Reaktionen zu klinisch und histologisch ekzemähnlichen Hauterscheinungen führen können. In mancher Hinsicht verschwimmen die Grenzen zwischen Allergie und Toxicität (Burckhardt, Gahlen).

Auch bei der Bewertung epicutaner Testungen trifft man zuweilen auf Grenzfälle, in denen die Diagnose toxisch oder allergisch schwer- fällt. Vor allem in Hinblick auf die gutachterlichen Folgerungen und die Frage der weiteren Berufsausübung kann die Entscheidung bedeutsam sein (Beispiel: Schäden durch saure Dauerwellentwickler und nachfol- gende polyvalente Reaktionen auf Farben, Waschmittel usw.).

Toxische Schäden erleichtern sekundäre Sensibilisierungen durch andere Noxen (Burckhardt, Nickelekzem; Haxthausen, Kobaltekzem usw.). Prophylaktische Maßnahmen sollten sich zunächst einmal gegen alkalische Schäden wenden. Burckhardt empfiehlt Waschmittel niedriger

Titrationsalkalität. Die Industrie und das Handwerk sollten sich bemühen, in ihren Arbeitsstoffen auf erträgliche Alkaligrade herabzugehen, z. B. bei Bohr- und anderen technischen Ölen auf p_H 7,8 bis 8,2 usw.

Als wichtige Faktoren kommen *gewerbliche Hautschutzsalben* in Betracht. Hier sind zu nennen Salben mit und ohne Fett, Gelees, filmbildende Flüssigkeiten, Gerbstoffe. Die erste Anschauung (Jäger) war, man könne eine Besserung durch sog. *Lebendgerbung* der Oberhaut erzielen. Derartige Gerbstoffe wurden wasserabstoßenden Salben beigemengt. In der Folgezeit hat man puffernde Substanzen den Salben beigefügt, um je nach Bedarf Alkali- oder Säureschäden zu verhindern bzw. der Haut ihren normalen p_H-Wert zu erhalten. Kontrolluntersuchungen ergeben, daß die Erfolge der Pufferwirkung nach Auftragen einer Schutzsalbe leider keineswegs dauerhaft sind. Entsprechend den Arbeitsschutzaufgaben hat die Industrie verschiedene Schutzsalben bzw. filmbildende Präparate entwickelt, die einen unsichtbaren Handschuh darstellen und die Haut vor Noxen schützen sollen. Zur Kontrolle wurden verschiedentlich Testversuche durchgeführt. Beispielsweise haben Carrie und Stelzer Schutzsalben auf die Haut aufgetragen und mögliche Noxen auf den vorbehandelten Feldern im Sinne eines epicutanen Testes zur Anwendung gebracht. Im günstigsten Falle sollten Stoffe, die normalerweise hautreizend wirken, nunmehr reizlos vertragen werden. Als Orientierungsversuch kann man von dieser Testmöglichkeit Gebrauch machen. Doch entsprechen die Versuchsanordnungen in keiner Weise den Arbeitsbedingungen; denn sie sind fast nie zu reproduzieren. Es bleibt weder der Schutzsalbenfilm unberührt auf der Haut noch wirkt die Noxe so gleichmäßig an einer Stelle ein, wie es im Test der Fall ist. In den USA wird zur Überprüfung von Schutzsalben der sog. Schwarz-Test verlangt. Man verwendet einen an einer Stelle offenen Ring von bekannter Dicke und bekanntem Flächeninhalt und legt ihn auf Fließpapier. Es wird so viel Salbe aufgetragen, daß die Innenfläche des Ringes über dem Fließpapier von einer Salbenschicht bedeckt ist. Von oben wird danach abermals Fließpapier aufgedeckt. Beide Papierschichten werden nunmehr gegeneinander gepreßt, so daß die überflüssige Salbenmenge an der offenen Stelle des Ringes ausgedrückt wird und entfernt werden kann. Es befindet sich jetzt innerhalb des Ringes eine Salbenschicht von der bekannten Dicke des Ringes. Im Testversuch wird eine Reihe von in Betracht kommenden Noxen an einer Seite auf das Fließpapier aufgetragen. Man beobachtet, nach welcher Zeit an der anderen Seite ein Indicator durch seinen Farbumschlag die Diffusion der Noxen anzeigt. Es wird daraus ersichtlich, wie lange die Salbenschicht einer Diffusion Widerstand entgegenzusetzen vermag. Die größte Permeationsresistenz weisen die fetthaltigen Salben bzw. Fette auf (Burckhardt, Inderbitzin u. a.).

Im Vergleich kann mit einem anderen Permeabilitätstest gearbeitet werden (Inderbitzin). Es wird über einen Glaszylinder eine permeable Zellophanmembran in feuchtem Zustand gespannt. Auf deren bekannter Fläche wird die zu prüfende Salbe dünn aufgetragen. Die Schichtdicke läßt sich ungefähr errechnen. Dadurch wird bei dieser Versuchsanordnung ermöglicht, mit einer vielfach dünneren Salbenschicht als beim Schwarz-Test zu arbeiten. Die Unterseite des Glaszylinders wird mit Gelatine-Agarmasse gefüllt, in der Indicatoren enthalten sind. Auch bei dieser Methode wird die Penetrationszeit bis zum Auftreten des Farbumschlages gemessen. Für alle derartigen Testmethoden gilt, daß in vitro-Versuche nur von annäherndem Wert sind. Selbst aus den besten Versuchsergebnissen und bei nachgewiesener größter Permeationsresistenz sind nur gewisse Rückschlüsse zu ziehen. Nach Auftragung von Schutzmitteln auf die Haut wird sich im Rahmen des Arbeitsprozesses an den Hauptbeanspruchungsstellen der Schutzfilm immer wieder rein mechanisch verdünnen bzw. durchgerieben werden. An diesen Stellen wird nach einer gewissen Zeit die Noxe demnach doch zur Wirkung gelangen. Unsere eigenen praktischen Versuche mit den verschiedensten Schutzsalben und Filmbildnern haben erwiesen, daß es notwendig ist, immer wieder während der Arbeit erneut die Prophylaktica aufzutragen und intensiv einzumassieren.

Die Zukunft wird lehren, ob die Ergebnisse mit neuartigen Prophylaktica günstiger sind, wie sie z. B. von SZAKALL unter Anlehnung an die Publikationen von SPIER entwickelt werden. SZAKALL steht auf dem Standpunkt, es handele sich beim Hautschutz letztlich um eine Lösung des Barriereproblems, und führt deshalb ein Stoffgemisch von hygroskopischen, puffernden, sauren, reduzierenden Eigenschaften in Form von Pentosen und Aminosäuren der Epidermis zu. Andere Autoren glauben, daß einfacher zusammengesetzte Präparate vom Typ Schutzsalbe + Heilsalbe ebenfalls den gewünschten Effekt bewirken.

Die theoretischen Überlegungen, Ergebnisse der orientierenden in vitro-Versuche und späterer praktischer Erprobungen decken sich vielfach nicht miteinander. (Als Beispiele wurden die eigenen Prophylaxe-Versuchsreihen im Friseurgewerbe und in der Metallindustrie ausführlich dargestellt[1].) Es kommt erschwerend hinzu, daß die Erfordernisse des Arbeitsprozesses zuweilen die Anwendung der ärztlich als am wirksamsten erkannten Prophylaktica verbieten.

Die richtige Anwendung von Hautschutzmitteln verhindert im allgemeinen toxisch-degenerative Veränderungen. Bei Existenz von Allergien vermögen die Prophylaktica bislang keinen befriedigenden Schutz zu vermitteln. Trotzdem besitzen sie eine gewisse Bedeutung auch im Sektor der Allergien. Es ist bekannt (BURCKHARDT, CARRIE, SPIER), daß eine toxisch bzw. degenerativ veränderte Epidermis sich bei Einwirkung von Allergenen weitaus leichter sensibilisiert, als wenn die Noxen durch Schutzsalben abgeschirmt werden. Zudem wird die Eindringung zusätzlich durch Verminderung der Quellung und Eiweißauflockerung der obersten Hautschichten verringert.

Es gibt heute eine Vielzahl von Hautschutzmitteln. Einige Präparate sollen laut Prospekt vor nahezu allen Noxen schützen. Andere Präparate

---

[1] Z. B. Hautarzt **8**, 540 (1957); Arch. Gewerbepath. Gewerbehyg. **14**, 686 (1956); Bundesarbeitsblatt 1960 (im Druck).

sind hochgradig spezialisiert und auf bestimmte Noxen ausgerichtet. Grundsätzlich darf man leider nicht alles als Tatsachen akzeptieren, was die Indikationsverzeichnisse versprechen. Es läßt sich tatsächlich in vielen Fällen mit *einem* Prophylakticum für ein sehr großes Anwendungsgebiet auskommen, während Spezialpräparate versagen. In anderen Fällen ist ein individuell ausgerichtetes Mittel allein wirksam. Der Arzt sollte sich durch eigene Vergleiche persönlich einen Überblick verschaffen, welche Mittel ihm geeignet erscheinen. Abgesehen von den Anforderungen seitens der Arbeitsvorgänge und Berufsnoxen gilt auch im Sektor Berufsschutzmaßnahmen die dermatologische Erkenntnis, daß nicht jedes Mittel für jedes Individuum angezeigt ist. Die Schadensbereitschaft ebenso wie die Verträglichkeit und der Nutzen des Schutzmittels sind in gewisser Hinsicht von der Einzelperson abhängig. Jeder sollte dementsprechend verschiedene Präparate ausprobieren. Seitens des Arztes genügt nicht die einfache Verordnung. Es muß dem Patienten eine genaue Verhaltensanweisung gegeben werden. Die meisten glauben, eine einmalige Auftragung des Schutzmittels genüge. Es ist deshalb auch auf die Notwendigkeit der in Abständen zu wiederholenden Anwendung aufmerksam zu machen.

Aus der Dermatologischen Klinik und Poliklinik der Universität München
(Direktor: Prof. Dr. A. MARCHIONINI)

Neuere medikamentöse und berufliche Kontaktekzematogene

Von

HANS-JÜRGEN BANDMANN

Unter der kaum noch übersehbaren Menge der Stoffe, die als Ekzematogene wirken können, gibt es bestimmte Gruppen, welche unser besonderes Interesse auf sich ziehen. Dazu gehören vor allem diejenigen Heilmittel, welche plötzlich zu Allergenen geworden sind und anstatt ein Leiden zu lindern, neue hervorrufen oder das alte verschlimmern können. Es ist natürlich, daß unter jenen gerade die Lokaltherapeutica unsere Aufmerksamkeit auf sich ziehen, obwohl Ekzeme bei einer vorhandenen und später epicutan nachweisbaren Allergie hämatogen ausgelöst werden können. Dafür seien zwei Beispiele angeführt:

1. Ein Patient mit einem generalisierten, teilweise nässenden Ekzem, das angeblich erst wenige Stunden bestand, gab uns folgende Vorgeschichte an: Etwa 12 Std. bevor sein Ausschlag begonnen hätte, habe er von seiner Nachbarin wegen Halsschmerzen eine Penicillintablette bekommen. Die Frage, ob er schon früher einmal Penicillin erhalten hätte, wurde zunächst verneint. Erst später konnte festgestellt werden, daß er wegen einer Lidrandentzündung eine Penicillinaugensalbe bekommen hatte. Die allergologische Untersuchung nach Abheilung der akuten Erscheinungen ergab, daß der Übertragungsversuch nach PRAUSNITZ-KÜSTNER negativ, der epicutane Test mit Penicillin sehr stark positiv war.

2. Ein Patient, der uns schon längere Zeit wegen seiner Tuberculosis cutis luposa im Gesicht bekannt war und deswegen schon früher Neoteben verordnet erhalten hatte, bekam wegen eines neuerlichen Rezidivs wiederum Neoteben. Zwei Tage später sah man ein papulo-erythematöses Gesichtsekzem und die Rötung beider Handteller. Der epicutane Test mit Neoteben, der damals bei noch bestehenden Erscheinungen angelegt worden war, fiel negativ aus. Ein Expositionsversuch nach Abheilung führte innerhalb weniger Stunden zu einem dem ersten Bild weitgehend ähnlichen Rezidiv. Etwa 1 Jahr später wurde wieder Neoteben — diesmal mit Erfolg — epicutan getestet.

Meist jedoch wird unser Verdacht, daß eine Kontaktallergie ursächlich für die Krankheit verantwortlich ist, dadurch geweckt, daß wir von dem Patienten erfahren, sein Leiden hätte sich nach Anwendung irgendeiner Salbe oder Tinktur ausgebildet oder plötzlich und stark verschlechtert.

Sicher werden viele Mittel lokal nur nicht gut *vertragen*, ohne daß sich hinter dieser Unverträglichkeit eine Allergie verbirgt. Das Beispiel dafür ist die Verschlechterung einer entzündlichen Dermatose unter Vaseline, gegen welche es ja keine Allergie gibt. Findet man aber eine Ausbreitung der Hautveränderungen auf andere, vorher nicht betroffene Körperteile, oder weisen die Efflorescenzen einen stärkeren exsudativen Charakter als vorher auf, so werden wir eher geneigt sein, das gerade zuvor angewandte Heilmittel epicutan zu testen.

Meist bereitet eine solche Testung technisch keinerlei Schwierigkeiten, weil wir einfach die mitgebrachten Salben usw. mit einem Testpflaster auf eine gesunde Hautpartie auflegen können, denn sie reizen die Haut in den vorliegenden Originalzusammensetzungen in der Regel nicht primär toxisch.

Beachten muß man in dieser Hinsicht als Ausnahme:

Falsch zusammengesetzte Mittel und eine Reihe von Rheuma- oder Venenentzündungssalben, welche naturgemäß einen Reiz ausüben. Selbstverständlich können auch diese außerdem als Allergen wirken. Für sie gilt testtechnisch das, was später für die fakultativ toxischen Berufsallergene gesagt werden wird.

Manchmal muß man allerdings Spuren nachgehen, von denen von vornherein keiner glauben würde, daß sie zu einem Ziel führen könnten. So ging es uns, als das Gesichtsekzem einer Patientin, das unter Behandlung mit Tumeson-Salbe anfänglich ausgezeichnet abheilte, plötzlich ohne sonst ersichtlichen Grund erneut und schlimmer als je zuvor aufflammte. Zu unserer Überraschung war die Läppchenprobe mit der Tumesonsalbe stark positiv. Bei der Aufschlüsselung zeigte sich, daß das Tumenol die eigentliche Ursache war, nicht aber das Corticosteroid oder die Salbengrundlage. Kurze Zeit später sahen wir wieder die Exacerbation eines Ekzems unter einer „Cortisonsalbe". Hier ergab die Testanalyse die Salbengrundlage als verantwortliches Allergen.

Jedoch ist bereits bekannt, daß auch Hydrocortisonacetat selbst sensibilisieren kann (BURCKHARDT). Bemerkenswert ist auf jeden Fall, daß die in den handelsüblichen Salben enthaltenen Corticosteroidmengen eine Sensibilisierung gegen einen in der gleichen Salbe enthaltenen Zusatzstoff oder gegen die Salbengrundlage nicht unterdrücken können, ohne daß etwa vorher eine entsprechende Allergie vorhanden gewesen wäre. Die geschilderten Fälle zeigen außerdem, wie wichtig es ist, die positiven Testreaktionen auf Fertigpräparate aufzuschlüsseln. Denn nur so kann man die eigentlich verantwortliche Substanz kennenlernen. Dabei muß man sehr häufig die Allergie gegen eine Salbengrundlage ausschließen, zumal eine solche eine Polyvalenz vortäuschen kann, da die verschiedenartigsten Stoffe in den gleichen Salbengrundlagen enthalten sein können. Unsere Tätigkeit wird hier in den letzten Jahren allerdings sehr durch einen Umstand erschwert: Die meisten Arzneimittelfirmen geben keine uns wichtigen Einzelheiten über die Zusammensetzung der Salbengrundlage an. Dies ist zwar verständlich, denn der Unterschied in der Salbengrundlage ist ja häufig das Einzige, was die Produkte der verschiedenen Firmen noch voneinander trennt. Der Allergologe kann aber wenig mit dem Hinweis anfangen, daß irgendein Stoff in einer „hydrophilen Salbe" inkorporiert wurde. Falls man nicht die betreffende Grundlage zur Testung zur Verfügung hat, so empfiehlt sich immer eine Läppchenprobe mit Lanolinalkoholen — wie sie beispielsweise im Eucerin enthalten sind — und mit einem Carbowachs (Polyäthylenglykol) durchzuführen. Diese beiden Stoffe sind am häufigsten die Ursache der immer wieder vorkommenden und zu Täuschungen Anlaß gebenden Allergie gegenüber Salbengrundlagen (Bandmann u. Reichenberger, Baer u. Witten). Eine Kontaktekzemreaktion auf Vaseline haben wir dagegen, wie schon erwähnt, noch niemals gesehen, im Gegensatz zu einer solchen gegenüber Schweinefett, selbst wenn dieses keinen Benzoezusatz hatte.

Die relativ häufige Benzoe-Allergie (Röckl u. Bandmann) war übrigens der Anlaß vorzuschlagen, man möge es in Zukunft aus der offizinellen Tct. Arning herauslassen. Das Rezept ohne sie sieht dann folgendermaßen aus: Anthrarobin. 1,0, Tumenol ammon., Glycerin. $\overline{aa}$ 3,0, Äther sulfur. 15,0, Spirit. dilut. 20,0.

Der Charakter des ursprünglichen, jetzt durch ein Ekzem komplizierten Hautleidens wird häufig die Richtung weisen, die wir bei der Allergiesuche einzuschlagen haben. So wird es manchmal möglich sein, die lückenhaften Angaben des Patienten durch „Blocktestungen" zu ersetzen.

Ein solcher „Testblock" wurde zur Aufklärung von Ekzemen bei Dermatomykosen aus den gebräuchlichsten antimykotischen Substanzen, die in schwachen Konzentrationen (1% oder darunter) in Eucerin eingebracht wurden, zusammengestellt (Bandmann u. Götz) (Tab. 1).

Die Tab. 1 zeigt 1. die zum Block gehörenden Substanzen, 2. die Gesamtzahl der getesteten Patienten, 3. die jeweils positiven Reaktionen. Weiterhin ist aus ihr zu ersehen, daß eine Allergie gegen Dichloroxychinolin (Sterosan) relativ selten ist. Das trifft eigentlich für alle Oxychinolinderivate zu, daher dürfen sie als bakterien- oder pilzabtötende Lösungen beispielsweise anstelle des häufig sensibilisierenden Rivanol und der ebenfalls häufig sensibilisierenden Sulfonamide oder mancher Antibiotica empfohlen werden. Zur Erläuterung der Tab. 1 ist noch zu sagen, daß von den 19 polyvalent reagierenden Patienten 12 bivalent allergisch waren und nur 7 weitere auf 3–5 verschiedene Stoffe ansprachen. Die Allergie gegenüber Merfen (Phenyl-hydrargyr. boric.) war nicht immer mit einer solchen gegenüber Quecksilberionen gekoppelt (Präcipitatsalbe, Sublimat). Daß fast $^1/_4$ aller geprüften Patienten auf irgendeinen Stoff des Antimycoticablocks mit einer Ekzemreaktion antworteten, zeigt überzeugend die Zweckmäßigkeit einer Blocktestung.

Die Entwicklung der Kontaktallergien gegenüber Antimykotica bei Mykosen ist durch deren vorherige Anwendung einfach erklärbar, zumal, wenn man bedenkt, daß die Pilzkrankheiten geradezu als Schrittmacher für Ekzeme gelten (SCHREUS). Schwierig und in vielem noch ungeklärt ist die Deutung der Penicillinüberempfindlichkeit bei Mykosen, welche ohne vorherige Penicillinbehandlung zustande kommen kann. Die dazu bisher gegebenen Erklärungen findet man in einer erst vor kurzem veröffentlichten Zusammenstellung von GÖTZ, so daß hier nicht mehr besonders darauf eingegangen werden soll.

Tabelle 1

Von 259 getesteten Patienten reagierten 60 positiv, davon 41 monovalent, 19 polyvalent.

Es reagierten auf	Patienten
Benzoderm	4
Benzoesäureester	3
Chlormethylisopropylphenol	4
Invertseife	17
Dioxyphenylhexan	16
Phenylhydrargyr. boric.	17
2,2′-Dioxy-5,5′-dichlordiphenylsulfat	11
Dichloroxychinolin	4
Fungichtol[1]	19
	95

An 259 Patienten wurden dabei 2331 Testungen vorgenommen.

[1] Verantwortliches Allergen aus der Mischung noch nicht isoliert.

Auf jeden Fall muß aber die Rolle der Antibiotica als gar nicht selten vorkommende Kontaktallergene überhaupt besprochen werden. Erinnert sei vorher an zwei wichtige Tatsachen: 1. Antibiotica können bei oraler oder parenteraler Gabe schwere, ja sogar tödlich verlaufende allergische Krankheiten hervorrufen, nämlich den anaphylaktischen Schock, die Urticaria und die verschiedenen Formen der Arzneimittelexantheme. Diese sind aber nicht Gegenstand dieses Vortrages. 2. Man muß bei parenteral ausgelösten Allergien einschließlich des hämatogen verursachten Penicillinekzems immer auch an Novocain als verantwortliches Allergen denken, da das Penicillin in zahlreichen Depotpräparaten mit diesem oder einem nahen Verwandten vereint ist.

Tabelle 2. *Innerlich und lokal angewandte Antibiotica*

Häufiger sensibilisierend	Sehr selten sensibilisierend
Penicillin	Tetracyclin
Streptomycin	Chlortetracyclin
Neomycin	Oxytetracyclin
Chloramphenicol	

Nur lokal angewandte selten sensibilisierende Antibiotica: Thyrothricin — Xantocillingemische.

Über die Kontaktallergie gegenüber antibiotischen Lokaltherapeutica läßt sich fast so etwas wie ein Lehrsatz aufstellen: Die Antibiotica, welche am häufigsten ekzematogen wirken können, sind auch diejenigen, welche die am wenigsten zweckmäßigsten für die dermatologische Lokaltherapie

sind (Tab. 2) (über die Anwendung der antibiotischen Lokaltherapie siehe
Marchionini u. Röckl). Am seltensten sah man bisher positive Läpp-
chenproben bei den Tetracyclinsalben (Aureomycin, Terramycin,
Achromycin). Selten sind auch Allergien gegenüber Thyrotricin-Xanto-
cillin-Gemischen; überdies braucht man — falls eine solche wirklich
einmal zustande kommt — keine große Sorge für die Zukunft haben, da
diese beiden Antibiotica nur äußerlich zur Anwendung kommen. Man
braucht also nicht zu befürchten, daß bei einer epidermal erzeugten
Allergie später oral oder parenteral etwa ein generalisiertes Ekzem ausgelöst werden kann.

Die wenigen Fälle, welche bisher bei uns positive Testreaktionen
gegen Thyrotricin-Xantocillin-Salben aufwiesen, zeigten bei der näheren
Analyse, daß das Xantocillin das eigentlich verantwortliche Allergen
war. Am häufigsten werden in der Gruppe „Antibiotica" epidermale
Allergien gegen Penicillin, Streptomycin, Neomycin oder Chloramphenicol
enthaltende Lokaltherapeutica beobachtet. Ein gutes Zeichen für die
Sensibilisierungsfähigkeit eines Medikaments sind die Quoten der in
den Arzneimittelfabriken bei Herstellung oder Verarbeitung der Antibiotica gegen diese allergisch gewordenen Arbeitskräfte. So sensibilisierten sich nur 1% der Belegschaften in Thyrotricin-Xantocillin verarbei-
tenden Werken (Kleine-Natrop) gegen 7% derjenigen Personen, welche
ständig mit Penicillin und Streptomycin in Kontakt sind. Auch die
Beobachtung von Neomycinallergien haben sich in der letzten Zeit
gehäuft (Epstein). Die chemische Verwandtschaft zwischen Neomycin
und Streptomycin erklärt, daß gekreuzte Allergien vorkommen können
(Sidi u. Mitarb.). — In diesem Zusammenhang muß wieder kurz alter
Bekannter gedacht werden, die die Apostrophierung „neuere medikamentöse Kontaktallergene" wahrlich nicht mehr verdienen, sich aber
nach wie vor der großen Beliebtheit vieler Ärzte erfreuen. Es sind dies die
parasubstituierten aromatischen Aminoverbindungen, zu denen viele
Sulfonamidsalben und Puder (erinnert sei nur an das Marfanil) sowie
Lokal- (Novocain) und Oberflächenanaesthetica (Anaesthesin) gehören.
Dem Marfanil und dem Anaesthesin verdanken wir nach wie vor die
meisten iatrogenen Ekzeme. Wieviel Analekzeme werden nur durch
Anaesthesin (oder Perubalsam) unterhalten! Dazu kommt gerade bei den
„Parastoffen" die sich so oft entwickelnde Gruppenallergie. In allen
Lebensbereichen tauchen „Parastoffe" auf. Diese Tatsache wird bei der
Besprechung der beruflichen Kontaktallergene noch einmal erwähnt
werden. Anaesthesin als juckreizstillendes Mittel ist teilweise durch
Antihistamin- oder andere antipruriginöse Salben ersetzt worden. Der
Dermatologe wird sie im allgemeinen nur zur Bekämpfung des Pruritus
sine materia oder bei Insektenstichen und ähnlichen Affektionen empfehlen. Unzählige Ekzematiker und Pilzkranke werden jedoch vor der fachärztlichen Betreuung bei blühenden Hauterscheinungen der an sich
schon nicht sehr sinnvollen Behandlung mit einer dieser Salben unterzogen, und so kann es eigentlich nicht wundernehmen, daß wir immer
wieder eine Allergie gegen die „Antiallergica" entdecken und daß der
Juckreiz sich unter einem Antipruriginosum verschlimmert hat. Es sollen

außer einer kurzen tabellarischen Zusammenstellung (Tab. 3) hier nicht vollständig alle Möglichkeiten aufgezeigt werden, sondern nur beispielsweise eine bestimmte, besonders „reizvolle" Gruppe herausgehoben werden, die überdies gelegentlich auch mit den gerade erwähnten „Parastoffen" Gruppensensibilisierung machen kann. Es sind dies die verschiedenen Phenothiazinderivate (Tab. 4). Die Ekzeme — daneben kommen auch Toxikodermien der verschiedensten Gestalt vor — werden entweder iatrogen durch Salben ausgelöst oder kommen beim Krankenpflegepersonal oder den entsprechenden Werktätigen durch den Umgang mit den Reinsubstanzen bzw. den Fertigpräparaten vor. Die ungewöhnliche Fähigkeit gerade der Phenergan-(Atosil-)Salbe, eine Kontaktallergie zu schaffen, kann man aus der Beobachtung von Sidi, Hincky und Gervais ersehen, die in drei Jahren 262 Fälle von Phenergan-Ekzemen ermitteln konnten. Das waren etwa 50% aller medikamentös hervorgerufenen Ekzeme innerhalb ihres Patientengutes! Interessant ist außerdem, daß Phenotiazinderivate eine photosensibilisierende Wirkung entfalten können (Schulz, Wiskemann und Wulf), ein Umstand, der vielleicht ein Hinweis dafür ist, daß gerade in Italien und Frankreich mehr als bei uns über durch sie entstandene Ekzeme berichtet wird.

Die willkürliche Gliederung in medikamentöse und berufliche Kontaktekzematogene ist schon an 3 Stellen durchbrochen worden: bei der Besprechung der Antibiotica, der Parastoffe und der Phenothiazinderivate, die ja auch bei den sie herstellenden Arbeitern und dem sie verabreichenden Krankenpflegepersonal gleichzeitig typische Berufsallergene sind.

Tabelle 3

Antistin	Neo-Antergan
Atosil	Pyribenzamin
Avil	Thenylen
Dabylen	Thephorin

| Euraxil | Pragman |

Tabelle 4
Grundkörper : Phenothiazin

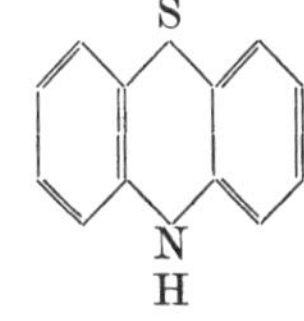

Atosil	= Phenergan
Dibutil	= Parsidol
Latibon	= Diparcol
Megaphen	= Largactil = Chlorpromazin
Pacatal	

Testkonzentration 5%ig oder als handelsübliche Salben

Einen Maßstab für die Häufigkeit des Vorkommens der einzelnen Berufsallergene gibt die Auswertung von über 5000 bei uns getesteten Ekzempatienten und die Sichtung der Gutachten, die auf Grund von Berufsanzeigen gemacht worden sind. Sie zeigt, daß trotz aller möglichen neuen Industrieprodukte zwei Allergene nach wie vor im Vordergrund der Beachtung stehen müssen, weshalb auch hier kurz auf diese eingegangen wird, obwohl es sich bei ihnen auch wieder um alte Bekannte handelt. Diese sind das Terpentin und das Chromat.

Wo das Terpentin vorkommt und bei wem das Terpentin als Berufsallergen eine Rolle spielt, ist aus den Tab. 5 und 6 zu ersehen. Man braucht Terpentin übrigens nur in 5—10% Olivenöl zu testen, selbst wenn die

Grenzkonzentration der meisten von uns geprüften Terpentine bei 60—70% liegt. Auf jeden Fall muß man sich bemühen, daß von dem Patienten wirklich vorher angewandte Terpentin zur Testung zu bekommen; denn mit dem im Labor vorhandenen Standardterpentin kann man im Einzelfall Enttäuschungen erleben. In den Fällen, wo das fragliche Terpentin nicht mehr beschafft werden kann oder der Patient selbst nichts von einem Terpentinkontakt weiß, der Verdacht gegen diesen Stoff aber besteht, ist es gut, mehrere Terpentinsorten nebeneinander zu prüfen. Auf Vorschlag von Spier wenden wir selbst schon einige Jahre hindurch verschiedene Terpentinsorten an. Das Ansprechen auf diese kann sehr verschieden sein (Tab. 7). Die gleichfalls auch häufig zu beobachtenden Bichromatallergien können ihre Ursachen in dem Umgang mit sehr verschiedenen Gegenständen oder Materialen haben (Tab. 8 und 9). Das meiste darüber ist schon seit langem bekannt. Aufgefallen ist auch uns, daß bei den Hausfrauen-Ekzemen zwar fast niemals positive Reaktionen auf die verschiedenen neuen Waschmittel, wohl aber auf Chromate zu finden sind. Als mögliche Ursache dafür wird die Anwesenheit von Chromaten als Spurenstoffen in den Waschmitteln vermutet, die bei deren Herstellung in diese hineingekommen sein sollen, da Chrom und Nickel

Tabelle 5. *Hauptsächliches Vorkommen von Terpentin*

(Testkonzentration 5%ölig) kommt vor:
in Nadelhölzern
in Fichtennadelbadezusätzen
in einigen Rheumasalben
in Farben
im Bohnerwachs
in Schuhwichse

Tabelle 6. *Beispiele für Berufe, die mit Terpentin zusammenkommen*

Terpentin ist ein Berufsallergen für:
Maler
Holzarbeiter
sonstige Bauarbeiter
Gärtner
Putzfrauen
Hausfrauen

Tabelle 7. *Von 55 mit 7 Terpentinen durchgeführten Tests reagierten*

auf	1	2	3	4	5	6	7	Sorte(n)
	7	14	9	11	5	7	2	Patienten

als Katalysator während der Synthese Verwendung finden (Schuppli). Die Nickelallergie, die allgemein zu den häufigsten gezählt wird, kommt in München nur vereinzelt zur Beobachtung, und zwar finden wir sie — außer gelegentlich bei Galvaniseuren — bei den Strumpfhalterekzemen. Manchmal ist die Nickelallergie vergesellschaftet mit einer solchen gegen Kobalt. Es sollen auch Gruppenallergien zwischen diesen beiden chemisch verwandten Stoffen zustande kommen können. Wir sahen außerdem kombiniert mit Nickel- und Kobaltallergien eine solche gegenüber dem chemisch nicht mehr verwandten Cadmiumion. Da Cadmium in Spuren in Metallgegenständen vorkommt, kann man sich vom Material her die Entwicklung einer Allergie erklären. Auf jeden Fall wird man zukünftig auf die Cadmiumionen als mögliche Ekzematogene achten müssen.

Die Tab. 10, welche Hinweise zur Analyse der Strumpfhalterekzeme gibt, zeigt, daß gar nicht selten die Acceleratoren gleichzeitig mit Kobalt und Nickel bzw. allein für diese Krankheit verantwortlich sind (MUTTER). Jene Stoffgruppe, die auch als Katalysator bei der Vulkanisation des an sich keine Allergie hervorrufenden Rohgummis verwandt wird, enthält chemisch die verschiedenartigsten Verbindungen. Erst vor kurzem ist ausgiebig dargelegt worden (SCHULTHEISS), welche Substanzen ein Gummiekzem verursachen können. Nur bei einer speziellen Analyse wird man sie wohl alle durchprüfen können. Empfohlen sei aber, außer dem verdächtigen Gummi die Thiuram- und die Mercaptoverbindungen zu testen, da sie nach unserer Erfahrung am häufigsten ekzematogen wirken können. Das TMTD (= Tetramethylthiuramdisulfid) ist überdies ein besonders bemerkenswerter Stoff. Er beschleunigt nicht nur die Vulkanisation des Gummis, sondern tötet auch Pilze, Bakterien und die Freude am Alkohol; die letztere dadurch, daß es als Antabus dem zu Kurierenden einverleibt wird. Die beiden anderen Eigenschaften erklären seine Verwendung als Antimykoticum und als Pflanzenschutzmittel. Es ist unerforschlich, warum ein bereits den Berufsdermatologen gut bekanntes Allergen ausgerechnet als neues Heilmittel zur Anwendung gelangt (SCHULTHEISS, BANDMANN und NASEMANN).

Tabelle 8

Bichromate kommen vor

in Zementen (Spuren)
in Farben oder Beizen
in Korrosionsschutzmitteln
in Holzschutzmitteln
in Klebestoffen (Fußböden)
in Waschmitteln (Spuren)
in Gerbmitteln (deshalb auch im Leder)
in Druckfarben
in Fixationsmitteln (Fotografen)

Tabelle 9

Bichromat ist ein Berufsallergen für

Maurer
Galvaniseure
Gerber
Schuster, Lederarbeiter
Phototechniker
Bauarbeiter
Bergleute (Grubenholz)
Fliesenleger
Drucker
Monteure
Metallarbeiter
Putzfrauen
Hausfrauen

Tabelle 10

	Nickelsulfat	Kobaltsulfat	Cadmiumsulf.	Acceleratoren
Nickelsulfat	11	5	2	1[1]
Kobaltsulfat.		3		1
Cadmiumsulfat . . .				1
Acceleratoren				1

Insgesamt: 25 Fälle.

Von den Strumpfbändern ist es nicht weit zu den Strümpfen. Da diese heutzutage meist aus Perlon und Nylon bestehen, und viele Ärzte und Patienten der Meinung sind, diese Kunststoffe könnten Allergien hervorrufen, sei ausdrücklich betont, daß weder Nylon noch Perlon in

---

[1] gleichzeitig gegen Cadmiumsulfat.

Reinsubstanz allergische Kontaktekzeme verursachen. Wenn solche tatsächlich in anamnestischen und topographischen Zusammenhang mit den getragenen Strümpfen gebracht werden können, so ist neben der Appretur fast immer die Farbe, mit der die Kunststoffaser imprägniert wurde, daran schuld. Diese Farbstoffe sind aber wiederum die seit R. L. Mayer uns gut bekannten Parastoffe, zu welchen man auch — durchaus berechtigt — die Azofarbstoffe rechnen kann (Sidi). Diese Farbstoffe werden auch sonst für Textilien und Leder sowie für die Haare verwendet.

Die Haarfärbemittel geben den Anlaß, kurz die Gruppe der durch Cosmetica ausgelösten Kontaktallergien zu streifen. Fast immer ist der anamnestische Zusammenhang zwischen dem zur Noxe gewordenen Cosmeticum und dem Auftreten sowie der Lokalisation des Ekzems so klar, daß die Testung sehr gezielt ausgeführt werden kann. Auf die in letzter Zeit von uns beobachtete Allergie gegenüber Steapin sei in diesem Zusammenhang kurz hingewiesen. Über die möglichen Kontaktallergien gegenüber den verschiedenen mehr oder weniger kalten Wellen haben Borelli sowie Sidi so ausführlich berichtet, daß ein Hinweis auf ihre Darstellungen genügen dürfte.

Was man bei Perlon und Nylon feststellen konnte, daß sie niemals zu sensibilisieren vermögen, kann bei einer großen Zahl von Kunststoffen leider nicht behauptet werden. Grundsätzlich ist darüber zu sagen, daß fast immer die noch in Spuren vorhandenen Ausgangsstoffe für die Sensibilisierung verantwortlich zu machen sind. Seit langem bekannt sind die Kunststoffe, welche Kondensationsprodukte aus Formaldehyd, Harnstoff oder Phenol sind. Hat man den Verdacht, daß ein Kunststoffekzem vorliegen könnte, ohne daß man die genaue Zusammensetzung des Kunststoffes weiß, so sollten stets Formalin und Phenol (0,5% wäßrig) getestet werden. In letzter Zeit haben sich die Allergien gegenüber den sog. Gießharzen (Epoxyd oder Äthoxylinverbindungen) vermehrt. Je höher diese polymerisiert sind, desto geringer sind ihre sensibilisierenden Eigenschaften, eine Feststellung, die auch für eine weitere Gruppe von Kunststoffen getroffen werden kann, nämlich für die Metacrylsäureester. Es ist nun nicht ohne weiteres möglich, einen Block, der alle geeigneten Ausgangsstoffe für Kunststoffe enthält, zusammenzustellen. Häufig sind schon aus rein patentrechtlichen Gründen in einem Kunststoff so viele Allergenmöglichkeiten enthalten, daß nur eine Anfrage bei der entsprechenden Herstellerfirma Aufschluß über deren Zusammensetzung gibt. Am besten ist es immer noch, den verdächtigen Kunststoff fein pulverisiert und mit Wasser benetzt aufzulegen.

Bei den beruflichen Kontaktekzematogenen macht sich eine Eigenschaft vieler Berufsstoffe für den Testarzt sehr unangenehm bemerkbar: Sie können in höheren Konzentrationen oder bei längerer Auflage häufig auch bei einer Gruppe nicht allergischer Personen Hautreaktionen hervorrufen. Die Entscheidung, ob eine solche Reaktion nun „allergisch" oder „fakultativ toxisch" bedingt ist, muß anhand der von Spier zusammengestellten Merkmale häufig sorgfältig überlegt werden. Am besten ist es, man excidiert eine solche fragliche Testreaktion möglichst frühzeitig, denn die Miescherschen Kriterien für eine epicutane Allergie erlauben eine Entscheidung.

Es wurde hier sicher nur ein kleiner Teil der neueren Kontaktekzematogene erwähnt. Es war aber nicht die Absicht, eine Enzyklopädie der Testsubstanzen mit einer entsprechenden Literaturübersicht vorzutragen, sondern es sollten nur mit Hilfe der praktischen Erfahrung eines Testlabors, in welchem jährlich an über 1000 Patienten über 12000 Läppchen aufgelegt werden, Anregungen gegeben werden. Eigentlich müßte sich an diesen Vortrag ein weiterer anschließen, der das Thema hätte, welche Stoffe aus den Standardtestreihen grundsätzlich verschwinden sollten. Nur soviel und aus gegebener Veranlassung: Reine Schmierseife und reines Benzin verdienen sicher nicht die Bezeichnung „Allergene".

Das Nickelbeispiel hat gezeigt, daß nicht an allen Orten die gleichen Allergene in der gleichen Häufigkeit auftreten. Das Einzugsgebiet, welches dem Dermatologen zur Verfügung steht, spielt bei der Einrichtung seines Testlabors die Hauptrolle. Er wird die verschiedenen Industrien, die sich in der Nähe seiner Heimatstadt niedergelassen haben, kennen und aus dieser Kenntnis Hinweise für die möglichen Allergene erhalten. In ländlichen Bezirken wird die Überempfindlichkeit gegenüber Melkfetten (verantwortliche Allergene sind meist aliphatische Amine) eine größere Rolle spielen als in einer Großstadt. Oft wird das Auftreten eines neuen Allergens der Anlaß sein, auch an anderen Orten nach ihm zu fahnden. So haben wir (Bandmann und Dohn) die Ol. Lauri-Allergie, über welche Spier und Sixt zunächst anhand von 11 Fällen berichteten, jetzt bei 4956 Patienten insgesamt 176 mal zu Gesicht bekommen. Jede Mitteilung aus der Praxis über neu aufgefundene und durch Kontrollen gesicherte Allergene ist deshalb für die Klinik wichtig und kann der Aufklärung vieler weiterer Kontaktekzeme dienlich sein.

Aus der Dermatologischen Klinik und Poliklinik der Universität München
(Direktor: Prof. Dr. A. Marchionini)

Subcorneale pustulöse Dermatose

(Dermatitis pustulosa subcornealis)

Von

Helmut Röckl

Im Jahre 1947 demonstrierte Sneddon auf dem Internationalen Ärztekongreß in London eine Patientin, die an einem rezidivierenden vesico-pustulösen Ausschlag an der Brust, später auch im Bereich der Axillen und der Schamgegend litt. 1951 wurde der Fall dann von Savage unter der Diagnose „pustulöse, herpetiforme Parapsoriasis" publiziert. Die histologische Untersuchung einer Efflorescenz zeigte ein subcorneal

gelegenes Bläschen, das zahlreiche polymorphkernige Leukocyten enthielt. Im Jahre 1955 wurde die Patientin erneut bei einer Sitzung der
Royal Society of Medicine vorgestellt, auf der schon 1951 zwei ähnliche
Fälle von WILKINSON gezeigt worden waren. Obwohl die Diagnose
„Dermatitis herpetiformis" lautete, vertraten die Autoren doch die Ansicht, daß ihre Fälle in einigen wichtigen Punkten Abweichungen von dem
klassischen Bild der Dermatitis herpetiformis zeigten und deshalb unter
Umständen Repräsentanten eines eigenen noch unbekannten Krankheitsbildes darstellten.

Patienten mit ähnlichen Hauterscheinungen waren auch in früheren
Jahren schon, so 1948 von SIMPSON, 1952 von CARNAY und 1954 von
CIPOLLARO auf Tagungen vorgestellt worden. Die erste Mitteilung dürfte
unseres Erachtens jedoch von M. RUITER stammen. Er beschrieb 1932
im Archiv für Dermatologie [166, 184 (1932)] einen Fall eines 26 jährigen
Mannes, bei dem sich Hauterscheinungen fanden, die dem von SNEDDON
und WILKINSON als subcorneale pustulöse Dermatose bezeichneten
Krankheitsbild vollkommen entsprachen. Die Pusteln waren steril und
fanden sich zwischen stratum corneum und stratum granulosum. Der
von W. ENGELHARDT [Derm. Wschr. 85, 1337 (1927)] unter Bezeichnung
„pemphigusartige Erkrankung" publizierte Fall hat zwar hinsichtlich
Klinik und Verlauf sehr viel Ähnlichkeit mit der subcornealen pustulösen
Dermatose, durch das Fehlen der Histologie ist eine definitive Einordnung
jedoch nicht möglich. Bei allen diesen unklaren Fällen standen immer
wieder zur Diskussion die Diagnosen: Pustulöser Ausschlag, Dermatitis
herpetiformis, Impetigo herpetiformis, Moniliasis und Impetigo bzw.
Staphylodermia superficialis circinata. Im großen und ganzen war man
sich unter Vorbehalt jedoch darüber einig, daß hier eine eigenartige,
offenbar atypische, noch unbekannte Form einer Dermatitis herpetiformis Duhring vorliegen müsse.

Im Jahre 1956 erschien dann im Brit. J. Derm. von SNEDDON und
WILKINSON gemeinsam eine ausführliche Publikation, in der sie über
7 Fälle berichteten. Die Autoren wählten für diese Hautkrankheit die
Bezeichnung subcorneale pustulöse Dermatose und waren der Meinung,
daß es sich um ein eigenes Krankheitsbild handelt. Im gleichen Heft der
Zeitschrift — 10 Seiten weiter — erörtert HELLIER anhand eines Falles
die Differentialdiagnose zwischen subcornealer pustulöser Dermatose
einerseits und einem generalisierten pustulösen Bakterid andererseits.

Wenige Monate später berichteten MEARA und CALNAN ebenfalls über
2 Patientinnen, die einen seit Jahren rezidivierenden Dermatitis herpeti-
formis-ähnlichen pustulösen Ausschlag hatten. Im Gegensatz zur Duhringschen Krankheit waren die Bläschen bzw. Pusteln jedoch nicht
subepidermal, sondern subcorneal gelegen. Eine Abheilung konnte auf
Diaminodiphenylsulfon (DADPS) erzielt werden.

Dieser Mitteilung englischer Dermatologen folgte in den nächsten
2 Jahren eine Reihe von Publikationen, in denen über gleiche Beobachtungen berichtet wird. 1957 beschrieben TULLOCH (Großbritannien),
DUPERRAT und BOLGERT (Frankreich) sowie CERUTTI (Italien) je einen

Fall von subcornealer pustulöser Dermatose. — Im Jahre 1958 berichteten aus den USA GREENBAUM und LEE sowie SCHOENFELD über je einen Fall, ELLIS über 3 Patientinnen. Aus den Niederlanden liegen Beobachtungen von SUURMOND aus der Klinik von POLANO über 2 Fälle, ferner von SIEMENS über einen Fall vor, und erst kürzlich beschrieben in den USA BARSKY und CORNBLEET und in Deutschland SCHUPPENER und THAL je zwei und GERTLER eine Patientin mit subcornealer Pustulose. Insgesamt konnten wir in der uns zugänglichen Literatur bisher 31 beschriebene Fälle finden, wobei zu berücksichtigen ist, daß uns unter Umständen eine Reihe von auf Tagungen und Kongressen vorgestellten Fällen entgangen ist. Alle diese Fälle zeigten untereinander, wie aus den Beschreibungen und Abbildungen zu entnehmen ist, eine auffallende Übereinstimmung hinsichtlich des klinischen Bildes, des Verlaufes, des Ansprechens auf therapeutische Maßnahmen und insbesondere hinsichtlich der Histologie: die Bläschen bzw. Pusteln fanden sich stets unter dem stratum corneum, wie wir das von den oberflächlichen Pyodermien, z. B. der Staphylodermia superficialis, her kennen. In histologischer Beziehung unterscheidet sich die Pustulose demnach eindeutig von der Dermatitis herpetiformis Duhring, deren Charakteristikum bekanntlich das subepidermal gelegene Bläschen ist.

An den Beginn der klinischen Beschreibung sei eine kasuistische eigene Beobachtung deshalb gesetzt, weil sie, wie es uns scheint, charakteristisch ist für alle diese Fälle, die bislang — und so geschah es auch bei diesem Fall — unter verschiedenen Diagnosen geführt wurden, von denen keine jedoch wirklich befriedigte.

Im Jahre 1954 wurde uns von Dr. POKORNY (Landsberg/Lech) eine 63jährige Patientin (F. A.) stationär eingewiesen, bei der wir damals gemeinsam mit SPIER und SCHUHMACHERS-BRENDLER folgende Krankengeschichte erheben konnten:

Familienanamnese. Keine Haut- oder allergischen Krankheiten bekannt.

Eigene Anamnese. Angeblich nie ernstlich krank gewesen. — Vor etwa 1 Jahr erstmals Auftreten von geringgradig juckenden, kleinen eitrigen Bläschen am linken Unterschenkel. Trotz Salbenbehandlung und innerlichen Penicillingaben langsame weitere Ausbreitung auf den Stamm und die übrigen Extremitäten.

Befund. Am ganzen Körper mit Ausnahme des Gesichtes, der Handteller und Fußsohlen finden sich einerseits disseminiert bis linsengroße, von einem schmalen geröteten Hof umgebene, schlaffe Pusteln, andererseits pfennigstück- bis handflächengroße figurierte, teils annuläre, circinäre, serpiginöse, teils polycyclische oder bizarr konfigurierte Herde, die aus einem 2—3 mm breiten Pustel- oder blätterteigartigen Krustensaum bestehen und im Zentrum eine gering gerötete und pigmentierte Fläche aufweisen. Es besteht nur zeitweise und dann geringer Juckreiz; jedoch kein Brennen. Kratzeffekte waren nicht festzustellen. Die Temperatur war nicht erhöht, das Allgemeinbefinden nicht gestört.

Untersuchungsergebnisse. Nikolsky-Phänomen nicht auslösbar; Verschlechterung und Auftreten von neuen Pusteln nach 0,5 g Kaliumjodatum per os. Seroreaktionen auf Lues: negativ; BKS: 28/50; RR.: 140/90; Blutbild: Hb.: 71%, Ery.: 5,0; F. I.: 0,7, Leuko.: 7900, Stabk.: 2%, Segmentk.: 67%, Lympho.: 25%, Eos.: 4%, Baso.: 2%; Ges. Eiweiß: 6,7 g %, Albumine: 43,7, Globuline: α_1: 7,0, α_2: 12,0, β: 15,7, γ: 21,6 rel. %. Mancke-Sommer: 80 mg-%; Weltmann: 1—5; Cadmiumsulfat: positiv; Thymol: schwach positiv. Urin: ohne Befund.

Bakteriologie des Pustelinhaltes. Pilze und Hefen negativ; von 17 Pusteln an verschiedenen Tagen: 9 steril, in 8 teils vereinzelt, teils reichlich Kolonien von Mikrococcus pyogenes var. aureus, empfindlich gegenüber Chloramphenicol und Sulfonamiden, resistent gegenüber Penicillin, Tetracyclinen, Streptomycin.

Histologie (Präp. Nr. N 504). Subcorneales Bläschen, im Blaseninhalt polymorphkernige Leukocyten, vereinzelt Eosinophile.

Verlauf. Nur geringe, vorübergehende Besserungen der Erscheinungen nach ausschließlich lokalen antibakteriellen Maßnahmen sowie innerlicher Anwendung von Antihistaminica, Chloramphenicol und Gantrisin. Wesentliche Besserung auf Wismut und Germanin. Völlige Abheilung nach Sulfapyridin. Seit 1955 ist die Patientin erscheinungsfrei.

Nach längerer stationärer Beobachtung der Patientin kamen wir seinerzeit in Anbetracht des klinischen Bildes, der subcornealen Lage der Pusteln, aus denen verschiedentlich, jedoch nicht obligat (von 17 Pusteln waren 9 steril), Kolonien von Micrococcus pyogenes var. aureus gezüchtet werden konnten, und des mäßigen Ansprechens der Hauterscheinungen auf antibakterielle Maßnahmen zu der uns allerdings nicht vollständig befriedigenden Auffassung, daß hier eine Staphylodermia superficialis circinata bei gleichzeitigem Bestehen einer bestimmten allgemeinen Resistenzschwäche des Organismus vorliegen müsse. Eine Dermatitis herpetiformis wurde zwar immer wieder differentialdiagnostisch erwogen, auf Grund der subcornealen Lage der Pusteln konnten wir uns jedoch nicht für diese Diagnose entscheiden.

Im folgenden sei nun das Krankheitsbild der subcornealen pustulösen Dermatose, soweit wir es auf Grund eigener Beobachtung und derjenigen der Literatur kennen, eingehend und zusammenfassend besprochen.

1. Klinisches Bild

a) Hauterscheinungen. Die Primärefflorescenz der subcornealen pustulosen Dermatose ist ein bis erbsengroßes, von einem geringen erythematösen Hof umgebenes Bläschen, das sich durch Einwanderung von Leukocyten in den Bläscheninhalt rasch in eine unterschiedlich große, gelblich gefärbte Pustel umwandelt. In der Mehrzahl der Fälle wird das Bläschenstadium offenbar so schnell durchlaufen, daß bereits primär nur Pusteln beobachtet werden. Hypopyonbläschen finden sich nicht selten. Die Pusteldecke ist schlaff, wie es bei den oberflächlichen Staphylodermien und Streptodermien der Fall ist. Die Weiterentwicklung ist gekennzeichnet einerseits durch das Platzen der Pusteln nach einigen Tagen, wodurch eine von einer Schuppenkrause umgebene gelblich verfärbte Kruste resultiert, andererseits, und dies scheint für den Großteil der Primärefflorescenzen zuzutreffen, durch eine Tendenz zu zentraler Abheilung und zentrifugalem Fortschreiten. Die Pusteldecke beginnt sich dann im Zentrum wieder der Unterlage anzulegen, und der so entstehende 2—5 mm breite Pustelring breitet sich nach der Peripherie weiter aus. Auf diese Weise entstehen, unter Umständen auch durch Confluens oder Apposition benachbarter Herde, z. T. große annuläre, circinäre, polycyclische, bei einseitiger Abheilung gyrierte, serpiginöse und guirlandenförmige, im Innern etwas gerötete und kleieförmig schuppende, am Rande einen Pustelsaum oder blätterteigartigen Krustensaum aufweisende Herde.

Die Abheilung erfolgte fast ausnahmslos mit einer Wochen bis Monate persistierenden Pigmentierung anstelle der ehemaligen Efflorescenzen. — *Lokalisation.* Die subcorneale pustulöse Dermatose befällt in erster Linie den Rumpf und die proximalen Teile der Extremitäten. Dabei sind die intertriginösen Körperpartien, wie Axillen, Submammärregion, Inguinal- und Genitocruralfalten, bevorzugter Sitz der Efflorescenzen. Nicht selten bleiben die Hauterscheinungen längere Zeit hindurch auf bestimmte Partien beschränkt (Schulter, Brüste, Rücken, Genitalgegend). Kopf, Handteller und Fußsohlen werden verschont; lediglich HELLIER und TULLOCH sahen bei ihren zwei Fällen auch die Handteller und Fußsohlen bzw. den behaarten Kopf mitbefallen. Die sichtbaren Schleimhäute, insbesondere der Mundhöhle, scheinen nur sehr selten Sitz von Efflorescenzen zu sein. Bislang wurde nur von TULLOCH sowie GREENBAUM und LEE über einzelne Bläschen bzw. aphthöse Erscheinungen an der Mundschleimhaut berichtet.

b) Allgemeinerscheinungen. Das Allgemeinbefinden wurde bei keinem der uns bislang bekannt gewordenen Fälle von subcornealer pustulöser Dermatose durch die Hauterscheinungen beeinträchtigt. Juckreiz war meistens nicht vorhanden, manchmal war er geringgradig, nur selten so ausgeprägt, wie bei einer der von SCHUPPENER und THAL beschriebenen Fälle. — Gleichzeitig bestehende Krankheiten anderer Organe in Form einer Gefäßlues bei der einen Patientin, eines Carcinoms des Dünndarms bei der anderen Patientin sahen ebenfalls nur SCHUPPENER und THAL.

c) Verlauf. Die subcorneale pustulöse Dermatose zieht sich in der Regel über mehrere Jahre hin, wobei offensichtlich der schubweise Verlauf besonders charakteristisch ist. Dabei werden Phasen einer scheinbaren Abheilung abgelöst von solchen, in denen ein Pustelschub auf den anderen folgt oder überhaupt kontinuierlich Pusteln auftreten. Schon einmal erkrankte Hautpartien können gleichermaßen wiederum und mehrmals von Efflorescenzen befallen werden.

2. Vorkommen

Die Hautkrankheit scheint — soweit dies vorerst gesagt werden kann — überall vorzukommen. Sie wurde bei Menschen mit weißer und schwarzer Hautfarbe beobachtet.

3. Geschlecht

Offenbar befällt die Dermatose vor allem das weibliche Geschlecht. Von 29 Fällen waren 23 Frauen (80%).

4. Alter

Die Morbiditätskurve, die sich nach einer Zusammenstellung der bislang mitgeteilten Fälle vom 27.—80. Lebensjahr erstreckt, zeigt einen Gipfel im 6. und 7. Lebensjahrzehnt. Von 29 Patienten hatten 22 das 50. Lebensjahr bereits überschritten.

Altersverteilung von 29 Fällen von Dermatitis pustulosa subcornealis

Lebensjahrzehnt . . .	2	3	4	5	6	7	8	9
Zahl	—	1	2	4	9	8	4	1

5. Histologie

Das histologische Bild der Dermatose zeigt als konstantes Merkmal ein zwischen dem stratum corneum und dem stratum granulosum liegendes Bläschen. Im Bläscheninhalt finden sich in Abhängigkeit vom Alter der Efflorescenz unterschiedlich viele polymorphkernige neutrophile und wenige eosinophile Leukocyten. Acantholytische Elemente bzw. eine ballonierende Degeneration der Stachelzellen sind nicht festzustellen. Das unter dem Bläschen gelegene stratum Malpighi kann eine geringe Acanthose und eine Spongiose zeigen. Vereinzelt liegen segmentkernige Leukocyten zwischen den Epithelzellen. Im oberen Corium lassen sich außer perivasculären, in der Regel geringgradigen, überwiegend aus Lymphocyten bestehenden Infiltraten keine Veränderungen nachweisen, insbesondere auch nicht an den Gefäßen selbst.

6. Laboratoriumsbefunde

Die Ergebnisse der Laboratoriumsuntersuchungen konnten bisher ·keine für diese Dermatose unter Umständen charakteristischen Abweichungen von der Norm aufdecken. Sämtliche morphologischen und chemischen Blut- und Harnanalysen ergaben regelrechte Resultate. Insbesondere war eine konstante Eosinophilie nicht zu erheben. In Anbetracht der differentialdiagnostisch zu erwägenden Staphylodermia superficialis circinata, bei der die Pustel ebenfalls eine subcorneale Lokalisation zeigt, wurden von allen Autoren der bakteriologischen Untersuchung des Pustelinhaltes die größte Bedeutung beigemessen. Es zeigte sich, daß in frisch aufgetretenen und intakten Pusteln weder Fadenpilze noch Candida albicans gefunden werden konnten, jedoch vereinzelt, wie auch in unserem Falle, weiße nichthämolysierende oder goldgelbe hämolysierende Staphylokokken oder hämolytische Streptokokken. Wahrscheinlich jedoch handelt es sich bei diesen Bakterienfunden nur um das Resultat einer Sekundärinfektion des Bläscheninhalts. Hierfür spricht, daß der Großteil der gleichzeitig abgeimpften Pusteln sich als steril erwies und daß durch lokale und innerliche antibakterielle Maßnahmen das Auftreten neuer Efflorescenzen nicht verhindert werden konnte. Die *orale Jodkaliprovokation* war bei dem Fall von Hellier negativ, bei unserer Patientin kam es nach 0,5 g Jodkali zu Verschlechterung mit Auftreten neuer Pusteln. Im Gegensatz zu der durch die Untersuchungen von Spier u. Mitarb. hinsichtlich Diagnose der Dermatitis herpetiformis sehr fragwürdig gewordenen Bedeutung des *epicutanen* Jodidtests, bei dem es sich um einen unspezifischen toxischen Effekt im Rahmen der Hofmeister-Anionenreihe handelt, besitzt in unklaren Fällen eine Provokation durch *oral* verabreichtes Jodkali immer noch einen gewissen differentialdiagnostischen Wert; andererseits sei darauf hingewiesen, daß Exacerbationen auf Jodkali per os auch bei anderen, insbesondere ausgedehnten oberflächlichen Staphylodermien beobachtet werden können.

7. Ätiologie und Pathogenese

Ätiologie und Pathogenese sind vorerst völlig dunkel. Eine Diskussion würde rein spekulativen Charakter haben und keine exakten Ergebnisse zeitigen.

HELLIER erwog anläßlich seines Falles, bei dem auch auf Handtellern und Fußsohlen Pusteln vorhanden waren, ob es sich bei der pustulösen Dermatose nicht um eine besondere Form des pustulösen Bacterids, wie es BARBER beschrieben hat, handeln könnte. Dieser Auffassung wird von GREENBAUM und LEE, unseres Erachtens zurecht, widersprochen, da das pustulöse Bacterid an den Acren, insbesondere an Handtellern und Fußsohlen aufzutreten pflegt und die Pusteln histologisch gesehen als pyknotisch-spongiotische Pusteln viel tiefer in der Epidermis gelegen sind.

8. Differentialdiagnose

Die Differentialdiagnose der subcornealen pustulösen Dermatose (s. auch Tabelle) hat vor allem drei Hautkrankheiten zu berücksichtigen, und es scheint uns, als ob die nosologische Einheit dieses erst vor wenigen Jahren erstmals beschriebenen neuartigen Krankheitsbildes noch keineswegs als gesichert gelten darf. Der sich über Jahre hinziehende Verlauf einerseits und das Ansprechen der Krankheit auf DADPS und zum Teil auch auf Sulfapyridin andererseits lassen in der Tat und in erster Linie an eine *Dermatitis herpetiformis Duhring* denken. Jedoch können einige Eigenschaften festgestellt werden, die sich nicht mit dem uns geläufigen und üblichen Bild der Duhringschen Krankheit vereinbaren lassen. Mit Ausnahme der von DUHRING selbst im Jahre 1887 beschriebenen pustulösen Variante sind für die Dermatitis herpetiformis nicht Pusteln, sondern primär die mit klarem Inhalt gefüllten Bläschen und Blasen charakteristisch. Während die Pustel der subcornealen pustulösen Dermatose im allgemeinen über die Größe einer Erbse nicht hinauszugehen scheint und eine, der subcornealen Lage entsprechende schlaffe Blasendecke aufweist, zeigt die Dermatitis herpetiformis auf Grund der subepidermalen Lage prall gespannte Bläschen und Blasen verschiedenster Größe in meist ausgesprochen herpetiformer Anordnung, was einen weiteren Gegensatz zu den regellos disseminierten Pusteln der subcornealen pustulösen Dermatose darstellt. Nicht zuletzt werden die zwei charakteristischen Eigenschaften, die BROCQ (1888) dazu bewogen haben, eine Dermatitis herpetiformis „Dermatite polymorphe douloureuse" zu nennen, bei der subcornealen pustulösen Dermatose vermißt, nämlich die Polymorphie der Primärefflorescenzen, die bei der Dermatitis herpetiformis in einer Kombination von Erythemen, Urticae, Papeln, Bläschen und Blasen besteht, während bei der subcornealen pustulösen Dermatose die Pustel die alleinige Primärefflorescenz darstellt. Der außerdem von BROCQ geprägte Zusatz „douloureuse" bezieht sich auf die präeruptiven oder begleitenden Mißempfindungen in Form von Brennen, Schmerzen und oft intensivem Juckreiz der Haut, subjektive Erscheinungen, die bei der subcornealen pustulösen Dermatose mit Ausnahme eines allerdings nicht bei allen Fällen beobachteten, geringgradigen Juckreizes

Tabelle. *Differentialdiagnose der Dermatitis pustulosa subcornealis*

	Dermatitis herpetiformis	Staph. superficialis circinata	Impetigo herpetiformis	Dermatitis pustulosa subcornealis
Primärefflorescenz	Erythem, Urtica, Papel, Bläschen, Pustel, Blase	Pustel	Erythem, Pustel	Pustel
Verteilung	herpetiform	disseminiert	herpetiform	disseminiert
Lokalisation	Streckseiten, Nates, Schulterblätter	Rumpf, proximale Extremitäten	Leistenbeugen, Nabelgegend, Axillen, Brust	Beugeseiten, Axillen, Genitalgegend
Allgemeinsymptome	Brennen, Schmerzen, heftiger Juckreiz	keiner bis geringer Juckreiz	präeruptiv, Brennen und Juckreiz möglich	geringer Juckreiz, meistenteils fehlend
Geschlecht, Alter	vorwiegend Männer erste Lebenshälfte	keine Bevorzugung	vorwiegend Frauen in der Schwangerschaft, selten Männer (?) im jüng. u. mittl. Alter	vorwiegend Frauen zweite Lebenshälfte
Verlauf	protrahiert mit Remissionen	kurzfristig	hektisch, fieberhaft	protrahiert mit Remissionen
Histologie	subepidermale(s) Bläschen/Blase	subcorneale Pustel	intraepidermale, spongiforme Pustel	subcorneale Pustel
Therapeutische Ansprechbarkeit	DADPS, Sulfapyridine	Antibiotica	Corticosteroide AT 10	DADPS, Sulfapyridine, Corticosteroide

nicht beobachtet worden sind. Des weiteren unterscheiden sich beide Dermatosen in ihrer Lokalisation. Während die Dermatitis herpetiformis Duhring in erster Linie die Streckseiten, Hüften, Nates und Gegend der Schulterblätter befällt, bevorzugt die pustulöse Dermatose Beugeseiten, Axillen und Genitalgegend. EYSTER und KIERLAND fanden bei 300 Patienten, daß die Dermatitis herpetiformis in 77% aller Fälle zwischen 20. und 55. Lebensjahr auftrat, in erster Linie also eine Krankheit des jugendlichen und mittleren Lebensalters ist, während die subcorneale pustulöse Dermatose eine Krankheit des 6., 7. und 8. Lebensjahrzehnts zu sein scheint. Weiterhin stellten diese Autoren fest, daß bei der herpetiformen Dermatitis das männliche Geschlecht im Verhältnis 2,7:1 überwiegt; die bislang bekannt gewordenen Fälle von subcornealer pustulöser Dermatose zeigen dagegen ein Überwiegen des weiblichen Geschlechtes im Verhältnis 3,8:1. — Die wesentlichste Unterscheidung liegt jedoch vorerst, d. h. solange an der klassischen Arbeit CIVATTEs (1943) über den eindeutigen subepidermalen Sitz der Blase bei der Dermatitis herpetiformis festgehalten wird, in der Histopathologie, die bei der subcornealen pustulösen Dermatose eine zwischen stratum corneum und stratum granulosum liegende Pustel zeigt.

Nach all diesen Argumenten ist zu sagen, daß man die subcorneale pustulöse Dermatose so lange nicht zum Krankheitsbild der Dermatitis herpetiformis Duhring rechnen kann und darf, solange die bislang gültigen Kriterien dieser Dermatose nicht, und zwar einschneidend, modifiziert werden. Auch bei der Annahme, die subcorneale pustulöse Dermatose als eine besondere pustulöse Variante des Morbus Duhring aufzufassen, erscheint es schwer verständlich, daß bei keiner Beschreibung der Duhringschen Krankheit diese besonderen Fälle Erwähnung gefunden haben.

Von der subcornealen pustulösen Dermatose ist weiterhin die *Staphylodermia superficialis* (Impetigo) *circinata* abzugrenzen, die insbesondere in ihrem klinischen Erscheinungsbild große Ähnlichkeit aufweist. Gemeinsam ist beiden Dermatosen dieselbe Primärefflorescenz in Form der schlaffen Pustel mit der Tendenz, sich unter Abheilung im Zentrum zentrifugal auszubreiten und bizarr konfigurierte, annuläre, polycyclische, gyrierte, serpiginöse usw. Figuren zu bilden, außerdem ein fehlender oder nur geringgradiger Juckreiz bei nicht gestörtem Allgemeinbefinden. Ein wesentlicher Unterschied besteht aber darin, daß sich im Pustelinhalt der oberflächlichen circinären Staphylodermie stets zahlreich Micrococcus pyogenes var. aureus nachweisen läßt und diese Hauterscheinungen, wenn nicht bereits auf lokale antibakterielle Maßnahmen, so doch auf eine Kombination mit innerlichen, in kurzer Zeit zur Abheilung zu bringen sind. Auch die Differentialdiagnose zur *Impetigo herpetiformis* dürfte wegen der andersartigen klinischen Erscheinungen (Beginn mit roten, leicht über das Niveau der Haut erhabenen Flecken, erst dann Entwicklung spitzkegeliger glasstecknadelkopfgroßer Pusteln) und insbesondere wegen der schweren Allgemeinerscheinungen (Schüttelfrost, Fieber, Appetitlosigkeit, allgemeine Schwäche, Trockenheit im Mund, Kopfschmerzen, unter Umständen Nephritis, Diarrhoen, Gelenkschmerzen, Erscheinungen der Tetanie mit tonischen und klonischen Krämpfen usw.) und nicht zuletzt wegen der ernsten Prognose (Mortalität nach BEEK 50%) keine Schwierigkeit bereiten.

Außerdem unterscheidet sich die Impetigo herpetiformis mit ihrer spongiformen Pustel auch histologisch eindeutig von der subcornealen pustulösen Dermatose. Schließlich dürfte der Ausschluß einer Psoriasis pustulosa, eines Erythema gyratum perstans oder annulare centrifugum nicht schwierig sein.

9. Therapie

Wie bereits mehrmals erwähnt, haben außer Sulfapyridinen, Diaminodiphenylsulfon (DADPS) und Corticosteroiden weder Antibiotica noch andere Medikamente wie Arsen, Vitamin D_2, Isonicotinsäurehydrazid, wenn überhaupt, nur zu vorübergehenden Besserungen, nicht jedoch vollständiger Erscheinungsfreiheit oder Abheilung geführt. Therapeutisch auffällig ist, daß oftmals auch nur kurzfristige Gaben von DADPS zu einer Abheilung der subcornealen pustulösen Dermatose führten, während man dies bei der Dermatitis herpetiformis in der Regel nicht beobachten kann.

Aus der Universitäts-Hautklinik Hamburg
(Direktor: Prof. Dr. Dr. J. KIMMIG)

Pathogenese und Therapie des Erythematodes und des Kaposi-Libman-Sacks-Syndroms

Von

JOSEF KIMMIG

Einteilung nach HAUSER (chronische Formen):

1. Erythematodes chronicus discoides (localisatus), Erythematodes chronicus disseminatus (integumenti).

2. Akute Formen des Erythematodes: Allgemeinerkrankung mit Beteiligung der inneren Organe (Herz, Niere usw.), Erythematodes chronicus cum exacerbatione acuta, Erythematodes acutus.

Der Erythematodes ist eine chronische Entzündung der Haut, die in den meisten Fällen eine narbige Atrophie zur Folge hat. Seit dem Jahre 1872 wissen wir durch die Untersuchungen von KAPOSI, daß der Erythematodes klinisch in einer chronisch diskoiden und einer akuten Form mit einer Erkrankung der inneren Organe auftreten kann. Über die pathogenetischen Beziehungen beider Krankheiten wissen wir erst seit der Aufklärung der Antiimmunisierungsvorgänge etwas besser Bescheid. Die Primäreffloreszenzen des Erythematodes discoides sind kleine rote Maculae oder infiltrierte Papeln, die im Zentrum hyperkeratotische Schüppchen tragen. Hebt man diese Schüppchen ab, so weisen sie an der Unterseite Hornstacheln auf, die in die Follikelmündungen hineinragen. Die Herde zeigen ein sehr langsames Wachstum und erreichen oft erst nach Monaten Münzengröße. Nach Ablösung der Schuppen entwickelt sich eine narbige Atrophie, die Haut ist depigmentiert und weist oft feine Gefäßreiserchen auf. Die perivasculären entzündlichen lymphocytären Infiltrate, die perifolliculären Hyperkeratosen, die Atrophie und Degeneration im Stratum spinosum und Stratum germinativum sind die histologischen Veränderungen zu dem eben beschriebenen klinischen Bild. Der Erythematodes kann auch als symmetrisch angeordnete Erytheme in Erscheinung treten, wobei die hyperkeratotischen und atrophischen Vorgänge ausbleiben, oder es kommt zur Entwicklung von stark hypertrophierten verrukösen Platten, ja selbst tumorähnliche Formen sind möglich. Der sog. Chilblain-Lupus imponiert als ausgeprägte cyanotische, mit Atrophie und Asphyxie einhergehende Form. Die Erythematodesherde sind auf Sondendruck schmerzhaft und hinterlassen beim Abreiben mit Äther kleine hyperkeratotische Auflagerungen. Die häufigste Lokalisation findet sich im Gesicht, wobei die Anordnung bei weitem nicht immer die symmetrische Schmetterlingsform sein muß. In unserem Krankengut überwiegen die asymmetrischen Formen mit Lokalisation an der Nase, Ohrmuscheln usw. Mundschleimhaut: Die Veränderungen an der Mundschleimhaut sind relativ selten und bieten

das Bild von weißen, gestreiften, infiltrierten, netzförmigen Herden, die
im Zentrum Erosionen aufweisen können. Die erodierten Herde an der
Schleimhaut können sehr schmerzhaft sein.

Der chronische Erythematodes ist nicht gleichmäßig auf beide
Geschlechter verteilt, er ist bei Frauen etwa doppelt so häufig wie bei
Männern. Das familiäre Vorkommen ist in der Weltliteratur an etwa
40 Fällen bestätigt, wobei das Vorkommen bei Geschwisterpaaren und
eineiigen Zwillingen besonders interessant ist. GRÜTZ berichtet über das
Vorkommen von chronischem und akutem Erythematodes in derselben
Familie.

Das Allgemeinbefinden der Patienten, die an chronischem Erythematodes erkrankt sind, ist kaum beeinträchtigt. Die blutchemischen
Untersuchungen ergeben bei etwa 30—50% der Fälle eine Erhöhung der
Globuline, und zwar besonders der α_2- und der γ-Globuline. Dieser
Befund ist wichtig im Hinblick auf die Zusammenhänge zwischen chronischem und akutem Erythematodes und bezüglich der Frage, ob ein
chronischer Erythematodes gelegentlich in einen akuten übergehen kann.
Die BSG ist leicht erhöht. Etwa 20% aller Fälle weisen anormale Leber-
funktionsproben auf. Unter einem Krankengut von 87 Patienten mit
chronischem Erythematodes fanden wir 12mal Takata-Ara, Weltmann,
Thymol und Bilirubin positiv und 29mal Indolylacrylsäurepeptid,
aber nur 5mal konnte Porphyrin im Urin nachgewiesen werden.

Der zeitliche Verlauf eines chronischen Erythematodes kann sich
über Jahre oder Jahrzehnte erstrecken. Die schwersten Komplikationen,
die während dieser Zeit auftreten können, sind die durch die Atrophie an
der Nase und Ohrmuscheln bedingten Mutilationen und besonders die
Entwicklung eines Stachelzellkrebses auf dem Boden eines Erythematodes,
der meistens operativ behandelt werden muß, da gerade diese Stachel-
zellcarcinome strahlenresistent sind. Etwa 5% aller chronischen Ery-
thematodesfälle sollen in einen akuten übergehen. Die Prognose des
chronischen Erythematodes ist relativ gut, wenn auch die therapeutischen
Aussichten bezüglich einer wirklichen Ausheilung als schlecht zu bezeichnen sind.

Der akute Erythematodes beginnt mit Gelenk- und Muskelschmerzen
und in etwa 85% aller Fälle mit Hautveränderungen unter dem Bild
von maculo-papulösen oder auch bullösen Exanthemen, die bevorzugt
im Gesicht, am Hals, Handrücken und an den Armen auftreten. Die der
Sonne ausgesetzten Hautpartien sind am häufigsten befallen, Lippen und
Mundschleimhaut ödematös angeschwollen und häufig Erosionen auf-
weisend. Pleuritis, Perikarditis und Endokarditis finden sich bei etwa 60%
aller Fälle. In etwa einem Drittel aller Fälle kommt es zur Ausbildung
einer „fieberhaften Nephritis". Pathologisch-anatomisch handelt es sich
um eine Glomerulonephrose (EHRICH). Man findet entzündliche degenerative Veränderungen an den Glomerula. Das drahtschlingenartige Aussehen
der Glomerula (wire-loops) ist bedingt durch die verdickte Basalmembran.

Ferner finden sich regelmäßig Körperchen, die sich mit Hämatoxylin
anfärben lassen und die vermutlich Nucleoproteine oder Abbauprodukte

derselben darstellen. Die fibrinoide Verquellung der Glomeruli und das Auftreten hämatoxyphiler Körperchen sind typisch für die Nierenveränderungen beim Erythematodes. Spezifische Veränderungen finden sich auch in der Milz. Die Wände der Milzarterien zeigen ein zwiebelschalenförmiges Muster, befinden sich in Auflösung und sind hyalin verdickt. Fieber tritt in unregelmäßigen Abständen auf, die Temperaturen bewegen sich zwischen 37,5 und 40° C. Das von LIBMAN und SACKS im Jahre 1924 beschriebene Syndrom war eine verrucöse abakterielle Endokarditis; der Zusammenhang mit dem visceralen Erythematodes und dem 1872 von KAPOSI beschriebenen Lupus erythematodes acutus mit Erkrankung der Gelenke, Niere, Lymphknoten, ZNS usw. ließ sich erst mit der Entdeckung der serologischen Veränderung und des L.E.-Phänomens beweisen.

Im Jahre 1948 haben HARGRAVES, RICHMOND und MORTON ein L.E.-Phänomen beschrieben, das sie nur bei Patienten, die an akutem Erythematodes litten, beobachten konnten. Das Wesentliche am L.E.-Zellphänomen ist eine Phagocytose von Zellkernen durch vitale Leukocyten.

Die Zellkerne von neutrophilen Leukocyten quellen auf, verlieren ihre Basophilie, und das Chromatingerüst verschwindet; die Zelle stirbt ab, das Cytoplasma löst sich vom Kern, so daß schließlich freie Kernkörper vorliegen. Diese Kernkörper werden von vitalen Leukocyten aufgenommen, wobei die Kernmassen die Kerne der vitalen Leukocyten randständig abdrängen. Die Aufnahme der Kernmassen kann auch durch Monocyten bzw. Eosinophile und basophile Leukocyten erfolgen. Die Rosettenbildung, die man bei diesem Vorgang gelegentlich beobachtet, kommt dadurch zustande, daß mehrere Leukocyten eine Kernmasse angehen. Auch Lymphocyten und Plasmazellen können solche Kernmassen phagocytieren.

Deutung der L.E.-Zellreaktion. CAPELLI, CLARMONT, P. MIESCHER haben um das Jahr 1952 bereits die Auffassung vertreten, daß es sich bei diesem Vorgang um eine Antigen-Antikörperreaktion handelt, ähnlich der Erythrophagocytose. HASERICK konnte 1952 zeigen, daß das L.E.-Phänomen durch einen Antikörper der γ-Globulinfraktion ausgelöst werden kann. HARGRAVES hatte bereits ein Jahr vorher das L.E.-Phänomen dadurch zur Auslösung gebracht, daß er Plasma von Patienten mit akutem Erythematodes mit normalem Blut oder Knochenmark vermischte und im Brutschrank inkubierte. Der Faktor wurde von HASERICK durch Elektrophorese nach TISELIUS isoliert als γ-Globulin identifiziert. Der L.E.-Faktor = γ-Globulin hat die Eigenschaften eines Antikörpers, der gegen Zellkerne bzw. Nucleoprotein als spezifisches Substrat bzw. Antigen gerichtet ist.

KLEMPERER, der ursprünglich den Begriff der Kollagenosen aufgestellt hat, war eine Zeitlang der Ansicht, daß der L.E.-Faktor die Desoxyribonucleinsäure depolymerisieren würde; diese Auffassung ist heute nicht mehr aufrechtzuerhalten, da der Nachweis erbracht werden konnte, daß die sog. depolymerisierte Desoxyribonucleinsäure in Wirklichkeit eine Desoxyribonucleinsäure simplex mit angelagertem Protein ist, wodurch die sauren Carboxylradikale der Desoxyribonucleinsäure blockiert werden. Die Quellung des Zellkerns läßt sich durch Aufnahme von Wasser und Anlagerung von Protein verständlich machen. Für das Verständnis des L.E.-Phänomens sind die folgenden Eigenschaften des L.E.-Faktors besonders wichtig (P. Miescher):

1. Der L.E.-Faktor wird von isolierten Leukocytenkernen adsorbiert.

2. Das adsorbierte γ-Globulin ist nicht auswaschbar, es kann nur durch Erhitzen auf 60° bzw. durch eine hypertonische Kochsalzlösung vom Kern abgelöst werden.

3. Der Faktor wird nicht nur von Leukocyten adsorbiert, sondern auch von Kernen aus anderen Organen, Leber, Niere usw., ja sogar an Kerne anderer Tierspecies z. B. Leberkerne von Forellen.

4. Das spezifische Substrat ist wie oben bereits erwähnt ein Nucleoprotein.

Verhalten des L.E.-Faktors zur Desoxyribonucleinsäure:

1. Der L.E.-Faktor kann mit Desoxyribonucleinsäure reagieren.

2. Aus der Adsorptionsverbindung kann der L.E.-Faktor wieder abgelöst werden.

3. Bei der Bindung von Desoxyribonucleinsäure mit dem L.E.-Faktor wird Komplement verbraucht.

4. Desoxyribonucleinsäure aus Bakterien kann mit dem L.E.-Faktor reagieren.

Das L.E.-Zellphänomen ist außerordentlich spezifisch. Es konnte bisher nur nachgewiesen werden bei der primär chronischen Polyarthritis und bei Patienten, die mit den sog. Hydrazinophthalazinen (Hydralazine) Apresolin® und Nepresol® behandelt wurden. Dem Apresolin und Nepresol kommt die folgende Konstitution zu:

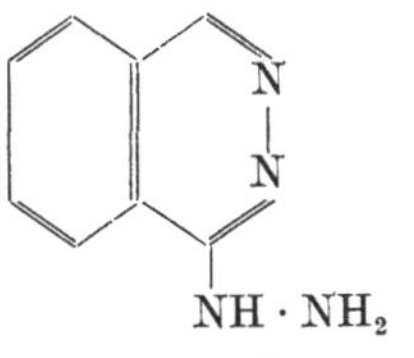

Apresolin® 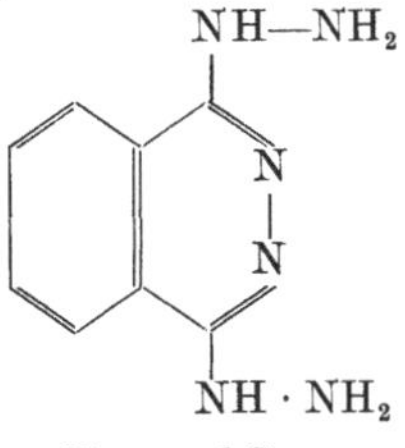   Nepresol®

Es handelt sich hierbei um Verbindungen, die den Blutdruck senken (1950 von Gross, Druey und Meier entdeckt). Die Verbindungen greifen am ZNS an, wirken adrenolytisch und antagonistisch gegen 5-Oxytryptamin. Die Nierengefäße werden stark dilatiert, die Nierendurchblutung nimmt zu, der Tonus der Hirngefäße nimmt ab. Die Dosierung per os beträgt 0,1—1,0 g bzw. i.v. 20—40 mg. Bei Verabreichung von hohen Dosen (800—1000 mg) Apresolin kommt es zur Ausbildung eines Syndroms, das dem akuten Erythematodes ähnlich ist, Fieber, Ödeme und Nachweis des L.E.-Zellphänomens, mit L.E.-Faktor in der γ-Globulin-Fraktion. Nach dem Absetzen der Substanzen verschwinden die L.E.-Zellen und auch die übrigen Erscheinungen bilden sich zurück.

Wenn auch das durch Hydralazine ausgelöste Syndrom dem Erythematodes acutus nur dem klinischen Erscheinungsbild nach ähnlich ist, so handelt es sich hierbei doch um eine Schädigung der Zellkerne, die dazu führt, daß die Nucleoproteine Antigencharakter annehmen und so die Bildung eines in der γ-Globulinfraktion nachweisbaren Antikörpers (L.E.-Faktor) bedingen.

Das L.E.-Zellphänomen läßt sich diagnostisch ergänzen durch die sog. antinucleären Seroreaktionen; besonders bewährt hat sich die von Singer und Plötz angegebene Methode, bei der eine Suspension von Latexteilchen durch eine ablaufende Antigen-Antikörperreaktion zur Agglutination gebracht wird. Der Latex-Fixationstest ist mit dem Erythrocytenagglutinationstest verwandt, nur verwendet man statt sensibilisierter Hammelblutkörperchen Polystyrene-Latexpartikelchen. Die Latexpartikelchen laden sich durch Adsorption mit Nucleoprotein auf und werden durch den Antikörper im pathologischen Serum zur Agglutination gebracht. Prof. Dotzauer vom Gerichtsmedizinischen Institut hat uns das Serum von 67 Patienten, die an chronischem Erythematodes erkrankt waren, untersucht. Bei 63 Patienten fiel die Reaktion negativ aus, 3 reagierten schwach positiv (1:20) und einer war normal positiv. Die Latexpartikelmethode läßt sich auch anwenden, wenn statt Nucleoprotein als Antigen die Desoxyribonucleinsäure verwendet wird; hierbei ist es gleichgültig, aus was für Zellenmaterial die DNS isoliert wurde. Die aus Bakterien stammende DNS reagiert ebenfalls mit dem L.E.-Faktor.

Eine Serumlabilitätsprobe mit p-Toluensulfosäure wurde von Jones und Thompson angegeben, ausgehend von der Beobachtung, daß das Serum von Patienten mit akutem Erythematodes präcipitierend mit p-Toluensulfosäure wirkt. Unter 8 Patienten, deren Serum mit diesem Test untersucht wurde und die an chronischem Erythematodes litten, reagierten 2 positiv. Wir haben hier absichtlich nur diese antinucleären Seroreaktionen besprochen, da wir nur mit diesen Erfahrung besitzen.

Es soll aber noch kurz das Prinzip des sog. Redoxtestes angedeutet werden. Farbstoffe vom Typus des Methylenblaus und andere werden von Leukocyten reduziert und so in die Leukoform übergeführt. Das Redoxvermögen von Leukocyten wird von Seren mit L.E.-Faktor stark gehemmt. Die verminderte Redoxaktivität kann als Maß für den L.E.-Faktor-Gehalt angesehen werden. Beachtenswert ist die Tatsache, daß unter der Behandlung mit ACTH die L.E.-Seren normal werden. Sehr viel spezifischer ist der Antiglobulinkonsumptionstest, bei dem nur L.E.-Seren eine stark positive Reaktion geben. Die Wirkungsweise dieses Testes beruht darauf, daß man den L.E.-Faktor an Zellkerne adsorbiert, bei 60° C eluiert und das Eluat (γ-Globulin) mit einem Antihumanglobulinserum mischt, wobei dieses Serum partiell inaktiviert wird. Der nicht inaktivierte Anteil an Antihumanglobulinserum wird mit Erythrocyten, die mit Rhesusantikörpern beladen sind, zurücktitriert.

Durch das L.E.-Phänomen und die antinucleären Serumreaktionen kann mit Sicherheit bewiesen werden, daß Zellkerne bzw. Nucleoproteine durch eine bisher unbekannte Noxe beim akuten Erythematodes den

Charakter von Antigenen annehmen, die zur Antikörperbildung führen. Besonders wichtig ist hierbei, daß das Kernmaterial bezüglich seiner antigenen Eigenschaften keine Zell-, Organ- oder Artspezifität aufweist. Wie bereits oben erwähnt, kann sogar die Desoxyribonucleinsäure aus Bakterien mit dem L. E.-Faktor reagieren. Es kann wohl kaum verneint werden, daß diese antinucleären Reaktionen nicht nur humoral eine Rolle spielen, sondern auch im Gewebe am Zustandekommen der typischen pathologisch-anatomischen Veränderungen des akuten Erythematodes beteiligt sind. Die Hyalinablagerungen und die wire-loop-Veränderungen, bedingt durch die Verdickung der Basalmembran in der Niere, bei Patienten mit akutem Erythematodes, die Anreicherung von γ-Globulinen in den Wänden der Capillaren lassen sich mit antinucleären Antigen-Antikörper-Reaktionen, an denen γ-Globuline beteiligt sind, jedenfalls in Einklang bringen. Die hämatoxyphilen Körperchen kommen vermutlich als Reaktionsprodukte der Nucleoproteine mit dem L. E.-Antikörper zustande, oder es handelt sich um primär veränderte Nucleoproteine, wobei die Ursache der Veränderungen noch unbekannt ist. Mit Sicherheit kann man aber sagen, daß keine depolymerisierte Desoxyribonucleinsäure vorliegt. Die erste Deutung als Anlagerungsprodukte von Eiweiß an Nucleoprotein würde mit dem serologischen Verhalten des L. E.-Faktors im Einklang stehen.

Die Klinik eines Falles von Erythematodes discoides chronicus disseminatus, der in einen akuten Erythematodes überging, soll hier kurz geschildert werden:

Die Patientin Margarethe B., geb. 14. 7. 1896, wurde von März bis Mai 1956 hier stationär behandelt. Am 17. 12. 1957 kam sie im AK St. Georg Hamburg an einem visceralen Erythematodes acutus ad exitum.

Anamnese. Aus der Familienvorgeschichte geht hervor, daß der Vater mit 76 Jahren angeblich an einer Biermerschen Anämie und die Mutter im Alter von 64 Jahren an einer Lungenentzündung gestorben ist.

Selbst. Frühere Krankheiten: Als Kind Masern und Keuchhusten. 1949 im Krankenhaus Elim Hamburg Uterusexstirpation wegen Krebs. 1950: Röntgen-Nachbestrahlung. — Sonst keine besonderen Krankheiten. Die Patientin hat sich früher wohl gefühlt, sie hat keine Tabletten eingenommen, keinen Nicotin- oder Alkoholabusus getrieben.

Zur vorliegenden Krankheit. Die ersten Erscheinungen bemerkte die Patientin im Dezember 1954 in Form von persistierenden, etwa münzgroßen, geröteten Herden an der Stirn und an den Wangen. Im Februar 1955 begab sie sich in hautärztliche Behandlung. Unter der Diagnose eines Erythematodes wurde Resochin verordnet. Von April bis September 1955 erhielt sie etwa 25 g per os; die Hauterscheinungen hatten sich danach gebessert. In den Wintermonaten 1955/1956 traten dann, nachdem die Therapie abgesetzt war, neue gerötete, schuppende Herde an Nase, Wangen und Ohrläppchen auf. Einige Wochen vor der Krankenhauseinweisung hatte sich das Allgemeinbefinden etwas verschlechtert, die Patientin klagte über leichte Ermüdbarkeit und verringerte Leistungsfähigkeit.

Am 7. 3. 1956 wurde die Patientin auf Einweisung des Hausarztes in die Universitäts-Hautklinik Hamburg-Eppendorf stationär aufgenommen.

Es ergaben sich folgende *Befunde:*

Haut. 1. *Gesicht.* Befallen waren Stirn, beide Wangen, Nase, re. Ohrläppchen, Unterlippe. Es fanden sich dort mehrere kleinfingernagelgroße bis fünfmarkstückgroße flache Herde von lividroter Farbe und follikulär betonten, festhaftenden Schuppen. Die Erscheinungen waren berührungsempfindlich.

2. *Hände*. An den Händen waren die lateralen Seitenflächen der kleinen Finger und die Umgebung der Nägel Sitz von mehreren geröteten, unscharf begrenzten Herden mit festhaftenden Schuppen; an einer Stelle eine Kruste.

3. *Schleimhaut*. Einzelne fingernagelgroße Herde an der Wangenschleimhaut beiderseits.

An den inneren Organen bei klinischer Untersuchung kein krankhafter Befund.

Weitere Befunde. BSG bei der Aufnahme 26/42, bei der Entlassung 26/62. WaR, MKR, Citochol negativ. Blutbild: Hb 96%, Ery 4,72 Mill. — Leuko 3800. Diff. Blutbild: Segmk. 51%, Lympho. 33%, Mono 4%, Stabk. 10%, Myelocyten 2%.

RR 115/80. Takata Ara: 90 mg.-%, Cadmiumsulfatprobe: negativ. Bilirubin 0,28 mg-%.

Urin: Eiw. negativ, Zucker negativ, Urobilinogen normal, Sed. o. B.

Im Verlauf der stationären Behandlung wurden insgesamt 7 Untersuchungen auf *LE-Zellen* durchgeführt, die alle *negativ* ausfielen.

Augenhintergrund: Zeichen einer Gefäßsklerose.

Gebiß: Vollprothese.

Schleimhäute im Bereich der oberen Atemwege o. B.

Röntgenologisch außer einer retrosternal gelegenen Struma an den Thoraxorganen kein krankhafter Befund.

Verlauf. Im weiteren Verlauf kam es mehrfach zu Fieberschüben, teilweise bis 39° C, die sich über mehrere Tage erstreckten und mit einer erheblichen Beschleunigung der BSG einhergingen. Dabei klagte die Patientin über allgemeine Muskelschmerzen. Die Behandlung erfolgte mit 6,6 Mill. E. Penicillin, 15 Mill. E. Supracillin, 10 g Terramycin. Für $3^1/_2$ Wochen wurde Cortison verordnet, anfänglich in einer Dosis von täglich 3×50 mg i. m., später 2×50 und 2×25 mg pro die. Unter dieser Therapie blaßten die Hauterscheinungen ab, die Fieberschübe wurden aber dadurch nicht beeinflußt.

Nach achtwöchiger Behandlung verließ die Patientin die Klinik gegen ärztlichen Rat.

Im Frühjahr 1957 wurde die Patientin in die Hautklinik des Krankenhauses Heidberg eingeliefert und von dort aus auf der Frühjahrstagung der Hamburger Dermatologischen Gesellschaft am 15. 5. 1957 demonstriert. Es dürfte kein Zweifel sein, daß nun das ausgeprägte Bild eines Erythematodes acutus disseminatus vorlag. Es wurden LE-Zellen nachgewiesen, an der Haut fanden sich ausgedehnte, fleckige bis flächenhafte, akut-entzündliche Herde im Gesicht und an den Armen. Einige Monate nach der Entlassung aus dem Krankenhaus Heidberg wurde die Patientin im Krankenhaus St. Georg aufgenommen, wo sie am 17. 12. 1957 verstarb.

Der Sektionsbefund ergab das typische Bild einer Lupus-Nephrose mit drahtschlingenartigen Glomeruluscapillaren (wire-loops) und Schlingennekrosen, sowie eine ausgeprägte seröse *Myokarditis*.

Im Jahre 1948 schrieb Rost in seiner Arbeit über „Lupus erythematodes als allergisch-hyperergische Systemerkrankung":

„Auf Grund des klinischen Verlaufes und der anatomischen Befunde sowie in Analogie zum Erythema nodosum, der Periarteriitis nodosa und zur rheumatischen Allgemeinerkrankung wird für die Entstehung des L. e. — vorläufig nur der akuten Form — im Sinne der kausalgenetischen Betrachtungsweise (Rost) der Nachweis geführt, daß es sich um eine allergisch-hyperergische Reaktion des Organismus im Sinne Rössles handelt. Diese Reaktion kommt unter folgenden Bedingungen zustande: Durch den exogenen Faktor eines fokalen primären Infektes, für den in erster Linie Streptokokken (hämolyticus, evtl. auch viridans) in Frage kommen, wird bei entsprechend hoher allergischer Reaktionslage eines Individuums — Disposition, endogener Faktor — ein Bereitschaftszustand hergestellt, der bei Einwirkung eines oder mehrerer weiterer exogener Faktoren, eines Traumas im weitesten Sinn (W. H. Vell), zur Auslösung von allergisch-hyperergischen Reaktionen an der Haut wie an verschiedenen Organen oder Organsystemen des betreffenden Organismus führt. Diese Reaktionen spielen sich in erster Linie, aber nicht ausschließlich am mesenchymalen System ab. Inbegriffen ist dabei eine Schädigung des reticuloendothelialen Systems, insbesondere auch des Knochenmarks. Es resultiert schließlich ein Zustand der Anergie, der klinisch als Immunitätsschwäche auftritt und damit die Entwicklung einer Sepsis, besser wohl als Bakteriämie bezeichnet, begünstigt."

Diese Auffassung ist bis auf den letzten Satz auch noch heute gültig. Im letzten Satz postuliert Rost den Zustand der Anergie, der vielleicht für die allerletzte Phase in dieser ausgeprägten Form angenommen werden darf. In der Phase der L.E.-Zellbildung können wir daher nicht von einer Anergie, sondern im Gegenteil von einer Hyperergie sprechen. Handelt es sich dagegen um eine hyperergische Reaktionsform, so besteht deren Wesen darin, daß es zur sog. Antikörperbildung kommt, die in diesem Fall gegen Nucleoproteine gerichtet ist, wohl in Form einer Schädigung eines unbekannten Erregers. Daß Streptococcus viridans ein derartiges Phänomen verursachen kann, ist sicher. Jedenfalls konnten wir bei einem Fall, bei dem nur ein visceraler Erythematodes vorlag, in einem Zeitraum von einer Woche fast täglich die L.E.-Zellkörper im Blute finden. Die Patientin ist, wie der Obduktionsbefund ergab, an einer Viridans-Infektion ad exitum gekommen.

Therapie

Vor etwa 25 Jahren schrieb J. Jadassohn, daß die Therapie des Erythematodes im allgemeinen recht unbefriedigend wäre, daß aber dem Chinin bei hoher Dosierung (2—4 g/die) doch gelegentlich eine recht gute Wirkung zukäme.

H. Martenstein hat bereits 1927 die Wirksamkeit von Plasmochin beim chronischen Erythematodes erkannt. Er beobachtete 22 wesentlich gebesserte bzw. ausgeheilte Patienten. Mit der Anwendung des Plasmochin beim Erythematodes wurde zum ersten Male ein synthetisches Mittel, das für die Therapie der Malaria von Schulemann 1922 entwickelt worden war, zur Behandlung des chronischen Erythematodes angewandt. Die Entwicklung der Antimalariamittel ging vom Plasmochin (1924 Schulemann-Schönhöfer-Winkler) zu dem von Mietsch und Maus dargestellten und von Kikut als antimalariawirksam erkannten Atebrin, einem Amino-akridinderivat. Das Atebrin wurde zum ersten Male 1940 systematisch beim chronischen Erythematodes von A. S. A. Prokoptschouk erfolgreich angewandt. Seine Ergebnisse wurden von Strinson 1941 und von L. Popoff und M. Kutischeff 1941/1943 bestätigt. Die Gesamtdosen lagen bei 90—180 g, bei Tagesdosen von 3 ×0,1 g. Nach Prokoptschouk ist die Wirkung bei den entzündlich erythematösen Formen besser als bei den hyperkeratotischen. Erst 1951 hat dann Page erneut die Therapie mit Atebrin an 17 Fällen nachgeprüft. Die Behandlungsdauer nach dem von Page angegebenen Therapieplan betrug 6 Wochen — 3 Monate bei Tagesdosen von 0,1—0,3 g. Unter dieser Behandlung wurden von 19 Patienten 17 wesentlich gebessert bzw. erscheinungsfrei. Die relativ hohe Toxicität des Atebrins, das Gelbwerden der Haut usw. führten dazu, daß man an Stelle des Atebrins die farblosen, hochwirksamen Verbindungen Resochin, Plaquenil und Sontochin Bayer in die Therapie des chronischen Erythematodes einführte.

Atebrin®:   = 9-(4'-Dimethylamino-methylbutylamino)-3-chlor-7-methoxy-acridin

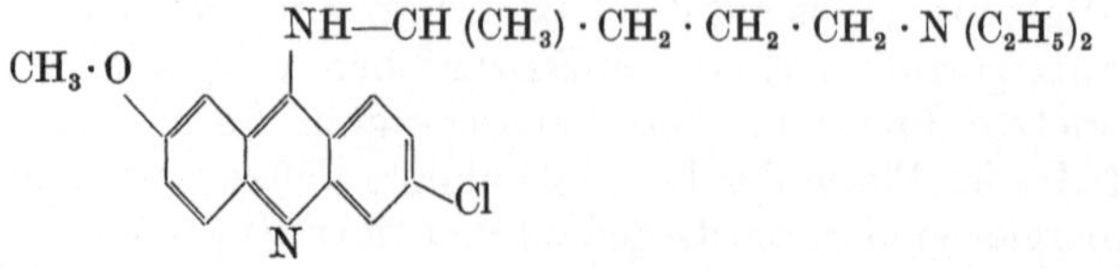

$$NH—CH(CH_3)\cdot CH_2\cdot CH_2\cdot CH_2\cdot N(C_2H_5)_2$$

Resochin®:   = 4-(4'-Diäthylamino-methylbutylamino)-7-chlor-chinolin

$$NH—CH(CH_3)—CH_2—CH_2—CH_2—N(C_2H_5)_2$$

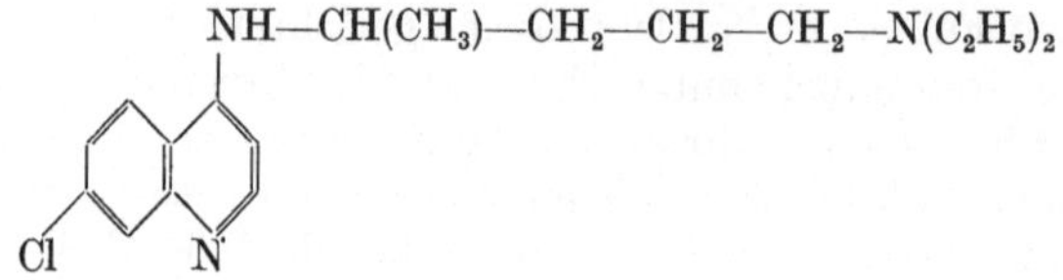

Plaquenil®:   = 4-[4'-(N-Äthyl-N-β-hydroxyäthylamino)-methyl-
(Hydroxychloroquinin)   butylamino]-7-chlor-chinolin

$$NH—CH—CH_2—CH_2—CH_2—N\begin{cases}C_2H_5\\CH_2CH_2—OH\end{cases}$$

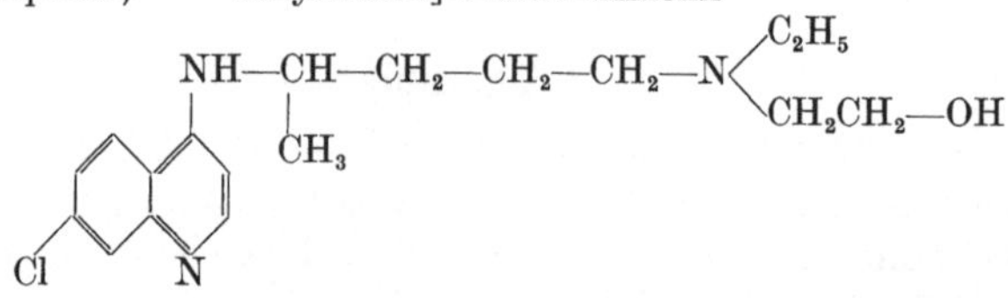

Sontochin®$_4$:   = 4-(4'-Diäthylamino-methylbutylamino)-3-methyl-7-chlor-chinolin

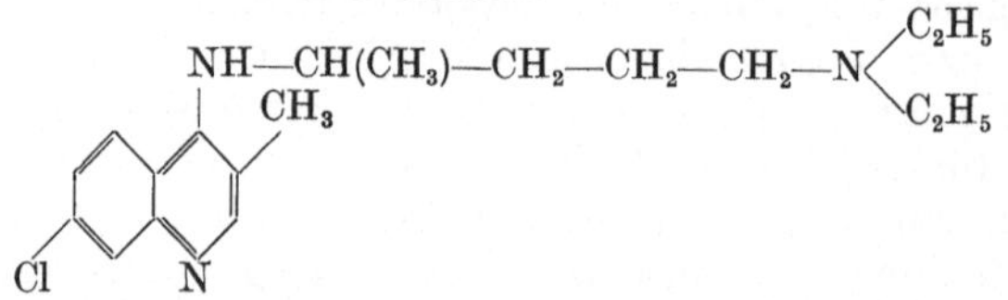

$$NH—CH(CH_3)—CH_2—CH_2—CH_2—N\begin{cases}C_2H_5\\C_2H_5\end{cases}$$

Das Nivagin hat die gleiche Struktur wie Resochin, mit dem Unterschied, daß eine Methylgruppe in 3-Stellung im Chinolinring eingeführt ist. Weiter wurden von uns untersucht Bayer 2244/2243 und Bayer T 195 H.

Unsere eigenen Erfahrungen der Erythematodesbehandlung mit Antimalariamitteln beziehen sich auf ein Krankengut von 271 Patienten (104 Männer — 167 Frauen), die von 1954—1958 behandelt wurden. Die Patienten wurden, wenn es möglich war, aufgenommen, gründlich durchuntersucht und dann ambulant weiterbehandelt. Die Vorbehandlung in früheren Jahren mit Gold, Wismut usw. verteilt sich auf das Krankengut wie folgt:

Mit Wismut waren 62, mit Gold 58, CO_2 Schnee 41, Rö-Radium 12, Nikotinsäureamid 20, PAS III 42, Penicillin 66, Atebrin 33 vor- bzw. anbehandelt. Das Resochin wurde bei 192 Patienten verabreicht, wobei während einer Kur 30—50 g gegeben wurden, die Kuren wurden 4—5mal wiederholt. Die Tagesdosis wechselt je nach Verträglichkeit zwischen 0,250 und 0,500 g.

Die Auswertung ergab an verwertbaren Resultaten ein Krankengut von 63 Männern und 102 Frauen. Die Erfolge sind in der folgenden Tab. 1 zusammengefaßt.

Beachtenswert ist der auffallende Befund, daß die Wirksamkeit des Resochins mit zunehmender Behandlungsdauer abnimmt. Jede echte Chemotherapie hat mit der Zahl der Kuren ein besseres therapeutisches Ergebnis!

Je länger der Erythematodes besteht, desto schwieriger ist die Beeinflussung durch Resochin! Bei 10 Frauen konnte eine totale Ausheilung der Erythematodesherde mit 1—2 Kuren zu je 50 g beobachtet werden. Von diesen 10 Patienten waren 6 unter 8 Jahren am Erythematodes erkrankt, bei 4 bestand er bereits seit 10 Jahren.

Das therapeutische Ergebnis der Resochinbehandlung ist also außerordentlich unbefriedigend. Wir sind deshalb dazu übergegangen, die Resochinbehandlung mit der gleichzeitigen Verabreichung von Prednison zu kombinieren, wobei täglich 2—3—5 mg mit 0,250—0,5 g Resochin gegeben wurden. Unter der Prednisonbehandlung kam es zu einem schnellen Ansprechen der entzündlichen Erscheinungen; das Endergebnis unterschied sich jedoch nicht wesentlich von der alleinigen Resochintherapie!

Über die Wirkungsweise des Atebrins und Resochins ist noch außerordentlich wenig bekannt. Das Atebrin hemmt die Aminosäureoxydase und die Cytochromreduktase. Die chemotherapeutische Wirkung wird durch Vitamin B_6 praktisch aufgehoben. Von PAGE, MARSHALL usw. wurde die Meinung vertreten, daß die Wirkung des Atebrins bzw. Resochins darauf beruhen würde, daß diese Substanzen die schädlichen U.V.-Anteile des Lichts absorbieren würden. WISKEMANN und KOCH haben die Lichtschutzwirkung von Atebrin- und Resochin-Emulsionen (10%) untersucht und eine gute Lichtschutzwirkung gegenüber dem erythemerzeugenden mittelwelligen U.V.-Anteil nachweisen können; aber bei 22 Patienten, die 4 Wochen lang vor Behandlung mit Resochin lokal mit Resochin-Salbe behandelt worden waren, konnte keinerlei therapeutische Wirkung festgestellt werden. Dieser Befund steht im Einklang mit den Beobachtungen von MARCHIONINI, nach denen dem Licht eine lediglich unspezifische Wirkung beim Erythematodes zugestanden werden

Tabelle 1

Kurmaß 30—50,0	Behandlungsdauer	Zahl der Patienten	Resochinbehandlung		
			wirksam	fraglich wirksam	unwirksam
1. Kur	165	84	46	37
2. Kur	52	22	16	14
3. Kur	20	7	3	10
4. Kur	6	1	—	5

Tabelle 2. *Therapieerfolge bezüglich der Dauer der Erkrankung*

Erkrankungsdauer	insgesamt	Resochinbehandlung		
		wirksam	fraglich wirksam	unwirksam
bis 5 Jahre	72	45	10	17
5 bis 10 Jahre	38	13	14	11
über 10 Jahre	55	19	16	20

kann. Vermutlich handelt es sich bei der Resochin- und Atebrinwirkung um einen entzündungshemmenden, antiphlogistischen Wirkungsmechanismus, auf den bereits BLAICH und GERLACH sowie THEOBALD und DOMENJOZ bei experimentell gesetzten Entzündungen an der Rattenpfote aufmerksam gemacht haben. 1. Kurze entzündungshemmende Wirkung. 2. Lichtadsorption.

Die Wirkung von Atebrin bzw. Resochin auf die Nebenniere im Sinne einer vermehrten Ausschüttung von Cortison ist zwar eine schöne Hypothese, aber nicht bewiesen. Dagegen scheint beiden Verbindungen eine Antikörper-hemmende Wirkung zuzukommen. Die Weiterentwicklung dieser Eigenschaften in der Verbindung Bayer 4309, die noch wesentlich aktiver sein soll, wird zeigen, ob hierbei die Wirksamkeit wesentlich gesteigert werden kann.

Aus der Hautklinik der Freien Universität Berlin
(Direktor: Prof. Dr. H.-W. SPIER)
und der Dermatologischen Klinik und Poliklinik der Universität München
(Direktor: Prof. Dr. A. MARCHIONINI)

Differentialdiagnose und Therapie entzündlicher knotiger Dermatosen, insbesondere der unteren Extremitäten

Von

HANS-WOLFGANG SPIER und HELMUT RÖCKL

Über eine bestimmte Gruppe *akuter*, zu *Rezidiven neigender Gefäßprozesse* ist auch in modernen Lehrbüchern wenig oder gar nichts zu finden, obwohl sie keineswegs selten sind. Diese eigentümliche Diskrepanz hat ihre Ursachen:

1. Wegen ihrer ausgeprägten Polymorphie sind die genannten Gefäßleiden schwer in einen elementar gegliederten Lehrplan einzuordnen.

2. Ihre Frequenz hat möglicherweise in den letzten Jahrzehnten zugenommen, obwohl das nur vereinzelt zu belegen ist. Zweifellos liefen diese neuerdings viel studierten Gefäßprozesse früher oft unter unzutreffenden Diagnosen; andererseits pflegt mit zunehmendem Interesse die Zahl jeweils einschlägiger Beobachtungen bekanntlich zuzunehmen.

3. Zu ihrer bestmöglichen Abgrenzung untereinander wie auch z. B. gegenüber dem Erythema exsudativum multiforme, Erythema nodosum oder Erythema induratum ist die Heranziehung der in Unterricht und Fachausbildung oft zu kurz kommenden *Histologie* mehr oder weniger *unentbehrlich*, eine Feststellung, an die sich die Bitte um Nachsicht seitens an der Histologie weniger interessierter Kollegen knüpft, wenn hier auf histologische Befunde eingegangen werden wird.

Es handelt sich um *akut-entzündlich beginnende*, meist in Schüben mit unregelmäßigen Intervallen rezidivierende *Gefäßprozesse*, von der sog.

anaphylaktoiden Purpura über polymorphe oberflächliche Vasculitiden bis zur Periarteriitis nodosa cutanea, einschließlich ihrer Beziehungen zu den altbekannten Tuberkuliden. — Jede dieser Gefäßläsionen pflegt an den *abhängigen Körperpartien* mehr oder weniger *bevorzugt* aufzutreten, zumindest dort die markantesten Erscheinungen hervorzurufen, gerade auf diesem Terrain aber auch, jede für sich, eine spezifisch große morphologische Variationsbreite und damit Verwechslungsmöglichkeit aufzuweisen.

Zur Anatomie und allgemeinen Pathologie der Hautgefäße

Zunächst Hinweise auf die *Architektonik der Hautgefäße*, deren Kenntnis Voraussetzung eines tieferen Verständnisses ist. Wir halten uns dabei vorzugsweise an HORSTMANN (1957) bzw. PETERSEN (1935).

Arterien aus subfascialem Muskelnetz hochsteigend, bilden an der Cutis-Subcutis-(C/SC-)Grenze das weitmaschige, „*cutane Arteriennetz*", aus dem die Haut gespeist wird von senkrecht hochsteigenden, zunächst in der Tiefe von einer wohlausgebildeten Muscularis umkleideten Arterien, die man neuerdings als *Candelaber-Arterien* auffaßt. Diese anastomosieren untereinander im Corium konvexbogig, während die früher als gesichert angesehene Existenz eines selbständigen subepidermalen arteriellen Netzes sensu strictiori bezweifelt wird.

Die Konzeption der jeweils einen bestimmten Kreis von Capillaren speisenden Candelaberarterien ist offensichtlich ein wichtiger Schritt zum tieferen Verständnis der maculösen und papulösen, d. h. der insbesondere bei Exanthemen wichtigsten Morphen.

Ab Coriummitte sind alle arteriellen Gefäße „Arteriolen" im anatomischen Sinne, d. h. die schraubenförmige Muscularis weist Lücken auf.

Im klinischen, insbesondere angelsächsischen Sprachgebrauch werden meist alle „kleinen Arterien", zum Teil einschließlich der C/SC-Arterien, als Arteriolen bezeichnet. Dieser Usus gibt zwar zu Unklarheiten Anlaß, ist aber in der Histopathologie z. B. bei Prozessen an tiefgelegenen kleinsten arteriellen Gefäßen kaum zu umgehen, da eine Rekonstruktion des unversehrten Zustandes pathologisch veränderter Gefäße genannter Art meist unmöglich ist.

Die Endaufzweigungen der Candelaber-Arterien versorgen als Endarteriolen jeweils eine Reihe von Papillar-Capillaren. Teils von dünnen Arterien des C/SC-Plexus, teils von Candelaberarterien, d. h. retrograd, abgehend, senken sich kleine, die Fettläppchen versorgende Arterien in die Tiefe, Gefäße, die *nicht* anastomosieren; von anderen Ästen werden die Schweißdrüsenknäuel versorgt, während das perifollikuläre Capillarnetz, wie schon UNNA beobachtete, von allen Etagen der aufsteigenden Candelaber-Arterie aus versorgt wird. — Postcapilläre *Venen* bilden einen ausgedehnten subpapillären Plexus. Zwischen diesem sog. „*venösen Hauptnetz*" und dem reich gegliederten C/SC-Venennetz sind nach SPALTEHOLZ 2 weitere miteinander anastomosierende Venenlagen mehr oder weniger deutlich erkennbar eingelagert. Hinsichtlich der *Capillaren* darf die bekannte Tatsache, daß die Cutis sowie die Bindegewebssepten der Subcutis nicht capillarisiert sind, nicht vergessen lassen, daß einigermaßen größere Arterien von Capillaren, insbesondere aber Follikel- und

Schweißdrüsen von z. T. erstaunlich dichtmaschigen Capillarnetzen umgeben sind. Ferner grenzt nach anatomischen Untersuchungen jede Zelle des subcutanen Fettgewebes an eine (potentiell aktive) Capillare. Mit CLARA kann man postcapilläre *Venolen* als „Riesencapillaren" bezeichnen, da erst tiefere Venen bzw. Verbindungs-Venen Muskelbelag zeigen. Capillarprozesse sowie solche an Venolen, die sich anatomisch wie pathologisch nicht oder oft nur indirekt von denen der Capillaren abgrenzen lassen und offenbar häufig gemeinsam vorkommen, können demnach nicht etwa nur subepidermal lokalisiert sein.

Zur Unterscheidung von Arterien und Venen

Auf Grund der histologischen Kriterien (s. z. B. PATZELT; BARGMANN) ist eine Zuordnung von *nicht* betroffenen Gefäßen zu Arterien oder Venen fast immer möglich, was bei pathologisch veränderten Gefäßen nicht selten unmöglich ist, zumal, wenn nur ein kleines Gewebsstück excidiert wurde. Bei Verfolgung eines lädierten Gefäßes in genügend zahlreichen Serienschnitten bis ins Gesunde erlebt man oft Überraschungen in der Hinsicht, daß sich auch relativ dickwandige Gefäße auf Grund von klappenhaltigen, dünnwandigen Ästen als Venen entpuppen.

Bei entzündlichen, *hier einschlägigen* (!) Gefäßveränderungen helfen ferner oft folgende empirische Regeln weiter:

1. Eine bisweilen selbst in fast völlig homogenen Nekrosen noch darstellbare Elastica *interna* ist Leitfossil einer Arterie.

2. Thromben in größeren Gefäßen und deren sekundär-granulomatöse, oft zur Rekanalisierung führende Transformation sind hinweisend auf Venen; arterielle Gefäße ab (hautrelativ) mittleren Kalibers pflegen auch bei bisweilen hochgradiger histiocytärer Intimaproliferation ein freies Lumen zu zeigen.

3. *Fibrinoide Nekrose*, d. h. frische eosinaffine, nach VAN GIESON schmutzig-gelb bis rötlich tingierte, wurstförmig oder coronaartig figurierte Nekrose spricht eindeutig für arteriellen Ausgangspunkt.

4. In ausgedehnten entzündlichen oder nekrobiotischen Herden werden Arterien viel weniger *sekundär* in den Brand einbezogen als die dünnwandigeren Venen, die darüber hinaus durch intramurale, entzündliche Vorgänge in der Nachbarschaft wie eine Zündschnur zur Intima leitende Bindegewebsbündel, ferner auch durch trägeren Blutfluß eindeutig mehr als Arterien gefährdet sind.

Wahrscheinlich können auch hyperergische Arteriolitiden umschriebene sekundäre Thrombosen und histiocytäre Lumenverlegung relativ größerer Venen in der Nachbarschaft bedingen, wie andererseits bei der *Phlebitis saltans* nicht unbeträchtliche (intramurale und) perivenöse Reaktionen beobachtet werden (RUITER).

5. In der Umgebung des eigentlichen Krankheitssitzes ist ein mehr oder weniger ausgedehnter perifokaler Hof in Form perivasculärer Mesenchymaktivierung und Wandalteration auch offensichtlich nicht primär betroffener Gefäße zu finden, klinisch erkenntlich z. B. an Erythemen auch über tiefer liegenden Vasculitiden. *Histologische Randschnitte bzw. parazentrische Excisionen können leicht zu Fehlbeurteilung führen. (Knoten daher vor Lokalanaesthesie mit Farbtupfen markieren!)*

6. Arteriovenöse Anastomosen, Sperrarterien und andere speziell strukturierte Gefäße sollten nicht mit Intima-lädierten Arterien verwechselt werden.

Allergische Vasculitiden

Allgemeine Histopathologie

Die diagnostische wie pathogenetisch entscheidend wichtige *anaphylaktoide Primärphase* ist gekennzeichnet durch oft massive Diapedese von *Leukocyten* und deren Kerntrümmer (Leukoklasie) mit fakultativen Hämorrhagien, Schwellung bis völlige Destruktion der Gefäßwand, bei oft erhaltener Intima, perivasculäres Ödem sowie, besonders charakteristisch, beim Betroffenwerden arterieller Strombahnen *fibrinoide Nekrose*, eine Nekroseform, die färberisch einigermaßen, chemisch-pathologisch dagegen nicht genügend definierbar ist.

Gehalt des Gewebes an *Eosinophilen* ist schwankend, und zwar offenbar abhängig vom Grad der Blutbahnabriegelung und dem Eosinophilengehalt des Blutes im Stadium der Eruption. Oft dürfte der Blutgehalt an Eosinophilen erst reaktiv-postexanthematisch ansteigen bzw. eine augenfällige Gewebseosinophilie bei einem *Zweit*schub dann zu erwarten sein, wenn dieser synchron mit einer solchen, ihrerseits reaktiven Bluteosinophilie auftritt. Jedenfalls spielen Eosinophile im Gewebsbild frischer hyperergischer Gefäßläsionen meist keine bedeutende Rolle. Nur in Verein mit anderen geweblichen, insbesondere aber klinischen Hinweisen können sie als akzidentelles Symptom einer Allergie gewertet werden.

In der *2. Phase* bilden sich gegebenen Falles, d. h. beim Zusammenbruch der Blutversorgung (sekundär-)aseptische Nekrosen aus, deren Demarkation bzw. Resorption durch *lymphohistiocytäre Infiltrate*, die auch im übrigen jetzt das Bild beherrschen, in Gang kommt.

Die *3., granulomatöse Resorptionsphase* ist gekennzeichnet durch oft recht eindrucksvolle histio-epitheloide bzw. tuberkuloide Aufräumgranulome, die allmählich übergehen in durch eintönige und völlig uncharakteristische Fibroblastenreaktionen gekennzeichnete Bilder.

Im *4., d. i. im Ausgangsstadium* bilden sich narbige, bisweilen mit Zellnestern durchsetzte Bindegewebsschwielen, die meist zu mehr oder weniger reversibler Dellenbildung führen. Die bei ungenügender Blutversorgung der über der zentralen Läsion befindlichen Gewebsdecke andererseits sich ausbildenden ulcerösen Defekte sind bisweilen ohne Kenntnis der Anamnese nicht von Ulcera cruris varicosa zu unterscheiden.

Eine grobe, im Individualfall sinngemäß geltende Faustregel: *Dauer* der *anaphylaktoiden* Phase: *Tage*; der *histiocytär-nekrobiotischen* Phase: *Wochen*; der *Resorptions-* und *Ausgangs*phase: *Monate*.

Obwohl bei den sog. *primären Panniculitiden*, d. h. insbesondere der *Pfeifer-Weber-Christianschen Krankheit*, ein allergischer Reaktionsmechanismus vermutet wird (FRESEN), sind sie nicht Gegenstand dieses Beitrages, zumal im Fettgewebe „eher als in anderen Geweben ein statischer Zustand der peripheren Strömung mit Nekrose eintritt" (GOTTRON), jedenfalls die leukocytäre Frühphase offenbar sehr zurücktritt (RÖCKL und THIES). Andererseits müssen hier die bei an der C/SC-Grenze und tiefer lokalisierten Vasculitiden so häufigen *Begleit-* oder *sekundären Panniculitiden* erwähnt werden, die je nach Sitz und Bedeutung des Gefäßprozesses für die erfaßten Fettläppchen in einer histiocytären interalveolären Zellproliferation oder Nekrose ihren Ausdruck finden. Auch finden sich im übrigen alle Phasen der primären Panniculitiden wie *Lipophagie, Resorptionsgranulome, Ölcystenbildung.* Schon die Lupenbetrachtung der Schnitte zeigt allerdings meist, daß sich das Gesamtgebiet tiefer entzündlicher Vasculitiden oder eines Erythema nodosum nicht mit Fettläppchenarealen deckt. Da die Resorptions- und durch ölcystendurchsetzte Fibrose gekennzeichnete Ausgangsphase der Panniculitiden jedweder Genese durchaus protrahiert verläuft, *tragen*

*Begleitpanniculitiden entscheidend zum torpiden Charakter an sich defi-
nitionsgemäß akuter Gefäßprozesse tieferer Lokalisation bei.*

Klinik und Histologie

a) Oberflächennah lokalisierte Formen

Das optisch eindrucksvollste Symptom eines oberflächennahen
Gefäßschadens ist naturgemäß die Purpura, d. h. Erythrocytendiapedese
durch die Wände der Papillar-Capillaren, jedoch imponieren auch Aus-
tritte der roten Blutkörperchen aus den postcapillaren Venolen sowie dem
subepidermalen Hauptvenenplexus klinisch als Purpura (KALKOFF;
ILLIG und MACHER). Von den vier nach pathogenetischen Gesichtspunkten aufgestellten Gruppen der Purpuraleiden — Gerinnungsstörun-
gen, Thrombopathien, vasculäre Purpura, makro- usw. globulinämische
Purpura —, ihrerseits wiederum recht heterogener Natur (Näheres s.
STORCK, BLAICH), steht hier lediglich vorletztere zur Debatte, und zwar die
anaphylaktoide Form, auch *Purpura Schönleinii* genannt, die meist mit
rheumatischen Sensationen verbunden ist (Purpura rheumatica). Sie
stellt keine blande Hämorrhagie dar, wie z. B. die thrombocytopenische
Purpura, sondern einen primär akut entzündlichen Gefäßprozeß (GOTT-
RON, MIESCHER, RUITER, KALKOFF u. a.), der klinisch durch ein poly-
morph-hämorrhagisches Exanthem gekennzeichnet ist. FRANK (zitiert
nach BLAICH) sieht in der Purpura *Schönleinii* eine transsudativ-
exsudative Diathese mit fakultativ-hämorrhagischem Charakter. Nicht
in jeder entzündlich-ödematösen, urticariell-maculopapulösen, auch
sekundär ulcerösen Einzelefflorescenz braucht demnach Purpura nachweisbar zu sein.

Histologisch ohne weiteres nachweisbare isolierte Blutaustritte aus Gefäßen
unterhalb des oberflächennahen Hauptvenenplexus imponieren klinisch nicht mehr
als Purpura.

Histologisch kann bei der anaphylaktoiden Purpura Leukodiapedese
und Leukoklasie als integrales Primärsymptom gelten (naturgemäß
neben Wandalteration, Ödem usw.), während Purpura nicht nur ein
sekundäres, sondern selbst histologisch kein strikt obligates Symptom
darstellt. Auch GANS und STEIGLEDER sehen in der Purpura ,,kein
notwendiges Attribut des Schönlein-Henoch-Syndroms''.

In zahlreichen kasuistischen Mitteilungen (1932 bis 1955) wies
GOUGEROT auf ein eigentümliches polymorphes, oft über Jahre rezidivierendes Krankheitsbild hin, gekennzeichnet durch punktförmige Purpura,
Kokarden-Erytheme und kleine harte, cutane Knötchen. Die in Frankreich übliche Bezeichnung ,,*Maladie trisymptomatique de Gougerot*'' ist
insofern nicht ganz glücklich, als sich urticarielle, bullöse, ulceröse, auch
lichenoide, teleangiektatische Morphen zugesellen können, wie andererseits das gleichzeitige Vorkommen der 3 genannten Leitmorphen nicht
strikt obligat ist. Nicht selten sind die Hauteruptionen verbunden mit
Fieber, rheumatoiden Beschwerden, Nephritis, Asthma, Heuschnupfen.
In Anbetracht der bei diesen Fällen gehäuft beobachteten chronischen
(oft purulenten) bakteriellen Foci sprach GOUGEROT auch von ,,*nodulären*

Hautallergiden". MIESCHER und STORCK beschrieben oberflächennahe, schubweise verlaufende, urticariell purpurische Vasculitiden als *leukoklastische, hämorrhagische Mikrobide*, da jeweils nicht nur Fokalinfekte nachweisbar waren, sondern Herd-Vaccine-Tests spezifisch stark positiv ausfielen.

Offensichtlich identische Krankheitsbilder laufen ferner unter verschiedensten, oft nur vom Autor selbst angewendeten Namen, wie andererseits auch bislang als mehr oder weniger selbständig anerkannte Dermatosen, wie z.B. die Parapsoriasis varioliformis MUCHA-HABERMANN (s. Fallbeispiel Pat. Nr. 4), Erythema elevatum, dazu gehören dürften.

Ohne Zweifel ist die Polysymptomatik der oberflächlichen hyperergischen Vasculitiden sowie die Beteiligung von zumindest 3 Fachdisziplinen an ihrer Erforschung (Dermatologie, Innere Medizin, Pädiatrie) die wesentliche Ursache für die uneinheitliche Nomenklatur. Entzündliche perivasculäre Infiltrate und Gefäßschäden sind bei dem Krankheitsbild nun keineswegs nur im Stratum papillare, sondern auch an den kleineren und mittleren Gefäßen des Strat. subpapillare sowie auch in der tieferen Cutis zu finden, ja, diese können offenbar den zentralen Angriffspunkt der hämatogen in die Haut gelangenden Noxe darstellen. Die dabei resultierenden klinischen Bilder sind solche polymorphnodulärer Art, können aber auch bisweilen lediglich als relativ unauffällige, knötchendurchsetzte, bisweilen eigentümlich randelevierte Erytheme imponieren, oder sie erschöpfen sich in relativ spärlich disseminierten entzündlichen Papeln.

Es könnten Zweifel auftreten, ob eine Abtrennung gewiß entzündlicher, aber doch an den Papillarcapillaren akzentuiert gebundener Purpura rheumatica von den weiteren genannten Bildern nicht doch ihre Berechtigung hätte. Die hämorrhagische Note bei letzterem wäre dann als Ausdruck einer Begleitpurpura oder gar als Shwartzman-Phänomen anzusehen. Es dürfte jedoch kein zwingender Grund bestehen, die anaphylaktoide Purpura von partiell bzw. fakultativ hämorrhagischen und nicht hämorrhagischen bzw. klinisch nicht purpurischen oberflächlichen hyperergischen Vasculitiden abzutrennen. Zwar scheint histologisch das Zentrum des vasculären Geschehens zwischen Capillaren + Venolen und coriumständigen Arteriolen + Venen oscillieren zu können, aber wohl nicht allein von Individuum zu Individuum, sondern bei ein und demselben Patienten, und *das* dürfte nosologisch entscheidend sein.

RUITER sah jedenfalls bei seinen Fällen von „allergischer Vasculitis" eine markante Beteiligung der Capillaren, wie derselbe Autor andererseits bei sicheren Purpura rheumatica-Patienten histologisch arteriolär gebundene fibrinoide Nekrose und Gefäßalteration mehr oder weniger im gesamten Corium fand.

Wir möchten daher mit RUITER die *Gesamtheit* der geschilderten proteusartig polymorphen Bilder unter dem Oberbegriff „*Arteriolitis (Vasculitis) allergica cutanea"* (V.a.c.) subsummieren.

Will man den Belangen der Morphologie Rechnung tragen, so kann man mit RUITER einen *hämorrhagischen, papulonekrotischen* sowie *polymorph-nodulären* Typus herausstellen, sieht sich dann allerdings genötigt, für tatsächlich bestehende weitere morphologische Varianten ein Fach offenzulassen.

Die V.a.c. neigt zum chronischen Rezidivieren, meist über Jahre, mit unregelmäßigen Intervallen, wobei die Morphe des Primärschubes mehr oder weniger eindeutig reproduziert wird. Hämatologische Befunde — Thrombocytenzahl, Blutungs- und Gerinnungszeit, auch das Blutbild — weichen nicht entscheidend von der Norm ab. Blutsenkung ist meist nur mäßig bis mittelstark beschleunigt, RUMPEL-LEEDE kann positiv sein; *Serum-γ*-Globuline, auch α_2-Globuline oft erhöht. Der *Antistreptolysintiter* kann stark erhöht sein.

Großflächige Hämorrhagien, die klinisch an die hautapoplektische Form der Periarteriitis cutanea benigna denken lassen, dürften bei histologischem Nachweis einer V.a.c. zwanglos als ein Shwartzman-Phänomen zu deuten sein (s. Beispiel 2), das seinerseits nach chronischen oder akut + chronischen *Doppelinfekten* bzw. -foci fahnden lassen sollte. Im übrigen erscheint die Möglichkeit einer Kombination der V.a.c. mit *thrombocytopenischer* Purpura nicht ausgeschlossen.

b) *Periarteriitis nodosa cutanea (P.n.c.)*

Die organ-polytrope, in ihrer internistisch-neurologischen Symptomatik so variable, prognostisch meist deletäre generalisierte Periarteriitis nodosa Kussmaul-Maier (1866) mag in etwa 15% mit Hautveränderungen einhergehen. Erst relativ spät (1931 LÖHE; LINDBERG) wurde erkannt, daß es auch eine ausschließlich hautlokalisierte P.n. gibt, die — soweit bis jetzt zu beurteilen — auch sozusagen obligat hautständig bleibt, daher das Adjektiv „benigna" erhalten hat.

Es wäre recht bemerkenswert, wenn zwar, wie in der Tat, die generalisierte P.n. in ihrem Verlaufe Hauterscheinungen aufweisen kann, die P.n.c. ihrerseits aber niemals Vorläufer einer generalisierten P.n. sein könnte. Vielleicht gibt die *unterschiedliche Geschlechtsbevorzung* einen Hinweis. Von der generalisierten P.n. werden vorwiegend Männer befallen (etwa 5:1), bei der P.n.c. prävaliert reziprok, aber noch eindeutiger das weibliche Geschlecht, insbesondere bei der elementaren Knotenform. Dies mag ein Hinweis wohl weniger auf ätiologische oder pathogenetische als vielmehr konditionelle Manifestationsfaktoren sein, etwa in dem bei den Tuberkuliden angedeuteten Sinne.

Das klinische Bild kann, wie bei allen allergischen Vasculitiden, sehr polymorph sein. Primäre Morphen sind in der Regel derbe kugelige, entzündliche Nodi oder Noduli mit oder ohne Elevierung oder auch, insgesamt wohl seltener, diskrete bis allenfalls kleinhandtellergroße, plattige Infiltrate mit eingelagerten Unebenheiten. Diese Primärherde ulcerieren fakultativ, gern unter papulo-nekrotischen Bildern, oder bilden sich unter Hinterlassung von passageren Pigmentflecken und seichten Einziehungen in wenigen Wochen zurück. Gerade von knotigen Efflorescenzen sonst gemiedene Regionen wie Fußränder, Zehen, auch Finger werden von der P.n.c. nicht selten befallen. Insbesondere an den nicht abhängigen Körperpartien kann das Bild dem der oberflächennahen V.a.c. durch Erythema multiforme-artige, maculo-papulöse Eruptionen sehr ähnlich werden.

Insgesamt wohl relativ selten, wenngleich zur Abtrennung von der generalisierten Form bzw. zur Identifizierung der „Hautapoplexie" mit der P.n.c. Anlaß gebend, sind bisweilen außerordentlich dramatisch-großflächige hämorrhagische Hautnekrosen, bei denen ebenso wie bei sonstigen purpurischen Eruptionen entweder eine Rupturblutung aus perakut evtl. segmental geschädigten Arterien des C/SC-Bezirkes oder an ein superponiertes Shwartzman-Phänomen gedacht werden muß, da eine „entzündliche Purpura" (SCHÖNLEIN) nicht zum Wesen der Krankheit gehört, eine Kombination mit ersterer allerdings nicht aus theoretischen Gründen für unmöglich gehalten werden sollte.

Hinweisend auf P.n.c., aber nicht ohne weiteres beweisend, ist *Livedo racemosa*. Das Krankheitsbild verläuft in Schüben mit ganz unregelmäßigen Intervallen, bisweilen mit quantitativen Unterschieden hinsichtlich Ausdehnung der befallenen Regionen und Efflorescenzenzahl, nicht selten über mehr als 10 Jahre. Viele abortive Fälle mögen dem Facharzt gar nicht zu Gesicht kommen. Kombination mit Asthma bronchiale und anderen vermutlich allergischen Leiden kommt vor, scheint aber nicht sehr häufig zu sein. Der Allgemeinbefund ist nur uncharakteristisch oder gar nicht beeinträchtigt.

Die *Diagnose* ist nur durch histologische Untersuchung *frischer* (möglichst nicht über 14 Tage alter), jedenfalls nicht ulcerierter oder abheilender Herde zu stellen, ist aber oft erst nach vielen Serienschnitten gegeben, da sich die charakteristischen Veränderungen in dem cutan-subcutanen Arteriennetz meist auf einer ganz erstaunlich kleinen, oft nur Bruchteile eines Millimeters langen Gefäßstrecke nachweisen lassen; der klinische Aspekt ist durch den *Irritationshof*, d. h. durch Kollateralentzündung entscheidend mitbedingt!

Charakteristisch ist eine offenbar kugelige oder elliptoide, sonnenartige fibrinoide Nekrose, die eine Arterie von der Media an peripherwärts einschließlich Adventitia umfaßt, mit je nach Alter wechselndem leukoklasisch-histiocytärem Hof. Das Lumen bleibt oft, zumindest streckenweise, frei, die subendotheliale Intima ist allermeist geschädigt. Eingemauert in die Nekrose sind Kerntrümmer leuko- und histiocytärer Genese, auch Erythrocyten. Die Elastica interna ist oft erhalten, oft aber auch, vor allem in total nekrotischen Gefäßen, nicht oder kaum nachweisbar. Serienschnitte decken sozusagen regelmäßig eine *Gefäßgabel* als Sitz auf. Nicht selten schwer zu finden sind kleinste segmental-aneurysmatische Herde, bei denen kleine Rupturblutungen mit nicht immer deutlicher Leukoklasie das Bild beherrschen. Andererseits zeigen Arteriolen oft totale fibrinoide Nekrosen. Im übrigen siehe allgemeine Histopathologie.

Wie unter Anatomie angedeutet, ist die Architektur der C/SC-Geflechte durch Anastomosen verschiedener Art komplizierter als gemeinhin angenommen. Es ist daher oft schwer zu sagen, ob die befallenen kleinen Gefäße zum C/SC-Geflecht gehören oder nicht. Dies gilt z. B. von Herden an den peripher-konvexen Anastomosen, die zumindest nicht ohne weiteres der oberflächennahen V. a. c. zugeordnet werden sollten. Im übrigen wird auf die Bemerkungen zur ,,tieferen Arteriolitis" verwiesen.

Die *Laboratoriumsbefunde* entsprechen im wesentlichen denen bei oberflächennahen V. a. c., tragen z. Z. demnach kaum zur Diagnosestellung bei.

Aktive Lungen-Tbc., extrapulmonale Tbc.-Herde in Anamnese oder in statu (z. B. Kniegelenk, Lymphknoten), andererseits histologisch tuberculoide Manschetten um Gefäßlumina, deren Wandung wahrscheinlich der Sitz einer P. n. c. war, aber auch Zellnester ohne nachweisbaren Gefäßzusammenhang von rein epitheloidzelligem, fast M. Boeck-artigen Charakter ließen mehrere Autoren die Frage aufwerfen, ob ein *Tuberkulid* nicht auch unter dem Bilde einer P. n. auftreten könne. Auf Grund eigener Beobachtungen (s. Fall 7) stehen wir dieser Fragestellung durchaus positiv gegenüber.

c) Weitere hyperergische Vasculitiden

In der Subcutis, d. h. tief lokalisierte hyperergische Arteriolitis. Wie im anatomischen Exkurs bereits erwähnt, gibt es nach PETERSEN den cutanen Candelaberarterien (und dem C/SC-Netz) entstammende, die Fettläppchen versorgende, d. h. (teilweise) *rückläufige*, nicht anastomosierende, tiefliegende *Endarteriolen*, die ein Analogon zu den cutanen, d. h. *oberflächlichen* Arteriolen darstellen. Nach den Analysen von

Ruiter sind klinische und histologische Anhaltspunkte für ihre Mitbeteiligung bei oberflächlichen Arteriolitiden histologisch gegeben. Wir selbst sahen von fakultativ ulcerierenden Knoten bis relativ großflächigen Ulcerationen variierende Bilder, bei denen kleine arterielle, in fibrinoider Nekrose untergegangene intralobuläre Gefäße zu einer offenbar sekundären Fettläppchennekrose geführt hatten. Für die Diagnose einer P.n.c. sind die betreffenden Gefäße offenbar zu klein. Andererseits waren die perivasculären Veränderungen an den oberflächlichen Gefäßnetzen nicht massiv genug, um die Existenz einer (bei Berücksichtigung der anatomischen Gefäßverästelung nur scheinbar paradoxen) Kombination: *„oberflächliche + tiefe hyperergische Arteriolitis"* als gesichert betrachten zu können (etwa in gewisser Analogie zu der Kombination Erythema exsudativum multiforme + E. nodosum). Somit erhebt sich die weitere Frage, ob es eine *tiefe Arteriolitis* als eine im gewissen Sinne Krankheit sui generis gibt. Nach eigenen Befunden ist zu ventilieren, ob relativ kleinherdige, tiefere Arteriolitiden nicht auch durch subendotheliale, histiocytäre (!) Zumauerung größerer Nachbarschaftsvenen nach dem Motto „kleine Ursachen, große Wirkung" eindrucksvolle Knotenaussaaten bedingen können.

Phlebitis saltans. Die Diagnose des lehrbuchmäßigen Bildes der nicht seltenen Phlebitis saltans (unseres Erachtens sive migrans) ist leicht: bleistiftartige oder auch gekrümmte, relativ oberflächennahe, palpatorisch mehr oder weniger starre Stränge mit meist nur recht geringen Symptomen einer Entzündung und daher wohl subjektiv wenig störend. Hämodynamische Faktoren spielen offenbar nur eine zweite Rolle, da die Thrombosen, launisch rezidivierend und springend, von Fußrücken bis zu den Oberschenkeln, gern auch an Handrücken auftreten und offensichtlich ohne langwierige reparative Stadien nach Tagen bis ganz wenigen Wochen — bisweilen unter Hinterlassung eines passageren Pigmentstreifens — spurlos verschwinden. Histologisch liegen umschriebene Thrombosen im Bereich des C/SC-Plexus mit einer bemerkenswerten, histiocytär betonten perivenösen Reaktion vor. Nach oft tuberculoidem intravasalen Aufräumungsgranulom tritt in der Regel Rekanalisation ein. *Diagnostisch* schwierig dagegen sind *keineswegs seltene,* ausgesprochen *knotige Eruptionen einer Phlebitis saltans,* die leicht als P.n.c. usw. fehlgedeutet werden.

„Sehr tiefe" knotige Vasculitiden. Es ergibt eine relativ wohl nicht häufige Variante der hyperergischen Vasculitiden in Form palpatorisch gut umschriebener, wenig verschieblicher Knoten an den Unterschenkeln, die offenbar derart tief, d. h. wahrscheinlich fasciennahe, liegen, daß ihr Radiationshof überhaupt nicht oder nur in der Frühphase die Oberfläche erreicht, die somit kaum sichtbar sind. Da sie nicht sonderlich druckempfindlich sind, möchte man an hyperergisch-knotige Phlebitis denken, zumal sie oft perlenkettenartig aneinandergereiht sind, doch ist ihre Histologie nicht genügend erhellt. *Phlebitisches Tuberkulid* ventilierten wir bei 1 Pat., da histologisch eingemauerte, reaktionslose, feste Nekrose vorlag.

Allergische Systemleiden mit Hautbeteiligung. Im Gegensatz zu Periarteriitis nodosa ist bei der *„Hypersensitivitätsangiitis" Zeek* nicht die Media, sondern die Subintima Sitz diffuser, perakut exsudativ-nekrotisierender Prozesse. Vorzugsweise sollen Herz, Lunge (!), Milz und Niere befallen sein. Zusammenhänge mit Serum-, Sulfonamid-Therapie usw. deutlich. Das Leiden verläuft offenbar oft in einem einzigen Schub tödlich, allenfalls zieht es sich bis 1 Monat hin. In der Haut wurden nekrotisierende Arteriitiden gefunden.

Die *allergische granulomatöse Angiitis* (Churg und Strauss), febril, oft mit starker Eosinophilie des Blutes, befällt bevorzugt Herz, Lunge, Magen, Darm, Nieren und Haut. Die Hautveränderungen können knotig, hämorrhagisch und Erythema multiforme-ähnlich sein. Ihnen liegt aber nicht, wie zum Teil denen an den inneren Organen, eine hyperergische Arteriitis zugrunde, vielmehr ein von Histiocyten, Riesenzellen und Eosinophilen umgebenes, schwer geschädigtes Bindegewebe. Da das Leiden sich jahrelang hinziehen kann, erscheinen sekundäre mannigfaltige Bilder möglich.

Die Stellung der sog. *Granulomatosis Wegener* zu der obengenannten gemischt bindegewebs-gefäßständigen granulomatösen Angiitis dürfte noch nicht klar sein. Jedenfalls beginnt diese Form mit hämorrhagischer Rhinitis und ulcerierenden Granulomen im Nasen-Rachen-Raum und in dem weiteren Respirationstrakt.

Hinweise auf das Erythema nodosum
(sowie Erythema exsudativum multiforme und Arzneimittelexanthem)

Ob nun dem klinisch so eindrucksvollen, aber seine nosologische Selbständigkeit nur unserer ätiologischen Unwissenheit verdankenden *Erythema exsudativum multiforme* ein antigenes oder toxisches, jedenfalls hämatogen gestreutes Agens zugrunde liegen mag — histologisch werden fibrinoide Arteriolitiden vermißt, die Exsudation ist eindeutig subepidermal lokalisiert. *Arzneimittelexantheme* andererseits scheinen in ihren cutanen Formen auch histologisch sozusagen die Übergänge von der Urticaria bis zu schweren Bildern der V.a.c. zeigen zu können.

Das *Erythema nodosum* ist in den meisten Fällen klinisch ja recht eindeutig und kann hier nur kurz gestreift werden, obwohl es sich um eine tiefe, fakultativ hämorrhagische, hyperergische Capillaritis mit leukocytärer Frühphase handeln dürfte. Auch histologisch ist es im Frühstadium durch die sog. *Radiärknötchen* (MIESCHER) und wohl aus ihnen hervorgehende, wie erratische Findlinge in den Septen oder intralobulär, aber dann eng paraseptal lokalisierte, eigentümlich pyknotische „Riesenzellen" gut gekennzeichnet. Veränderungen an größeren Gefäßen insbesondere Venen, sind wohl sekundärer Natur. Im übrigen ist die *Blutsenkung* bei E. nod. sehr stark beschleunigt, und zwar in etwa proportional der Dichte der Knotenaussaat.

Es gibt jedoch durchaus makro- wie mikro-morphologische schwierige Fragen beim Erythema nodosum: In der Literatur angegebene fakultative Nachweisbarkeit fibrinoider Nekrose bei Erythema nodosum sollte unseres Erachtens zunächst zur Prüfung anregen, ob septennahe Arteriolitiden auszuschließen sind. Dasselbe dürfte unseres Erachtens von dem E. nod. „adiposo-necroticans" (CAROL) gelten. Nach DEGOS kann ein E. nod. („tuberculosum") in ein E. induratum übergehen, ferner gibt es subchronische, *erysipelartige*, d. h. flächige E. nod.-Fälle (BÄFVERSTEDT).

Zur Ätiopathogenese der allergischen Vasculitiden

3 völlig unterschiedliche Substanzgruppen sind — nebenbei auch bei nicht gefäßständigen allergischen Leiden — als ätiologische Faktoren bei den allergischen Vasculitiden (a.V.) empirisch nachgewiesen. Wenn im Individualfall die Fahndung nach ihnen auch oft mühsam und nicht selten erfolglos ist, so sollte sie nie unterlassen werden. In der Reihenfolge ihrer praktischen Bedeutung sind mit großem Abstand zuerst chronischbakterielle *Herdinfekte*, dann *Medikamente*, schließlich *Nahrungs- und Genußmittel* zu nennen.

Von letzteren nur soviel, daß Milch, Eier, Brombeeren, Nüsse, Rosinen, Sardellen usw. als Ursachen individueller Purpura rheumatica-Fälle beschuldigt wurden.

Fokalinfekte. In Anbetracht der ungeheuren Verbreitung von Zahnherden und chron. Tonsillitiden wird nicht nur der Skeptiker sich mit dem alleinigen Nachweis genannter Foci nicht zufrieden geben. Dem Vorhandensein seltener Herdinfekte (z. B. Prostataabsceß, Gallenblasenempyem, Bronchiektasien) bei a.V. wird schon gefühlsmäßig eine größere ätiologische Bedeutung beigemessen werden. Bei allen Fällen der von ihm beschriebenen subletalen "vascular allergy", einem sehr komplexen Bild mit Beteiligung der Häute seröser Körperhöhlen, Polyneuritis, Asthma usw., fand Harkaway chronische Sinusitiden, eine Herdart, die auch bei unseren hautständigen Bildern von französischen Dermatologen häufig in purulenter Form gesehen wurde. Weiteres s. unter Therapie.

Medikamente. Die Reaktionsmechanismen von Arzneimittelallergien scheinen besonders variabel zu sein und auch kombiniert vorkommen zu können. Morphologisch über blande (thrombocytopenische) Purpura hinaus entwickelte purpurische Arzneimittelexantheme dürften den a.V. zuzuordnen sein, auch wenn man früher dieses übergeordnete Prinzip nicht genügend erkannt hatte. Wahrscheinlich werden mikrobenaffine Medikamente vom *Salvarsan* bis zur Flut der modernen Chemotherapeutika mehr oder weniger häufig die Ursache von a.V. sein bzw. werden können, allerdings mit einer unterschiedlichen, in ihren Gründen schwer durchschaubaren, für die Praxis aber entscheidend wichtigen Manifestationsquote. Ob der von Rich in einer auswertbaren Sektionsstatistik beobachtete Anstieg der a.V. Fälle nach Einführung der Sulfonamide auf das Zehnfache beunruhigend ist, mag eine vorerst zu verneinende Frage sein. Zur Zeit tritt die ätiologische Bedeutung von Medikamenten bei den hautständigen hyperergischen Vasculitiden noch in den Hintergrund. Allerdings läßt sich über die diesbezüglichen Nebenwirkungen von neuen Arzneimitteln erst Jahre nach ihrer Einführung urteilen.

Von einigen Autoren konnte die ätiologische Bedeutung von Herdinfekten durch den Nachweis spezifisch und stark positiver *Testreaktionen* auf intracutane Injektionen von Totvaccinen oder Kulturfiltraten herdeigener Bakterienstämme augenscheinlich gemacht werden. Meist erwiesen sich Streptokokken, auch Pneumokokken als a.V.-spezifische Antigene bzw. Antigenbildner.

Die Dynamik und Histologie dieser mikrobiellen Testreaktionen wurde insbesondere von Miescher eingehend untersucht, mit der der spontanen Eruptionen wie auch mit der feingeweblichen Kinetik experimentell gesetzter allergischer Hautschäden, insbesondere dem Arthus-Phänomen, verglichen, wobei histologisch weitgehende Übereinstimmung, im übrigen mancherlei noch offene Fragen sich ergaben.

Zum nicht geringen Teil sind Schwierigkeiten hinsichtlich der Zuordnung zu bestimmten Reaktionstypen dadurch bedingt, daß gern als „Urphänomene" angesehene Experimentalbefunde sich späterhin als sehr von der Versuchsmethodik abhängige Prozesse erwiesen haben, was eine dauernde Fluktuation der Kriterien eines zum festen Begriff gewordenen Phänomens zwischen Verengung und Verallgemeinerung zur Folge hat. Das Arthus-Phänomen (A.Ph.), auch „lokale Anaphylaxie" genannt, beinhaltet die Beobachtung von Arthus und Breton (1903), daß in die Haut des Kaninchens (!) injiziertes frisches (!) Pferdeserum reaktionslos resorbiert wird, nach wiederholter Injektion in bestimmten Zeitabständen jedoch, falls in die Rückenhaut (!) eingebracht, ein schweres entzündliches Infiltrat, meist gefolgt von einer in etwa 48 Std. kompletten hämorrhagischen Nekrose, hervorruft. Eine umfangreiche Forschung hat nun weiterhin ergeben: Die Intensität des A.Ph. ist sehr abhängig von der Tierspecies, vom Ort der Auslösung sowie von der Art des Fremdeiweißes. Hält man sich, wie erforderlich, an die klassische Versuchsanordnung (wie z. B. auch Gerlach 1923 für seine eingehenden histologischen Untersuchungen), so ist das A.Ph. gebunden: 1. an das Vorhandensein *freier, blutständiger präcipitierender Antikörper* (Ak) (und zwar in hoher Konzentration), 2. eigentümlicherweise genau so obligat an das Vorhandensein von *Granulocyten* im *strömenden Blut* des Versuchstieres. Der Ak des A.Ph. ist *nicht* identisch mit dem der *anaphylaktischen Reaktion,* welch letzterer seine Gewebsaffinität im Schulz-Daleschen Versuch dokumentiert.

Intravitale Beobachtung des A. Ph. hat Arteriolenkonstriktion mit gleichzeitiger Zusammenballung der Granulocyten sowie deren Adhärenz an dem offenbar klebrig gewordenen Gefäßendothel als Primärprozeß ergeben, dem, zeitlich kaum abzutrennen, Bildung von die Durchblutung blockierenden Granulo-($+$ Thrombocyten)-Thromben bei gleichzeitiger heftiger Serum- und Zelldiapedese folgt. Zusammenbruch der Ernährung führt dann sekundär zur Nekrose, wobei die Frage spezifisch-toxischer oder lediglich imbibitorischer Schädigung des perivasalen Bindegewebes noch offen sein dürfte. Bei artefizieller Ausschaltung der Blutgranulocyten (Benzol, N-Lost) kommt das A. Ph. trotz qualitativ und quantitativ identischer Antigen-Antikörperverhältnisse nicht zustande. Auch in etwaig abortiver Form (die selten sein wird, da dem Mechanismus des A. Ph. ein steiler Gradient der AgAkR-Intensitätskorrelation zukommen dürfte) hat demnach das A. Ph. nichts mit der üblichen urticariellen Sofort-Reaktion zu tun. Letzterer liegen *nicht* präcipitierende, zugleich gewebsaffine wie auch fakultativ freie, d. h. zeitweise serumständige Ak zugrunde. *Beide* Eigenschaften sind ja Voraussetzungen des Zustandekommens der Prausnitz-Küstner-Reaktion. Das A. Ph. setzt ferner nicht nur die Anwesenheit präcipitierender Ak schlechthin voraus, sondern eine realiter zu intravasalen Präcipitaten führende, d. h. an bestimmte AgAk-Relationen gebundene AgAkR-Reaktion. Es liegt nahe, anzunehmen, daß durch diese intravasale AgAkR sowohl das Endothel wie auch die Granulocyten schwer geschädigt werden. Die beim Zerfall letzterer freiwerdenden Fermente und „*Menkin*"-Stoffe dürften den eigentlichen circulus vitiosus dann entscheidend in Gang setzen, da ohne Granulocyten ja nichts Nennenswertes passiert. Die Frage, ob die Granulocyten nur Objekt der AgAk-Reaktion beim A. Ph. sind oder darüber hinaus fakultativer Sitz der präcipitierenden Ak, ist vielleicht nur insofern von Bedeutung, als naturgemäß nur im letzteren Falle die A. Ph.-Reaktivität durch sie passiv übertragen werden kann.

Ein Licht auf die Verhältnisse bei den allergischen Vasculitiden werfen P. MIE-SCHERs positive P.K.-Übertragungsversuche einer mikrobiellen V. a. c. (Test auf Staphylokokken-Anatoxin $+$). *Leukocyten* des Kranken übertrugen das Prinzip einer stürmischen verzögerten Reaktion, *Serum* ebenfalls (mit fakultativ vorgeschalteter Frühreaktion), wenn auch unregelmäßiger bei anderen V. a. c.-Fällen.

Bei dem Versuch einer Zuordnung dieser interessanten Befunde zu einem der *drei Grundtypen* (anaphylaktische Sofort-Reaktion, verzögerte Reaktion vom Typ des A.Ph., Spätreaktion vom Tuberkulintyp) ist daran zu denken, daß bei den V.a.c. grundsätzlich mit einem *Spektrum* von Ak zu rechnen ist.

Bemerkt sei in diesem Zusammenhang, daß bei *tiefcutaner* vorbereitender Injektion der Leukocyten und 48 Std. später *intracutan* erfolgreicher Auslösung mit Anatoxin (P. MIESCHER) die betreffenden Ak ihren Sitz von den Leukocyten in das Empfänger*gewebe* verlegt haben müssen.

Zur Pathogenese, Bemerkungen zum Allergiebegriff. Seit GRUBER vor über 30 Jahren die Periarteriitis nodosa als Ausdruck einer allergisch-hyperergischen Reaktion deutete, d. h. zu einer Zeit, in der die immunbiologische wie experimentell-pathologische Forschung schon weit entwickelt war, haben alle Zweige letzterer ausgedehnte neue Erkenntnisse erarbeiten können. Hält man an dem hier vereinfachten Postulat von DOERR fest, nur solche pathologischen Vorgänge, denen nachweislich eine Antigen-Antikörper-Reaktion zugrunde liegt, als „allergisch" bezeichnen zu dürfen, so erhebt sich die Frage, inwieweit pathogene Antigen-Antikörper-Reaktionen bei den hier diskutierten Gefäßprozessen nachgewiesen worden sind. Um anzudeuten, wie weitschichtig die Antigen-Antikörper-Forschung geworden ist, sei darauf hingewiesen, daß lebende oder tote Mikroben im menschlichen Körper nicht etwa als ein einheitliches, gewissermaßen atomares Antigen fungieren, sondern als ein fast

unübersehbarer Komplex erst teilweise genügend chemisch definierter
Einzelantigene. Der Organismus seinerseits bildet bei seiner Auseinander-
setzung mit Mikroben, aber auch z. B. scheinbar einheitlichem Serumeiweiß, ein ganzes Spektrum qualitativ und quantitativ unterschied-
licher Antikörper. Darüber hinaus werden serologischerseits die allergischen Reagine als „inkomplette Antikörper" (Schmidt u. a.) bezeichnet
— von letzteren gibt es wiederum mehrere Typen. Man kann so die
Doerrsche Forderung heutzutage nur noch cum grano salis auslegen.
Man sollte eine pathologische Reaktion erst dann als allergisch bezeichnen, wenn möglichst krankheitsanaloge Exposition beim Kranken — und
nur bei ihm — gegenüber dem „*antigenen Agens*" = „Allergen" einen
sinngemäß krankheitsisomorphen Effekt auslöst, Karenz bzw. Elimination des antigenen Agens die Symptome schwinden läßt.

Auf dem III. Internat. Allergiekongreß Paris 1958 wurde formuliert: „Allergie
ist eine erworbene qualitativ veränderte Reaktionsfähigkeit des lebenden Gewebes,
verursacht durch ein spezifisches Allergen. Ein Allergen ist jede Substanz, die
imstande ist, einen allergischen Zustand oder eine derartige Manifestation hervorzurufen".

„Allergen" ist hierbei kein serologischer, sondern ein empirischer
Begriff; es muß einer immunbiologischen Analyse grundsätzlich zugäng-
lich sein, das bedeutet, es kann zu gegebener Zeit durch ein oder mehrere
immunbiologisch exakt definierbare Antigene substituiert werden.

Die experimentell-histopathologische Erforschung allergischer Reaktionen vom einschlägigen Frühtyp hat ergeben, daß es wohl allergie-
charakteristische, aber nicht -spezifische histologische Reaktionsbefunde
gibt. Es handelt sich um akut einsetzende vasogene *Entzündungen*
quantitativ gleitenden, damit aber auch qualitativ unterschiedlichen
Schweregrades, Bilder, die identisch mit den bereits geschilderten Befunden bei der V. a. c. sind.

Pathologischerseits wird bei allergischer Entzündung oft von „hyperergisch-
allergischer" Entzündung gesprochen. Es scheint ein Pleonasmus vorzuliegen,
da *hyperergisch* keine quantitative, sondern eine qualitativ-kausale Bezeichnung
ist (Letterer), und zwar im Sinne der erworbenen spezifischen Überempfindlichkeit, d. h. für den Unbefangenen synonym mit „allergisch" klinischer Definition.
Da auch Immunität früher als allergischer Zustand, und zwar hyp- oder anergischer
Form bezeichnet wurde, erscheint der Term hyperergisch-allergisch nur historisch
exakter als das allerdings jetzt kaum noch doppeldeutige einfache Adjektiv allergisch.
Diese Deutung der Terminologie ist aber unrichtig, wenn man mit Letterer u. a.
einem anaphylaktisch-hyperergischen, primär gefäßwandständigen Sofortreaktions-
typ den allergisch-hyperergischen, (sub)primär-lymphocytären Spätreaktions- oder
Tuberkulintyp gegenüberstellt. So wird 1. „Hyperergie" statt „Allergie" zum übergeordneten Begriff, 2. die ätiopathogenetisch führende Rolle anaphylaktischer
und/oder präcipitierender Antikörper bei den V. a. c. gefordert bzw. postuliert. Beide
Folgerungen geben zu denken; letztere, d. h. die Identifizierung des anaphylaktischen
Reaktionstypus mit dem des A. Ph., wird insbesondere der serologisch Orientierte
verneinen, der gewöhnt ist, die „Anaphylaxie" auf *nicht* präcipitierende, gewebsaffine AK zurückzuführen (Schulz-Dale- und Prausnitz-Küstner-Versuch), beim
A. Ph. dagegen intravasal präcipitierende AK vorauszusetzen (s. o.). Der Versuch,
die 3 Grundtypen (s. o.) auf zwei zu reduzieren, dürfte, zusammengefaßt beurteilt,
bedenklich sein.

Die hier behandelten, durch *einheitlichen Reaktionsmechanismus*
gekennzeichnete Gefäßleiden charakterisiert die in einer immerhin

schon signifikanten Zahl von Einzelfällen durch Eliminationserfolg und spezifisch positive Hauttestreaktion auf herdeigene Bakterien nachgewiesene ätiologische Bedeutung von chronisch-mikrobiellen Herdinfekten, ferner das klinische und histologische „Temperament" (MIESCHER, RUITER) der hämatogenen Streuschübe durchaus genügend als solche allergischer Pathogenese. Das schließt nicht aus, daß noch viele immun-serologische Details zu klären sind, wie die durch positive Übertragungsversuche aufgeworfenen Probleme (s. oben) zeigen. Je schwieriger die Antigen-Antikörper-Detailanalyse und die Zuordnung ihrer Ergebnisse zu den charakteristischen, immun-serologisch aber vieldeutigen, hyperergischen Reaktionsbildern der experimentellen Pathologie wird, desto mehr wird die Berechtigung offensichtlich, die besprochenen Gefäßleiden als allergisch im kritisch-klinischen Sinne zu bezeichnen.

Bei sehr mitigierten Reaktionen, bei denen die obligate Frühkomponente, d. h. das entzündliche Exsudat, fast ausschließlich in Wandschwellung und diskretem Ödem, gefolgt lediglich von so banaler perivasculärer Mesenchymaktivierung und in dementsprechend unauffälligen klinischen Bildern sich äußert, werden offenbar 3 Reaktionsmechanismen histologisch ununterscheidbar: anaphylaktisch-urticarielle Reaktion — mitigiertes A. Ph. (wahrscheinlich selten! s. o.) — nicht allergische Dermatosen.

Die Tuberkulide und ihre Beziehungen zu den allergischen Vasculitiden

Es mag Befremden erregen, die Hauttuberkulide (Tbkde) in diesem Beitrag zur Sprache zu bringen. Trotz der Weitschichtigkeit der Tuberkulidforschung kann dem aber nicht ausgewichen werden, und zwar aus Gründen der *Differentialdiagnose* wie der *Pathogenese*.

Definitionsgemäß handelt es sich bei den Tbkdn um *oligobakterielle* hämatogene Streuungen bei Hautgewebs-„*Hyperergie*", und zwar aus bevorzugt extra-pulmonalen Tbc-Herden. Diese weisen im Status des Hautschubes oft keine, wohl aber in der Anamnese wie auch bemerkenswerterweise Katamnese (MIESCHER) in einem hohen Prozentsatz Aktivität auf.

Ausfall der *Tuberkulin*reaktion sowie *ex juvantibus*-Hinweise werden gern zur Abgrenzung der Tbkde von nicht tuberkulösen Id-Reaktionen herangezogen. Beide Kriterien erweisen sich aber bei näherer Betrachtung als äußerst fragwürdig.

a) Eine diagnostisch verwertbare Korrelation zwischen Tbkd-Schüben und hoher *Tuberkulin*empfindlichkeit liegt empirisch im allgemeinen *nicht* vor und ist auch nicht zu erwarten, da die Tuberkuline ganz vorwiegend Stoffwechselprodukte der Tb-Bakterien und keine Vaccine darstellen. Ein adäquater Test wäre *i.c.-Injektion von abgetöteten Tb-Bakterien*, was längst ventiliert wurde, aber in die diagnostische Praxis keinen Eingang gefunden hat.

Zum Verständnis muß etwas weiter ausgeholt werden. Wie die allergischen Vasculitiden sind die Tbkde hämatogener Natur. Der Unterschied der Reaktion eines noch nicht mit Tb-Bakterien in Berührung gekommenen Organismus zu der eines auf Bakterieneinschwemmung hyperergisch reagierenden Gewebes ist nicht so sehr qualitativer Art, vielmehr verläuft die Reaktion in letzterem im wesentlichen nur sehr viel rascher (Letterer). Selbst bei Primärinfektion ist eine (wenn auch recht flüchtige) leukocytäre Frühphase zu beobachten, in der die Tb-Bakterien von den Leukocyten phagocytiert, aber nicht abgetötet werden. Erst die Histiocyten sind zur stufenweisen Peptisation, d. h. letztlich Abtötung und Zerlegung der Bakterien, befähigt. Die hierbei freiwerdenden Phospholipide (Phosphatidsäuren) induzieren — experimentell eindeutig erwiesen (Roulet) — die Transformation von Histiocyten in Epitheloidzellen, und zwar *proportional der Menge freigesetzter Phospholipide, d. h. der Zahl der eingeschwemmten und zerlegten Tb-Bakterien, unabhängig von der Reaktionslage des Gewebes.* Jedenfalls gilt das für einen in toto rasch ablaufenden Tbc-Prozeß. Bei hyperergischer Reaktionslage ist die leukocytäre Frühphase relativ heftig (wenn auch flüchtig), womit einer schnellen histiocytären Peptisation und damit einer raschen Ausbildung *primärer Epitheloidzellkonglomerate* der Boden bereitet wird. Hiermit ist aber der spezifisch pathogene Impuls bei oligobakterieller Streuung auch schon am Ende seiner spezifischen Auswirkung, da ja schnelle und restlose Vernichtung der eingestreuten Bakterien ein obligates Kriterium der Tbkde darstellt. Nicht ohne weiteres geklärt ist die Genese des z. B. auch bei den papulo-nekrotischen Tbkden offenbar sehr häufigen Befundes *früher,* bisweilen *relativ ausgedehnter Nekrosen* (doch wohl mehr periarteriolären als perivenösen Sitzes), die gern als Ausdruck toxischer Wirkungen zerfallender Tb-Bakterien aufgefaßt, ferner insbesondere auch mit der Gewebsständigkeit der *Tuberkulin*hyperergie in Verbindung gebracht werden, wie sie z. B. sinnfällig bei nekrotisierender Tuberkulinreaktion in der nicht vascularisierten Cornea Tbc-sensibilisierter Kaninchen (Rich) zum Ausdruck kommt. Die erste Hypothese steht nach Ergebnissen der Tbc-Forschung doch wohl auf schwachen Füßen, die zweite berücksichtigt nicht, daß hyperergische Tuberkulinreaktion und eine solche auf Tb-Bakterieneinsaat hin zweierlei Dinge sind. Es dürfte daher eine offene Frage sein, ob die frühe Tbkd-Nekrose letztlich nicht doch in Analogie zu der der sonstigen allergischen Vasculitiden zu setzen ist, wobei Unterschiede im Sensibilisierungsgrad unterschiedliche Massivität der Nekrosen bedingen könnten. Eine Nekrose auf Grund von Ernährungsstörungen ist jedenfalls schon histologisch nicht wahrscheinlich (Gans und Steigleder).

Nachdem der spezifisch pathogene Impuls bei den Tbkd-Eruptionen charakteristischerweise rasch erloschen ist, schließen sich die reparativen Phasen 3 u. 4 (s. o.) an, die sich naturgemäß in zeitlicher Ausdehnung und histologischem Bild in nichts von denen der nichttuberkulösen hyperergischen Vasculitiden unterscheiden. *Auch bei den Tbkden ist daher zur histologischen diagnostischen Sicherung Frühexcision ein unerläßliches Gebot.* In den *allererstan Tagen* nach Auftreten der Efflorescenzen histologisch nachweisbare, oft um eine Zentralnekrose satellitenartig gruppierte, durch ihren kompakt-knötchenförmigen abortiv-produktiven Charakter von sekundären, mehr in allfällige rundzellig-histiocytäre Infiltrate zerfließenden tuberkuloiden Resorptionsgranulomen wohl meist genügend unterscheidbare, oft riesenzellhaltige Epitheloidzellstrukturen dürften doch wohl einen nicht unbedeutenden diagnostischen Wert besitzen.

Es erscheint nach eigenen Beobachtungen beim Erythema Bazin nicht ganz ausgeschlossen, daß radiärknötchenartige Gebilde, wohl entstanden durch überstürzte amitotische Histiocyten-Zellteilung, Vorstufen derartiger früher passagerer „Tuberkel" darstellen.

Die Tuberkulide unterscheiden sich demnach nur insofern von den V.a.c., als ihre leukocytäre Frühphase möglicherweise kürzer (oder diskreter) ist, eindeutig aber, wenn auch nicht einschneidend, durch das *zusätzliche* Stigma *früher, passagerer „Tuberkel"*. Die Stellung der Tbkd-*Frühnekrose* zur fibrinoiden Nekrose dürfte noch nicht genügend erhellt sein.

Mit der lymphocytären Spätreaktion vom Tuberkulintyp hat der Reaktionsmechanismus der Tbkde in origine und in nuce gewiß nichts zu tun — sollte ihre Beteiligung in späteren Phasen vermutbar werden, so nur im Sinne eines fakultativen Zweitgeschehens, vielleicht als Folge starker Bakterieneinsaat, das eine Zeitlang, aber letztlich ohne bleibenden Erfolg die abklingende hyperergisch-exsudative Reaktionslage zu begleiten vermag. Bleiben eingestreute Bakterien am Leben, so bedeutet das, daß ein Tuberkulid Schrittmacher einer Tuberkulose geworden ist, was vorkommt; allerdings wohl kaum beim therapeutisch nicht sonderlich dankbaren *Lupus miliaris faciei*, unseres Erachtens ein echtes Tuberkulid, wenn auch vielleicht mit schnell überwundener negativer Vorphase unspezifischer Verursachung. Hier scheint eine terrain-charakteristische, tb-unspezifische Neigung auch sekundär tuberculoider oder polymorpher Resorptionsbilder zum Selbstunterhalt zu bestehen, wie man es bei der *Rosacea lupoides* (ex Katamnese offensichtlich *kein* Tuberkulid) und den *Fremdkörpergranulomen* im engeren, dem *Granuloma eosinophilicum faciei* im weiteren Sinne beobachten kann.

Hinzu kommt wohl noch, daß die linsenartige Frühnekrose beim pap.-nekrot.-Tbkd chemisch-physikalische Eigenschaften haben muß, die ihrer histiocytären Aufarbeitung nicht förderlich sind, wodurch histologisch und klinisch Granuloma-anulare-artige, bisweilen ganz unverhältnismäßig lang persistierende Resorptionsbilder entstehen können. Das ist sicher kein immunbiologisches Problem, sondern eine Frage, wodurch Mesenchymaktivierung angeregt wird und wodurch nicht. So gesehen, wäre die Tbkd-Nekrose der Gegenpol zum Radiärknötchen.

Andererseits ist mit *Nachweisbarkeit von Tb-Bakterien*, kulturell oder im Tierversuch, ebenfalls nur in Frühstexcisaten zu rechnen, da gewisse Überlebensfähigkeit von Tb-Bakterien in den Frühnekrosen zwar erhofft, aber nicht postuliert werden kann. Der Tb-Bakterien-Nachweis ist naturgemäß der einzige wirklich bindende Beweis für die tuberkulöse Natur eines Id-Schubes und sollte nach Möglichkeit immer versucht werden. Dieses gilt insbesondere für das Erythema Bazin (s. u.).

Die Beobachtung, daß aller Wahrscheinlichkeit nach sehr häufige Bakterienaussaaten bei *aktiver* Tbc nicht oder nur selten herdfern anzugehen pflegen, spricht unter anderem dafür, daß neben der Tbc-Gewebsallergie eine mit ihr zumindest nicht synchrone *Gewebsimmunität* besteht. Hierauf kann nicht näher eingegangen werden, zumal die Analyse der dieser (bei Tbc ja nur relativen) Immunität zugrunde liegenden Antikörperverhältnisse erst dann erfolgversprechend sein wird, „wenn statt der Fraktionen aus den Tb-Bakterien volldefinierte chemische Substanzen aus diesen Fraktionen zur Verfügung stehen" (F. SCHMID in HEIN-KLEINSCHMIDT-UEHLINGER). Im Rahmen der Tb-Immunitätsphänomene scheinen neben dieser all-ergischen Immunität die individuell unterschiedliche *natürliche Resistenz* und deren unspezifische Schwankungen eine bedeutende, grundsätzlich aber schwer abzuschätzende Rolle zu spielen.

b) Aus dem eingangs unter a) Ausgeführten ergibt sich, daß *ex juvantibus-Beweise* chemotherapeutischer Art für die tuberkulöse Ätiologie fraglicher Eruptionen nicht stichhaltig sind, daß sogar ex *non*-juvantibus (z. B. Schübe unter INH) das Vorliegen eines Tbkd nicht nur nicht ausgeschlossen, vielmehr eher vermutet werden kann, da auch Einsaat chemotherapeutisch in ihrer Vitalität mehr oder weniger gedämpfter Tb-Bakterien durchaus dieselbe Reaktionskette auszulösen vermag (vgl. Pat. 17).

Nicht daß es Tuberkulide überhaupt gibt, sondern daß sie relativ recht selten sind, ist erstaunlich. Die allgemeine Tbc-Immunforschung hat ergeben, daß auch bei „inaktiver" Tbc *stumme* Streuungen um ein Vielfaches häufiger sein müssen als angehende Streuungen. Die Tbkde sollten demnach keinesfalls von der Immunbiologie allein her betrachtet werden. Konstitutionelle, endogen und exogen disponierende Faktoren wie z. B. Erythrocyanosis, anderweitige vasomotorische Dysregulationen, feucht-kalte Jahreszeiten (Kalkoff), spielen offensichtlich die Rolle determinierender oder unterstützender Manifestationsfaktoren.

Vermutlich wird die bei diesen Zuständen supponierbare Strömungsverlangsamung dem Haften des Tb-Bakterien Vorschub leisten. Sollten beim Erythema induratum Venen als primärer Haftort genügend verifiziert werden können, so wäre wohl zu ventilieren, ob Streubakterien letztere nicht bevorzugt *via arteriovenöse Kurzschlußbahnen* erreichen, womit zusammenhängen könnte, daß am Stamm usw. das Erythema Bazin unter dem klinisch und histologisch nicht ganz homologen Bilde des „Sarkoid Darier-Roussy" auftritt.

Zur Problematik des Erythema induratum Bazin (E.i.B.)

Die historische Entwicklung der Auffassungen über die Kriterien des E.i.B., eines in der 2. Hälfte des 19. Jahrhunderts fast vergessenen, um die Jahrhundertwende in seiner Zuständigkeit für knotige und sonstige Unterschenkelläsionen bezweifelten bzw. bereits eingeengten Krankheitsbegriffes, wurde wohl im wesentlichen erst durch J. Jadassohn allgemeiner bekannt. Was für Jadassohn eine fruchtbare Arbeitshypothese darstellte, wurde später zur lehrbuchfähigen Tatsache erhoben. Abgesehen von der späterhin als unzuverlässig erkannten Erhöhung der Tuberkulinempfindlichkeit waren dabei irgendwelche zusätzlichen Kriterien, die über die bereits bekannten Hinweise hinausgingen (Belastung mit extrapulmonaler Tbc, simultane oder alternierende Tbkde wie Lichen scrophulosorum oder pap. nekr. Tbk, Tuberkulin-*Herd*reaktion, oft nur mikroskopischer, d. h. nicht stichhaltiger Bakterien-Nachweis), weder bekannt noch gefordert worden. Der Histologie wurde keine letztlich entscheidende Bedeutung beigemessen, hatte doch z. B. Schidachi 1908 auf Veranlassung von Jadassohn 16 Fälle von E.i.B. zusammengestellt, bei denen keine bindende Kongruenz zwischen histologischen und klinischen Momenten sowie zwischen ersteren und dem Ausfall der Tuber-

kulin-Herdreaktion gefunden wurde. Daß tuberkuloide Resorptionsbilder überfolgert wurden, ist für damalige Zeiten verständlich.

Nähere Betrachtung der 16 Schidachi-Patienten ergibt retrospektiv: wahrscheinlich 1 Panniculitis, 1 Aphthosis Touraine (?), mindestens 1 P. n. c.; 2 Fälle sind
nach der Meinung des Autors selbst sehr „atypisch" oder kaum belegt. Aktive,
insbesondere extrapulmonale Tbc-Herde finden sich bei dem Rest in Anamnese,
in statu oder Katamnese, wobei allgemein eine heute bei Tbkdn sozusagen durch-
gehend vermißte Akuität der Tbc-Gesamtinfektion vorlag, auch jetzt nur noch selten
zu sehende Tbc colliquativa *non* colli beobachtet wurde. Durchgängig waren als E.i.
angesehene, zum Teil abscedierende Knoten und Ulcerationen fast mehr an oberen
Extremitäten usw. als an den unteren Extremitäten lokalisiert. Die als diagnostisches
Hilfsmittel verwendete Tuberkulin-Herd-Reaktion (1—5 mg AT) war ebenso wie
der Tb-Bakt.-Nachweis und die (oft recht spät vorgenommene) Histologie nur bei
einem Teil der Pat. positiv bzw. hinweisend. — Es ist jetzt nicht mehr rekonstruier-
bar, einem wie hohen Prozentsatz dieser *Kronzeugen* die Diagnose E.i. auch heute
noch gegeben würde! Er dürfte unter 50% liegen.

Das Ringen, welchen morphologischen Symptomen und welchen
Fakten des tuberkulösen Gesamtgeschehens im Organismus wie an
seinem Integument die Bedeutung obligater oder lediglich akzessorischer
Stigmata zukommt, findet bei VOLK (1931, Hdb. JADASSOHN) lebendigen
Ausdruck. Seiner Mahnung, *jeden* Einzelfall sorgfältig zu analysieren,
wurde jedoch in der Folgezeit kaum Rechnung getragen, vielmehr die
Diagnose mehr oder weniger klinisch *postuliert*. Die Mahnung kritischer
Autoren fand andererseits deswegen vielleicht nicht genügend Widerhall,
weil diese ihrerseits eine sozusagen pauschal-statistisch ausgewertete
Sammlung deutlich heterogener Fälle ihrer Kritik zugrunde legten.

Mit ausreichender Sicherheit läßt sich unseres Erachtens das E.i.B.
histologisch nur im Frühstadium erkennen, und zwar an kompakten,
kleinen *primären* tuberculoiden Nestern, die bisweilen gruppiert in *Septen-
nähe* stehen und sich sehr wohl von Begleitreaktionen in den Fettläppchen
wie in der Cutis unterscheiden, zumal ganz früh, wenn die *sekundär-*
tuberculoide unspezifische Resorptionsphase noch nicht in Gang ist.

Phlebitische Nekrosen, wohl meist fraglich erkennbar spezifischer
Natur, sind bisweilen auch etwas getrennt von den schwalbennestartig an
den Septen hängenden spezifischen Tuberkeln zu beobachten. Vielleicht
liegt eine Teillösung des Rätsels der „paradoxen" Persistenz des E. indurat.
bei etwa 5—20% „echter" Fälle in dem, was oben über die mangelhafte
Mesenchymaktivierung durch Tbkd-Frühnekrose beim pap. nekrot.
Tbkd gesagt wurde. Nur ist beim E.i.B. das Bild durch panniculitische
Prozesse mit ihrer umständlichen Fettbeseitigung darüber hinaus noch
viel unübersichtlicher.

*Eigene Beobachtungen zum Erythema induratum-
Periarteriitis nodosa cutanea-Problem*

1958/1959 wurden in der Hautklinik der Freien Universität Berlin[1]
bei 20 Patienten mit klinisch nicht zu lösender Differentialdiagnose
Excisionen frischer Unterschenkelherde mit folgendem Ergebnis durch-

---

[1] Wir danken Frau Dr. C. LUCIUS, leitende Ärztin der Lupusfürsorge Berlin,
für tatkräftige Mitarbeit.

geführt (1. Zahl, Diagnose sicher; 2. Zahl, Diagnose wahrscheinlich zutreffend):

Periarteriitis nod. cut.:	8 — 1.
„*Tiefe Arteriolitis*" (dürfte anderwärts wohl meist ebenfalls als P.n.c. aufgefaßt werden):	3 — 1.
Erythema induratum:	2 — 1.
Diagnose trotz guten Excisates nicht zu stellen:	2.
Dto. wegen zu flachen bzw. kleinen Excisates:	2.

In die Analyse des 4—5mal umfangreicheren Münchener Materials eines wesentlich größeren Zeitraumes (1952—1959), das etwa 80 verwertbare Excisionen auch u. a. von Erythema nodosum, Panniculitis usw. umfaßt, soll hier nicht mit Details eingetreten werden.

Stichwortartig lassen sich unsere gemeinsamen Erfahrungen wie folgt zusammenfassen: Obwohl die P.n.c. jetzt sicherlich ziemlich bekannt geworden ist, werden ihre *elementaren* Formen (fakultativ ulcerierende Knoten und Platten) gegenüber der polymorphen Form offenbar zu wenig diagnostiziert; fast alle unsere P.n.c.-Fälle traten in ersterer auf.

Die histologisch gesicherte P.n.c. ist mindestens 3mal so häufig wie das histologisch gesicherte E. Bazin. Werden torpid-uncharakteristische histologische Befunde, wie sozusagen allgemein üblich, trotz aller Bedenken dem E.i.B. zugeordnet, so ist selbst dann in einem unausgewählten Patientengut die P.n.c. häufiger als das E.i.B..

Benennung und Differentialdiagnose
der tieferen allergischen Vasculitiden am Unterschenkel

Es dürfte kaum einen nach regionären Gesichtspunkten orientierten Kreis von Dermatosen geben, bei dem nosologische Fragen wie damit auch die Nomenklatur nach derart verschiedenen Prinzipien angegangen werden wie die der mehr oder weniger eindeutig vasculogenen knotig-plattigen Unterschenkelinfiltrate. Bemühungen, nach rein morphologischen Gesichtspunkten Ordnung zu schaffen, führten zu Systemen mit zweistelliger Zahl deskriptiver Detaildiagnosen; diametral dem gegenüber steht das Bestreben, alles, was nur einigermaßen sicher gefäßständiger Natur ist und sich nicht in klassische Krankheitsbilder einordnen läßt, unter dem Oberbegriff der „*Vasculitis nodosa*" (sive nodularis) zusammenzufassen. Eine solche Tendenz zur Vereinfachung dürfte heute, d. h. in einer Zeit, in der eine adäquate, u. a. die Erkenntnisse der allgemeinen Pathologie einbeziehende Analyse erst in Gang kommt, noch fehl am Platze sein.

Viele Faktoren stempeln das Unterschenkelterrain zu einem solchen sui generis, wenn auch die Sonderart der Hämo- und Lymphdynamik an abhängigen Partien das spezifische übergeordnete Moment sein dürfte.

Erinnert sei an die vielfältig differenzierte Struktur, dichte Textur und ausgesprochene Umschaltfähigkeit der auch das Fettgewebe reichlich durchziehenden Strombahnen. Andererseits erleichtert Strömungsverlangsamung Ansiedlung bakteriell-metastatischer wie allergischer Prozesse bakteriogener oder exogen-chemischer (medikamentogener) Natur. Die Gewebsreaktionen am Unterschenkel erhalten eine spezielle Note durch die so häufige Miterregung bisweilen eminent torpider panniculitischer und fettnekrotischer Prozesse sowie durch Begünstigung hinsichtlich des O_2-Bedarfs anspruchsloserer Zellproliferationsformen usw.

Immerhin können alle hier besprochenen Gefäßleiden, zumindest histologisch-isomorph, auch am übrigen Integument auftreten, wenn auch mit einer sozusagen durchwegs viel geringeren Häufigkeitsquote.

Die durch Mehrfachexcisionen von Läsionen *eines* Schubes so oft bestätigte feingewebliche Isomorphie der V.a.c. ist nun aber auch beim Vergleich der Reaktionsbilder von Läsionen verschiedener Schübe zu finden; darüber hinaus siedeln sich die Rezidivläsionen in der gleichen Gefäßetage wieder an. Diese recht eindeutige *Kombination* von *Isomorphie* und *Isotopie* dürfte vorerst die beste Richtschnur für nosologische Einteilung sein. Da der klinische Aspekt — weder in statu noch in seiner Gesamtentwicklung — ein diagnostisches Kriterium darstellt, ist die *histologische* Frühuntersuchung ein obligater Bestandteil der *Diagnose*.

Gegen die Annahme einer genügend strengen *Isotopie* könnte eingewandt werden, daß z. B. ,,Kombinationsformen" von P.n.c. und oberflächlichen Vasculitiden beschrieben worden sind. Erst die nähere Analyse wird ergeben, ob bei der zuerst genannten Komponente nicht eine rückläufige, d. h. ,,scheinbar paradox tief liegende" Arteriole betroffen war. Pat. 2 ist ein weiteres Beispiel, wie man sich täuschen kann.

Selbst wenn Isotopie nicht immer gewahrt bleibt (was z. B. bei Tbkden bisweilen der Fall ist), so wäre das weniger verwunderlich als ihre vielfache Bestätigung.

Ihre Ursache ist wohl weniger in bestimmten Eigenschaften des hämatogen gestreuten antigenen Agens zu suchen als in individuell variablen, aber das ganze Integument betreffenden Sonderheiten der Struktur und Hämodynamik der einzelnen Gefäßetagen, — darüber hinaus aber determiniert möglicherweise der erste Schub die Lokalisation der Rezidivschübe, wobei vorerst unklar ist, ob dieser Satz mehr als eine Umschreibung der Beobachtung ist. Insgesamt könnten Eigentümlichkeiten der Gesamtschaltung der *Hautvasomotoren* bei dem Phänomen der Isotopie eine Rolle spielen, auch das experimentelle Erfahrungsgut der sog. ,,*gelenkten Allergie*" wäre für die Ergründung der nicht nur regionär, sondern auch bezüglich der Gefäßlagen identischen Reproduktion heranzuziehen.

Vor großen terminologischen Schwierigkeiten steht man, wenn *ätiologische* Momente bei *reaktionspathologisch* orientierten Krankheitsbildern in den Vordergrund treten, wie das beim Nachweis *tuberkulöser* Bedingtheit der Fall zu sein pflegt. Soll das genügend klar umschriebene Krankheitsbild der P.n.c. in ein ,,*periarteriitisches Tuberkulid*" und eine *banal-hyperergische P.n.c.* zerlegt werden? Es wäre nicht ganz unberechtigt, weil ersteres schlechthin benigne sein dürfte, letztere aber z. Z. vielleicht doch noch nicht genügend frei von dem Odium ist, Vorläufer einer generalisierten, subletalen P.n. (oder komplexerer Bilder) sein zu können. Es bestehen jedenfalls Anhaltspunkte dafür, daß die ,,Tuberkulidform" der P.n.c. sich bevorzugt in blanden, fakultativ ulcerierenden Knoteneruptionen manifestiert.

Klinische Differentialdiagnose

Die klinischen Differentialdiagnosen folgender knotig-plattiger, evtl. sekundär ulceröser Unterschenkeldermatosen können erfahrungsgemäß oft große Schwierigkeiten machen: *Periarteriitis nodosa cutanea* (*,,benigna"*), *Erythema induratum Bazin, atypisch persistierendes Erythema*

nodosum, *Phlebitis saltans* (knotige Form), *knotige Begleitphlebitiden* bei
entzündlichen Nachbarschaftsprozessen, *primäre Panniculitiden* (nicht
septische) *knotige Streptokokkenmetastasen* und *knotig* durchsetztes
Erysipel, (maculöse, papulöse) *nodöse Trichophytie, tiefe Mykosen,
Lues III*. Diese Aufzählung ist keineswegs vollständig, insbesondere
berücksichtigt sie nicht primär ulceröse oder oberflächennahe sklero-
sierende Prozesse.

Einzelhinweise: Auch histologisch gesicherte *Periarteriitis nodosa cutis, papulo-
nekrotische, ulceröse* Morphen, flüchtige *Phlebitiden* können im Zusammenhang mit
aphthösen Schleimhautveränderungen Symptome der *Aphthosis Touraine* sein.
Da umgekehrt auch bei P.n.c. Schleimhaut- und Zungenherde vorkommen sollen,
bedürfen letztere immer eingehender Analyse (Schuermann). In warmtrockenen
Jahreszeiten persistierende *Pernionen*, ferner solche mit oft mehr fühl- als sichtbaren knotigen Einlagen, sind verdächtig auf P.n.c.
Den Ecthymata im gewissen Sinne entsprechende hämatogene *knotige Streptokokken*-Metastasen (nicht septischen Charakters) dürften bevorzugt schnell ein-
schmelzen und ulcerieren. Erregernachweis *vor* Durchbruch erforderlich.
Das *Erythema nodosum* ulceriert sozusagen nie, auch wenn es im Wadenbereich
oder sonst nicht typisch lokalisiert ist. Aus der Literatur gewinnt man den Eindruck,
daß die Einordnung von schwer zu analysierenden entzündlichen, persistierenden
Infiltraten als „atypisches E. nodosum", das eingangs schon kurz erwähnt wurde,
zur Zeit beliebt ist.

Am häufigsten und zugleich am schwersten dürfte die *klinische
Differentialdiagnose zwischen P.n.c. und E.i.B.* bei ausschließlicher
Unterschenkellokalisation sein. Ihre Stellung ist bei frühen Herden
unmöglich, da bei beiden Leiden Beginn mit fakultativ-ulcerierenden
Knoten die Regel ist, da auch die P.n.c. bevorzugt bei Akrocyanose und
feuchtkalter Jahreszeit auftritt, ebenfalls bei ihr völlig eindeutig das
weibliche Geschlecht prävaliert und auch Unterschiede im Prädilektions-
alter nicht zu bestehen scheinen. Die klinische Diagnose der P.n.c.b.
wird erleichtert bei Mitbefallensein der Füße und der oberen Extremitäten usw. meist in Form kleinerer entzündlicher Knoten, sowie durch Aufdeckung einer Livedo racemosa (gern im Knöchelbereich). Aber selbst
bei dramatisch-polymorphen Bildern mit flächig ulcerös-hämorrhagischen
Herden ist histologische Sicherung in mehreren Excisaten erforderlich;
mit Gefäßresten in sekundären Nekrosen ist diagnostisch nicht viel
anzufangen.

Aufreihung der Knoten entlang „Venen" wurde früher als wichtiger
Hinweis auf ein E.i.B. angesehen. Knotenketten werden aber auch bei
histologisch gesicherter P.n.c. als nichts Seltenes beschrieben. Extrapulmonale Tbc-Streuherde (insbesondere Tbc. colliquativa) erhärten
keineswegs die Diagnose E.i.B., mehr schon gleichzeitiger Lupus
vulgaris oder papulo-nekrotische Tuberkulide (wenn Histologie letzterer
ein P.n.c. ausschließen läßt).

Regellos auch am Stamm lokalisierte, undramatisch einsetzende,
wenn überhaupt, so nur selten ulcerierende, gut verschiebliche, oft ausgesprochen kugelige, relativ eindrucksvolle Knoten ohne oder mit nur
geringem entzündlichen Kolorit finden sich beim *Sarkoid* Darier-Roussy
(auch wachsende Lipome können fest sein!), die ihrerseits an den Unterschenkeln gegebene Veränderungen als E.i.B. ausweisen. Die *Tuberkulin-*

Reaktion ist bei Morbus Darier-Roussy wohl meist stark positiv (im Gegensatz zum Morbus Boeck); für die Differentialdiagnose zwischen P. n. c. und E. i. B usw. ist sie jedoch kaum brauchbar.

Andererseits: Tiefere plattige Resistenzen mit oder ohne stufige Einsenkung der Oberfläche mit oder ohne Ulceration finden sich sowohl bei der P. n. c. wie beim Erythema induratum. Über Jahre sich hinziehendes, langsames, echtes Randwachstum plattig-ulceröser, seronegativer, ausschließlich unterschenkellokalisierter Knoten wirft schwer zu beantwortende Fragen auf: E. i. B. mit Nachschüben? Cutan-subcutane, „tertiäre" Tuberkulose? Superposition eines banalen varicösen, evtl. postthrombotischen Symptomenkomplexes?

Abgrenzung des E. i. B. von primären Panniculitiden kann klinisch (sehr oft auch histologisch) schwierig sein, wenn Oberschenkel-, Gesäß-, Arm- oder Rumpf-lokalisierte Herde, die für Panniculitis sprechen, fehlen. Letztere sind charakterisiert durch ein klinisch oft nicht als sonderlich entzündlich imponierendes Infiltrationsstadium ohne stärkere Oberflächenmarkierung; späterhin bilden sich die charakteristischen kahnförmigen Hauteinsenkungen ohne Oberflächenalteration aus, die allerdings auch beim Morbus Darier-Roussy als Endzustände zu beobachten sein sollen.

Was kann zur *histologischen* Sicherung der klinisch bei den besprochenen Krankheitsbildern schwierigen, am Unterschenkel oft unmöglich werdenden Diagnose beigetragen werden?

Wie so oft schon betont, ist *Frühexcision*, d. h. Entnahme *möglichst wenige Tage alter Läsionen*, bis zur Fascie im eindeutig Gesunden nach Farbmarkierung unzerschnitten, conditio sine qua non für bestmögliche Diagnosestellung gerade bei primär tiefer gelegenen gefäßständigen Entzündungen. *Weitere bei der Gewebsentnahme zu beachtende Momente s. Beitrag* LEVER.

Bei den hier diskutierten Gefäßleiden sollte immer daran gedacht werden, daß Unterschenkelexcisionen insbesondere bei Fettgewebsprozessen meist nur langsam per secundam heilen (Bettruhe, Wickelung), und ihre Aufarbeitung an das histologische Labor bzw. den Beurteiler insofern spezifisch hohe Anforderungen stellt, als nicht selten erst 30—60 und mehr Einzelschnitte genügende diagnostische Hinweise geben, was mit dem oft relativ geringen Umfang des charakteristischen Zentralherdes, seinerseits aber umgeben von einem oft *unverhältnismäßig großen, aber histologisch banalen Irritationshof,* zusammenhängt. Alle Mühe ist umsonst, wenn mehrere Wochen oder gar Monate bestehende unspezifische Resorptionsherde dem Histologen angeboten werden. *Ein nicht nach diesen Gesichtspunkten geliefertes Excisionsmaterial macht nach eigenen Erfahrungen früherer Jahre die histologische Diagnose bei über 60% aller Unterschenkelexcisate unmöglich oder unnötig zweifelhaft* und kann in vielerlei Hinsicht mehr schaden als eine Unterlassung der Excision. Wenn irgend möglich, sollte der Pat. zur Wiedervorstellung beim Auftreten eines neuen Knotens veranlaßt werden.

Therapie

„Spezifische" Behandlung. Eliminierung des für die allergischen vasculären Streuphänomene jeweils verantwortlich zu machenden Agens ist die einzige „kausale" Therapie. Bei *medikamentöser* Verursachung muß naturgemäß sorgfältig der chemischen Deklaration nachgegangen werden, um Gruppenreaktionen (Sulfonamide) vorzubeugen, insbesondere aber Patienten wie Ärzte aufklären zu können, welche Arzneimittel, abgesehen von dem als Noxe erkannten, strikt zu meiden sind.

Erneute Exposition auch gegenüber genügend als Noxe verifizierten Stoffen führt allerdings keineswegs mit Regelmäßigkeit, wie etwa bei dem allergischen Kontaktekzem, zu neuen Schüben, wie andererseits letztere auch nach Weglassung der primär induzierenden Noxe auftreten können, was auf die Bedeutung von Komplexfaktoren (z. B. Infekt + Medikament) bzw. auf die Möglichkeit sekundär endogener Entstehung heterogener Autoantigene (z. B. primäres Antigen: Medikament + Bakt.- oder Gewebsbestandteil, sekundäres Antigen: bakt.- + körperfremd gewordener Gewebsbestandteil) hinweist.

Entschieden häufiger sind, wie bereits betont, chronisch-bakterielle *Herdinfekte* von ursächlicher Bedeutung für die allergischen Vasculitiden. In jedem Falle kann die ätiologische Signifikanz eines Herdes erst durch Beobachtung der Folgen einer (totalen!) Eliminierung als gesichert gelten. Im positiven Falle stellt der diagnostische Eingriff sogleich die beste Therapie dar.

Als Herde werden mehr oder weniger überzeugend angegeben: chronische, insbesondere purulente Formen von *Tonsillitis, Pharyngobronchitis, Bronchiektasien, Otitis*, insbesondere *Sinusitis, Alveolarpyorrhoe, Wurzelabscesse, Appendicitis, Cholecystitis, Osteomyelitis, Prostatitis*, andererseits *Tbc colliquativa*, sekundär infizierte Kavernen usw.

Die Suche nach Herden, ferner Abwägung der Schwere des Eingriffes gegenüber den Erfolgschancen erfordert klinische Erfahrung und enge Zusammenarbeit mit den betreffenden Nachbardisziplinen.

In Anbetracht der ausgesprochen launischen Schubneigung kann der Erfolg einer Herdsanierung meist erst nach Monaten, oft nach Jahren beurteilt werden. Ferner wäre zu bemerken:

a) Ein unter dem operativen Eingriff erfolgender isomorpher Schub spricht sehr für die ätiologische Bedeutung des entfernten Herdes. Wenn man will, ist dieses Herdmobilisations-Phänomen sogar der einzige adäquate Test, da es ja nicht möglich ist, selbst ein als solches reines, spezifisches Antigen in die jeweiligen in natura gegebenen, vom Herd ausgehenden Blutbahnen einzuschleusen.

b) Einen besonders wertvollen, leider nur selten zu beobachtenden „natürlichen" Test stellt ein isomorpher Schub nach *Herdirritation* dar (frischer P.n.c.-Schub, unmittelbar nach Rö-Bestrahlung eines tbc. Halslymphoms (kasuistisches Beispiel 7). Prüfung, ob dieser Testmodus ausbaufähig ist, erscheint angebracht.

c) Abortive Symptome (Fieberzacke, Aufflackern von rheumatoiden Beschwerden, Schwankungen des Allgemeinbefindens) sind zu beachten, aber nicht zu überwerten.

d) Die Feststellung, daß Erfolgsbeurteilung einer Herdsanierung erst nach Monaten bis Jahren möglich ist, gilt vice vera auch bei etwaigen, in den ersten Wochen nach Herdeliminierung auftretenden Schüben.

Eliminationsversager bedeuten nicht, daß Herde im gegebenen Falle keine Rolle spielen. Doppelinfekte sind nicht selten. Zuerst sollte der allgemein seltenere angegangen werden (z. B. Nebenhöhlen vor Tonsillen).

Chemotherapie. Auf die starken Bedenken, von einer spezifischen Chemotherapie etwas erwarten zu können, wurde hinsichtlich der Tuberkulide bereits hingewiesen. Sie gelten aber auch für chronische Kokken-Herdinfekte, da ja die anatomisch bedingte oder im Wesen eines Herdinfektes liegende Abkapselung einen genügenden Zutritt des Chemotherapeuticum oder Antibioticum entscheidend erschwert. Ungewollten Herxheimerschen Reaktionen dürfte allerdings fast der diagnostische Wert eines isomorphen Irritationseffektes zukommen. Sprechen die Läsionen als solche wirklich eindeutig an, so ist zu erwägen, ob die

Diagnose einer hyperergischen Vasculitis nicht zugunsten bakterieller Absiedelungen zu revidieren ist.

Wenn z. B. wirklich einmal ein großflächiges, viele Jahre stagnierendes „Erythema induratum" auf INH sich zusehends markant bessert, so dürfte die Vermutung nicht fern liegen, daß unter dem (sowieso unspezifischen Spät-) Bilde des Bazin-„Tuberkulids" in Wahrheit eine cutan-subcutane Tuberkulose (etwa tertiären Charakters, CAROL) vorliegt. Naturgemäß sind unspezifische Nebeneffekte des jeweiligen Chemotherapeuticum in Ansatz zu bringen.

Unspezifische Behandlung. Bei torpiden plattig-sklerosierten Unterschenkelläsionen, gleich welcher Genese, dürfte ein Versuch mit langfristig in hohen Dosen gegebenem *Vitamin C* durchaus angezeigt sein. [Etwa täglich 2 g per os für mehrere Wochen. Ob Kombination mit täglichen intravenösen Gaben (1 g) von zusätzlichem Nutzen ist, erscheint nicht sicher.] Wir sahen mit BORELLI bei dieser von DEGOS angegebenen Methode ermutigende Resultate bei mittleren und späteren Stadien des „Erythema induratum".

Ein tuberculostatischer Effekt des Vitamin C ist zwar bekannt, doch bleibt auch bei Gewebssättigung die erforderliche Konzentration sicherlich weit unterschritten. Möglicherweise handelt es sich auf Grund von in vitro-Studien (mit VAN CANEGHEM) um einen depolymerisierenden Effekt auf sklerosenständige Mucopolysaccharide, die ihrerseits die heilungsfördernde Gewebsdurchsaftung hemmen.

Banale *venöse Thrombosen* werden neuerdings gern mit Butazolidin behandelt (s. Beitrag SIGG). Anwendung dieses Mittels dürfte auch bei *hyperergischer Phlebitis saltans* sowie bei Begleitphlebitiden arterienständiger Prozesse, die histologisch häufiger anzutreffen sind, angezeigt sein. Allerdings ist in Anbetracht der Gesamtdauer hyperergischer Schübe der Therapieerfolg viel schwerer zu beurteilen als bei blanden Thrombosen, auch haben wir selbst eine polymorph-entzündliche Irgapyrinpurpura beobachtet.

Mehrere Berichte dokumentieren die günstige Wirkung von *Cortison*-Derivaten bei V. a. c. Eine generelle Stellungnahme ist nicht möglich, da purulente Herdprozesse, aber auch der Aktivität nicht unverdächtige Tbc-Herde Kontraindikationen zumindest einer hochdosierten Corticosterontherapie darstellen. Andererseits wird vereinzelt sogar von Dauererfolgen (nach ACTH z. B.) berichtet.

Dem alles Für und Wider abwägenden, mit den fortschreitenden Erfahrungen auch der unerwünschten Wirkungen der Corticosteroide vertrauten Facharzt muß es daher anheimgestellt sein, ob er diese Mittel mit allen Kautelen bei den V. a. c. anwenden will. Im allgemeinen sollten sie gerade bei den V. a. c. mit ihren oft getarnten Infektherden der Klinik vorbehalten bleiben, die ihrerseits auch in der heute fast reflektorischen Kombination mit Antibiotica keine Garantie für gefahrlose Anwendung der Steroide sehen wird.

Interessanterweise soll *Resochin* bei der Purpura rheumatica, aber auch bei knotigen Vasculitiden wirksam sein. Versuche erscheinen angezeigt, etwa beginnend mit 1 g/die, fallend auf 0,25—0,5 g/die als gegf. langfristige Schlußdosierung.

Unspezifisch wirksam, aber ohne Zweifel sehr angebracht sind bei tief lokalisierten Unterschenkel-Vasculitiden und deren Folgezuständen *stasemindernde Maßnahmen*, wie sie z. B. in Form der mit starkem Zug angelegten *elastischen Wickelungen* bei der Therapie des varicösen Symptomenkomplexes allseits bekannt sind. Wenn man bedenkt, daß die reparative Phase unverhältnismäßig viel länger ist als die spezifischhyperergische Frühphase, erstere aber durch Förderung der Durchblutungsintensität ohne Zweifel gerafft wird, so werden derartige Maßnahmen solitäre Knoten bzw. Schübe schneller abklingen lassen. Der Wert als Rezidivprophylakticum wird individuell unterschiedlich sein.

Kasuistische Beispiele[1]

a) *Oberflächliche allergische Vasculitiden*

Pat. 1) — P. U., 17jähr. Mädchen; früher chronisch-rezidivierende Angina und Pharyngitis. 7 Monate vor Aufnahme *erythematöses*, später auch *purpurisches*, *blasiges*, rezidivierendes Exanthem. Januar 1959: Polymorph-erythematös-livide Herde an den Beinen: die größeren zeigen zentral schlaffe Blasen oder nekrotisch-hämorrhagische Oberflächen. Daneben Narben älterer Schübe. An Oberschenkeln und Armen livid-rote Maculae. — Rumpel-Leede + +, Laborbefunde sonst o. B. — Chronische Tonsillitis, 3 ⁰/₀₀ Albumen und Ery im Urin. Trotz Tonsillektomie zunächst weitere Schübe. Verlegung in die Medizinische Klinik. Nach Hydrocortison- und Butazolidin-Therapie Abheilung. *Histologie:* hämorrhagische *Vasculitis allergica*.

Pat. 2) — H. R., 63jähr. Mann. 1953 an Unterarmen, Bauchregion, Gesäß und Oberschenkel bis linsengroße, an den Unterschenkeln bis etwa fünfmarkstückgroße *hämorrhagische* Nekrosen. Abheilung nach Cortison und 12 Mega Penicillin. Klinische Diagnose damals *Periarteriitis nodosa*. Histologisch jedoch *allergische Vasculitis* mit aufgepfropftem Shwartzman-Phänomen. 1957: Hämorrhagisch-erosive Herde mit perifokalen Teleangiektasien. BSG 55/95. *Histologie: Typische hämorrhagische allergische Vasculitis*. Therapie: Cortison, Antibiotica. Nach 2 Monaten erscheinungsfrei (Beobachtung: Weise).

Pat. 3) — K. E., 45jähr. Mann. Vor 20 Jahren erstmals juckende, schuppende Flecke nach *Amöbenruhr*. Jährlich Rezidive. Jetzt im Schultergürtelbereich unregelmäßig figurierte Maculae mit erhabenem Rand, zum Teil mit zentraler Schuppung. Daneben isoliert stehende kleine *Papeln*, landkartenartig figurierte *Erytheme* am vorderen Thorax. Gesamtbild an Erythema elevatum diutinum, auch an M. Duhring erinnernd. *Histologie* (1959): 1. Excision: massive uncharakteristische perivasculäre Infiltrate. 2. Excision: *Vasculitis allergica* mit fibrinoider Nekrose.

Pat. 4) — 59jähr. Mann. Seit 7—8 Jahren schubweise verlaufende *Parapsoriasis guttata* mit *Hämorrhagien* und *Nekrosen*. Morbus Mucha. In der Vorgeschichte rezidivierende Otitiden, Tonsillektomie, rheumatische Beschwerden. — *Histologie:* Vasculitis mit Leukoklasie[2].

b) *Periarteriitis nodosa cutanea*

Pat. 5) — K. R., 22jähr. Mädchen. Vor etwa 17 Jahren Tbc. cutis colliquativa. 1959 Recidiv einer Aussaat cutan-subcutaner, plötzlich entstandener, recht härtlicher, knotiger und kleinplaqueförmiger, nicht fotogener Herde, allenfalls nach etwa 1 Woche leicht contusiformes Farbspiel an der Oberfläche zeigend. Mantoux: 1:100000 ∅, 1:10000 +, BSG.: 2 × 18/35. *Histologie:* Zum Teil segmentartige hyalinartige Mediadeneration von Arterien im C/SC-Bereich mit blanden Hämorrhagien

Pat. 6) — *Hämorrhagisch-gangränöse* Form der Periarteriitis nodosa, wie sie Löhe und Rosenberg, Venkei u. a. beschrieben haben.

Pat. 7) — D. E., 18jähr. Mädchen. Seit 1951 *Tbc. cutis colliquativa*, 1955 noch aktiv. Tonsillektomie. Knotige Aussaat an den Unterschenkeln. 1957: Unter Rö-Bestrahlung eines Halslymphoms *Rezidiv*, kleinplattig. Mantoux 1:10000 +/++, BSG 14/34, *Histologie:* 1955, 1957 für P.n.c. typisch, aber auch *monomorph-sarkoide* Nester ohne Anhalt für präexistentes Zentralgefäß.

Pat. 8) — W. E., 25jähr. Frau. 1957 *Tbc.-Halslymphom* exstirpiert. Häufig *Angina*. 1955 (Mens 8) fistelnde, bakteriologisch sterile Knoten. Tonsillektomie.

---

[1] Die mit 50 Diapositiven demonstrierten Fälle stellen eine Auswahl aus über 60 einschlägigen Patienten dar, die 1952—1959 in München bzw. ab 1958 in Berlin (mit Thies, Frau Lucius und Weise) untersucht wurden.

[2] s. Krüger und Weise: Derm. Wschr. **140**, 813 (1959).

Tonsillen-Kulturen: vergrünende und hämolytische Streptokokken. Intracutan-tests mit Tonsillenvaccine: +++. 2. Aufnahme 2 Monate später. Knoten auch am Oberschenkel und Oberarm. Katamnese: erscheinungsfrei. *Histologie* 1955 *(Arm)*: P.n.c.

Pat. 9) — L. R., 30jähr. Frau. P.n.c. Heuschnupfen, 1953 an Purpura Majocchi erinnerndes Unterschenkelexanthem. 1957 Tonsillektomie ohne Erfolg. Ohne Unterbrechung Knoten. 1959 Livedo racemosa in Knöchelgegend. *Histologie.* Typische P.n.c.

Pat. 10) — V. G., 27jähr. Frau. Erst kürzlich indolente Knoten und *einige cm lange Infiltrate* an beiden Unterschenkeln. Tonsillektomie Juni 1959. Mantoux 1:10000 (+)/+. Serum-Elektrophorese 31,7% γ-Globuline (!). *Histologie.* P.n.c.

Pat. 11) — M. E., 25 Jahre. *1957.* Seit 2 Monaten meist ulcerierende Knoten. Mantoux 1:10000 ∅/+, BSG 35/36. Peritonsillitis, Adnexe narbig verändert. 5 Zähne mit Granulomen extrahiert. Trotzdem bis Januar *1959* vereinzelte Knoten-schübe. Kieferhöhle verschattet, reichlich *Tonsillen*exprimat. Später Auftreten eines pflaumengroßen Tbc-Lymphoms in rechter Axille. Exstirpiert. Neoteben. 6 Monate Ruhe *(Doppelinfekt!)*. *Histologie* (mehrfach): zum Teil Begleitphlebitis (?) aber auch Arterienknäuel mit *periarterieller Nekrose*. Ferner tuberculoide Granulome, aber wegen herausgefallenem Nekrosezentrum nicht auswertbar.

Pat. 12) — R. G., 55 Jahre. Klinische Diagnose wegen plattiger Unterschenkel-infiltrate: E. ind. Bazin. *Histologie* (1958) jedoch klassische P.n.c.

c) *Tiefe Arteriolitis allergica*

Pat. 13) — M. H., 35 Jahre. Seit 1957 schubweise, fakultativ ulcerierende, hellrote, schmerzhafte, tiefe Knoten. *Histologie:* Sichere *Arteriolitis subcutanea* mit Begleitphlebitis (hyperergische bzw. nicht purulente Phlebitis).

Pat. 14) — B. M. 61 Jahre. Seit 17 Jahren vereinzelte, blaurote, nicht ulce-rierende Knoten. Histologisch zunächst als „Vasculitis nodularis" aufgefaßt. Senkrecht aufsteigendes arterielles Gefäß im Mittelpunkt. *Arteriolitis subcutanea* wahrscheinlicher als P.n.c.

Pat. 15) — K. M., 24jähr. Frau. Seit $^1/_2$ Jahr kleine bis bohnengroße Knoten an Unterschenkelstreckseiten und *Fußrücken* bei chron.-purulenter Tonsillitis und Kieferwinkeldrüsen. *Histologie:* Aneurysmatisch-segmentale, offenbar ganz frische Arteriitis. P.n.c. vielleicht doch wahrscheinlicher als Arteriolitis subcutanea.

d) *Tuberkulide*

Pat. 16) — L. Ch., 42jähr. Frau. Seit Jahren ununterbrochene abundante Schübe von *pap.-nekrot. Tbkden* an Extremitäten und Rücken. *Histologie:* Epithe-loidzellballen umlagern Nekrose in mittlerer Cutis mit zentralen Elasticaresten einer Arteriole (Lehrbuchbild).

Pat. 17) — S. E., 51jähr. Frau. Vor 30 Jahren Pleuritis, seit 10 Jahren retro-aurikulärer *Lupus*, seit 1 Jahr Knoten und plattenartige Einziehungen an der ganzen Unterschenkelcircumferenz. Mantoux erst 1:1000 ++. Unter Neoteben neue Knoten. *Histologie: Erythema induratum Bazin* (s. S. 114).

Pat. 18) — B. E., 34jähr. Frau. 1956 pfenniggroße Rötungen, handtellergroße seicht eingesunkene Bezirke (palpatorisch höckeriges Infiltrat) an beiden Unter-schenkeln. Damals z. B. Nekrobiosis. Später jährlich auftretende Platten. *Histologie: Erythema induratum Bazin.*

Pat. 19) — A. E., 56jägr. Mann. Seit 1911 Lupus, noch 1956 Lupusherd am Fuß. 1958 histologisch verifiziertes *Erythema induratum Bazin* + histologisch von M. Boeck nicht zu unterscheidende *Darier-Roussy-Sarkoide*. Mantoux 1:100000 +. 1959 Epididymitis tbc.

Pat. 20) — N. L., 53 Jahre. Zahlreiche knotige Infiltrate an beiden Unter-schenkeln, als M. Bazin mit INH ohne Erfolg behandelt. *Histologie: Erythema in-duratum Bazin.*

Pat. 21) — E. H., 19jähr. Mädchen. Mit 5 Jahren Lungen-Tbc., vor 5 und 3 Jahren wegen tbc. Halsdrüsen operiert, tonsillektomiert, vor 1 Jahr Rippenfell-entzündung. Seit 3 Jahren Auftreten von blauroten kirschgroßen Knoten an beiden Unterschenkeln. Bei Auftreten neuer Knoten stets gleichzeitiges Anschwellen der Halslymphdrüsen. BKS. 24/40; Mantoux 1:1000 +/+, 1:10000 +. Rö-Lunge: derzeit keine aktiven Herde, stärkere Narbenbildung, verkalkte Hilusnarben. *Histologie: tuberkulöse Endophlebitis.*

Aus der Universitäts-Hautklinik Bonn
(Direktor: Prof. Dr. H. Schuermann)

Reticulosen der Haut

Von

Otto Hornstein

Der Begriff der Reticulose, ursprünglich von der Pathologie entwickelt, liegt heute mehr denn je im Spannungsfeld zwischen Klinik und
pathologischer Anatomie. Es ist genau 35 Jahre her, daß Letterer mit
ihm ein an eine akute Leukämie erinnerndes, aber aleukämisches Krankheitsbild bei einem Säugling umriß, das inzwischen den Namen Abt-
Letterer-Siwesche-Krankheit erhalten hat. Damit ist aber nach überwiegender heutiger Auffassung ein akuter entzündlich-granulomatöser
Prozeß gemeint, der trotz seines meist deletären Ausgangs von einer
echten Geschwulstkrankheit abgegrenzt werden sollte. Was heute dagegen meist unter „Reticulose" im engeren Sinne verstanden wird, ist
eine geschwulstartige, mehr oder minder generalisiert auftretende und in
ihrem Ablauf anscheinend autonome Wucherung von Zellen des reticulo-
histiocytären Systems. Der Begriff der „Reticulose" hat also einen Bedeutungswandel erfahren.

Leider haben sich damit die Widersprüche, die die unterschiedliche
Anwendung dieses Begriffs mit sich gebracht hat, bis heute kaum verringert. Im Gegenteil, sie haben eher zu einer Begriffsverwirrung geführt,
die etwa von bestimmten Speicherungskrankheiten über das Boecksche
Sarkoid bis zum Retothelsarkom alles als Reticulose zusammenfaßt und
gelegentlich sogar ätiologisch geklärte Krankheiten wie die Tuberkulose
und andere granulomatöse Entzündungen einbezieht.

Wie konnte es zu dieser uferlosen Ausdehnung kommen?

Gehen wir zur Beantwortung einmal vom Wortsinn aus. „Reticulose"
bedeutet zunächst nur soviel wie Vermehrung von Reticulumzellen, was
in der Endung „-ose" zum Ausdruck kommt. Eine Vermehrung reticulärer Zellen beobachten wir aber sowohl bei bestimmten Stoffwechsel-
und Ablagerungskrankheiten als auch im Verlaufe entzündlicher Reaktionen und schließlich auch bei ausgesprochen neoplastischen Krankheiten des reticulo-histiocytären Systems. Letztlich lassen sich ja alle
Zellvermehrungen auf reaktive oder auf blastomatöse Grundvorgänge
zurückführen. Aber das heutige Wissen um die Ätiologie vieler Entzündungen und in bescheidenem Maße auch um die Pathophysiologie des
Zellstoffwechsels lassen es als völlig überholt erscheinen, alle diese Krankheiten wegen ihrer reticulären Zellvermehrung als Reticulosen zu bezeichnen.

Wenn man aber glaubt, innerhalb des reticulo-histiocytären Systems
nach Herausnahme der sog. Speicherungskrankheiten, der sicher entzündlichen Reaktionen und der ausgesprochenen Geschwülste den Begriff der Reticulose bereits genügend eingeengt zu haben, so erliegt man

einem Trugschluß. Hier beginnen erst die Schwierigkeiten. Wenn Sie sich die etwas apodiktisch an den Anfang gestellte vorläufige Definition des heutigen Reticulose-Begriffes vergegenwärtigen, in der vom reticulo-histiocytären System die Rede war, so ist zunächst einmal erforderlich, zu formulieren, was mit diesem System gemeint ist.

Hierzu ein kurzer Rückblick auf die Diskussion um dieses von den Pathologen herausgearbeitete, von den Anatomen nie so recht anerkannte Zellsystem, wie sie sich historisch entwickelt hat.

Bei experimentellen Untersuchungen über entzündliche Vorgänge, wie sie gegen Ende des vorigen Jahrhunderts vielfach mit Hilfe sog. Vitalfärbungen durchgeführt wurden, ergab sich als eigentümlicher Nebenbefund, daß die im reticulären, d. h. netzförmigen Verband liegenden Zellen der Milz, der Lymphknoten und des Knochenmarks, außerdem die endothelähnlich liegenden Uferzellen der sog. Sinus und Sinusoide dieser Organe sowie der sog. Lebercapillaren die zugeführten Farbstoffe stärker speicherten als andere Bindegewebszellen. Diese Fähigkeit der reversiblen intraplasmatischen Speicherung veranlaßte 1913 Aschoff und seine Schüler Landau und Kiyono, diese Zellen zum sog. *reticulo-endothelialen System* (RES) zusammenzufassen. Zusammen mit den fälschlich (Fresen) hinzugerechneten Capillarendothelien der Nebennierenrinde und der Hypophyse grenzten sie dieses Zellsystem als „RES im engeren Sinn" ab und erweiterten es durch Einbeziehung der Histiocyten zum „RES im weiteren Sinn". Die gewöhnlichen Endothelien waren also von vornherein, abgesehen von bestimmten Organen, nicht in diesem System vertreten. Des weiteren ließ sich die Befähigung des RES zur Phagocytose geformter Partikel nachweisen. Auf diesen beiden Potenzen der Speicherung und Phagocytose — mithin auf *funktionellen* Vorgängen — beruhte also zunächst die Definition des RES, die bald auf den massiven Widerstand der Anatomen, aber auch mancher Pathologen stieß. Es hat eines unendlich mühsamen Weges bedurft, um diesen Begriff von anfänglichem falschen Beiwerk zu befreien und auch von der Morphologie her zu präzisieren. Man kann geradezu sagen, daß die großartige Konzeption des RES durch Aschoff nur teilweise auf richtigen Voraussetzungen beruhte und in ihrer ursprünglichen Fassung sogar das Produkt extrem unphysiologischer Versuchsbedingungen — allerdings mit einer genialen Deutung — war.

Wie sieht nun das *morphologische Substrat* dieses Systems aus ?

Es handelt sich zunächst um Zellen, die mit zipfeligen und membranartigen Ausläufern zu einem raumgitterartigen Netz, einem Reticulum zusammengefügt sind, dessen Einzelelemente (lichtoptisch) syncytial zusammenhängen und außerdem ein feines argyrophiles Gitterfasergerüst bilden. Dieses Bauprinzip findet sich in den lymphatischen Organen und im Knochenmark, und es erinnert auffällig an die Struktur des embryonalen Mesenchyms. Man hat es daher auch den postfetal verbliebenen Überrest des pluripotenten embryonalen Mesenchyms genannt. In diesem reticulär-fibrillären Maschenwerk erfolgt normalerweise die Hämo- und Lymphopoese. Was die Uferzellen der sog. Sinus und Sinusoide betrifft, so handelt es sich dabei um reticuläre Elemente und nicht um echte Endothelien. Es ist daher mit Recht vorgeschlagen worden (Cazal, Rohr u. a.), den Terminus „Reticulo-*Endotheliales* System" durch „Reticulo-*Histiocytäres*" oder „*Retotheliales System*" zu ersetzen. Die letztere, von Rössle und Roulet zuerst gewählte Bezeichnung ist keine sprachliche Zusammenziehung aus „Reticulo-Endothel", sondern soll die belegzellenartige Verbindung der Reticulumzellen mit dem Gitterfasergerüst zum Ausdruck bringen.

Es ist Ansichtssache, welcher der beiden Bezeichnungen — „Retotheliales" oder „Reticulo-Histiocytäres" System — man den Vorzug gibt. Für die letztere spricht, daß damit die von Aschoff ursprünglich zum erweiterten System gerechnete histiocytäre Komponente, die an die *Umgebung des ubiquitär verteilten Gefäßnetzes* gebunden ist, ausdrücklich mitbezeichnet wird. Da sich aber auf adäquate Reize hin aus diesen circumvasalen „*Indifferenzzonen*" ebenso wie in den lymphatischen Organen ein reticulär-fibrillärer Zellverband bilden kann, wird vom Formalen her verständlich, daß man die gleichartige strukturelle Potenz am besten mit „Retothel" zum Ausdruck bringt. Beide Begriffe können also synonym verwendet werden.

An sich ist die Einordnung der histiocytären Komponente in den Systembegriff schwierig gewesen, wie schon aus den verschiedenartigen Synonymata „Adventitialzellen", „Polyblasten", „ruhende Wanderzellen" usw. hervorgeht. Diese Komponente ist aber gerade für das Problem der Hautreticulosen von entscheidender Bedeutung, denn abgesehen von der reticulären Struktur der hautnahen Lymphknoten fehlt dem Hautorgan, wenn wir das subcutane Fettgewebe als spezifisch transformiertes reticuläres Gewebe außer acht lassen, unter physiologischen Bedingungen die ausgesprochen reticuläre Komponente.

Während sich also *morphologisch* das RHS durch lokalisierte Anordnung zu lympho- und hämopoetischen Organen, ferner durch generalisierte und ubiquitäre Verteilung in der Umgebung der Gefäße sowie durch reticuläre Architektur mit syncytial-fibrillärem Feinbau, aber mit der grundsätzlichen Fähigkeit zur freien Ablösung der Zellen definieren läßt, ist seine *funktionelle* Variationsbreite schwieriger abzugrenzen. Außer seiner Speicherungs- und Phagocytosefähigkeit ist es ein wesentlicher Träger der Antikörperbildung, die vor allem an die Plasmazellen und ihre reticulären Vorstufen gebunden ist. Man kann ganz allgemein das RHS als ein disseminiertes Stoffwechselsystem bezeichnen, das außer intermediären Stoffumsetzungen auch — teleologisch gesehen — der Abwehr und Gewebsreinigung von körpereigenen oder -fremden Noxen dient. Wenn man sich der Formulierung des verstorbenen Pathologen RÖSSLE erinnert, wonach das Wesen aller Entzündungsvorgänge in einer parenteralen Verdauung, eben in einer Aufsaugung und Unschädlichmachung unphysiologischer Reize besteht, und wenn man bedenkt, daß diese resorptive Leistung mit einer echten Vermehrung der funktionell beanspruchten Zellen des RHS einhergeht, dann versteht man, daß man den Terminus „Reticulose" häufig auch auf produktive Entzündungen und Speicherungskrankheiten übertragen hat. Die dabei auftretenden Proliferationen — und das ist wesentlich — sind aber reversibel. Sie bilden sich zurück, sobald der auslösende, zur *Hyperplasie* führende Reiz beseitigt ist.

Schließlich sei noch die Fähigkeit des RHS zur Blut- und Lymphzellbildung erwähnt. Zwar ist normalerweise jenseits der Fetalperiode die Hämo- und Lymphopoese nur den dafür spezialisierten reticulären Organen vorbehalten. Unter pathologischen Voraussetzungen kann aber die erloschene hämopoetische Potenz der Embryonalzeit im ganzen RHS wiedererwachen und zu monocytären, lymphatischen und myeloischen Leukämien führen. Wir sehen, wie nahe die Hämoblastosen und die eigentlichen Reticulosen im Wesen verwandt sind.

Wenden wir uns wieder den letzteren zu. Wir haben gesehen, daß es einer Klärung der Begriffe nicht förderlich ist, stoffwechselbedingte oder reaktiv-entzündliche Proliferationen des RHS bereits als Reticulosen zu bezeichnen. Denn diese Zellvermehrungen bleiben grundsätzlich gesteuert und rückbildungsfähig; sie führen nur zur *Hyper*plasie, sind aber keine *Neo*plasie im Sinne einer ungesteuerten selbstzerstörerischen Geschwulstkrankheit.

Wir müssen also unsere vorläufige Definition der eigentlichen Reticulosen noch dahingehend gegen die „reticulären Hyperplasien" (GOTTRON) abgrenzen, daß sie letztlich *irreversibel* und damit für das Leben *deletär* sind, mögen sie auch in Schwankungen und Schüben verlaufen. Dieser irreversible, anscheinend einer übergeordneten Steuerung weitgehend entzogene Geschwulstcharakter kommt auch in dem Begriff der *Autonomie* zum Ausdruck.

Damit sind die Reticulosen aber nur nach der einen Seite hin abgegrenzt. Weit unschärfer ist der Trennungsstrich gegenüber den ausgesprochen sarkomatösen Geschwülsten des RHS. Das liegt zunächst daran, daß die typischen Erscheinungen einer Reticulose und eines Retothelsarkoms *kombiniert* auftreten können, wobei meist die Reticulose den Anfang macht, manchmal aber auch einem primären Rethotelsarkom noch nach Monaten oder Jahren nachfolgt. So hat ROULET darauf hingewiesen, daß lokalisierte Retothelsarkome des Magen-Darmtrakts auffällig häufig mit allgemeiner Reticulose vergesellschaftet sind. Im übrigen können sich gelegentlich Retothelsarkome a priori multizentrisch in den verschiedensten Organen manifestieren. In solchen Fällen spricht man von *Retothelsarkomatose*, wobei der systematisierte Ausbreitungstyp der Reticulosen gewissermaßen umschrieben-blastomatös nachgeahmt wird.

Wenn wir versuchen, die klassischen Kriterien eines malignen Tumors — Autonomie des Wachstums, grob destruierende Ausbreitung, Rezidivneigung, Kachektisierung des Organismus und Fähigkeit zur Metastasierung — als Unterscheidungsmerkmale gegenüber den Reticulosen heranzuziehen, so bleibt eigentlich nur die Metastasierung als scheinbares Privileg des Retothelsarkoms übrig. Alles andere ist auch bei den Reticulosen mehr oder minder offenkundig vorhanden, bis zu einem gewissen Grade auch die Destruktionstendenz (LINDNER und MEYER). Die Anhänger einer prinzipiellen Trennung des Retothelsarkoms von den Reticulosen führen vor allem die dem Sarkom vorbehaltene metastatische Ausbreitung an, die von einem Primärtumor aus lympho- oder hämatogen erfolgt. Es ist aber praktisch kaum möglich, sichere Gefäßeinbrüche und Geschwulstzellembolien als beweisende Voraussetzung einer solchen Metastasierung histologisch nachzuweisen. Zweifellos gibt es einen derartigen Ausbreitungsmechanismus auch für maligne retotheliale Geschwülste. Es erhebt sich aber die Frage, ob eineReticulose wirklich immer — wie auf ein geheimes Taktzeichen hin — systematisiert losbrechen muß, oder ob nicht auch „per colonisationem", wenigstens teilweise, eine Verbreitung erfolgt. Das sind letztlich offene Fragen. In diesem Zusammenhang möchte ich erwähnen, daß die gleiche Problematik auch in der Diskussion um die echte Geschwulstnatur der Leukosen seit Jahrzehnten immer wieder auftaucht. Vergessen wir auch nicht, daß jede retotheliale Metastasierung systemgebunden beginnen muß, da die Gefäßumgebung ja zum RHS gehört. Metastatische und systematisierte Neubildung lassen sich also zunächst kaum unterscheiden.

Wir meinen jedenfalls, daß sich auf diesem schwankenden Fundament keine massive Grenzmauer zwischen retothelial-sarkomatösem und retothelial-systematisiertem Wachstum aufrichten läßt, und daß *auch den Reticulosen echt neoplastische Eigenschaften* — freilich in anderer nosologischer Ausprägung — zukommen.

Damit sollen aber die *Unterschiede*, wie sie sich vor allem klinisch darbieten, nicht verwischt werden. Ein Retothelsarkom beginnt meist unizentrisch, eine Reticulose meist multizentrisch. Auch aus dem Ausbreitungsweg des Retothelsarkoms — vielfach zunächst lymphogen, dann erst hämatogen — wird man eine gewisse Regelmäßigkeit herauslesen können. Auch das histologische Bild selbst mit Tendenz zu atypienreicher Polymorphie beim Retothelsarkom und zu atypienarmer Oligo- oder Monomorphie bei vielen Reticulosen läßt sich häufig zur Unterscheidung heranziehen. Verhältnismäßig unsicher ist dagegen das Kriterium der lokalen Destruktion, bei dem es sich nur um eine Quantitätsfrage handelt. So muß man eigentlich feststellen, daß die Abtrennung eines Retothelsarkoms von einer fortgeschrittenen Reticulose eher noch klinisch als histologisch möglich ist, obwohl doch sonst die Histologie für die Erfassung retothelialer Neubildungen entscheidend ist. Klinisch imponiert ein Retothelsarkom eben durch seine besondere Größe und Auftreibung, durch seine beträchtliche Zerstörungskraft und durch die relative Konstanz seines Wachstums, Eigenschaften, die den Reticulosen in diesem Ausmaß fehlen. Aber, wie gesagt, es gibt nicht selten Kombinationen und Übergänge, und jenseits klinischer Empirie zeigt sich, daß eine allzu genaue Grenzziehung nach histopathologischen Gesichtspunkten eher etwas Künstliches an sich hat.

Nun wird die hier vorgetragene Auffassung vom *Neoplasie-Charakter der eigentlichen Reticulosen* vielfach, aber nicht allgemein geteilt. Sie weicht beispielsweise von der ab, die kürzlich Gottron in Hamburg vertreten hat. Gottron weist den Reticulosen eine Zwischenstellung zwischen reticulären Hyperplasien und Retothelsarkomen zu, worin wir ihm nur zustimmen können. Wir vermögen ihm aber nicht zu folgen hinsichtlich seiner fast kompromißlosen Abgrenzung gegen die Sarkome. Im französischen, vor allem im angelsächsischen und auch vielfach im deutschsprachigen Schrifttum zeichnet sich eher eine gegenteilige Tendenz zur Grenzauflockerung ab. Manche Autoren gehen sogar so weit, Reticulose und Retothelsarkom als eine grundsätzliche, nur hinsichtlich ihrer klinischen Erscheinungsform variable Tumoreinheit des RHS zu bezeichnen (Rössle, Apitz, Rohr, Fresen u. a.).

Lassen Sie mich also nochmals umreißen, was wir unter Reticulosen im engeren Sinne verstehen. Wir verstehen darunter eine *Neoplasie des reticulo-histiocytären Systems von ausgesprochen variabler Malignität und von unbekannter Ätiologie,* wobei diese Neoplasie durch *primär multizentrische Entstehung, systemgebundene Generalisation* und *letztlich irreversibel-autonome Verlaufsweise* gekennzeichnet ist. Diese Definition drückt zugleich die quoad vitam infauste Prognose aus.

Für die Klinik ist es wünschenswert, diesen etwas abstrakten Begriffskomplex nosologisch aufzugliedern, soweit es bis heute möglich ist. Wir wollen uns dabei im Sinne des Themas auf die Reticulosen der Haut beschränken und daher z. B. das sog. Plasmocytom, das meist vom Knochenmark ausgeht, beiseite lassen. Auch der Morbus Brill-Symmers als folliculäre Lymphknoten- und Milzreticulose gehört streng genommen nicht mehr hierher; aber vielleicht gibt es doch echte dermale Manifestationen. Man soll im übrigen unter den Hautreticulosen die Aufgliederung nicht zu weit treiben. Gerade die zahlreichen Übergangs- und Kombinationsformen sowie die relative Inkonstanz der klinischen Symptome zwingen zur Zurückhaltung. Immerhin zeichnen sich einige *nosologische Varianten* umrißhaft ab.

Hier ist zunächst das von Gottron herausgearbeitete Krankheitsbild der „*sog. Reticulosarkomatose*" zu nennen, das oft subakut verläuft, binnen weniger Monate zum Tode führen kann und einige Parallelen zu den „malignen Reticulosen" von Degos hat. Hierbei dominieren multiple, meist rasch zu unvollständigen Platten und Knoten konfluierende

Einzelherde. Eine Reticulose kann ferner als *primäre Erythrodermie* entstehen oder in eine solche einmünden. Das ist gerade bei *mono-cytoid-leukämischen* Reticulosen im Sinne der 1913 erstmals von RESCHAD und SCHILLING beschriebenen *sog. Monocytenleukämie* öfters der Fall. Allerdings neigen auch leukämische Lymphadenosen gelegentlich zu erythrodermischer Hautbeteiligung, desgleichen (selten) die Mycosis fungoides.

Die Fähigkeit des RHS zur Differenzierung verschiedener Zellabkömmlinge kann auch unter neoplastischen Verhältnissen noch verzerrt erhalten sein, und derartige Reticulosen lassen sich in Anlehnung an SÉZARY sowie an GRACIANSKY und BOULLE als *metaplastische* Reticulosen zusammenfassen — im Gegensatz zu den bisher genannten *orthoplastischen* Reticulosen, die mehr das reticulo-histiocytäre Muttergewebe nachbilden. So hat RÖSSLE 1929 eine *rein cutane, terminal leukämische Lymphadenose* ohne Beteiligung der Lymphknoten und inneren Organe beschrieben. Auch die 1952 von KLÜKEN und PREU mitgeteilte Beobachtung einer *histio-plasmocytären Reticulose* mit kleinknotiger, später unvollständig erythrodermischer Aussaat, multipler Organbeteiligung, Paraproteinämie und finaler retothelialer Hämoblastose gehört hierher. Wahrscheinlich bestehen hier auch Beziehungen zur sog. Makroglobulinämie Waldenström.

Eine recht eigentümliche nosologische Form ist auch die *Mastzellen-Reticulose* älterer Erwachsener. Sie mag bisher in der kleinfleckigen Urticaria pigmentosa untergetaucht sein, bei der wir noch nicht genügend gelernt haben, reticuläre Hyperplasien und echt neoplastische Wucherungen voneinander zu unterscheiden. Nur die letzteren, die meist auch innere Organe befallen und sogar leukämisch verlaufen können, gehören hierher.

Schließlich sei noch die Sonderform einer fast foudroyant verlaufenden Reticulose erwähnt, die anscheinend ältere Kinder und Jugendliche bevorzugt (LENNERT). Sie beginnt mit multiplen, eruptiv aufschießenden lenticulären bis kleinknotigen Herden und geht bald in eine akute, rasch deletäre Leukämie über, wie eine kürzliche eigene Beobachtung bestätigte. Man hat von „*akuter Leukosarkomatose*", „*lymphosarkomatöser Leukämie*", „*lymphoidzellig-leukämischer Reticulosarkomatose*" gesprochen, wobei es sich im Grunde um Zusammengehöriges handelt.

Hinsichtlich der *klinischen Symptomatologie* all dieser Reticulosen möchten wir uns auf einige Leitpunkte beschränken. Denn es dürfte nur wenige Krankheiten unseres Fachgebietes geben, am ehesten wohl die Mycosis fungoides, die hinsichtlich der Vielfalt und Uneinheitlichkeit ihrer Morphen vergleichbar wären. Das diagnostische Hauptkriterium ist geradezu ein negatives, nämlich die *Inkonstanz, Polymorphie und Variabilität* der klinischen Erscheinungen. Das gilt auch für den zeitlichen Ablauf mit seinem unberechenbaren Wechsel von trügerischen Pseudoremissionen und Ausbreitung neuer Herde. Es gibt Phasen, in denen gleichsam nur flüchtige Schatten der Krankheit über den Körper huschen, und Phasen, in denen das Menetekel der infausten Prognose für jeden, der es zu lesen versteht, der Haut eingeschrieben ist.

Wie sieht dieses klinische Bild aus[1]?

Nicht alle Reticulosen beginnen mit spezifischen Symptomen. Am Anfang stehen häufig *unspezifische Prodromi*, etwa generalisierter Juckreiz oder flüchtige Erytheme, manchmal mit feiner Purpura oder mit positivem Rumpel-Leede. Das sonstige Allgemeinbefinden ist zunächst meist gut, die allgemeine Leistungsfähigkeit und das Körpergewicht sind kaum beeinträchtigt.

Schon in diesem Stadium können aber einzeln bis exanthematisch ausgestreute oder herdförmig gruppierte *variable Morphen* auftreten, die ganz regellos verstreut liegen. Allenfalls dürfte eine gewisse Bevorzugung des Stammes gegenüber den Extremitäten bestehen. Es finden sich ekzematoide, psoriasiforme, manchmal auch urticarielle, gyrierte oder einfach fleckförmige Erytheme. Auch urticariell-vesiculöse, selbst pemphigoide Efflorescenzen können vorkommen. Solange deutliche Infiltration *fehlt*, sind diese Herde klinisch und auch histologisch *meist unspezifisch*.

Eine zunehmend *papulöse* Note, zumal wenn sie mit zentralen Punktblutungen oder gar unter papulo-nekrotischen oder varioliformen Erscheinungen auftritt, wird freilich zu einem schwerwiegenden Verdachtsmoment. Aber meist ist es in diesem Stadium gerade die Vielgestalt und Flüchtigkeit, mit anderen Worten die chamäleonhafte Wandelbarkeit und Sprunghaftigkeit des klinischen Bildes, die an das *Vorspiel einer Reticulose* denken läßt.

Dem Nachweis hautnaher *Lymphknotenschwellungen* kommt dementsprechend erhöhte Bedeutung zu. Manchmal sind aber nur einzelne Lymphknoten vergrößert, oder es können spezifische Hautinfiltrate der Beteiligung der Lymphknoten vorangehen. Diese vergrößerten Lymphknoten sind charakteristischerweise derb, indolent und gut voneinander abgrenzbar. Ein verbackenes Konglomerat muß eher an eine Lymphogranulomatose denken lassen, mangelnde Verschieblichkeit auf der Unterlage an einen metastatischen carcinomatösen oder sarkomatösen Prozeß.

Manche Reticulosen, vor allem die monocytoid-leukämischen zeigen als *Frühsymptom* starke *Blutungen* und schmerzhafte *Schwellungen des Zahnfleisches*, die mitunter geschwürig zerfallen. Bei der sog. Reticulosarkomatose nach Gottron wird dagegen die Mundhöhle nur selten oder erst spät mitergriffen (Schuermann). Dabei handelt es sich im Gegensatz zur leukämischen Reticulose mehr um disseminierte kleine Infiltrate.

Der klinische Verdacht auf Reticulose verdichtet sich, wenn deutliche *Infiltrate* hinzutreten. Es sind dies teils *plaqueförmige*, teils *nodös erhabene* Gebilde. Die ersteren variieren hinsichtlich ihrer Größe erheblich. Besonders bei der sog. Reticulosarkomatose fließen die multizentrisch benachbarten Einzelherde oft zu einer größeren Platte zusammen. Auch schichtmäßig variiert die Ausdehnung zwischen cutaner, tiefcutaner und ausgesprochen subcutaner Infiltration. Palpatorisch sind alle diese Herde um so unschärfer begrenzt, je tiefer sie liegen.

Besonders kennzeichnend ist der *Farbton*. Es ist ein *düsteres Violettrot*, das manchmal, besonders randwärts, *bräunliche* und manchmal schmutzig-

---

[1] Unter Vorweisung mehrerer Diapositive.

bläuliche Untertöne aufweist. Im Zentrum findet sich mitunter eine feine Abblassung. Gelegentlich kann man bei Glasspateldruck feine *Punktblutungen* über dem bräunlichen Eigeninfiltrat erkennen. Sie sind relativ kennzeichnend für die sog. Reticulosarkomatose, deren Herde im übrigen nicht selten ein burgunderrotes Kolorit aufweisen. Ob diese Punktblutungen zunächst einen besonderen peristatischen Kreislaufzustand anzeigen, wie GOTTRON meint, oder ob sie einfach auf Endothelschädigungen durch abnorme Stoffwechselprodukte der reticulären Wucherungen zurückzuführen sind, möchten wir offenlassen. Im Finalstadium dürfte es vor allem die Thrombopenie infolge Mitbeteiligung hämopoetischer Organe sein, die zu Hämorrhagien führt.

Geschwüriger Zerfall ist bei typischen Reticulosen verhältnismäßig selten. Er wird dann durch verstärkte Hämorrhagie und beginnende zentrale Nekrose eingeleitet. Auch die kleinen papulösen und mikrotuberösen Herde können gelegentlich ulcerieren. Gerade durch solche Sekundärphänomene wird die klinische Abgrenzung gegenüber einer Mycosis fungoides besonders erschwert.

Sicherlich kann und soll man die klinische Phänomenologie der Hautreticulosen nicht in descriptiven Details erschöpfen. Nur auf zwei besonders eindrucksvolle Verlaufsformen sei kurz hingewiesen: Auf *Übergänge in Erythrodermien*, und auf die *Kombination mit ausgeprägten Tumoren*.

Diese Erythrodermien sind praktisch universell, lassen aber häufig einzelne konkav begrenzte Aussparungen unveränderter Haut übrig. Wir sprechen meist von *primären* Erythrodermien, ohne die Grundkrankheit vom Erscheinungsbild her ohne weiteres diagnostizieren zu können. Nur die Kenntnis der Frühstadien, das gelegentliche Bestehenbleiben von „Aussparungen", oder das Hinzutreten derber Infiltrate lassen eine Reticulose, oder eine Hämoblastose oder Mycosis fungoides hinter der Erythrodermie vermuten. Die Diagnose bedarf in jedem Falle ausgiebiger histologischer Untersuchungen, und zwar möglichst von Haut *und* hautnahen Lymphknoten[1].

Ausgesprochene Tumoren — es handelt sich meist um *Retothelsarkome* — imponieren klinisch als deutlich aufgetriebene, bis faustgroße, destruktiv wachsende Knoten, die auch vor angrenzendem Knochengewebe keinen Halt machen. Außerdem besteht nicht selten Zerfalls-

---

[1] Praktisch wichtig ist in diesem Zusammenhang die nosologische Abgrenzung jener eigentümlichen Melano-Erythrodermien älterer Erwachsener („Melano-Erythrodermien mit Kachexie" nach KIESSLING und TRITSCH), die vielfach im Hinblick auf die charakteristischen Lymphknotenveränderungen auch als „Réticulose lipomélanique" bezeichnet werden. PAUTRIER und WORINGER als Schöpfer dieses Begriffs (1932—1939) waren sich aber von vornherein über die reaktive Natur des zugrundeliegenden Prozesses im klaren, und auch heute noch dürfte die vor 20 Jahren von dem italienischen Dermatologen BACCAREDDA gewählte Bezeichnung „*Reticulohistiocytosis cutanea hyperplastica benigna cum melanodermia*" das Wesen der Krankheit (hyperplastica, nicht neoplastica!) ganz eindeutig, wenn auch etwas umständlich ausdrücken. Möglicherweise sind endokrine Faktoren, so besonders von seiten der Nebennierenrinde, von pathogenetischer Bedeutung für die grundsätzlich reversible Umwandlung verschiedener reaktiver Dermatosen in diese „hyperplastische Reticulohistiocytosis" des höheren Lebensalters.

neigung. Treten solche Tumoren im Verlaufe einer Reticulose auf, so bedeuten sie ein Zeichen bedrohlicher *Malignitätssteigerung* und damit oft den Anfang vom Ende. Bei der sog. Reticulosarkomatose Gottron soll es allerdings — entsprechend ihrer kürzeren Gesamtdauer und erhöhten Malignität — gar nicht mehr zu echt sarkomatöser Umwandlung kommen (GOTTRON).

Bei jeder Reticulose ist es wichtig, von Anfang an nach *Beteiligung innerer Organe* zu fahnden. Erfahrungsgemäß sind am häufigsten die systemgebundenen Organe befallen, also Milz und Lymphknoten, das Knochenmark, die Leber, auch der Magen-Darmtrakt; praktisch jedes innere Organ einschließlich des Zentralnervensystems kann befallen werden. Dementsprechend kommen unter anderem Hepato-Splenomegalien, Diarrhoen, Ileus-artige Zustände vor. Infektiöse, unter Umständen kryptogene Komplikationen, z. B. bronchopneumonische Anschoppungen können krisenhafte Temperatursteigerungen bedingen. Hier spielt aber auch in zunehmendem Maße die „Pathologie der Therapie" mit herein (bei einem eigenen Patienten nach zweijähriger Corticosteroid-Behandlung Endocarditis ulcero-polyposa mit septischen Temperaturzacken, remittierendem Status embolicus und Exitus letalis nach Hirnembolie). In Einzelfällen mag die Ursache der Fieberschübe vielleicht auch in Reizungen des hypothalamischen Wärmezentrums durch kleinste örtliche reticuläre Proliferate liegen.

Im Sternalpunktat läßt sich die Zurückdrängung der normalen Hämopoese durch reticuläre Wucherungen deutlich verfolgen. Bei reinen Reticulosen ist in tabula die diffuse Panmyelophthise meist ausgeprägter als bei umschrieben metastasierenden Retothelsarkomen. Fortschreitende Anämie, zunehmende Blutungsneigung und agranulocytotische Zerfallsprozesse, z. B. in der Mundhöhle und an den Tonsillen leiten vielfach das Ende ein. Die Todesursachen liegen weniger in der Zerstörung lebenswichtiger Organe als in der zunehmenden Abwehrschwäche und Kachexie des Organismus.

Wenn eine Reticulose auch klinisch vielfach erkannt werden kann, so ist diese Diagnose doch in erster Linie eine *histopathologische*. Sie stellt den Untersucher aber vor große Schwierigkeiten. Denn weniger die massiven, bereits klinisch als maligne Wucherungen imponierenden Proliferate widersetzen sich der Diagnose als vielmehr die Frühstadien. Die Entscheidung geht also in erster Linie um die nosologische Erfassung vermeintlich banaler Veränderungen.

Zu Beginn sind die Veränderungen meist geringfügig. Im oberen Corium besteht eine meist aufgelockerte, etwas unruhige lympho-histiocytoide Proliferation, die die Gefäße des subpapillaren Plexus manschettenförmig umgibt und nicht besonders breit ist. Die Zellen liegen teils im syncytial-reticulären Verband, teils frei abgelöst, erscheinen verhältnismäßig monomorph und sind von einfachen Reticulumzellen, Lymphocyten oder Monocyten kaum zu unterscheiden.

Es fällt aber auf, daß die Zellvermehrung eine Tendenz zur bandförmig-diffusen Ausbreitung im unteren Papillarkörper hat, daß unmittelbar subepidermal häufig (aber nicht immer!) eine freie Bindegewebszone ausgespart bleibt, daß die Höcker des Papillarkörpers weniger infiltriert sind als die Umgebung des subpapillaren Gefäßplexus, und daß mitunter das circumvasale Proliferat den Gefäßen entlang mit ins untere Corium hinabzieht oder sich dort in einzelnen Knötchen wiederfindet. Diese Kriterien und die fehlende Infiltration der Epidermis bedeuten einen echten Unterschied gegenüber einer ekzematösen Reaktion. Finden sich aber doch kleinfleckige intraepidermale Zellherde lympho- und monocytoider Art ohne benachbarte Spongiose, so spricht das eher für eine Mycosis fungoides („Pautriersche Microabscesse"). Eine diagnostische „Spezifität" kann aber auch diesem histologischen Stigma nicht zuerkannt werden, da bestimmte Reticulosen — nach unserer Erfahrung manche erythrodermische Verlaufsformen — die Epidermis zellig infiltrieren können („Epidermotropie").

Im Vergleich zu diesen noch wenig charakteristischen Initial- oder Begleitstadien weist das Gewebsbild spezifischer „Infiltrate" immer mehr neoplastische Züge auf. Das ganze Corium, oft auch noch das angrenzende Fettgewebe ist diffus oder herdförmig-konfluierend durchsetzt, wobei die Wucherungen vielfach mit netzförmigen Ausläufern zwischen die Bindegewebsfasern eindringen und die präexistenten Strukturen mehr infiltrativ-verdrängend als grob-destruierend zum Schwund bringen. Dies ist ein gewisser Unterschied zum ausgesprochen sarkomatösen Wachstum, aber wohl nur im quantitativen Sinn. Denn letztlich wird ja in jedem Fall präexistentes Gewebe zerstört, einmal schneller, einmal langsamer.

Die *Differentialdiagnose* gegenüber einem Retothelsarkom stützt sich meist auf dessen celluläre Polymorphie, dessen Reichtum an Atypien und Mitosen, dessen ausgesprochene Aggressivität und Nekrotisierungstendenz. Man muß aber beachten, daß es in verschiedenen Varianten vorkommt — lymphoidzellig, fast afibrillär oder deutlich fibrillär — und daß diese Unterschiede im nämlichen Tumor angetroffen werden können. Ohne auf die Fülle weiterer differentialdiagnostischer Erörterungen hier noch eingehen zu können, sei nur eine Mahnung erlaubt: Große Zurückhaltung bei der Diagnose einer echten Reticulose (z. B. als sog. Reticulosarkomatose Gottron) auf dem Boden einer Akrodermatitis chronica atrophicans! Es dürfte sich dabei meist nur um reticuläre Hyperplasien im Sinne multipler sog. Lymphocytome handeln. Bleibt die histologische Entscheidung offen, so empfiehlt sich eine Klärung "ex juvantibus" (10 Mill. E Penicillin).

Meine Damen und Herren! Kehren wir abschließend noch einmal zurück an den Ausgangspunkt unserer Betrachtung, zu der Frage nach der *nosologischen Stellung der Reticulosis sensu strictiori*. Lassen Sie mich unsere Auffassung durch ein Schema erläutern (Abb. 1). Die Reticulosen lassen sich zunächst einordnen zwischen den reticulären Hyperplasien einerseits und den Retothelsarkomen andererseits. Wir sprechen mit GOTTRON von „reticulären Hyperplasien", um zum Ausdruck zu bringen, daß es sich hierbei um reizabhängige, entweder reaktiv entzündliche oder metabolische Prozesse handelt, die grundsätzlich rückbildungsfähig bleiben.

Demgegenüber stellen die Reticulosen einen letztlich ungesteuerten Wucherungsprozeß dar und erfüllen mit dem Kriterium der *Wachstumsautonomie* also eine entscheidende Voraussetzung für ihre Anerkennung als *echte Neubildung*. Wenn wir dennoch die Grenze zum Retothelsarkom wahren, so wegen der besprochenen Abweichungen besonders im klinischen, weniger im histologischen Bild dieser Tumoren. Wir möchten aber den Trennungsstrich zwischen beiden blastomatösen Prozessen nicht allzu scharf ziehen. Zu dieser mehr und mehr vertretenen Lockerung tragen vor allem die zahlreichen Beobachtungen von Kombinations- und

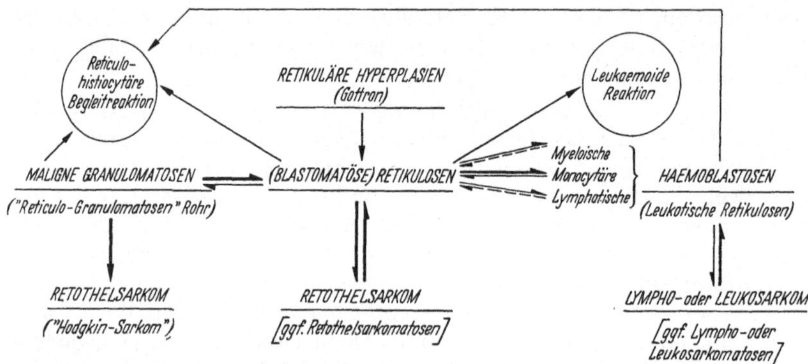

Abb. 1. *Die nosologische Stellung der ,,Reticulosen im engeren Sinne" im Rahmen pathologischer Ausdrucksformen des RHS:* Einzelheiten s. Text. In Höhe der ,,reticulären Hyperplasien" — denen auch speicherungsbedingte Zellwucherungen zugeordnet werden können — sind verwandte Reaktionsformen (kreisförmig eingerahmt) als Begleitphänomene neoplastischer Prozesse des RHS eingezeichnet. Der Übersichtlichkeit halber sind bei den ,,leukämoiden Reaktionen" einzelne Verbindungspfeile — an sich den ,,reticulo-histiocytären Begleitreaktionen" analog — weggelassen. Sicherlich bestehen auch reaktive Beziehungen gleicher Art zu den ausgesprochen sarkomatösen Neubildungen des RHS. Gestrichelte Pfeile zwischen bestimmten Hämoblastosen und Reticulosen — man beachte auch die entgegengesetzten Pfeilrichtungen — sollen die Fraglichkeit oder ungenügende Kenntnis nosologischer Zusammenhänge bzw. Transformationen versinnbildlichen.

Übergangsformen bei. Hinzu kommt, daß das Prinzip der systematisierten Ausbreitung anscheinend kein Privileg der Reticulosen ist, sondern als Retothelsarkomatose auch bei multizentrisch entstandenen Retothelsarkomen verwirklicht sein kann.

Wenn wir den Reticulosen eine nur *variable* Malignität zusprechen, so zeigt sich doch in dem infausten Verlauf einer jeden Reticulose und erst recht beim Übergang in ausgesprochen sarkomatöses Wachstum die ,,*gleitende Skala der Malignität*" im Sinne von RÖSSLE. Die ambivalenten Beziehungen zwischen Reticulosen und Retothelsarkomen kommen in der parallel geführten entgegengesetzten Pfeilrichtung im Schema zum Ausdruck. Der Pfeil zwischen reticulären Hyperplasien und Reticulosen ist nur dünn ausgezogen, da entsprechende Übergänge zwar häufig behauptet werden, aber nur schwer zu beweisen sind. Er verläuft außerdem nur in einer Richtung, nämlich in Richtung zur Malignität. Wenn eine ,,Reticulose" spontan völlig und dauernd abheilt, muß die Diagnose angezweifelt werden, oder es ist zu vermuten, daß unter dem Begriff der Reticulose auch reaktive Prozesse subsummiert worden sind.

Im vorliegenden Schema befinden sich die blastomatösen Reticulosen im Schnittpunkt zweier Reihen. Unter der einen, vertikal verlaufenden, werden sie im allgemeinen gesehen. Die andere, horizontal angeordnete, soll auf ihre *verwandtschaftlichen Beziehungen zu den sog. malignen Granulomatosen einerseits und zu den Hämoblastosen andererseits* aufmerksam machen. Zu den ersteren rechnet man allgemein die Lymphogranulomatose Paltauf-Sternberg und die Mycosis fungoides, nach mancher Ansicht auch das sog. Granuloma gangraenescens, ein völlig ungeklärtes malignes Granulom mit Bevorzugung der Nasennebenhöhlen. Zu den letzteren zählt man die lymphatischen, myeloischen und monocytären Leukosen, mögen sie leukämisch oder aleukämisch verlaufen. Jede der beiden Gruppen, welche die Reticulosen flankieren, steht wieder in einer vertikalen Stufung der klinischen Dignität (s. Schema). So können lymphatische Leukosen gemeinsam mit umschriebenen Lymphosarkomen auftreten oder von diesen ihren Ausgang nehmen, und ähnliches gilt für die myeloischen Leukosen, deren seltene Tumorform, das sog. Chlorom, ein umschriebenes Myelosarkom mit eigentümlichem grünlichen Farbstoff ist. Von den malignen Granulomatosen wissen Sie, daß sowohl die Mycosis fungoides als auch die Lymphogranulomatose in echt sarkomatöses Wachstum übergehen kann, wobei die Persistenz bestimmter histologischer und cytologischer Merkmale vielfach Veranlassung gegeben hat, von einem sog. Hodgkin-Sarkom zu sprechen.

Lymphogranulomatose und *Mycosis fungoides* stehen streng genommen bereits am Rande des Themas. Sie aber aus unserem Schema zu streichen, würde der Wirklichkeit ihrer vielfältigen Beziehungen zu den Reticulosen nicht gerecht und würde gleichzeitig bedeuten, sie von den blastomatösen Reticulosen als etwas grundsätzlich Entzündliches abzusondern, wie es etwa GOTTRON erst kürzlich unternommen hat. Wenn wir die Reticulosen und Hämoblastosen nebeneinander stellen, so bringen wir damit zum Ausdruck, daß wir sie als *letztlich neoplastische Äußerungen* des retothelialen Systems betrachten. Besonders schwer fällt die Entscheidung aber hinsichtlich der malignen Granulomatosen.

Das liegt hauptsächlich an dem entzündlichen Gewebsbild, das weithin das Krankheitsgeschehen, manchmal bis in seine Spätphasen hinein bestimmt. Niemand wird eine entzündlich-granulomatöse Note der Mycosis fungoides und der Lymphogranulomatose in Abrede stellen. Bei der letzteren ist das Erscheinungsbild eines Granulationsgewebes mit neu gebildeten Capillaren, Nekrosen und Vernarbungstendenz, ferner der klinische Verlauf mit wellenförmigen Temperaturschwankungen sogar geradezu pathognomonisch. Aber diese Prozesse enden häufig in neoplastischem Wachstum nach Art einer Reticulose oder eines Retothelsarkoms, und oft ist eine sichere Unterscheidung bis zuletzt nicht zu treffen. So beobachteten wir in den letzten Jahren eine Patientin, bei der die klinischen und histologischen Zeichen einer Mycosis fungoides und einer blastomatösen Reticulose ständig wechselten, bei der zeitweise ein sarkomartiges Wachstum einsetzte, vorübergehend eine hochgradige leukämoide Ausschwemmung von Eosinophilen eine eosinophile Leukämie vortäuschte, und bei der schließlich der Pathologe in tabula eine atypische Lymphogranulomatose diagnostizierte. Solche Verläufe stehen nicht vereinzelt da. Vor allem ist es der fast stets deletäre Verlauf und die schließliche Therapieresistenz, welche beide, die malignen Granulomatosen und die blastomatösen Reticulosen in hohem Maße teilen. Aber auch vom Histologischen her ist der rein entzündliche Charakter der malignen Granulomatosen in Zweifel zu ziehen. Nicht nur, daß unreif-atypische oder degenerativ-polymorphe Zellen nach Art der Sternbergschen Riesenzellen, der sog. Hodgkin-Zellen oder der sog. Mycosis-Zellen beigemengt sind, die sich auch in sarkomatösen Entartungen wiederfinden; es zeigt sich auch, daß gerade das entzündliche Moment, besonders die Einstreuung von Eosinophilen einem erheblichen Wechsel unterliegt.

Es erscheint daher sehr wohl denkbar — FRASER hat diese Ansicht wohl am ehesten vertreten, vor einigen Jahren auch HERZBERG und UEBERSCHÄR—, daß der granulomatöse Aufbau vieler Herde von Mycosis fungoides und Lymphogranulomatose zwar etwas Reaktiv-Entzündliches darstellt, daß es sich dabei aber um eine *besondere Reaktion auf eine beginnende Neoplasie im nämlichen RHS* handelt. Eine ganz ähnliche Ansicht habe ich von meinem früheren Lehrer ZOLLINGER, heute Pathologe in St. Gallen, gehört, und sie erscheint als eine recht logische Überbrückung der Tatsache, daß ein Krankheitsprozeß, bei dem zunächst eine entzündliche Gewebskomponente vorherrscht, letztlich nach Art einer malignen Neoplasie verläuft. Man hätte dann die malignen Granulomatosen als eine *Sonderform von retothelialer Neoplasie* zu betrachten, bei der das *reaktiv-entzündliche Moment dominiert* und den nosologischen Ablauf sogar weitgehend — in manchen Zügen einer hyperergischen Reaktion nicht unähnlich — prägt.

Zu diesem Punkt hat SCHUERMANN einige Einwände. Für ihn sind zwar Mycosis fungoides und Lymphogranulomatose wegen ihrer malignen Verlaufsweise und unbekannten Ätiologie auch echte Reticulosen; sie seien aber nur potentiell zur Neoplasie befähigt und nicht von vornherein maligne. Dafür ließe sich die mitunter sehr lange Dauer, der schubweise Verlauf, das ganz seltene Vorkommen einer vollständigen Spontanheilung und das häufige Persistieren des entzündlichen Gewebsbildes bis zum Ende anführen.

Das alles sind Tatsachen, z. T. selten, aber unumstößlich. Etwas abweichend ist nur unsere Deutung: SCHUERMANN vertritt mehr die Ansicht eines zunächst chronisch-entzündlichen Reizzustandes, der fakultativ zur Neoplasie führt, und meine eigene Auffassung geht mehr dahin, daß *latent blastomatöse oder präblastomatöse* Veränderungen des RHS eine entzündliche Reaktion auslösen, die nosologisch dominiert. Unter Umständen wird das eigentliche Blastomstadium gar nicht erreicht, wie wir ja auch Präcancerosen kennen, die nie zum invasiven Krebs werden bzw. deren Träger es nicht mehr erleben. Natürlich ist bis jetzt keine der beiden Ansichten klar zu beweisen. Diskussionen sind aber immer fruchtbar[1].

---

[1] In diesem Zusammenhang verdient gerade das *Problem der ,,Präsarkomatosen''* — in Analogie zu den Präcancerosen — Beachtung, zumal es bisher kaum gesehen worden ist (Ausnahme: Die Auffassung des Morbus Brill-Symmers als Präsarkomatose

Das alles leitet uns nochmals zurück zu vielen offenen Problemen der blastomatösen Reticulosen. Wie soll man die Prodromi, wie die unspezifischen Hauterscheinungen deuten? Wie kann man sich den variablen klinischen Verlauf, wie die Labilität der Bösartigkeit erklären? Handelt es sich bei den unspezifischen Phänomenen um entzündliche Reaktionen auf eine unbekannte „Noxe X", die allein oder mit anderen Einflüssen zusammen — etwa im Sinne einer „Synsarkogenese" — schließlich auch eine neoplastische Wucherung des RHS in Gang setzt? Oder haben wir es bereits mit einer sekundären Reaktion des RHS auf eine noch latente, anderswo gelegene Neoplasie oder Präneoplasie des gleichen Systems zu tun?

Alle diese Fragen sind nicht klar zu beantworten. Aber: Sieht man die unspezifische Reaktion und die eigentliche Reticulose nur als zwei zeitlich und wesensmäßig verschiedene Auswirkungen von gleichen hypothetischen Reizen an, dann wäre das zumindest eine logische Begründung für die u. E. allzu häufige Behauptung von „Übergängen" zwischen reticulären Hyperplasien und echten Reticulosen. Andererseits könnte es sich bereits bei den *unspezifischen* entzündlichen Veränderungen um *erste histohomologe Reaktionen* auf eine an anderer Stelle noch verborgene Reticulose handeln.

Wir neigen mehr dieser letzteren Überlegung zu, und darin bestärkt uns auch das Neben- und Nacheinander von spezifischen und unspezifischen Reticuloseherden. Es ist offensichtlich, daß der ganze Neoplasiebegriff des Umdenkens bedarf, wenn er nicht auf ein umschriebenes Organ, sondern auf ein ubiquitär ausgebreitetes System bezogen wird, und wir stellen uns vor, daß auch die sog. entzündliche Stromareaktion *systemgebunden, aber durchaus herdfern*, z. B. in den Indifferenzzonen der cutanen Gefäßplexus auftreten kann. Dementsprechend fassen wir die unspezifischen Veränderungen bei blastomatösen Reticulosen, Hämoblastosen und malignen Granulomatosen als *reticulo-histiocytäre Begleitreaktionen* auf, gewissermaßen im Sinne einer „systematisierten entzündlichen Stromareaktion" (s. Schema).

Eine Erörterung der *Hämoblastosen* muß unterbleiben. Es sei nur betont, daß manche Reticulosen in eine echte *Monocytenleukämie vom Typ Reschad-Schilling* übergehen können. Aber viele dieser Zellausschwemmungen treten nur passager auf und entsprechen — etwa in Parallele zur reticulo-histiocytären Begleitreaktion — lediglich einer *leukämoiden Reaktion*, die verschiedener Art sein kann.

Sie werden zum Schluß keine Erörterung der dornenvollen *therapeutischen Problematik* mehr erwarten. Unsere Bemühungen decken sich etwa mit denen bei der Mycosis fungoides, und wir wissen ja alle, daß wir letztlich trotz anfänglichen Erfolgen bei der Röntgenbestrahlung, trotz Corticosteroiden und Cytostatica und trotz radioaktiven Isotopen, die

---

durch v. ALBERTINI und RÜTTNER). Jedenfalls bedeutet die hier skizzierte Hypothese von der *gegebenenfalls primär präblastomatösen* („präsarkomatösen") Natur der reticulären Zellwucherung mit „unspezifischer" bis granulomatöser entzündlicher Reaktion für die nosologische Beurteilung der Mycosis fungoides ein u. E. neuartiges Moment.

eher enttäuscht haben, dieser Krankheit ohnmächtig gegenüberstehen. Und das gilt leider auch für die blastomatösen Reticulosen.

Die *Ätiologie* dieser Prozesse ist noch in dichtes Dunkel gehüllt. Die Gottronsche Hypothese, wonach langdauernde eiweißarme Ernährung oder kachektisierende Lebensbedingungen, wie sie etwa bei vielen Kriegsgefangenen gegeben waren, einen proliferativen Stimulus für das RHS bedeuten und einer Reticulose den Weg bereiten könnten, hat manches für sich. Über das Stadium reiner Vermutungen sind wir hier aber noch nicht hinaus, und es erscheint fraglich, ob man dieser These bei gutachtlichen Stellungnahmen bereits ein ausreichendes Gewicht beimessen kann.

Meine Damen und Herren, wir haben gesehen, daß der Reticulosebegriff ein äußerst verwickeltes Kapitel der Geschwulstkrankheiten ausfüllt, und daß er in vieler Hinsicht nicht so gefestigt und prägnant ist wie etwa der des Carcinoms. Aber Sie werden mir aus Ihrer klinischen Erfahrung heraus recht geben, daß wir in der „Dreiländerecke" zwischen malignen Granulomatosen, Hämoblastosen und Retothelsarkomen auf dieses recht umfangreiche nosologische Territorium nicht mehr verzichten können.

Aus der Dermatologischen Klinik und Poliklinik der Universität München
(Direktor: Prof. Dr. A. MARCHIONINI)

Störungen des Nagelwachstums und ihre Behandlung

Von

HANS GÖTZ

Nagelkrankheiten oder Onychopathien zählen in der täglichen Sprechstunde des Arztes keineswegs zu den extrem selten anzutreffenden Affektionen. In der Reihenfolge ihrer Häufigkeit an unserer Klinik seit 1951 sind anzuführen: Nagelmykosen, Nagelpsoriasis, Onycholysis, Nagelekzem, Onychogryposis u. a. Sie sollten nicht etwa als Lappalie angesehen werden, wie vielleicht mancher von uns einerseits wegen der geringen gesundheitlichen Beeinträchtigung, andererseits mangels eines geeigneten Therapievorschlages oder fehlender Ursachenerkennung zu tun geneigt wäre. Gewiß, an einer Onychopathie stirbt niemand. Welchen seelischen Belastungen aber ein Patient beispielsweise mit Fingernagelveränderungen nicht nur wegen der kosmetischen Verunstaltung (über die KADEN zusammenfassend berichtet hat), sondern auch wegen der Behinderung in bestimmten manuellen Berufen ausgesetzt ist, wird jeder Erfahrene bestätigen können. So war eine mir bekannte junge Hausgehilfin mit einer plötzlich beginnenden Nagelpsoriasis in eine ernste Depression geraten, weil die Chefin ihr wegen nur noch beschränkter Arbeitsfähigkeit gekündigt hatte, und andere Arbeitgeber nicht bereit waren, die Patientin einzustellen, da alle eine „Infektionsgefahr" fürchteten.

Es ist festzustellen, daß sich unsere Kenntnisse über Ätiologie, Pathogenese und Therapie der Onychopathien seit der Veröffentlichung jener vielzitierten Monographie von HELLER (1927) verhältnismäßig wenig erweitert haben. So können wir nicht voraussagen, welche sichtbaren Veränderungen im Nagel auftreten werden, wenn beispielsweise ein definierter Reiz nur den lateralen Nagelwall, nur das vordere Nagelbett oder bestimmte Teile der Matrix trifft.

Wir wissen auch nicht, welcher Art die Reize im Stoffwechselgeschehen sind, die sich an der Matrix auswirken. Eine Erklärung für unsere noch immer beschränkten Kenntnisse über die Nagelkrankheiten ist nun nicht zuletzt in dem Umstand zu erblicken, daß eingreifendere experimentelle Studien am lebenden Nagelorgan wegen möglicher persistierender Verunstaltungen kaum durchführbar sind. Aus dem gleichen Grunde pflegen unsere Patienten auch mit Probeexcisionen am Nagel so gut wie niemals einverstanden zu sein.

Wollen wir uns nun mit dem gegenwärtigen Wissensgut über die Störungen des Nagelwachstums und ihre Behandlung vertrauter machen, dann setzt dies eine kurze Unterrichtung über die Anatomie und Physiologie des normalen Nagelorgans voraus. In fester Verankerung ruht auf dem konvexen Nagelbett die Nagelplatte. An dieser unterscheiden wir einen distalen Anteil (mit dem freien Nagelrand) und einen proximalen Anteil (mit dem verdeckten Rand). Der proximale verborgene Teil wird auch Nagelwurzel genannt. Zu beiden Seiten und über der Nagelwurzel befinden sich die Nagelwälle. Die eigentliche Nagelsubstanz ist das Produkt einer eng begrenzten, spezifischen, als Matrix bezeichneten Epithelschicht, die wir in milchig-weißer Farbe mit konvexer Begrenzung durch den proximalen Teil des Nagels schimmern sehen (Lunula). Ihre milchig-weiße Farbe ist nur ein optisches Phänomen infolge besonderer Lichtbrechungsverhältnisse. Entgegen der Darstellung in den Lehrbüchern ist nach LEWIS das Epithel an dieser Stelle keinesfalls dicker als im übrigen Nagelbett. Auf die Lunula greift das Nageloberhäutchen oder Eponychium über, das als Stratum corneum des Nagelwalls aufgefaßt wird. Wenn man will, kann man die Nagelplatte mit einem plattgedrückten Haar vergleichen, das sich von der Haarzwiebel (der Matrix) aus auf einem halbseitig geöffneten Follikel (dem Nagelbett) distalwärts schiebt. Im Bereich der proximalen Matrix besitzt das Corium Papillen. Stark geneigt zeigen sie mit ihrer freien Spitze zum freien Nagelrand hin. Die normalerweise zu findenden longitudinalen Nagelfurchen sind wohl u. a. von der Eigenart der hinteren, individuell gestalteten Matrixpapillen abhängig. In der Mitte der Matrix ist das Corium aber glatt, und erst vom distalen Lunulasaum ziehen eng nebeneinander liegende, longitudinale flache Leisten bis zum freien Nagelrand vor. In diesem Bereich vermag das Nagelbett unter pathologischen Bedingungen eine hornähnliche Substanz zu bilden, die wir Polstergewebe nennen. Es handelt sich also hierbei nicht um eigentliche Nagelsubstanz. Ob aber echtes Keratin vorliegt, wie vermutet wird, ist noch nicht sicher entschieden, weshalb die allgemein übliche Bezeichnung „subunguale Hyperkeratose" wohl nicht ganz korrekt ist. Eine echte subunguale Hyperkeratose kann sich aber unter dem freien Nagelrand bilden, denn hier schließt sich die normale Oberhaut des Fingerendgliedes an die Unterfläche der Nagelplatte dicht an.

Die Dicke und die Form der Nagelplatte werden durch konstitutionelle und berufliche Faktoren beeinflußt. Sie ist stets dünn im proximalen Teil, wie man sich leicht bei Extraktionen überzeugen kann, weil es hier nicht selten zum Abriß des Nagels kommt. Nach alter Anschauung sind nur die Epithelzellen der Matrix des Nagelbettes befähigt, eine „Vernagelung" durchzuführen. Hier darf ich gleich auf die Unterscheidung zwischen Vernagelung (Onychosis), bei der wir auch physiologischerweise noch Kerne in den Zellen finden können, und Verhornung (Keratosis), bei der wir physiologischerweise keine Kerne mehr finden, hinweisen. Auch chemische Verhaltensweisen lassen erkennen, daß hier sehr unterschiedliche Skleroproteine vorliegen. Normalerweise zeigt der Nagel eine konvexe Krümmung, aber auch geringe Abflachungen müssen noch als physiologisch gelten. Die Nagelsubstanz besteht aus zusammengesinterten feinen Plättchen aus Skleroprotein, die lamellenartig angeordnet sind. Nach Horstmann ziehen dabei die Tonofibrillen ohne Unterbrechung aus der Matrix in die Nagelsubstanz und zeigen in der Nagelplatte eine vielgestaltige Zugrichtung. Neuere Resultate von Lewis führten auf Grund von Untersuchungen an fetalen und erwachsenen Nagelorganen von Leichen zu der Erkenntnis, daß die Nagelplatte aus folgenden Schichten besteht:

a) der Dorsalschicht, die zum Teil von Matrixzellen des Nagelwalldaches gebildet werden soll;

b) der mächtigen Zwischenschicht, die aus den Zellen der Matrix des Nagelbetts hervorgeht; sowohl zu a) wie zu b) sollen auch Epithelzellen im proximalen Bereich der lateralen Nagelwälle zur Bildung von Nagelsubstanz beitragen;

c) der (an den Fingerendgliedern nicht immer vorhandenen) Ventralschicht, die von der Epidermis der Coriumlängsrippen distal von der Lunula gebildet wird. Hier liegt also ein appositionelles Wachstum vor.

Eine solche Betrachtungsweise würde z. B. erklären, warum wir Nagelanomalien bei einer staphylogenen Paronychie des lateralen Nagelwalles finden, bei der also die eigentliche Matrix des Nagelbetts durch den Krankheitsprozeß nicht berührt wurde.

Das Nagelwachstum geht langsam vor sich. Diese Tatsache kann gegenüber Patienten mit Onychopathien nicht genug betont werden. Nur durchschnittlich 3 mm im Monat schiebt sich der Nagel nach vorn. Ein die Matrix treffender Reiz, der zur Beeinflussung der Nagelsubstanzbildung geführt hat, wird daher in seiner Auswirkung erst nach etwa 6—8 Wochen erkennbar werden können, weil sich nämlich erst dann die Wachstumsstörung dem Auge darbietet. Daher gilt der Satz, daß wir hinsichtlich der Dauer von Onychopathien zahlenmäßig von Quartalen eines Jahres anstelle von Wochen bei gewöhnlichen Dermatosen sprechen sollten. Enttäuschungen auch in therapeutischer Hinsicht bleiben dem Patienten von vornherein erspart, wenn er rechtzeitig über die besonderen Wachstumsverhältnisse des Nagelorgans unterrichtet wird und er somit nicht ungeduldig werden kann. Bemerkenswert ist ferner, daß das Nagelwachstum an der Arbeitshand (meist der rechten Hand) schneller erfolgt als an der Nichtarbeitshand, an den Zehen wiederum langsamer als an den Händen. Mit zunehmendem Alter läßt die Regenerationsgeschwindigkeit deutlich nach, wovon man sich bei Nagelextraktionen leicht überzeugen kann.

Die Haut hat auf die mannigfachen Reize, die aus der Umgebung ständig auf sie einwirken oder sich im Stoffwechselgeschehen bilden, nur eine beschränkte Zahl von Antworten zur Verfügung. Wir kennen sie unter den Begriffen der primären und sekundären Efflorescenzen. So verwirrend nun die Symptomatologie der Nagelkrankheiten dem weniger Erfahrenen erscheinen mag, im Grunde gelten hier die gleichen Überlegungen. Welche Reize also direkt oder indirekt das Nagelorgan auch treffen mögen, es entstehen doch immer wieder nur die folgenden, mit oder ohne entzündliche Symptome einhergehende Veränderungen:

1. Veränderungen der Nagelform,
2. Veränderungen der Nagelkonsistenz und -kohärenz,
3. Veränderungen der Nagelfarbe.

1. Veränderungen der Nagelform
Bisweilen schon in jüngeren Lebensjahren vom proximalen zum distalen Teil parallel verlaufende Längsfurchen oder Leisten dürfen im allgemeinen nicht als pathologisch angesehen werden. Sie sind im höheren Alter bei jedem Menschen zu finden. Etwa stecknadelkopfgroße Vertiefungen (Nagelgrübchen) stellen eine kurzfristige Wachstumshemmung winziger Stellen der Nagelbettmatrix im proximalen Anteil oder von Nagelsubstanz bildenden Epithelzellen des Nagelwalldaches dar. Sie betreffen vor allem den dorsalen Anteil der gebildeten Nagelplatte. Dehnt sich diese kurze Unterbrechung der Nagelsubstanzproduktion auf den gesamten proximalen Matrixanteil aus, so entsteht eine Querfurche (REIL, 1792; BEAU, 1846). Rhythmisch einwirkende Matrixschädigungen rufen auf diese Weise eine wellenartige Oberflächenkonfiguration des Nagels hervor. Diese Furchen sind also immer ein Zeichen partieller Wachstumshemmung. Anhaltendes Sistieren der Matrixfunktion äußert sich unter dem Bilde der Nagelatrophie (Onychatrophie bzw. Anonychie). Andererseits bedingt eine vermehrte Nagelsubstanzbildung (Onychauxis) eine mehr oder weniger betonte Verdickung der Nagelplatte (Pachyonychie). Tritt bei solchen verdickten Nägeln noch eine Abweichung von der longitudinalen Wachstumsrichtung ein, dann sprechen wir von Krallennägeln oder Onychogryposis. Hierbei sei bemerkt, daß es korrekter ist, die Schreibweise Onychogryposis (*nicht* „-gryphosis“) anzuwenden. Bei Krallennägeln wurde teils eine Verlangsamung im Längenwachstum (Bradyplasie), teils eine Beschleunigung (Tachyplasie) beobachtet. Die normalerweise konvex gekrümmte Nagelplatte kann sich abflachen (Platonychie) oder darüber hinaus sich im Zentrum eindellen (Koilonychie = spoon nails). Setzt wieder normales Wachstum ein, so schiebt sich die Vertiefung allmählich bis zum freien Nagelrande vor. Mit dem Wachstum und der Gestaltung der Nägel durch exakte Ausmessung der Länge, Breite, Krümmung (Onychometrie) und deren Verhältnis zueinander beschäftigten sich in den letzten Jahren besonders PFISTER und WEIRICH, auf die hier verwiesen sei. Eine Hyperplasie des Bindegewebes der Finger- bzw. Zehenendglieder bedingt eine Art Aufblähung des gesamten Nagelorgans (Trommelschlägelfinger).

2. Veränderungen der Nagelkohärenz und -konsistenz
Entsprechend der Entwicklung der Nagelplatte aus zusammengesinterten Nagelplättchen bzw. aus zwei oder drei (LEWIS) Schichten kann die Kohärenz untereinander bei Wachstumsstörungen leiden. Infolgedessen bilden sich bisweilen parallel zum Nagelbett verlaufende Aufspaltungen der Nagelplatte in Lamellen, die wir als Onychoschisis bezeichnen. Longitudinale Einrisse nennen wir Onychorrhexis.

Gelegentlich suchen uns Patienten auf, die nur am distalen Nagelrand feine Aufsplitterungen, Einrisse und Häkchen aufweisen, die den Träger (besonders Frauen) sehr belästigen. Dieser Zustand wird von uns als Fragilitas unguium bezeichnet. Hier kann eine Lockerung im Zusammenhalt der normalerweise fest verbackenen Nagelplättchen vorliegen. Erstreckt sich die Lockerung des Zellverbandes über den gesamten Nagel, so zeigt sich eine brüchige oder bröckelige Beschaffenheit, wie wir sie meist bei der Psoriasis oder einer Mykose finden, während das Kennzeichen einer Onychogryposis ohne sekundären Pilzbefall die bemerkenswerte Härte der Nagelplatte ist. Eine ohne Lockerung des Zellverbandes vorliegende Weichheit der gesamten Nagelplatte, so daß wir sie dorsalwärts umbiegen können, nennen wir Hapalonychie. Löst sich die Nagelplatte ganz oder teilweise vom Nagelbett, dann liegt der Zustand einer Onycholysis totalis, partialis oder semilunaris vor. Ein länger dauernder, die gesamte Matrix einbeziehender Wachstumsstillstand führt zu einer Unterbrechung in der Kontinuität der Nagelsubstanz. Der alte Nagel wird zwar noch eine Zeitlang durch die seitlichen Nagelwälle und das Nagelbett festgehalten, doch schiebt ihn die neu nachwachsende Nagelplatte schließlich ab (Onychomadesis).

3. Veränderungen der Nagelfarbe

Häufig lassen sich weiße Flecken, Streifen, Pünktchen im Nagel aufdecken (Leukonychie), die auf das Eindringen von winzigen Luftbläschen während des Vernagelungsprozesses oder von einigen Autoren auch auf Störungen in der physiologischen Nagelsubstanzbildung zurückgeführt werden. Wahrscheinlich ist beides möglich. Rufen aber Störungen im Vernagelungsprozeß tatsächlich ebenfalls weiße Flecken hervor, dann können gelegentlich distal von der Lunula gebildete Leukonychien im Sinne von LEWIS sprechen, der eine Mitbeteiligung der Nagelwälle und des vorderen Nagelbettes bei der Bildung der Nagelplatte nachgewiesen haben will. Der normale Nagel besitzt nach Ablösung vom Nagelbett eine graugelbliche Farbe. Durch exogene Infektionen und Noxen in vivo entstehen schmutzig-graue, schwärzliche, grünliche, gelbliche und bräunliche Farbtöne, deren Ursache es im Einzelfall zu eruieren gilt. Auch Blut und Melanin unter dem Nagel scheinen mit ihrer Eigenfarbe hindurch.

Zu diesen unter 1—3 aufgezählten Symptomen können sich entzündliche Veränderungen der Nagelwälle (Paronychie) oder des Nagelbettes (Onychie) oder beides zusammen hinzugesellen. Das Nagelbett reagiert nicht selten auf einwirkende Reize unter Bildung des schon erwähnten subungualen Polstergewebes.

Im folgenden möchte ich nun auf die verschiedenartigen Ursachen der Onychopathien eingehen und erst am Schluß die möglichen therapeutischen Maßnahmen schildern.

Wenn wir vor der Aufgabe stehen, eine Onychopathie zu beurteilen, müssen wir stets den ganzen Menschen untersuchen, denn dem Patienten sind ja als Laien mögliche Zusammenhänge mit anderen Leiden nicht bekannt. Gelegentlich finden wir dann bereits Hinweise auf die Grundkrankheit. Besonderer Aufmerksamkeit ist natürlich der Anamnese zu widmen. Wenn Nagelstigmen sichtbar werden, pflegen bereits 6 bis 8 Wochen seit der ursprünglichen Reizeinwirkung vergangen zu sein. Der Patient erinnert sich vielleicht schon nicht mehr, welches Ereignis vorgelegen haben könnte (z. B. Magen-Darm-Störung, Infektionen, Blutverlust usw.), doch vermag unter Umständen ein intensives Befragen doch noch Licht in das ätiologische Dunkel der Nagelstörung zu bringen. Wichtig ist ferner, festzustellen, ob nur die Fingernägel betroffen sind, oder ob nicht auch die Zehennägel die gleichen Stigmen aufweisen. Veränderungen, insbesondere wenn sie gar nur die Arbeitshand betreffen, sprechen zugunsten einer beruflichen Noxe bzw. von Irritantien, denen der Patient möglicherweise in seiner Freizeitbeschäftigung (z. B.

Dunkelkammerarbeit) ausgesetzt ist. Hüten sollten wir uns vor der Diagnose „Trophische Nagelstörung" oder „Nageldystrophie". Nicht selten liegt hier eine Verlegenheitsdiagnose vor, bisweilen deshalb, weil der Arzt nicht die Zeit suchte, die vorliegende Nagelkrankheit auch tatsächlich nach allen Gesichtspunkten aufzuklären.

Wir unterscheiden zwischen *A*. Nagelveränderungen, die nur Symptome einer Allgemeinstörung oder Allgemeinkrankheit darstellen (Fernsymptom) und häufiger vorkommen, sowie *B*. solchen Nagelveränderungen, die sich allein auf das Nagelorgan beschränken und somit als eigentliche Onychopathien zu betrachten sind. Meist vermag eine gründliche Anamnese und Untersuchung des Falles eine richtige Einordnung zu ermöglichen.

A. Veränderungen der Nägel als Fernsymptom bei Allgemeinkrankheiten

1. Ektodermale Dysplasie
2. Psychosen, Neurosen, Syringomyelie, Nervenverletzungen
3. Universelle Dermatosen bzw. Phakomatosen
   a) Ekzem
   b) Psoriasis
   c) Mykosen
   d) Epidermolysis bullosa hereditaria
   e) Lichen ruber planus
   f) Sklerodermia progressiva
   g) Epiloia
   h) Verschiedene universelle bzw. generalisierte Dermatosen von langer Dauer
4. Infektionskrankheiten wie Scharlach, Typhus, Mumps, Masern, Sepsis, Grippe, Tuberkulose, Lues (congenitale, cerebrospinale)
5. Vergiftungen
6. Periphere Durchblutungsstörungen
7. Blutkrankheiten
8. Avitaminosen, Magen-Darm-Störungen, Leberleiden
9. Endokrine Störungen.

1. Ektodermale Dysplasie

Wie schon die Nomenklatur erkennen läßt, liegt hier eine Krankheit vor, die das gesamte Ektoderm einbezieht. Die Epidermisanhangsgebilde zeigen daher wechselnde Veränderungen. Bei der Variante der hidrotischen ektodermalen Dysplasie lassen sich Wachstumsanomalien an den Haaren und an den Nägeln finden. In einem eigenen Fall wiesen wir in mehreren Generationen platonychie- und koilonychieartige Formabweichungen der Fingernägel, an den Zehennägeln eine Pachyonychie und Onychorrhexis, Lockerung der Nagellamellen nach. Mehrere Angaben sind der Literatur zu entnehmen, nach denen sich bei Haarwuchsstörungen, insbesondere der Alopecia areata, auch gehäuft Nagelstigmen (z. B.

Nagelgrübchen) aufdecken lassen. Offenbar können bei der Alopecia areata Einflüsse vorliegen, die alle Epidermisanhangsgebilde, also nicht nur die Haare, beeinflussen (KLINGMÜLLER).

2. Psychosen, Neurosen, Syringomyelie

Bei Patienten mit manisch-depressivem Irresein wurden Onychomadesis und Querfurchenbildung beobachtet. Nervöse Kinder, aber auch neurotische Erwachsene können die Fingernägel durch ständiges Knabbern am freien Rand der Nagelplatte (Onychophagie) verändern. Nach DÜHRSSEN stellt Nägelknabbern eine Erregungsabfuhr bei hohen Affektstauungen dar. Aus tierpsychologischen Beobachtungen geht hervor, daß beispielsweise gefangengehaltene und zu lange im Stall untergebrachte Tiere (z. B. Pferde) wie unter einem Zwange ständig auf den Rändern der Krippe herumbeißen. Es wird angenommen, daß die Tiere ihre aufgestauten Erregungen und ihren überschüssigen Bewegungsdrang auf diese Weise abreagieren. Ein intensiver Affekt kann also durch äußeren Zwang nicht seine Entladung finden; infolgedessen zieht sich das Tier ersatzweise auf Befriedigung anderer urtümlicher Bedürfnisse zurück. Die Berechtigung ist somit groß, die Onychophagie des Menschen als motorische Reaktion auf Einengung und Verdrängung oraler und aggressiver Impulse in Parallele zur Verhaltungsweise bei Tieren zu setzen. An die Möglichkeit des Nägelknabberns muß der Arzt jedenfalls denken, wenn er vom Patienten wegen „Rissigkeit am Nagelrand" aufgesucht wird. Auch kannten wir eine Patientin, die seit früher Kindheit oft mehrere Stunden am Tage damit verbrachte, mit Feile und Schere ihre Fingernägel zu bearbeiten und mit der Pinzette „Unebenheiten" zu beseitigen. In Analogie zur Trichotillomanie wird hier die Krankheitsbezeichnung Onychotillomanie verwendet.

Die Syringomyelie wie auch manche andere Rückenmarkskrankheit führt fast immer zu einer Mitbeteiligung der Nägel. Es entwickeln sich Querfurchen, später Bradyplasie und Onychatrophie. Nervenverletzungen können ebenfalls die Ursache für Nagelwachstumsstörungen abgeben.

3. Universelle Dermatosen, Phakomatosen

a) Ekzem

Jede Ekzemart vermag am Nagel Wachstumsstörungen hervorzurufen. Meist erkennt man den Zusammenhang, sofern sich aus der Anamnese oder dem Lokalbefund eine Beteiligung der Körperhaut bzw. der Nagelumgebung feststellen läßt. Die Nagelplatte ist bisweilen usuriert, zeigt feine, auffallend unregelmäßig angeordnete Grübchen, auch transversale Furchen. Verdünnte und verdickte Stellen der Nagelplatte verleihen ihr in manchen Fällen eine höckerige Oberfläche. Manchmal entwickelt sich auch eine Onycholysis mit entzündlicher Rötung des Nagelbettes und sog. subungualer Hyperkeratose.

Bei chronischem Ekzem wurden Onychomadesis, seltener Onychatrophie als Ausdruck der starken Wachstumshemmung infolge Matrixschädigung beobachtet. Nach PFISTER und WEIRICH lassen Neurodermitiker eine verstärkte Neigung zur Abflachung der physiologischen Nagelkrümmung erkennen.

b) Psoriasis

In vielen Psoriasis-Fällen zeichnen sich die Nägel durch Verlust des Glanzes, Bildung von mehr regelmäßig geformten Grübchen, Leukonychien, grau-weißliche Verfärbung, Brüchigkeit, Onychorrhexis, Entwicklung mächtiger Massen subungualen Polstergewebes aus. Diese unter dem Nagel liegenden Massen sind relativ weich und heben bisweilen nur die distale Nagelplatte ab oder führen zur Onychomadesis. Dabei pflegen meist einige Nägel zunächst noch ein völlig normales Aussehen zu besitzen. Solche Nagelläsionen können einem universellen Psoriasisausbruch monatelang vorauslaufen oder aber auch lange Zeit nachhinken, wenn also die Körperhaut schon wieder völlig glatt geworden ist. Als Sitz der Krankheit gilt vor allem der proximale Matrixanteil. SCHÜTZ hat vor Jahrzehnten auf ein Zeichen aufmerksam gemacht, das für die Psoriasis charakteristisch sein soll. Im Bereich der Lunula, insbesondere, wenn man das Eponychium weit zurückschiebt, zeigen sich rote Pünktchen, die wohl hyperämischen Papillen entsprechen. In manchen Fällen haben wir sie beobachtet. Die Angaben von E. HOFFMANN, daß Abflachung bzw. Doppelkantennägel bei der Psoriasis vulgaris gehäuft auftreten, können wir nicht bestätigen. PFISTER traf im Gegenteil auf Grund seiner onychodiagraphischen Studien die Feststellung einer verstärkten Krümmungstendenz der psoriatischen Nägel. Ein von GOTTRON mitgeteilter Nagelbefund bei Psoriatikern sei noch angeführt: der „psoriatische Ölfleck". Hierbei handelt es sich um eine durch die Platte schimmernde psoriatische Efflorescenz im Nagelbett, die langsam nach vorn wandert.

c) Mykosen

Unserer Auffassung nach dringen Hyphomyceten so gut wie immer sekundär in die Nagelsubstanz ein. Primär liegt also ein Befall der Haut des Fußes oder der Hand vor. Nach mehr oder weniger langer Dauer der Mykose vermögen dann unter dem freien Nagelrande oder in den Taschen der Nagelwälle auf die Epidermis treffende Sporen auszukeimen und sekundär in die Nagelplatte bzw. in das Nagelbett einzuwachsen. Nach unseren Untersuchungen sind folgende pathogenetischen Faktoren für die Entwicklung einer Onychomykose bzw. einer Tinea unguium von Bedeutung:

α) Es muß sich am Körper ein Pilzherd befinden, von dem die für die Infektion des Nagels erforderlichen Sporen verstreut werden. Dies schließt nicht aus, daß gegebenenfalls auch einmal bei sonst hautgesunden Menschen Pilzsporen aus fremder Umgebung unmittelbar im Bereich der Zehen- oder Fingerendglieder haften.

β) Die Sporen müssen unter dem freien Nagelrand (oder in den Nagelwällen) auf eine Haut treffen, die sich in einem Zustand der Aufnahmebereitschaft befindet.

γ) Diese Aufnahmebereitschaft wird durch mehrere Vorgänge geschaffen, die im Zusammenwirken oder für sich allein entscheidend sind.

I. Ernährungsstörungen des Gewebes:
   durch frühere Krankheiten, Traumen verschiedenster Art;
   durch periphere Durchblutungsstörungen
II. Mikroläsionen
III. Erhöhte Durchfeuchtung (Schweiß, berufliche Einflüsse)
IV. Maceration
V. Verschiebung des p_H nach der alkalischen Seite

VI. Gewährleistung ungestörter Auskeimung (lange Nägel, mangelnde Reinigungs-
maßnahmen)
VII. Eine Pilzart muß vorliegen, die zum Nagelkeratin eine betonte Affinität
besitzt, u. a.
Trichophyton rubrum und
Trichophyton mentagrophytes var. interdigitale.

Vilanova u. Mitarb. sind der Meinung, die Pilzinfektionen müßten
vorwiegend vom Matrixbereich ausgehen. Wenn dem so wäre — so
folgerten wir —, sollten wir wenigstens gelegentlich Pilzfäden allein im
proximalen Teil des Nagels finden. Wir haben daher eine Anzahl extra-
hierter äußerlich gesunder und auch pilzkranker Nägel des gleichen Patienten jeweils im Wurzelteil auf die Gegenwart von Hyphen untersucht,
konnten sie aber nur dann finden, wenn bei jahrelanger Infektions-
dauer der Nagel auch klinisch total durchsetzt war. Fast immer fanden
wir eine Konzentration von Pilzfäden in den seitlichen Nagelteilen,
die also den lateralen Nagelwällen anlagen. Wir sind daher nach
wie vor der Meinung, daß bei fast allen Onychomykosen die Pilzsporen
vom Hyponychium des distalen Nagelanteils bzw. von den lateralen
Nageltaschen aus in die Nagelplatte einwachsen. Die früheren Berichte
über die ätiologische Bedeutung von Schimmelpilzen haben erheblich an
Wert verloren, seitdem wir bei unseren Züchtungen das schimmelpilz-
feindliche Cycloheximid verwenden. Zu oft haben nämlich in der
Vergangenheit die ubiquitären Schimmel den eigentlichen pathogenen
Hyphomyceten überwuchert, was zu falschen Schlüssen führte.

Klinisch äußert sich der Pilzbefall des Nagels durch weißlich-gelb-
liche Verfärbung, Usur der Dorsalschicht, Pachyonychie, Brüchigkeit,
Onychorrhexis, Onycholysis und auch Onychomadesis. Auffallend ist die
mächtige Ausbildung eines subungualen Polstergewebes oder im distalen
Nagelteil auch von subungualen Hyperkeratosen. Eine Onychatrophie
haben wir noch nie beobachtet. Oft besteht übrigens klinisch das Bild
einer Nagelpsoriasis. Anamnese und übriger Hautbefund helfen hier
weiter. Im allgemeinen gelingt es, den Pilz im Nagel mikroskopisch nachzuweisen, doch müssen wir berücksichtigen, daß gerade der psoriatisch
veränderte Nagel mit seiner brüchigen Nagelsubstanz eine günstige
Aufnahmebereitschaft für das Einwachsen von Dermatophyten bietet.
Eine Unterscheidung zwischen Nagelpsoriasis und Nagelmykose ist im
Zweifelsfall aus dem Behandlungsresultat in dem Sinne zu treffen, daß
eine Tinea unguium auf alle Fälle abheilt, wenn tatsächlich der Pilz
vernichtet wurde. So behandelten wir auf ausdrücklichen Wunsch einer
Patientin alle 20 Nägel mit Keratolyticum-Sagitta, obwohl wir keine
Pilze gefunden hatten. Die Nägel wuchsen krank nach. 6 Monate später
zeigten sich erstmalig auch psoriatische Hautherde.

Als weitere ursächliche Erreger für Nagelmykosen ist in unseren
geographischen Breiten vor allem der Sproßpilz „Candida albicans" zu
berücksichtigen. Da aber gerade diese Hefe häufig das Nagelorgan isoliert
befällt, besprechen wir diese Affektion unter Abschnitt B.

d) Epidermolysis bullosa hereditaria
Bei dieser Dermatose pflegen die Nägel fast immer in Mitleidenschaft
gezogen zu werden. Wir finden Pachyonychie, Transversalfurchen,

Grübchen, Verdünnung, Onychomadesis. Schwere Grade der Epidermolysis (dystrophica-Typus) führen schließlich zur Onychatrophie und Anonychie.

e) Lichen ruber planus
Eine Mitbeteiligung der Nägel muß nach unseren Erfahrungen als selten gelten. Wir beobachteten 2 Monate nach einem generalisierten Lichen ruber-Schub Transversalfurchen. Bisweilen werden Grübchen, aber auch Verdickung der Nagelplatte beschrieben.

f) Sklerodermia progressiva
Am häufigsten findet man Nagelveränderungen in den Fällen, die mit einer deutlichen Sklerodaktylie einhergehen. Die verschmälerten Fingerendglieder zeigen Nägel von anfänglich wechselnder Dicke, mit Grübchen, Transversalfurchen, Onychorrhexis, bisweilen Onychoschisis, da nicht nur das normale Wachstum leidet, sondern auch Konsistenz und Kohärenz der Nagelzellen gestört sind. Mit dem Fortschreiten der Krankheit schrumpft das Nagelbett, die Matrix produziert nur noch dünne, teils rudimentäre Nagelplatten, die schließlich völlig fehlen. Da bekanntlich die Finger im allgemeinen weit stärker betroffen werden als die Zehen, entstehen die ausgeprägtesten Nagelanomalien an den Fingernägeln.

g) Epiloia
Die hier vorliegende Phakomatose (Erkrankung der Haut bei gleichzeitiger Mitbeteiligung des Zentralnervensystems) ist durch das Adenoma sebaceum Pringle gekennzeichnet, das sich u. a. mit Anomalien im Bereich des Gehirns kombiniert. In den Nagelwällen der Zehen und Finger, aber auch unter den Nägeln, bedingt die Epiloia die Bildung fibromatöser Knoten (Koenenscher Tumoren).

h) Alle *universellen bzw. generalisierten Dermatosen von langer* Dauer wie *Morbus Darier, Morbus Duhring, Pityriasis rubra Hebrae, Ichthyosis congenita, Pemphigus vulgaris, Erythematodes* usw. können Nagelveränderungen auslösen, sofern die Matrix in den Krankheitsprozeß einbezogen wird.

4. Infektionskrankheiten wie Scharlach, Typhus, Mumps, Masern, Sepsis, Grippe, Tuberkulose, Lues (congenitale, cerebrospinale) usw.

Es handelt sich hier um Krankheiten, die sehr häufig mit Fieberschüben einhergehen, wodurch eine völlige oder partielle (toxisch bedingte?) Unterbrechung in der Nagelbildung eintritt und sich daher eine Querfurche ausbilden kann. Auch Onychomadesis wurde beobachtet. Typhus exanthematicus, Typhus abdominalis, Endocarditis lenta rufen bisweilen Blutungen in die Nagelsubstanz oder auch subungual hervor, an die sich in einem Teil der Fälle ein Verlust der Nägel anschließt. Auf die sich bei Maul- und Klauenseuche entwickelnden Paronychien sei hingewiesen. Die Tabes verursacht nicht selten rezidivierende Onychomadesis. Bei Lungentuberkulose (aber auch Lungentumoren) bilden sich Trommelschlägelfinger.

5. Vergiftungen

Bekannt sind die durch Arsen und Thallium verursachten Leukonychien der Zehen-, weit deutlicher noch der Fingernägel. Es zeigen sich 6—8 Wochen nach der Intoxikation weißgraue Streifen (Meessche Streifen), die langsam distalwärts wachsen und immer an die Möglichkeit einer Vergiftung denken lassen sollen. Gleichzeitig bestehender Haarausfall deutet vor allem auf Thallium, besonders auffallend dann, wenn noch über ein Nachlassen der Schweißsekretion geklagt wird. Der Nagel besitzt eine besondere Affinität zur Speicherung von Arsen, doch dürfen Werte bis zu etwa 65 γ-% noch als normal gelten. Gold, Silber, Quecksilber und Blei können die Ursache für Beau-Reilsche Querfurchen, bei völliger Kontinuitätsunterbrechung der Nagelzellen für Onychomadesis sein.

6. Periphere Durchblutungsstörungen

Als wichtigste Krankheit ist hier der Morbus Raynaud anzuführen, der ähnliche, doch mildere als unter 3f) beschriebene Nagelläsionen auszulösen vermag. Andererseits liegen Angaben in der Literatur vor, nach denen dieses Leiden keine Wachstumsstörungen hervorrufen soll, höchstens eine Wachstumsbeschleunigung. Da es im Einzelfall nicht immer leicht sein dürfte zu unterscheiden, ob eine beginnende progressive Sklerodermie oder ein Morbus Raynaud ohne spätere Sklerosierung des Gewebes vorliegt, erklärt dies wohl die unterschiedlichen Mitteilungen. Erfrierungen der Extremitäten beeinflussen über die Gefäße in gleicher Weise das Nagelwachstum. Bei Arteriosklerosen finden wir häufiger Brüchigkeit der Nagelplatten, aber auch partielle Onychatrophie.

7. Blutkrankheiten

Am bekanntesten sind in diesem Zusammenhang die Löffelnägel (Koilonychie) bei der essentiellen hypochromen Anämie, die sich durch mangelnde Eisenresorption infolge einer Achylia gastrica erklären. Aus verschiedenen Gründen kann das Serumeisen des Blutes (auch ohne Anämie) einmal unter Werte von 80—100 γ-% absinken (Sideropenie), weshalb wir bei ätiologisch unklaren Veränderungen der Nägel stets das Blutserum auf seinen Eisengehalt untersuchen lassen. Bei einer 50jährigen Patientin traten nach einer gynäkologischen Operation mit schwerem Blutverlust 3 Monate später Transversalfurchen an sämtlichen Nägeln auf. Die bei Leukämien vorliegende Neigung zu Hämorrhagien löst bisweilen auch im Nagelorgan eine Blutung aus, die bei stärkerem Grade zur Onychomadesis führt.

8. Avitaminosen, Magen-Darm-Störungen, Leberleiden

Fehlende Vitamine in der Nahrung (Vitamin B-Komplex, Vitamin A), Entzündungsvorgänge im Magen-Darm-Tractus (dadurch mangelnde Vitamin-Resorption?) rufen mannigfaltige Bilder hervor, bei denen sich Nagelwuchsstörungen bemerkbar machen. Leukonychie, Transversalfurchen, Koilonychie können bei der Pellagra, ferner bei C-Avitaminose auftreten. Bei einem Patienten im mittleren Lebensalter beobachteten wir zwei Monate nach einer Alkoholintoxikation mit kurzdauernder heftiger Gastritis an beiden Daumennägeln eine Koilonychie. Warum gerade die Daumennägel (und nicht nur im vorliegenden Fall) begünstigt Nagelstigmen entwickeln, ist allerdings eine noch offene Frage. Bei einem weiteren Patienten zeigten sich im Abstand von 4 Wochen an den Fingernägeln jeweils weiße Streifen. Es ergab sich, daß der Patient in Vollmondnächten nicht schlafen konnte, weshalb er jeweils eine größere Menge Alkohol und Barbiturate zu sich nahm. In rhythmischer Folge der Matrixschädigung hatte sich somit eine Leukonychia striata entwickelt, vielleicht im Umweg über einen latenten krankhaften Leberstoffwechsel.

Leberleiden, besonders die Lebercirrhose, gehen häufig mit einer diffusen Weißfärbung der Nägel einher. Auch bilden sich (in der Mitte stark gewölbte) Uhrglasnägel.

9. Endokrine Störungen

Chronische Tetanie verursacht Onychorrhexis, Fragilitas, Transversalfurchen in intermittierender Folge, auch Paronychien (Resistenzminderung des Gewebes gegenüber banalen Eitererregern). Onychomadesis ist bisweilen ein Symptom dieser Krankheit. Nach eigenen Beobachtungen wird bei Schilddrüsenstörungen die Fragilitas unguium häufiger als beim Normalen gefunden, wenn man nur darauf achtet. Auch Koilonychie sowie Onycholysis treten auf. Der Diabetes mellitus führt in manchen Fällen ebenfalls zu welligen, teils brüchigen Nägeln oder gar zu ihrer Ablösung. Braunfärbung der Nagelplatte stellt eine weitere bei Schwangerschaft oder im Klimakterium auftretende Anomalie (Ovarien? Stoffwechselstörung?) dar.

B. Veränderungen der Nägel als Onychopathien im engeren Sinne durch:

1. Kongenitale Faktoren
2. Traumatische Einflüsse
   a) chemische
   b) physikalische
   c) mechanische
3. Infektionen mit
   a) Pilzen
   b) Pyokokken
   c) Treponema pallidum
   d) Tuberkel
   e) Viren
4. Neubildungen
   a) Exostose
   b) Glomustumor
   c) Melanomalignom u. a.
5. Psoriasis
6. Ekzem.

1. Kongenitale Faktoren

Extrem selten gelangen Patienten zur Beobachtung, die sich von Geburt an durch Fehlen der Nagelplatten an Zehen und Fingern auszeichnen (Anonychie). Auch nur rudimentären Resten von Nägeln begegnen wir. Fälle von erblich bedingter Pachyonychie und Onychogryposis sind gleichfalls bekannt. Andere Epidermisanhangsgebilde sind hingegen in diesen Fällen nicht in Mitleidenschaft gezogen.

In unserer Poliklinik suchte uns ein junger Mann auf, der seit Geburt an den Fingern und an den Zehen eine Mißbildung der Nägel aufwies, die offenbar recessiv vererbt wird und an das männliche Geschlecht gebunden ist, denn von drei Brüdern und drei Schwestern zeigt nur noch ein Bruder die gleiche Veränderung. Der Vater und der Großvater besaßen die verunstalteten Nägel ebenfalls, während von den sonstigen Vorfahren keine Anomalien angegeben werden konnten. Das Charakteristikum dieser Dysplasie liegt darin, daß die normalerweise konvex gekrümmte, d. h. lateral abfallende Nagelplatte exzessiv ventral umgebogene Ränder besitzt, so daß sich diese unter Bildung einer Röhre fast berühren. Sie erwecken den Eindruck von „Röhrennägeln“, weshalb wir das Krankheitsbild als „*Dysplasia unguium tubaria*“ bezeichneten. Auch hier lag keine Mitbeteiligung des übrigen Ektoderms vor. Dieser Rubrik sind die in manchen Familien gehäuft auftretenden Doppelkantennägel einzuordnen, ferner Longitudinalpigmentierungen in der Nagelplatte, die von einem pigmentierten Naevus im Matrixbereich ausgehen, und die Leukonychia totalis, bei der die gesamte Nagelplatte von Geburt an weißlich verfärbt ist. Ob das von Heller beschriebene Krankheitsbild einer „Onychomadesis intermittens seu recidivans“ (idiopathischer Nagelwechsel) als isolierte Onychopathie aufrechtzuerhalten ist, kann nur die exakte Durchuntersuchung einschlägiger Fälle zeigen. Wahrscheinlich ist, daß hier die akzidentellen Ursachen nur nicht gefunden wurden.

2. Traumatische Einflüsse

a) chemische

Chemische Faktoren spielen nicht selten eine wichtige Rolle bei der Beurteilung von Onychopathien als Berufskrankheit. So haben sich in der Vergangenheit bestimmte Berufe durch ganz charakteristische Nagelstigmen ausgezeichnet. Braun ließ kürzlich in einer Dissertation alle Einflüsse zusammenstellen, soweit sie von beruflicher Seite aus erfolgen und bekannt geworden sind. Wenn auch heute im Zeitalter der Automatisation, in dem die Handarbeit mehr und mehr durch Maschinenarbeit ersetzt wird, frühere Beobachtungen meist nur noch einen historischen Wert besitzen, so soll man sich doch bei isolierten Fingernagelveränderungen stets nach möglicher Berufseinwirkung fragen. Es würde im Rahmen dieser Arbeit zu weit führen, auf Einzelheiten einzugehen. Zusammenfassend ist festzuhalten, daß Arbeiter der Süßwarenindustrie begünstigt an Paronychien, Onychien, Koilonychien und Leukonychien erkranken, Nagelveränderungen, die natürlich auch von Transversalfurchen und Nagelgrübchen begleitet sein können. Das kohlenhydrat-

reiche Milieu fördert Infektionen durch Bakterien und Hefen. Bei
Angehörigen des Fleischerhandwerks (besonders in Fabriken) finden wir
gehäuft partiale oder seltener totale Leukonychien, die sich durch intensiven Kontakt der Nägel mit Salzlösungen (Pökellauge, Salpeter) und
dadurch bedingte Matrixreizung erklären lassen. Alkalien, weniger
Säuren begünstigen die Entwicklung einer Onycholysis. Das Bild der
Onycholysis semilunaris wird fast stets bei Hausfrauen und Scheuer-
frauen gefunden, die viel feuchte Reinigungsarbeiten oder Wascharbeit
zu erledigen haben. Der Zusatz von Alkalien zum Waschwasser führt bei
längerem Kontakt zur Quellung des Nagelorgans, insbesondere zur
Lockerung der Kohärenz zwischen Nagelbett und Nagelplatte im distalen
Anteil. Auch der berufliche Umgang mit Thioglykolaten im Friseurhand-
werk führt zur Erweichung der Nagelsubstanz, zu Onychorrhexis und
Onycholysis. Wesentlich gefördert wird diese Lösungstendenz noch durch
zusätzliche mechanische Faktoren, wie z. B. Massagebewegungen, Aus-
wringen der Wäsche, Arbeit am Waschbrett. In anderen Fällen kommt
es zur Platonychie und Koilonychie. Als ungünstige Betriebe im beschriebenen Sinne gelten auch Brauereien und Gerbereien. Säuren führen nur
dann zu Veränderungen der Nägel (Onycholysis), wenn sie im Exzeß
(Betriebsunfall) einwirken, z. B. Schwefelsäure, Salpetersäure, Fluß-
säure. Wenn wir von Pilzkrankheiten absehen (siehe später), sind bei
Verfärbungen der Nägel fast immer chemische Einflüsse im Spiele.
Erinnert sei an Silbernitrat, Kaliumpermanganat, Formalin, Sublimat,
Resorcin, die ein grauschwarzes, bräunliches, schwärzliches bzw. schmut-
zig-gelbliches Kolorit hervorrufen. Friseure, die viel Kontakt mit Haar-
färbemitteln haben, entwickeln bisweilen auch eine schmutzig-violette
Verfärbung der Fingernägel.

b) physikalische

Hier ist in erster Linie an Kälte-, Wärme- und Röntgenbestrahlungs-
reize gedacht. Erfrierungen und Verbrennungen im Bereich des Nagelorgans führen zu unterschiedlichen Bildern, je nach der Lokalisation
und der Intensität des physikalischen Einflusses. Kurzfristiger starker
Kälteschaden verursacht einen gewissen Wachstumsstillstand in der
Matrix, so daß eine Transversalfurche resultiert. Lang anhaltende unter-
schwellige Kälte- und Wärmereize wirken wohl indirekt über die Gefäße
der Endphalangen bzw. der Extremität. Eine isolierte Erkrankung des
Nagelorgans im strengen Sinne des Wortes liegt daher in solchen Fällen
eigentlich nicht vor. Gegen Röntgenstrahlen ist die Matrix verhältnismäßig empfindlich. Sie verursachen bei ausreichender Strahlenmenge
eine Onychomadesis, in Analogie zur Epilation durch Röntgenbestrahlungen. Bei früheren orientierenden Bestrahlungsexperimenten im Rahmen der Suche einer geeigneten Onychomykosebehandlung ergaben
sich aber recht individuelle Schwankungen in der Strahlendosis, die
jeweils zum Nagelabfall führte. Röntgenbestrahlungsschäden an den
Finger- oder Zehenendgliedern wirken sich meist immer auch in der
Umgebung des Nagels aus, so daß wir hier Veränderungen begegnen,
die wir als Radiodermitis kennen. Der Nagel selbst kann Verdickung, Grübchen, Teilatrophie, Brüchigkeit und Aufsplitterung am Rande aufweisen.

c) mechanische

Beim Pediküren und Maniküren kommt es nicht selten durch zu starkes Zurückschieben des Nageloberhäutchens zur Beeinflussung der Matrix. Leukonychien, Tüpfel und Transversalfurchen können sich auf diese Weise bilden. Unfallbedingte Verletzungen sind nicht selten die Ursache für spätere Mißgestaltungen (Formveränderungen) einzelner Nägel. Sobald das Nagelbett tief geschädigt wurde, wächst der Nagel nicht wieder an. Bis in die Matrix reichende Verletzungen können eine Dauerspaltung der neu nachwachsenden Platte bis zum freien Rand auslösen. Langanhaltender Schuhdruck führte in einem von uns beobachteten Fall zur zweimaligen symmetrischen Onychomadesis jeweils des Nagels der dritten Zehe. Ständiger Druck und falsche Nagelbeschneidung lösen bisweilen eine Verdickung des seitlichen Nagelwalles aus, in die dann der Nagel einwächst (unguis incarnatus). Die Diskussion über die Frage, ob mechanische Momente für die Ausbildung einer Onychogryposis verantwortlich zu machen sind, ist noch nicht geschlossen. Wenn wir von hereditären Faktoren absehen, ist sicher, daß chronische mechanische Reizung des Nagelorgans eine Onychogryposis fördert, pathogene Fadenpilze in der Mehrzahl der Fälle aber einen weiteren Reiz darstellen, so daß es sich hier wohl um einen Kombinationsschaden handelt. Druck von ventraler Seite auf den freien Nagelrand begünstigt eine Onycholysis (z. B. in der pelzverarbeitenden Industrie beschrieben), insbesondere, wenn noch Feuchtigkeit hinzutritt. Eine Trennung der Kohärenz zwischen Nagelplatte und -bett wird durch eindringende Fremdkörper, bisweilen durch berufliche Einflüsse (Holzsplitter, Haare bei Friseuren, Melkern) bewirkt. Als mechanische, zur Onychomadesis führende Ursache muß letzten Endes auch ein größeres subunguales Hämatom gelten. Durch zu forcierte Melkertätigkeit wurde ferner eine Abnützung der Fingernägel in Form einer Verdünnung der Nagelsubstanz beobachtet. Bei disponierten dunkelhäutigen Individuen löst ein starker Hautreiz eine Pigmentierung aus. In analoger Weise bedingen auch Reize der Matrix bisweilen eine bräunliche Verfärbung des Nagels.

3. Infektionen

a) Pilze

Wie schon unter A., 3c) angeführt, pflegen Dermatophyten wohl stets sekundär, d. h. vom Stratum corneum der benachbarten Epidermis aus in die Nagelsubstanz einzudringen. Manchmal wird ein isolierter Befall des Nagelorgans allerdings vorgetäuscht, weil die vorausgegangene Primärinfektion des Stratum corneum (beispielsweise der Zehenzwischenräume) abgeheilt ist, die erfolgte Pilzinfektion der Nägel aber wegen ihrer zunächst oft unterschwelligen Symptome übersehen wurde und schließlich wegen ihrer schweren therapeutischen Zugänglichkeit persistierte. Die Primärinfektion der Epidermis verursacht ja in nicht wenigen Fällen dem Patienten überhaupt keine subjektiven Beschwerden, so daß allein aus den Angaben und aus dem Befund eines Nagels Schlüsse auf eine Primärinfektion des Nagelorgans nicht gerechtfertigt sind. Eine Ausnahme machen offenbar bestimmte Hefepilze, insbesondere die Candida albicans, die sich nach eigenen Befunden allein auf der Nagelplatte ansiedelt und einwachsen kann. Auch hier bieten die Nageltaschen natürlich günstige Haftbedingungen. Im Gegensatz zu den Dermatophyten löst die Candida albicans, wohl meist in Kombination mit Pyokokken, eine Paronychie aus. Typische Veränderungen der Candidainfektion (Candidasis) sind ferner Ursuren der dorsalen Nagelschicht, unregelmäßig höckerige Oberfläche, schmutzig-bräunliche, bisweilen grünliche Verfärbung, die meist in der Nähe eines lateralen Nagelwalles sehr betont ist. Nicht immer tritt bei Druck auf den seitlichen Nagelwall ein serös-purulentes Flüssigkeitströpfchen hervor. Der Nachweis der Hefe gelingt leicht durch Mikroskop und Kultur. Neben der Candida albicans findet sich noch eine bunte Hefeflora, von der wir aber noch nicht sagen können, inwieweit diese keratolytische Eigenschaften besitzt (STURDE). Hefeinfektionen der Nägel entwickeln sich vorzugsweise bei Personen, die beruflich viel in feuchtem Milieu zu arbeiten haben, besonders also bei Hausfrauen.

b) Pyokokken

Fast nie verursachen Onychopathien subjektive Beschwerden. Schmerzhaftigkeit und entzündliche Rötung der Nagelwälle oder gar des gesamten Nagelbettes (Onychie) müssen immer an Infektionen durch die schon erwähnten Hefen oder häufiger noch durch Eitererreger denken lassen. Die Paronychie durch Staphylokokken, Streptokokken, Corynebacterium diphtheriae, Pseudomonas aeruginosa (mit grünvioletter Verfärbung der Nagelplatte einhergehend), Escherichia coli äußert sich durch bläulich-roten Farbton der wulstartig verdickten Nagelwälle, unter Umständen durch torpide Ulcera (Diphtherie!), Transversalfurchen, Grübchen, Aufsplitterung der dorsalen Nagelschicht und Eiterung. Die Matrix ist druckempfindlich. Gelegentlich entwickelt sich ein Panaritium.

c) Treponema pallidum

Bei extragenitaler Infektion ist gelegentlich der Nagelwall Sitz des Primäraffektes. Die häufigste Fehldiagnose lautet in einem solchen Falle: Panaritium, obwohl der torpide Verlauf und die geringe Schmerzhaftigkeit eigentlich mißtrauisch machen müßten. Ansonsten können sich im Verlauf einer Syphilis alle jene Nagelveränderungen einstellen, die wir bereits allgemein als „Reizbeantwortungssymptome" auf S. 141 beschrieben haben. Sie hängen ab von der Zahl und Dauer der sich im Nagelorgan festsetzenden Treponemen.

d) Tuberkel

Bei Fleischern, Sektionsgehilfen, Ärzten, kurzum bei Personen, die beruflich mit tuberkulösem Material zu arbeiten haben, beobachten wir gelegentlich im Nagelwallbereich verruköse Veränderungen, die bei flüchtiger Betrachtung an eine Warze oder eine chronisch-vegetierende Pyodermie erinnern. Im Falle einer nachweisbaren geringen Sekretion der Läsion liegt aber eine Tuberculosis cutis verrucosa vor, die im Zweifelsfall durch eine histologische Untersuchung verifiziert werden muß. Meist bedingt die Affektion eine sekundäre Beeinflussung der Nagelform.

e) Viren

Hier sind die *periungualen* oder auch subungualen Warzen anzuführen.
Je nach der Beeinflussung der Matrix entstehen partielle Transversalfurchen, höckerige Nageloberfläche, Onycholysis oder auch Onychomadesis.

4. Neubildungen

Subunguale Clavi (sehr schmerzhaft), Fibrome, ferner subunguale,
blaurote Glomustumoren mit ihrer auffallenden, oft schon auch ohne
Berührung spontan angegebenen Schmerzhaftigkeit, Exostosen, schwärz-
lich-braune Melanomalignome rufen Onycholysis oder Onychomadesis
der Nagelplatte hervor. Es ist verständlich, daß alle Arten von Tumoren
in der Nähe des Nagels oder unter dem Nagel selbst auch die Wachstumsrichtung beeinflussen. Besonders Exostosen bedingen meist bizarre
dystrophische Bilder, besonders wenn die Matrix mit in den Krankheitsprozeß einbezogen wird.

5. Psoriasis

Die unter A., 3 b) angegebenen Auswirkungen einer Psoriasis auf
die Nägel können isoliert auftreten, ohne daß also an irgendeiner Körper-
stelle auch nur der geringste Hinweis auf psoriatische Efflorescenzen
gegeben ist. Selbst in der Familie finden wir keinen Fingerzeig für eine
Schuppenflechte. Häufig sind aber die Symptome einer reinen „Nagelpsoriasis" gering. Wir sehen meist Grübchen, mäßig ausgebildete Transversalfurchen, Onycholysis partialis, subunguales Polstergewebe. Wichtig
ist die Mitbeteiligung der Zehennägel. Dabei sind keineswegs alle Zehennägel (oder Fingernägel) betroffen, sondern die Einbeziehung in den
Krankheitsprozeß erfolgt völlig regellos. Bei ausgeprägtem Krankheitsbild besteht Übereinstimmung mit den Symptomen einer durch Hyphomyceten verursachten Nagelmykose. Auch histologisch haben sich bei
beiden Krankheiten keine beachtenswerten Differenzen ergeben (White
und Laipply). Entscheidend ist der Pilznachweis, wobei nach unseren
Erfahrungen die Möglichkeit einer Sekundärinfektion des psoriatischen
Nagels zu berücksichtigen ist. Bei Kindern, die selten an einer Ony-
chomykosis erkranken, ist differentialdiagnostisch zuerst eine Nagelpsoriasis zu erwägen.

6. Ekzem

Das nur im Nagel lokalisierte Ekzem ist dann schwer zu diagnostizieren, wenn wir weder in der Anamnese noch im Befund Hinweise für
ekzematöse Veränderungen der Körperhaut aufdecken. Wenn wir uns
andererseits vor Augen halten, daß der proximale Anteil der Nagelplatte
nur aus einer verhältnismäßig dünnen Schicht der Nagelsubstanz besteht,
dann erscheint es verständlich, daß im Verlauf des Arbeitsprozesses im
Lunulabereich auftreffende Agentien zu entzündlichen Veränderungen in
der Matrix mit ihren daraus resultierenden Wachstumsbeeinträchti-
gungen führen können. So erhoben wir Befunde, die unter der Bezeichnung Dystrophia unguium mediana canaliformis in der Literatur bekannt

geworden sind. Hier handelt es sich aber keineswegs um eine spezifische Dysplasie, wie wir uns überzeugen konnten, nachdem eine ausgedehnte Onchomykose ganz die gleichen charakteristischen Veränderungen in der Medianlinie hervorgerufen hatte. Wir sind daher mit TELLER der Auffassung, daß bei diesem charakteristischen Bilde eine polyätiologische Nagelstörung vorliegt. Die alte Auffassung, ein Nagelekzem müßte immer im Bereich der Matrix beginnen, ist aber dann nicht mehr gültig, wenn die Theorie von LEWIS über eine Mitwirkung spezifischer Epithelzellen der Nagelwälle bei der Nagelsubstanzbildung zutrifft. Dann können auch in den lateralen Nagelwällen angreifende Ekzemnoxen zur Grübchenbildung (im Gegensatz zur Psoriasis unregelmäßiger und flacher), Usur, Längsrissen und Leukonychien führen. Chemische Noxen vermögen Onychien als Ausdruck einer Kontaktdermatitis auszulösen, z. B. nach Gebrauch künstlicher Nägel und von Nagellack. Hier sind es besonders Nitroverbindungen, die irritierend wirken. Auch das unter dem freien Nagelrand liegende Hyponychium kann Ausgang einer Kontaktdermatitis mit Onycholysis und subungualer Hyperkeratose werden. So sind häufige Berührung mit Chromaten (Zement), Mineralöl, Farbstoffen (Färbereien), Kaltdauerwellenlösungen in der Lage, Nagelekzeme entstehen zu lassen. Ein zuverlässiges Kriterium zur Abgrenzung gegen die Nagelpsoriasis gibt es nicht. Bei begründetem Verdacht (entzündliche Veränderungen) auf ein Nagelekzem durch Berufsnoxen ist daher zu empfehlen, einige Wochen lang konsequent eine dicht abschließende Schutzkappe zu tragen, die ein mögliches Kontaktallergen vom Nagelorgan fernhält. Für die Diagnose sprechen im erhärtenden Sinne fehlende Mitbeteiligung der Zehennägel und Bevorzugung der Arbeitshand. Stets aber ist anzustreben, epicutane Läppchentests mit den suspekten Berufsnoxen durchzuführen. Eine Sensibilisierung des Nagelorgans sollte sich auch in der Testreaktion kundtun und somit den suspekten Zusammenhang zwischen Berufsallergen und Nagelekzem beweisen.

Therapie

Aus den bisherigen Ausführungen wird ersichtlich, daß die Reaktion des Nagelorgans ein feines Indiz darstellt auf mannigfaltige, den Organismus treffende Reize. Mit Recht dürfen wir daher den Nagel als einen Spiegel der Gesundheit bezeichnen, und in der Tat werden wir ja gelegentlich überhaupt erst durch eine Nagelveränderung auf eine ernstere Störung im Körper aufmerksam. Daraus ergibt sich die Notwendigkeit — wie schon betont —, in jedem Falle einer Onychopathie nach tieferen Ursachen zu fahnden, um so mehr, als der Nagel arm an pathognomonischen Ausdrucksmöglichkeiten ist. Erst nach negativ verlaufener exakter interner Durchuntersuchung ziehen wir lokalisierte Nagelkrankheiten in Betracht. Da andererseits unsere Kenntnisse über die Zusammenhänge zwischen Nagelveränderungen und internen Krankheiten trotz aller bisherigen Beobachtungen noch immer mangelhaft sind, liegt zwar bei dieser Art der Analyse ein Fehlschluß noch immer im Bereich der Möglichkeit, doch haben wir bei dem geschilderten Vorgehen zumindest unserem heutigen Forschungs- und Wissensstand Rechnung getragen.

Damit ist die von der Therapie einzuschlagende Richtung vorgezeichnet. In allen Fällen nämlich, in denen die Nagelstörung als Fernsymptom einer Allgemeinkrankheit auftritt, haben wir das Grundleiden zu behandeln. Nicht immer ist dies möglich, wenn z. B. hereditäre Faktoren wie bei der ektodermalen Dysplasie vorliegen oder im Verlauf einer chronischen Dermatose wie der Epidermolysis bullosa hereditaria dystrophica die Matrix zerstört wurde.

Bei Nagelveränderungen, die sich allein auf das Nagelorgan beschränken, fahnden wir zunächst nach exogenen Noxen, wie sie im Vorhergehenden unter B. dargestellt worden sind. Berufsnoxen müssen erwogen werden, zu intensive nagelpflegerische Maßnahmen sind auszuschalten.

Infektionen des Nagels behandeln wir erregerspezifisch. Das bisher größte therapeutische Problem stellten wohl die durch Faden- und Sproßpilze verursachten Onychopathien dar. Bei der *Onychomykose* oder der *Tinea unguium* ist die Entfernung der pilzdurchsetzten Nagelplatte bislang die Voraussetzung für ein befriedigendes therapeutisches Resultat gewesen.

Zu diesem Zwecke hat sich uns das an unserer Klinik entwickelte Keratolyticum-Sagitta gut bewährt, das sich aus 8-Oxychinolin als Antimycoticum, Natriumjodid und Natriumthioglykolat in Tylose als Keratolyticum zusammensetzt. Nach dem Abdecken der den Nagel umgebenden Haut durch einfache Vaseline, Uhu-Klebstoff oder Nobecutan wird ein mit Keratolyticum-Sagitta getränkter Wattebausch auf den Nagel gelegt und mit Guttapercha unter Bildung einer feuchten Kammer umhüllt. Erneuerung dieses Verbandes erfolgt alle 24—48 Std. Je stärker der Nagel mykotisch verändert ist, um so schneller erfolgt die Erweichung der Nagelsubstanz. Nach 8—12 Tagen wird das Nagelbett vorsichtig gereinigt (nach Weigl ist die Anwendung eines allgemeinen oder lokalen Anaestheticums meist nicht erforderlich). Tägliche Bäder mit Chinosol 1:1000 sowie lokal Sterosanpaste, Dermofongin A, Jodtinktur, später Chlorisept, Phebrocon-Serol als Nachbehandlung führen in der Mehrzahl der Fälle zum angestrebten Heilungserfolg. Nach etwa 6 Wochen pflegen wir nochmals 60%iges Salicylguttaplast 2—3 Tage aufzulegen und das Nagelbett von den weißlich verfärbten und erweichten Epidermispartien zu reinigen. Wenn das Nagelbett ganz trocken geworden ist, kann es der Patient täglich einmal mit dem scharfen Rand einer Glasscherbe abfeilen. Dies fördert ein glattes Nachwachsen des neuen Nagels. Nachdem neben unseren eigenen Erfahrungen weitere Berichte erschienen sind (Schlockermann, Weigl u. a.), ergeben sich übereinstimmende Resultate. Während die rein chirurgischen Maßnahmen mit nachfolgender antimykotischer Therapie Rezidivziffern von etwa 50% erbrachten, lassen sich solche bei der keratolytisch-antimykotischen Methode von nur etwa 20—25% finden. Das kosmetische Resultat pflegt der rein chirurgischen Methode überlegen zu sein.

Seit einiger Zeit sammeln wir nun unsere ersten Erfahrungen mit einem oralen Antibioticum, dem aus Penicillium griseofulvum gewonnenen Griseofulvin oder Fulcin, das in England hergestellt wird. Da dieses Antibioticum (alle 6 Std. 1 Tabl. = 250 mg) in der angegebenen Konzentration den Pilz im Wachstum nur hemmt, muß es bei stark pilzdurchsetzten Nägeln 5—6 Monate lang verabreicht werden, bis schließlich der alte Nagel durch neugebildete pilzfreie Nagelsubstanz völlig ersetzt ist. Um diese Zeit der Tabletteneinnahme abzukürzen, prüfen wir z. Z. eine kombinierte Therapie in der Weise, daß wir zunächst die Nagelsubstanz mit dem Keratolyticum-Sagitta nach der beschriebenen Methode anwenden, dann aber anschließend 14 Tage lang 6stündlich 2 Tabl. (500 mg) Griseofulvin, 14 weitere Tage 6stündlich noch 1 Tab. (250 mg) applizieren. Lokal empfehlen wir bis zur völligen Regeneration des Nagels tägliche Pinselungen mit einem der erwähnten Antimykotica.

Sproßpilze, in erster Linie die Candida albicans, rufen meist nicht solche massiven Veränderungen am Nagel hervor *(Candidasis)*, wie sie durch langdauernde Fadenpilzinfektionen ausgelöst werden. Nach wie vor hat sich uns 1%ige wäßrige Pyoktaninlösung gut bewährt, die man 3mal tägl. aufträgt, insbesondere nach jeder Handwaschung. Kontakt mit Wasser — sehr wichtig — ist aber möglichst zu meiden (nötigenfalls Gummihandschuhe). Der Nachteil dieses Verfahrens liegt in der starken Färbbarkeit, weshalb das nichtfärbende Antibioticum Moronal (HEYDEN) als Salbe vorzuziehen ist. Wir beobachteten aber auch Patienten, die auf Moronal nicht ansprachen. Geeignet ist ferner das farblose Quecksilberpräparat Merfen (Merfen-Tinktur 0,06%ig) oder Gynosterosan.

Die isolierte *Nagelpsoriasis* gehört nach den Nagelmykosen zu den „häufigen" Onychopathien. Ein spezifisches Mittel zur Heilung besitzen wir nicht, doch pflegen wir an der Klinik mit wechselndem Erfolg drei Methoden zu versuchen. Einen guten Eindruck haben wir von der Applikation von Vitamin D_3 (Vigantol), das wir jeden zweiten Tag in einer Dosis von 10 mg verabfolgen (4 Wochen lang). Anschließend reduzieren wir die Dosis auf 2 mal 5 mg pro Woche (3—4 Monate lang). Als zweite Methode wenden wir Röntgenstrahlen an (im Abstand von 8 Tagen je 100 r, 3 Sitzungen, Dermopan, Stufe II). Schließlich ist noch Vitamin A anzuführen (Vogan-Neu oder Arovit), das wir in tägl. Dosen von 300 000 E verschreiben (mindestens 8 Wochen lang). Sobald Besserung des Nagelneuwuchses eintritt, reduzieren wir auf 200 000 E tägl. (weitere 8 Wochen). Auch diese Therapie führt bisweilen zum Erfolg.

Die Nagelplatte wird bei einem Ekzem wiederholt mit Teer (jeweils 8 Tage lang) bedeckt. Auch Röntgenbestrahlungen (kleine Dosen) sind bewährt. Wichtig ist natürlich die Ausschaltung der ursächlichen Noxen.

Bei der sich scheinbar ohne erkennbare Ursachen entwickelnden *Onycholysis semilunaris* ist der Kontakt mit insbesondere alkalisch reagierendem Wasser zu meiden (Gummihandschuhe). Die Nägel sind kurzzuhalten. Zwischen Nagel und Nagelbett wird eine 10%ige Hydrargyrum praecip. alb.-Vaseline eingerieben, um das weitere Eindringen möglicher schädigender Noxen zu verhindern. Gut ist es auch, wenn wir den Restnagel mit einem Stück Heftpflaster fixieren.

Von FRIDERICH, auch von WEITGASSER, wurde eine Besserung bestimmter Onychopathien durch Kytta-Nagelsalbe und Kytta-Nageltropfen gesehen. Die Firma empfiehlt das Mittel insbesondere bei Onycholysis.

Die Nagelsalbe besitzt als Wirksubstanz: Mucilago Symphyti 30%, Ol. Jecoris Asell. 5%, Ol. Oliv. 20%, organische Salbengrundlage. Die Salbe muß nach heißem Nagelbad abends in das Nagelbett einmassiert werden. Von den Nageltropfen, die Extr. Fol. und Rad. Symphyti und homöopathisch potenzierte Zusätze wie Calc. fluor. D 8, Arsen D 8, Alum. D 8, Sabad. D 8, Thuja D 8 enthalten, werden dreimal tägl. je 15 Tropfen genommen. Die Hauptwirkung der Salbe dürfte in dem relativ hohen Prozentsatz an Gerbstoffen zu suchen sein, während die Tropfen sich durch den Gehalt bestimmter zentral dämpfender Alkaloide (besonders Gynoglossin) auszeichnen.

Die *Fragilitas unguium* oder eine *Onychorrhexis* behandeln wir in der Klinik mit Gelatine, 8 g tägl. (3—6 Monate lang). Ein Versuch mit Gelatine kann auch bei psoriatischen Nägeln erfolgreich verlaufen. Da Patientinnen mit rissigen Nägeln leicht an ihren Strümpfen, Kleidungsstücken hängen bleiben oder sich diese Beeinträchtigung im Gebrauch der Finger sehr ungünstig in diffizileren manuellen Berufen auswirkt, haben wir empfohlen, zusätzlich einen Nagellack als Schutzschicht aufzutragen. Dieses Verfahren hat sich gut bewährt. Die Wirkung der Gelatine, eines Aminosäuregemisches, ist schwer deutbar. Vielleicht liegt eine pharmakodynamische Wirkung vor, die zur besseren Durchblutung der Peripherie führt. Auch an eine Erhöhung des Serumeiweißspiegels ist zu denken. Sollte natürlich der rissige freie Rand des Nagels durch Nagelknabbern bedingt sein (Kinder!), dann muß neben einer Psychotherapie der distale Nagelanteil ständig mit einer Chininlösung betupft werden, um durch den bitteren Geschmack einen erzieherisch-mahnenden Einfluß zu erreichen. Zu empfehlen ist, einem Fläschchen farblosen Nagellacks (20—30 cm³) 2 pulverisierte Chinintabletten hinzuzufügen und die Fingerspitzen einzupinseln.

Die *Onychogryposis*, die sich — wie beschrieben — unter verschiedenen Einflüssen entwickeln kann, zwingt zunächst zur kausalen Therapie. Ist keine Ursache ersichtlich, kommt eine konservative Behandlung in Form hornerweichender heißer Seifenbäder in Frage, denen Abschneiden, Abfeilen oder Abfräsen folgen soll. Auch chemisch wirksame keratolytische Maßnahmen sind indiziert, wie eine 10%ige Natriumsulfidlösung. Zu diesem Zwecke wird ein getränkter Wattebausch auf den verdickten Nagel aufgelegt und alle 15 min die erweichte Hornmasse abgeschabt. Die Nagelwälle deckt man mit Kollodium oder Uhu-Klebstoff ab. Der verdünnte Nagel kann schließlich durch 60%iges Salicylguttaplast bedeckt und weichgehalten werden. Die chirurgische Extraktion ist im allgemeinen nicht zu empfehlen, da es zum Rezidiv kommt. Man erreicht aber auf diese Weise ein längeres beschwerdefreies Intervall, so daß evtl. entstandene Läsionen (Paronychien) abheilen können. In schweren Fällen ist die völlige Zerstörung der Matrix in Betracht zu ziehen (Kaltkaustik oder Excision der Matrix).

Bei gröberen *Verletzungen* oder *Zerstörungen der Nagelmatrix* eines Fingers kann der Chirurg eine Transplantation einer Zehenmatrix, gegebenenfalls mit dem ganzen Nagelbett, versuchen. Es sind kosmetisch befriedigende Resultate bekannt geworden. Größere subunguale Hämatome sind sehr schmerzhaft. Daher wird die Nagelplatte angebohrt, um das Blut ausfließen zu lassen. Nötigenfalls ist wiederholt Chinosollösung (1:1000) nachzuspritzen, da sich das Nagelbett leicht infizieren könnte.

Neubildungen im Nagelbett müssen entweder nach Beseitigung der Nagelplatte chirurgisch behandelt oder röntgenbestrahlt werden. Bei *periungualen Warzen* hat sich als nützlich erwiesen, durch einige Tropfen Aceton zu CO_2-Schnee einen Kältebrei zu mischen, der 2—3 min lang mit einem Pinsel auf die Warze aufgetragen wird. Durch die resultierende Erfrierung stößt sich nach einigen Tagen die Verruca ab (Phillips).

Ein anderes von uns nachgeprüftes Verfahren wurde von amerikanischer Seite angegeben: Die Warze ist mit konzentrierter Trichloressigsäure zu betupfen. Nach dem Eintrocknen beklebt man die Läsion mit einem Stückchen 60%igen Salicylguttaplasts; anschließend umwickelt man die Endphalanx mit Leukoplast, um eine Art feuchte Kammer zu bilden. Nach der Entfernung des Pflasters in 8 Tagen läßt sich die Warze leicht mit dem scharfen Löffel herausschälen. Diese Prozedur kann wiederholt werden.

Als geeignete Maßnahmen bei einem *eingewachsenen Nagel* hat sich das Einschieben eines kleinen Mulläppchens zwischen Nagelwall und der sich einbohrenden Ecke des freien Nagelrandes erwiesen. Sobald die Nagelplatte über den lateralen Nagelwall hinausgewachsen ist, darf sie nurmehr gerade, also im rechten Winkel zur Zehenachse, nicht aber konvex abgeschnitten werden, da sich erfahrungsgemäß ein unguis incarnatus durch zu kurzes Abschneiden der Zehennägel begünstigt entwickelt. Auf bequem passendes Schuhwerk ist zu achten.

Nachtrag bei der Korrektur: Zur Behandlung der Tinea unguium hat sich uns in den zurückliegenden Monaten folgendes Verfahren als sehr geeignet herausgeschält: Extraktion der Nägel (die nicht unbedingt notwendige vorausgehende Erweichung mit Keratolyticum-Sagitta ermöglicht eine besonders gründliche und saubere Entfernung aller pilzdurchsetzten Keratinpartikel vom Nagelbett) und nachfolgende Applikation von 4 × 250 mg Griseofulvin täglich, Likuden (Hoechst) oder Fulcin (Rheinchemie), 4 Wochen lang. Liegt gleichzeitig eine Mykose der Handflächen und Fußsohlen (Tinea manuum bzw. pedum) vor, ist die Griseofulvintherapie *mindestens* 8 Wochen lang durchzuführen. Lokalbehandlung, wie auf S. 156 beschrieben, ist aber nicht überflüssig.

Aus der Universitäts-Hautklinik Bonn
(Direktor: Prof. Dr. H. Schuermann)

Störungen des Haarwuchses und ihre Therapie

Von

Georg Klingmüller

Die Haarwuchsstörungen nehmen in der dermatologischen Praxis einen recht großen Raum ein. Bei ihrer praktischen Bedeutung ist es verwunderlich, wie wenig sichere Kenntnisse über ihre Pathogenese herrschen, ja wie sehr hier mystische Vorstellungen noch heute hineinspielen. Wir erinnern nur an die vielen Berichte über psychische Erregungen und Haarausfall oder Weißwerden, die selbst in Fachzeitschriften gar kein Ende nehmen wollen und die gleichsam feindliche Lager heraufbeschwören. Den mageren allgemeinen Kenntnissen entsprechen die vielen therapeutischen Empfehlungen. Es ist leider zuzugeben, daß man eigentlich bei allen Haarwuchsstörungen nur dürftige Erfolge in der Behandlung erzielen kann. Warum ist das so? Warum müssen wir die Therapie im ganzen ein wenig resignierend betrachten? Und wie können wir dennoch Hilfe schaffen?

Zur Beantwortung dieser Fragen und zur Begründung der Antworten halten wir es für nötig, neuere Befunde über das Haarwachstum zu referieren. Es sei uns verziehen, wenn wir nicht alles berücksichtigen können, sondern eine gewisse subjektive Auswahl vornehmen.

Zur Entwicklung und normalen Anatomie der Haare sind in letzter Zeit neuere Befunde von HORSTMANN, FLEISCHHAUER, MONTAGNA, kürzlich auch von PINKUS gebracht worden. Beachtenswert scheint uns, worauf schon WEISSENFELS hingewiesen hatte, daß sich die Haaranlage oder der Haarkeim von der Basalschicht der fetalen Epidermis ableitet und nicht durch eine Einstülpung der ganzen Epidermis entsteht. Die Engerstellung von Kernen in der Basalschicht ist der erste morphologische Ausdruck der Haaranlage. Gleich anschließend sammeln sich mesenchymale Zellen (H. PINKUS). Erst viel später treten Blutgefäße auf. Wir haben die Beziehungen der Capillaren zu den Haaranlagen studiert (KLINGMÜLLER 1958). Diese Befunde ließen erkennen, daß sich die Haarkeime durch vermehrte Aktivität von alkalischer Phosphatase in der Basalschicht auszeichnen. Bald tritt eine mesenchymale fermentaktive Kappe auf. Fermentchemisch bilden sie eine funktionelle Gruppe, die als „Leitort" die weitere Haarentwicklung gut verfolgen läßt. Erst viel später treten Capillaren an die sich vergrößernden Haarfollikel heran, die sich noch später bis in die Papille hineinziehen. Man gewinnt den Eindruck, daß die Blutgefäße erst mit vermehrtem Stoffwechsel solcher Organeinheit gleichsam angefordert werden. Notwendig sind Blutgefäße nicht, denn z. B. bei der Ratte sind nicht alle Haare mit Capillaren versorgt. Diese Entwicklung der Beziehungen Haaranlagen-Capillaren scheint mir von grundlegender Bedeutung für die Vorgänge beim Haarwechsel und bei der Rückbildung der Haare bei der genauer untersuchten Alopecia areata — worüber wir schon früher berichtet hatten (KLINGMÜLLER 1957) und die MONTAGNA dann bestätigte.

Der normale Terminalhaarwechsel geht mit einer Verkümmerung des Gefäßgeflechtes einher und führt zu ruhenden, telogenen Haarzapfen. An deren unterem Ende findet sich jeweils ein „Fermentball" als Ausdruck der Matrix-Mesenchymzone, zu der nun eine in der Tiefe der Subcutis liegende Capillarschleife heranzieht. Diese Schleife deutet auf den ursprünglichen Sitz der Haarzwiebel hin. Wenn die Capillare ganz verschwindet, so erinnert dieser Rückbildungsvorgang an ein embryonales Stadium. Die Potenz zur Neubildung eines Haares bleibt durch den fermentaktiven Pol ausgedrückt. Mit seiner Auflösung atrophiert die Haaranlage. Dieser Prozeß ist dann irreversibel.

Bevor das Ergrauen besprochen werden soll, seien einige Forschungsergebnisse aus der Zoologie vorweggenommen.

Von DANNEEL ist skizzenhaft die Besiedlung des Körpers mit Melanoblasten gezeigt worden. Die dendritischen Melanoblasten entstehen in der Neuralleiste und wandern von hier über die Cutis in die Epidermis (RAWLESS). Wann und wie sie ihre kennzeichnende Eigenschaft, nämlich die Pigmentbildung, erwerben, die sie von anderen Zelltypen unterscheidet, weiß man noch nicht (WILLIER 1953). Offenbar haben sie wie andere Derivate der Neuralleiste eine Vorliebe, an der Oberfläche geformter Strukturen entlangzuwandern (Thigmotaxis). Zur Pigmentbildung scheint eine Stimulation durch die Umgebung, meistens durch das Ektoderm, nötig zu sein (WILLIER und RAWLESS 1940).

Nun konnte schon LUBNOW zeigen, daß die Primärdunen vom japanischen Seidenhuhn zwar pigmentiert sind, daß aber diese Pigmentierung mit dem Wechsel zu Sekundärdunen verschwindet. Die Melanocyten wandern kurioserweise in das Bindegewebe bei dem später innerlich schwarzen Vogel.

Eine ähnliche Melanocytenwanderung hat WEISSENFELS auch beim menschlichen Haarwechsel beobachtet. Schon vor dem 3. Embryonalmonat lassen sich Dendritenzellen in der menschlichen Epidermis nachweisen (ZIMMERMANN und CORNBLEET), die nur Promelaningranula enthalten. Bei der Einsenkung der Haarfollikel, deren Matrix von den Basalzellen der Epidermis abstammen, werden entweder von vornherein Epidermismelanoblasten mitgenommen oder sie wandern nachträglich ein. Sie können sich also aktiv amöboid bewegen. Dabei wandern sie in der äußeren Wurzelscheide an der Peripherie der Haarwurzel herum und nach oben an der bindegewebigen Papille entlang. Im fertigen Haar liegen die Melanoblasten an der unteren Grenze der Haarmatrixzellen. Sie geben ihr Pigment mit Hilfe ihrer dendritischen Fortsätze laufend an die Mark- und Rindenzellen ab. Der „Zellstrom" der Matrix nimmt im Mark und in der Haarrinde auf seinem Wege ins Haar das Pigment mit. Wahrscheinlich reißen hierbei die Enden der Melanoblastenausläufer ab.

Beim *Haarwechsel* stellen die Melanoblasten ihre Tätigkeit ein, sie wandern in die bindegewebige Papille. Dort überdauern sie den Haarwechsel, bis die Matrix ein neues Haar bilden kann. Jetzt treten sie wieder an die Peripherie der Papille und bilden neue dendritische Ausläufer zwischen die neugebildeten Mark- und Rindenzellen. Offenbar wird ein Eindringen der Zellkörper der Melanoblasten durch die dicht zusammenliegenden Zellen der Matrix verhindert.

Beim alternden Menschen lockert sich das Zellgefüge der Matrixplatte im Kolbenhaarstadium und damit die Verankerung der Melanoblasten. Dazu stellen die Melanoblasten die Pigmentproduktion und die Bildung von Dendriten nicht früh genug ein. Sie können sich nicht mehr rechtzeitig von der Matrix lösen und sich in die Papille zurückziehen. Sie werden dann in den Epithelstrang mitgenommen und gehen mit dem Kolbenhaar ganz verloren. Sie werden nun nicht mehr ersetzt. Eine Neueinwanderung von Melanoblasten wie zur Zeit der Embryonalentwicklung ist nicht mehr möglich. Das Ergrauen ist daher ein irreversibler Vorgang, eine Begleiterscheinung des Haarwechsels. Das Ergrauen fällt nie mit der Wachstumsperiode des Haares zusammen, sondern ist immer an den Haarwechsel gebunden (SCHEIN, STIEDA). Diese soeben erwähnten Befunde verdanken wir weitgehend DANNEEL und besonders seinem Assistenten WEISSENFELS. Die Zoologen konnten weiterhin zeigen, daß auch das experimentell hervorgerufene Ergrauen mittels Röntgenstrahlen wegen Zerstörung der Melanoblasten ein irreversibler Vorgang ist.

Die klinische Erfahrung zeigt nur zu sehr, daß das Ergrauen beim Menschen nicht aufzuhalten ist. Vor einiger Zeit glaubte man einen Einfluß mit der Pantothensäure zu erreichen, mit der man bei der Ratte eine Wirkung sehen kann. Es handelte sich dabei aber um Ratten, deren Fell während einer Vitaminmangelnahrung aufgehellt war. Es handelt sich bei dieser Fellaufhellung nicht um einen Verlust von Melanoblasten, sondern nur um eine funktionelle Störung. Sie werden in der Bildung von Pigment gehindert.

Die Farbe des von den Melanocyten produzierten Pigmentes ist in erster Linie genetisch bestimmt, aber es gibt noch Faktoren anderer Art, wie man sie etwa bei der Agutifärbung von Hasen, Eichhörnchen und Wildkaninchen kennengelernt hat (DANNEEL und CLEFFMANN). Bei diesen Tieren bilden die Melanoblasten in wechselndem Rhythmus schwarzes oder gelbes Pigment mit dem Ergebnis schwarz-gelb gebänderter Haare. Dieser Farbumschlag geht mit einer Änderung der Wachstumsgeschwindigkeit einher. Bei maximaler Zellproliferation werden beim Wildkaninchen gelbe Binden gebildet. In einem Diagramm von CLEFFMANN, in dem das Alter des Haares gegen das Volumen aufgetragen ist, zeigt sich der Wechsel nach gelb-weiß immer dann, wenn das Wachstum einen bestimmten Schwellenwert überschreitet. Gleichzeitig steigt der Glutathiongehalt der Melanoblasten deutlich an.

Beim Menschen scheint es ein ähnliches Phänomen zu geben. In den Augenbrauen ragen bei erwachsenen Männern gelegentlich einzelne Haare über die anderen weit hinaus. Ihre Spitzen sind normal pigmentiert, der Hauptanteil ist dicker und wesentlich heller. Diese Haare sind also verschieden gefärbt. Es sind die einzigen beim Menschen, denn sonst ist nie über einzelne Haare berichtet, die Farbbänder aufweisen.

Alle diese experimentellen Ergebnisse und Theorien lassen uns resignierend feststellen, daß es wohl keine therapeutische Beeinflussung einer einmal begonnenen Ergrauung gibt.

Über das „*plötzliche Weißwerden*" ist schon immer viel berichtet worden. Wir konnten uns nie recht vorstellen, daß ein ausgebildetes Haar über Nacht weiß werden soll, und sehen uns in dieser Annahme bestätigt durch ein Vorkommnis, über das wir kürzlich berichten konnten.

Ein 62jähriger Mann mit schütterem Kopfhaar verlor ohne jeden Anlaß innerhalb von 3 Tagen die pigmentierten Haare. Die weißen blieben zunächst stehen. Als wir ihn 6 Tage später sahen, ließen sich die restlichen dunklen Haare viel leichter als die weißen herausziehen. Letztere verlor er jedoch auch bald. Später blieben auch nach Wiederwachsen kreisrunde kahle Stellen zurück, womit die Krankheit als akut einsetzende Alopecia areata gedeutet werden konnte.

Ähnlich gelagerte Situationen scheinen immer wieder zu Mißdeutungen Anlaß gegeben zu haben. Wir denken hier auch an den Patienten von HOFF. Neuerdings hat EPHRAIM über einen graumelierten 63jährigen Mann berichtet, der 2 Wochen nach einem Unfall Haare verlor und etwa nach 6 Wochen nur lange weiße Haare gehabt hätte, diese seien so lang, daß sie in der kurzen Zeit nicht nachgewachsen wären. Später habe er eine akute Vitiligo mit Depigmentierungszonen an den Armen festgestellt. Aber auch bei diesem Pat. wurde anfangs über Haarverlust berichtet, wodurch es wie bei unserem zu einer gewissen Lichtung mit resultierender „Weißwerdung" gekommen sein mag.

Wir sind mit der Beurteilung aller solcher Berichte, besonders wenn man dazu angibt, daß ein plötzliches Ergrauen der Haare durch Schreck stattgefunden habe, sehr zurückhaltend (s. auch HIRSCH und MENNINGER-LERCHENTHAL). LÖHE hat zur Klärung solcher Zusammenhänge während des Krieges im Osten eine Rundfrage veranlaßt, aber keinerlei Hinweise, die geeignet wären, eine Basis für solche Vorstellung zu gewinnen, erhalten können. Eigentümlicherweise spielt das emotionelle Moment beim Weißwerden in Laienkreisen eine weit stärkere Rolle als bei anderen Krankheiten, bei denen es viel vernünftiger wäre, solche Zusammenhänge zu diskutieren.

Es ist etwas ganz anderes, wenn durch eine starke körperliche und seelische Dauerbelastung neben einer Mangelernährung ein offensichtlich schnelleres Ergrauen beobachtet werden kann. Aber immer spielen bei diesen Vorgängen 2 Momente, nämlich somatische neben psychischen mit hinein, die zu früher Abnutzung oder Alterung führen und damit die oben geschilderten Vorgänge beschleunigen.

Schon beim Ergrauen wurde die Bedeutung der Vererbung berührt. Neben reinen *Erbkrankheiten*, die allgemein anerkannte Abweichungen vom normalen Haarkleid hervorrufen, sind offensichtlich frühembryonale Störungen des Ektoderms ein wichtiger Faktor bei Änderung des Haarkleides. Nicht immer gelingt es, diese Störungen sicher als erbbedingt anzusprechen, zumal man mit der Annahme von Erbkrankheiten wesentlich zurückhaltender geworden ist (POHLISCH, STREAN). Auf diese Probleme haben wir früher gelegentlich der Besprechung neuerer Ergebnisse der experimentellen Entwicklungsforschung hingewiesen.

Dennoch zwingen familiäre Häufungen von gleichartigen Haarstörungen einen erbbedingten Vorgang anzunehmen. Mit KIRCHHOF hatten wir über die ektodermale Dysplasie mit Anhidrosis berichtet. Die beschriebenen kranken Jungen kamen bezeichnenderweise unter dem Leitsymptom einer Hypotrichose in die Klinik, nicht wegen der viel unangenehmeren Erscheinung der Anhidrosis oder Ozaena.

Bei einer anderen eigenartigen Konstitutionsanomalie bei 2 Schwestern, die auch wegen Haarwuchsstörungen zur Beobachtung kamen, haben wir uns bemüht, einen erblichen Charakter der Störungen herauszuarbeiten. Es konnte aber lediglich festgestellt werden, daß eine übergeordnete individuelle Störung vorzuliegen scheint, die erblich gebunden, aber ebenso umweltbedingt sein könnte.

Wo schließlich die einzelnen Kranken, die an einer Monilethrix leiden, einzuordnen sind, ist noch schwieriger anzugeben. Wir meinen, daß es sich bei dieser endogenen, zentralen Rhythmusstörung um ein tiefer zentral vorzustellendes Leiden handelt, das sich am Ektoderm austobt, bis hier eine „Erschöpfung" eintritt. Diese „Erschöpfung" des Haarwachstums möchten wir besonders herausstreichen, denn sie scheint derjenigen beim Ergrauen oder bei der Glatzenbildung, schließlich bei einer Röntgenschädigung zu entsprechen. Eine solche „Erschöpfung" ist wohl grundsätzlich nur eine der wenigen Antworten des Haarfollikels auf verschiedene Störungen hin.

Zur Erklärung von Haarkrankheiten werden immer wieder die nach Infektionskrankheiten, Traumen und zentralen Tumoren herangezogen. Das ist nicht immer richtig. Sondern man muß scharf unterscheiden zwischen Haarwuchsstörungen und Haarkrankheiten eigener Entität und solchen, die im Gefolge der genannten Einflüsse auftreten. Als Beispiele für die peripheren nervösen Störungen seien die trophischen Veränderungen nach Zerstörung des Ganglion Gasseri angeführt, worüber JAKOBI, STÜHMER und kürzlich LEINBROCK berichteten. Hier wäre auch der Haarschwund bei der Lepra anzufügen, der der Alopecia areata etwa ähnlich angeordnet sein kann, aber in typischer Weise an die Nerven gebunden ist. Bei der Lepra findet sich häufig auch ein Ausfall der seitlichen Augenbrauenpartien, das Hertoghe-Zeichen, das Übereinstimmung mit den Sölderschen Linien hat (KLINGMÜLLER).

Zentrale Traumen führen ebenso wie Infektionskrankheiten mehr zu diffuser Alopecie. Wir konnten einen Patienten beobachten, bei dem es

12 Jahre nach einem Kopfsteckschuß am li. Hinterkopf mit zusätzlichen Traumen zu einer rechtsseitigen diffusen Alopecie mit Schweißstörungen gekommen ist.

Alle solche Befunde weisen eindringlich auf ein nervöses toxisches Moment bei der Entstehung von Haarwuchsstörungen hin, das auch bei der Alopecia areata diskutiert werden müßte. Leider liegen aber bisher gerade über diese Zusammenhänge keine ausreichenden Befunde — besonders neurohistologischer Art — vor.

Ein noch ungelöstes Problem stellt die männliche Glatzenbildung dar, die manchem Träger viel Kummer bereitet. Offenbar wird das Auftreten solcher Glatzen (nach rassischen und allgemeinen Erfahrungs-Gesichts-punkten) mit einer gewissen Intelligenzzunahme zusammengebracht, womit dem einzelnen ein gewisser Trost vermittelt wurde. In einer amüsanten Studie hatte Rattner über diese Probleme berichtet und schließlich einen Vergleich mit Primaten herangezogen, die auch an Glatzenbildungen leiden. Er konnte jedoch nicht mit Sicherheit angeben, ob die damit befallenen etwa die intelligentesten Affen ihrer Art waren. Leider ist die Glatzenbildung kaum beeinflußbar und daher ein aus-gezeichnetes Feld unseriöser Betätigung.

Mit Aufmerksamkeit haben wir alle über die operativen Durch-schneidungen der Kopfschwarte von Kessler gehört, die unter der Vor-stellung eines persistierenden Wachstums des knöchernen Hirnschädels (Wadel) vorgenommen wurden. Da die Kopfschwarte undehnbar sei, käme es zu einer irreversiblen Druckatrophie der Haarwurzeln, weswegen ein Entlastungsschnitt nötig sei. Ähnliche Vorstellungen hatte auch Young entwickelt oder Stasz und Robertson, die einen Schnitt durch beide Facialisäste empfohlen hatten. Die „Frontalotomie" hatte sich nicht bewährt, besonders mangelt ihr die Vergleichsmöglichkeit (Lud-wig), da man über den Ablauf des Haarschwundes so gut wie gar keine Voraussagen machen kann. Ist die Wurzelatrophie einmal eingetreten, so sei dieser Eingriff erfolglos. Man müßte also „rechtzeitig" — vor dem Haarausfall operieren. Nur wann ist das ?

Scharf hat sich Gent gegen diese Methode ausgesprochen und noch-mals darauf hingewiesen, daß die Glatzenneigung dominant erblich ist (Osborne). Dazu treten hormonale Veränderungen (Hamilton — Gonaden), und häufig ist ein Status seborrhoicus vergesellschaftet. Eine anatomische Begründung für diesen Haarschwund besteht nicht. Im übrigen gibt es genügend Glatzenträger, die eine wirklich gut verschieb-liche Kopfhaut haben. Mit Keining muß man zur Ansicht neigen, die Glatzenbildung als sekundäres Geschlechtsmerkmal anzusehen. Es kommt zu einer Atrophie der Terminalhaarwurzel, während feinste Lanugohaare noch einige Zeit weiterwachsen können, vielleicht im Sinne einer Um-wandlung aus Terminalhaaren. Histologisch nimmt die Zahl der Haarfolli-kel und Anlagen ab, während Schweißdrüsen und Talgdrüsen normal bleiben (New und Nickel).

Wir denken, daß man hier ähnliche Vorstellungen wie beim Ergrauen haben könnte: Unter erblichen und hormonalen Einflüssen kommt es mit dem laufenden Haarwechsel zu einem allmählichen Verlust der

Haarmatrix in diesem Gebiete. Die einzelnen Haaranlagen erhalten sowohl in der Matrix wie im Melanoblastengehalt nur eine gewisse Potenz, die sich erschöpfen kann. Hierfür kann auch sprechen, daß meist gleichzeitig mit der Glatzenbildung das Ergrauen der zurückbleibenden Haare einsetzt.

Beim *Status seborrhoicus* ist die sich entwickelnde diffuse Alopecie sicherlich auf die *örtlichen Stoffwechselstörungen* zurückzuführen. Diese Form der Alopecie dürfte von allen Haarkrankheiten therapeutisch am besten zu beeinflussen sein. Aber gerade hier sollte die Behandlung frühzeitig einsetzen, bevor es zu einer Follikelatrophie kommt, womit diese Alopecieform schließlich auch in eine endgültige Glatzenbildung übergeht.

Das fest umrissene Krankheitsbild der *Alopecia areata*, das mit typischen Nagelveränderungen einhergeht, muß als eine den ektodermalen Syndromen nahestehende anlagemäßige Minderwertigkeit der Hautanhangsgebilde angesehen werden. Die Nagelveränderungen können neben den Grübchenbildungen auch in Form von tiefliegenden Tüpfeln zu erkennen sein. Nur selten gehen sie in schwere dystrophische Veränderungen der Nägel über.

Nach üblichen histologischen Methoden sah man bei dieser Krankheit lediglich einen entsprechenden zelligen Abbau der betroffenen Wurzeln, der eventuell mit Riesenzellbildung einhergehen kann. Entsprechend war auch eine Gestaltänderung des bindegewebigen Anteils der Haarwurzeln zu erwarten. Das haben wir durch die isolierte Anfärbung der Capillaren erkennen können. Die einzelnen Haarfollikel bilden sich zu Haaranlagen zurück. Diese entsprechen denjenigen, die wir im Embryonalstadium oder auch im normalen Ruhezustand beobachten konnten. Sie degenerieren offenbar nicht vollständig, sondern sie können jederzeit neu wieder herauswachsen. Hierin zeigt sich ein wesentlicher Unterschied dieser Krankheit zur Glatzenbildung, welche mit der beschriebenen Follikelatrophie einhergeht, worauf auch kürzlich KALKOFF hingewiesen hatte.

Zum Abschluß dieser klinischen und theoretischen Übersicht möchte ich noch eine Skizze zeigen, die ich im Hautarzt (*9*, 103, Abb. 7) veröffentlichte. Sie zeigt als Beispiel eines sog. ,,offenen Systems‘‘ alle die Störungen, die zur Alopecia areata führen können.

Es soll hier nicht unsere Aufgabe sein, über Untersuchungen am fertigen, ausgebildeten Haar zu berichten. Dies ist ein Arbeitsgebiet der mehr chemisch-kosmetischen Forschung, worüber in letzter Zeit besonders FREYTAG einige Veröffentlichungen vorlegte: Jedes Individuum produziert das ihm jeweils spezifische Haar. Das aber ist in seinem physikalischen-chemischen Verhalten abhängig von dem Zustand des Körpers, von der Rasse, von Geschlecht und Gesundheitszustand. Natürlich treten bald exogene Einflüsse hinzu — wie bei jedem anderen Faserkleid. Wir wollen zufrieden sein, wenn unkontrollierte exogene Maßnahmen am fertigen Haar die Kopfhaut und damit die Haarwurzeln unbeeinflußt lassen und nicht stören.

Bei der Vielfalt der *therapeutischen Empfehlungen* ist es eigentlich nur möglich, einen Überblick über die Behandlung der Haarwuchsstörungen in groben Zügen zu geben.

Man kommt in der Praxis wohl nie mit lokalen chemischen und physikalischen Maßnahmen aus. Sie haben immer dann eine Berechtigung, wenn damit eine Beeinflussung des Gefäßsystems erreicht wird. Deswegen empfiehlt man gerne „reizende" Stoffe oder Bestrahlungen neben Massagen.

Eine krankheitsspezifische Therapie gibt es bisher nicht, wenn sich auch bestimmte Maßnahmen bei den verschiedenen Haarwuchsstörungen als zweckmäßig erwiesen haben. Eigentlich wissen wir über die Wirkungen von lokal applizierten Stoffen, die zum Haarausfall führen viel mehr als über solche, die das Haarwachstum anregen.

Wie schon angedeutet, finden *äußere Mittel* bei der seborrhoischen Alopecie einen günstigeren Boden. Hierzu zählen die Schwefel- oder Selenpräparate neben teerhaltigen Mitteln. Günstig sollen auch Oestrogene sein, wenn sie resorbiert werden können. Interessant scheint uns zu sein, daß bei der Alopecia areata der Haarausfall durch erythematöse Prozesse — wie etwa bei der Psoriasis vulgaris — einige Zeit verhindert werden kann. Kalkoff sah nach intracutanen Cortisoninjektionen lokales Wiederwachsen. Ebenso scheinen Verletzungen der Kopfhaut das Wachstum bei der Alopecia areata anzuregen, was wir bei einem 3jährigen Kinde mit einer Alopecia areata fere totalis beobachten konnten. Wahrscheinlich dürfte auch im Gefolge von Fremdkörperreaktionen ein Haarwachstum anregbar sein. Bezeichnenderweise gelingen solche lokalen Effekte nicht bei der Glatzenbildung.

In letzter Zeit haben wir nach den ermutigenden Wirkungen von innerlich applizierten Cortisonpräparaten einen Effekt mit Isonicotinsäurehydrazid unter Ausnutzung der „Nebenwirkungen" zu erreichen versucht. Wir glaubten dies Mittel besonders auch deswegen benutzen zu sollen, weil damit der zellige — in ganz grober Anlehnung an den granulomatösen — Abbau der Haarwurzeln beeinflußt werden könnte. Aber auch mit diesem Mittel, auch mit Röntgenstrahlen wurde kein eindeutiger Effekt erreicht. Mit allen bisher bekannten Mitteln läßt sich bei der Alopecia areata lediglich eine „Niveauverschiebung" des Krankheitszustandes erreichen. Grundsätzlich wird bislang keine Heilung mit therapeutischen Eingriffen erreicht.

Eine innerliche Therapie scheint mit Vitaminen ihre Berechtigung bei den diffusen Alopecien nach Infektionskrankheiten, bei Gravidität und entsprechenden Mangelkrankheiten zu haben. Nur sollte man solche teure Medikation nicht übertreiben.

Es braucht kaum erwähnt zu werden, daß man jeden Kranken vollständig untersuchen und eine sorgfältige Anamnese erheben muß, um keine Störungen anderer Art zu übersehen. Nach der Literatur und vielen eigenen Bemühungen muß jedoch festgestellt werden, wie mager die Ergebnisse in dieser Hinsicht geblieben sind. Alopecien bei zentralen Tumoren treten im übrigen so selten auf, daß sie hier nicht erörtert werden sollen.

Zum Schluß seien der Vollständigkeit halber die unter Narbenbildungen einhergehenden Krankheiten erwähnt. Bei diesen ist jedoch nicht allein das Haar, sondern die ganze Haut befallen. Somit gehören sie nicht eigentlich zu den Haarwuchsstörungen.

Aus der Universitätshautklinik Straßburg
(Direktor: Prof. Dr. Fr. Woringer)

Warzen und ihre Behandlung

Von

FRANÇOIS WORINGER

Als Gast der Münchener Hautklinik wurde mir die Ehre zuteil, über Warzen und ihre Behandlung zu sprechen. Diese Aufgabe wäre leicht gewesen, wenn die hier versammelten Ärzte nichts von Warzen verstünden oder wenn ich mit eigenen Forschungen und Neuerungen auf diesem Gebiet hätte aufwarten können. Weder das eine noch das andere ist jedoch der Fall.

Ich stellte mir die Frage: warum gab mir MARCHIONINI dieses Thema? Es handelt sich doch um ganz nebensächliche Veränderungen, die in der Dermatologie zur Zeit wenig Beachtung finden. Auch in sozialer Hinsicht besteht hier kein großes Problem. Trotzdem scheint mir, nach reiflicher Überlegung, das Thema insbesondere für den Praktiker sehr wichtig zu sein.

Mehrere Gründe dürften MARCHIONINI zu dieser Wahl bewogen haben. An erster Stelle steht die zunehmende Häufigkeit der Warzen. Die Gründe hierfür sind uns vorerst nicht bekannt. Wenn auch die Warzen sehr häufig auftreten und sogar in Einzelfällen zu rasenartig ausgedehnten Verrucomen ausarten, so scheint es mir wichtig, die richtige Diagnose zu stellen. Fehldiagnosen, obgleich selten, sind möglich. Den praktisch tätigen Dermatologen wird die Behandlung der Warzen am meisten interessieren. Gerade ihm fällt es oft schwer, aus der Vielzahl der Behandlungsmöglichkeiten die beste Methode auszuwählen.

Wir werden versuchen, unter diesen Gesichtspunkten die wohlbekannten Warzen etwas aufleben zu lassen.

1. Vorkommen, Häufigkeit

Wenn wir das Handbuch von JADASSOHN aufschlagen, so finden wir in der Arbeit von FREUDENTHAL und SPITZER einige Statistiken der damaligen Jahre. Die Zahlen der in den Polikliniken behandelten Fälle schwanken je nach den Autoren von 0,3—3% des Patientengutes. In unserer eigenen Poliklinik finden wir für die letzten 4 Jahre einen Anstieg von 7,1% auf 14,9%, wie aus folgender Tabelle ersichtlich ist.

Diese Zahlen zeigen, im Vergleich mit den vorhergenannten, daß hier Momente mitspielen, die der Erklärung bedürfen. Bei einer flüchtigen Untersuchung von 125 Patienten, die bei uns stationär behandelt wurden, fanden wir in 3 Fällen Warzen. Davon entfielen 2 auf Jugendliche. Die Zahl von 2,04% bedarf jedoch anhand eines großen Untersuchungsmaterials der Bestätigung, um als Richtlinie gelten zu können.

Tabelle. *Zahl der von 1955—1958 an der Universitätshautklinik Straßburg beobachteten Warzen*

Jahrgang	Neue Patienten	Plantar-Warzen	Andere Warzen	Verhornte Papillome	Spitze Condylome	insgesamt	%
1955	1746	97		21	7	125	7,1
		7	90				
1956	1518	92		10	7	109	7,2
		9	83				
1957	1621	110		26	7	143	9
		5	105				
1958	1400	188		16	7	211	14,9
		17	171				

Hat nun die Ansteckungsfähigkeit der Warzen zugenommen oder ist die menschliche Epidermis virusempfindlicher geworden ?

Altbekannt ist der Volksglaube, daß Warzen sich dann erst ausbreiten, wenn sie bluten. RAYER, der vergeblich Warzen zu überimpfen versuchte, beschreibt (Maladies de la Peau, 1835) das Auftreten einer linienartig angeordneten Reihe von Warzen nach Blutung einer einzelnen Warze auf dem Handrücken. Jedoch berichten die alten Autoren nur über wenige Beobachtungen und beschränken sich auf die klinische Unterscheidung von bedeutungsvolleren Hautefflorescenzen, z. B. der luischen Condylome (verrucae gallicae).

Autoinoculationen sind längst bekannt und insbesondere dann ersichtlich, wenn bei einer lang bestehenden, isolierten Warze in deren unmittelbarer Nachbarschaft eine Aussaat von Tochterwarzen entsteht, die sich dann ihrerseits weiterhin verbreiten und oft kleiner bleiben als die Mutterwarzen.

Es sind dies Fälle von der Art, wie sie bereits am Ende des 19. Jahrhunderts in Paris im Hôpital Saint-Louis von BESNIER, BROCQ, E. VIDAL, BALZER, DARIER zum Beweis der Autoinoculation den Studenten vorgezeigt worden sind [GÉMY: Ann. Derm. Syph. (Paris) **1889**, 92]. Die Wiener Schule mit HEBRA und KAPOSI lehnte jedoch zu der Zeit jegliche Übertragbarkeit der Warzen strikte ab. Die durch Kratzen oder Traumen strichweise angeordneten Warzen dürfen nicht mit einem Köbnerschen isomorphen Reizeffekt verwechselt werden, denn es handelt sich hier um eine wirkliche Übertragung.

Einige prägnante Geschichten über die Ansteckungsfähigkeit von Warzen, mündlich überlieferte oder aus der Literatur angeführte, finden sich in der Abhandlung von DUBREUILH [Pratique Derm. 4, 811 (1904)]. Es sollen nur einige hier kurz erwähnt werden.

Ein junges Dienstmädchen hatte zahlreiche Warzen an beiden Händen. Sie führte täglich 2 Kinder zur Schule, das älteste an der linken Hand, das jüngste an der rechten. Die zwei Kinder bekamen Warzen, jeweils an der Hand, an der sie vom Dienstmädchen geführt wurden.

Ein 44jähriger Mann beschneidet regelmäßig eine Warze an der Fingerkuppe des rechten Kleinfingers. Seit einiger Zeit leidet er an einer juckenden Dermatitis des äußeren Gehörganges. Er kratzt sich natürlich mit dem kleinen Finger. Bald wachsen 6 typische Warzen am Eingang des re. Ohres, einige mit filiformen Auswüchsen. Das linke Ohr bleibt normal.

PAYNE behandelt Warzen eines Knaben mit Salicylcollodium, und er erinnert sich, diese, nach Erweichung, mit seinem Daumennagel abgezwickt zu haben. Einige

Wochen später sieht er unter demselben Daumennagel eine Warze entstehen und nicht weit davon 2 andere.

Die französische Schule behauptet schon lange die auf klinischer Erfahrung beruhende Kontagiosität. Im Gegensatz hierzu, unter den herrschenden Ansichten von HEBRA und KAPOSI, interpretierte WOLFF an der Straßburger Klinik (zit. nach BERNA, s. u.) folgenden Fall:

„Ein 21 jähriges Mädchen, das sich im Gesicht mit dem Nagel wundgekratzt hatte, zeigte bald darauf eine Reihe von Warzen. Das Mädchen hatte zwar einige Warzen an den Händen, aber an eine Überimpfung darf hier nicht gedacht werden, da die gekratzte Stelle mit den Warzen nicht in Berührung kam oder doch nur mit der unversehrten Epidermisschicht derselben."

Wenn diese klinischen Beobachtungen die Infektiosität der Warzen vermuten ließen, so wurden sie jedoch erst mit den *experimentellen Übertragungsversuchen* bewiesen.

VARIOT gelang im Jahre 1894 als erstem eine Überimpfung einer vulgären Warze eines Kindes auf die Haut eines Mannes.

Jedoch muß ich hier den mit spitzen Condylomen gelungenen Übertragungsversuch von KRANZ erwähnen (Arch. klin. Med. 1866). Er war nämlich Assistent an der Klinik in München unter der damaligen Leitung von LINDWURM und beschäftigte sich sehr eingehend mit dieser Frage. Er überimpfte nicht nur das Blut der Condylome, sondern er excidierte Schleimhautpapillome und pflanzte sie an wundgelegte Stellen der Vaginalschleimhaut. Um sie hier festzuhalten, legte er einen Heftpflasterstreifen darüber und ließ alles so etwa 24 Std. liegen. 5 von seinen zahlreichen angestellten Versuchen sollen positiv ausgefallen sein. Die Arbeit von KRANZ fiel ganz in Vergessenheit, da sie energisch und endgültig von PETTERS (Vjschr. Derm. Syph. 1875, 255) widerlegt worden war.

Sehr zahlreiche Versuche, oft mit Mißerfolg, wurden seitdem veröffentlicht und die „Contagionisten" hatten im allgemeinen wenig Glück mit den Warzen.

Es soll hier die kleine Anekdote von dem elsässischen Arzt BERNA angeführt werden. Unter der Leitung von WOLFF, der damals den Lehrstuhl der Dermatologischen Klinik in Straßburg innehatte und unter dem Einfluß der in Paris herrschenden Meinung über die Ansteckungsfähigkeit der Warzen, versuchte BERNA im Jahre 1890 in 3 Fällen die Überimpfung von Warzen, zweimal auf seiner eigenen Hand. Seine Inaugural-Dissertation „Zur Contagiositätsfrage der Warzen und spitzen Condylome" ist eine regelrechte Beweisführung, daß diese nicht ansteckend sind. Nach mündlicher Überlieferung von meinem Vorgänger, Prof. ROEDERER, erschienen jedoch, nach der Veröffentlichung seiner Doktorthese, auf der Hand des jungen Arztes Warzen an allen Impfstellen.

JADASSOHN berichtete auf dem V. Deutschen Dermatologen-Kongreß im Jahre 1895 über 74 auf seiner eigenen Hand und auf der Haut seiner Volontärassistenten durchgeführte Überimpfungsversuche. Davon waren 33 erfolgreich. Er bewies damit definitiv die Ansteckungsfähigkeit der Warzen.

Wir übergehen die zahlreichen veröffentlichten Übertragungsexperimente. Sie bezeugen, daß die Inkubationszeit eine lange ist und nach TEMPLETON [Arch. Dermat. **32,** 102 (1935)] von 1 Monat bis zu 20 Monaten dauern kann. Sie beweisen auch, daß die Warzen mit den spitzen Condylomen (WAELSCH) und Papillomen (TUCCIO und COPPOLINO) in engster Verwandtschaft stehen. ULLMANN erbringt den Beweis für die durch dasselbe Virus erzeugte Kehlkopfpapillome.

Daß es sich um ein filtrierbares Virus handelt, wie es Ciuffo für die Warzen (1907) und Serra (1924) für die spitzen Condylome mittels Scarifizierung in die Epidermis eines berkefeldfiltrierten und sterilen Warzenbreies bewiesen haben, soll hier nicht weiter erörtert werden.

Bisher konnte aber dieses Virus, meines Wissens, weder auf der Chorionallantoismembran des Hühnereies noch auf Helazellkulturen sichtbar gezüchtet oder noch mit dem Elektronenmikroskop gesehen werden; dies obwohl sich mehrere Forscher, insbesondere E. Fischer, Siegel und Novy, sehr eingehend damit beschäftigt und zahlreiche Versuche durchgeführt haben. Jedoch zeigte kürzlich Meessen und Schulz in einem Kehlkopfpapillom intracytoplasmatische Einschluß-körperchen; andere Zellen hatten bei elektronenmikroskopischer Untersuchung elliptische Körperchen, die vollkommen ausgebildeten Viren entsprachen.

Warzen sind also ansteckungsfähig, und wie bei allen Infektions- oder Viruskrankheiten können unter Umständen Epidemien auftreten. So wurden kleine Warzenepidemien im Familienkreis oder in Schulen beobachtet, wie wir es selbst immer wieder in unserer Poliklinik feststellen konnten. Die Zunahme der Warzenfälle in den letzten Jahren hängt vielleicht von einem noch ungeklärten „génie épidémique“ ab, wie es der Bakteriologe Ch. Nicolle für zurückgehende oder Zukunftskrankheiten behauptet. Die zunehmende sportliche Betätigung spielt nach den statistischen Feststellungen von Rasmussen bestimmt bei den Sohlenwarzen eine Rolle.

In Wirklichkeit glauben wir, daß weder die Ansteckungsfähigkeit der Warzen zugenommen hat noch daß die menschliche Epidermis gegenüber dem Warzenvirus empfindlicher geworden ist. Warzen und Condylome gab es schon immer, nur wurde ihnen wenig Bedeutung zugemessen. Mit der Verbesserung der sozialen Verhältnisse und mit der Vermehrung der ärztlichen privaten und öffentlichen Beratungs- und Behandlungsstellen werden viel mehr Warzenfälle erfaßt. Die Einführung einer relativ schmerzlosen Warzenentfernung hat den Zulauf solcher Patienten in unserer Straßburger Poliklinik in den letzten Jahren bestimmt vergrößert.

Wir brauchen also, meines Erachtens, eine Warzeninvasion nicht zu befürchten. Es reicht dem Praktiker schon vollauf, wenn er mit ausgebreiteten, schmerzhaften Sohlenwarzen oder mit kosmetisch störenden planen Gesichtswarzen bei einem jungen Mädchen zu tun hat. Bevor das Kapitel der Therapie berührt wird, soll noch ein Wort über die in einigen Fällen unter Umständen delikate Diagnose gesagt werden.

2. Differentialdiagnose

Die Diagnose der Warzen bereitet im allgemeinen keine Schwierigkeiten. Typische vulgäre Warzen kann man kaum verkennen, trotzdem kann es vorkommen, daß die richtige Diagnose nicht gestellt wird. Eine solitäre, hyperkeratotische Warze kann in seltenen Fällen ein Fremdkörpergranulom, bewirkt durch ein traumatisch eingedrungenes Eisen- oder Glassplitterchen, oder einen Leichentuberkel vortäuschen. Die sog. weichen Warzen, d. h. die Zellnaevi, werden höchstens vom Laien oder in einem kosmetischen Institut als gewöhnliche Warzen behandelt. Bei einem Arzt ist dies ein grober Kunstfehler, denn er muß die Gefahr kennen, die eine unbedenkliche Therapie eines Pigmentnaevus in sich birgt.

Wir wissen, daß Warzen, je nach ihrem Sitz, eine vollkommen verschiedene Morphologie haben. An den Schleimhäuten, sei es an den Genitalien, an den Lippen oder an der Mundschleimhaut, wachsen sie papillomatös. In diesen Fällen soll der Arzt nach primären Warzen an den Händen oder nach solchen beim Partner fahnden.

Im Gesicht sind Warzen ebenfalls oftmals gestielt und papillomatös, jedoch stets hyperkeratotisch. Diese filiformen Papillome bestehen meist nur vereinzelt und sind mit Sicherheit durch dasselbe Warzenvirus hervorgerufen. Etwas ganz anderes scheinen hingegen die bei älteren Personen auftretenden Papillome der Hals- und Achselgegend zu sein. Sie können mit winzigen Mollusca fibromata verglichen werden. Ob auch diese virusbedingt sind, ist nicht bekannt. Die Literatur scheint sie nicht berücksichtigt zu haben.

Meistens handelt es sich aber im Gesicht um explosiv aufgetretene, multiple, juvenile, plane Warzen, wie man sie auch auf den Handrücken sieht. Wir wollen nicht alle Differentialdiagnosen aufzählen, sondern nur einige ganz spezielle erwähnen. Bei der Darierschen Krankheit kann man evtl. an den Fingern und Handrücken den planen Warzen ganz ähnliche Efflorescenzen antreffen. Auch histologisch soll bei ihnen die typische Acantholyse oder Dyskeratose fehlen.

Ebenfalls schwierig scheint die Differentialdiagnose mit der verruciformen Epidermodysplasie von LUTZ und LEWANDOWSKY zu sein; besonders dann, wenn die planen Warzen sich auf der Körperoberfläche exanthematisch ausgebreitet haben, wie bei den schon 1895 von J. JADASSOHN bei Patienten mit Scabies oder mit Ekzem beschriebenen Fällen. Kürzlich veröffentlichten HERMANS und NATER ähnliche Fälle. Soll die Verrucosis generalisata von HOFFMANN und KOGOJ von der verruciformen Epidermodysplasie LUTZ-LEWANDOWSKY abgetrennt werden?

JABLONSKA und MILEWSKI betrachten dieses Problem eingehend anhand von 4 Fällen und ziehen den Schluß, daß lang bestehende generalisierte flache Warzen das Bild der verruciformen Epidermodysplasie annehmen und klinisch sowie histologisch die gleiche Struktur aufweisen. Die Vacuolisierung der Zellen hätte nur quantitativen Charakter. Mittels Auto- und Heteroinoculationen suchen JABLONSKA und FORMAS den Beweis zu erbringen, daß die verruciforme Epidermodysplasie nichts anderes als eine generalisierte Form der Warzen darstellt.

Die Grundlagen, auf die sich die Diagnose Epidermodysplasia verruciforme stützt, sind: 1. das klinische Bild: symmetrische, generalisierte, flache Warzen; 2. das histologische Bild: Vacuolisierung der Epidermiszellen; 3. Beginn der Krankheit im Kindes- oder Pubertätsalter; 4. familiäres Vorkommen bei oft blutsverwandten Eltern; 5. Therapieresistenz und langes Bestehen ohne wesentliche Veränderungen; 6. Entwicklung maligner Tumoren.

Persönlich glauben wir, anhand von 2 Fällen, die ich hier erwähnen möchte, daß viele Fälle von verruciformer Epidermodysplasie Fehldiagnosen sind und den generalisierten Warzen zugezählt werden sollten. Solch ein Fall wurde vor Jahren der Dermatologischen Gesellschaft in Straßburg vorgestellt.

19jähr. Mädchen, ohne besondere Familienanamnese, hat seit 4 Jahren Efflorescenzen im Bereich der linken Fußknöchelgegend und 1 Jahr später am ganzen Bein. Seit $1\frac{1}{2}$ Jahren treten die gleichen Erscheinungen auch rechts und bald darauf an den Handrücken und an der Stirne auf. Neue Efflorescenzen erscheinen auch weiterhin. Histologisch sieht man wabig-schaumige Epidermiszellen. Kritisch betrachtet fehlen jedoch fast alle Zeichen einer verruciformen Epidermodysplasie, und die Vacuolisierung der Zellen kann sich auch bei vulgären Warzen mit der eigenartigen Hornmarkbildung von Unna finden.

Diesem Fall möchte ich den von meinem Kollegen Beurey auf dem «X. Congrès des Dermatologistes de Langue Française» in Algier vorgezeigten Fall gegenüberstellen.

Es handelt sich um 2 erwachsene Brüder, welche seit der Kindheit scheinbar von planen Warzen an den Handrücken, an den Knien und an der Bauchhaut befallen sind. Bei beiden findet man denselben histologischen Befund von eigenartig veränderten hellen Zellen in der Epidermis. Bei einem der 2 Brüder bestehen außerdem mehrere Efflorescenzen im Bereich der Gesichtshaut, wovon einige degenerativ entarteten.

Wenn die verruciforme Epidermodysplasie wirklich existiert, so sind diese Beobachtungen von Beurey überzeugend.

Bei der Erörterung dieser schwierigen Fälle möchte ich noch ein Wort über die Acrokeratosis verruciformis Hopf hinzufügen. Wenn man dieses Krankheitsbild sieht, so denkt man, obwohl manche Efflorescenzen sehr warzenähnlich aussehen, nicht mehr an wirkliche Warzen. Außerdem bleibt der Ausschlag auf Hand- und Fußrücken sowie auf Unterarme und Unterschenkel beschränkt. Es sind warzenartige Papeln, die jedoch bald zu einer flächenhaften und einheitlichen Hyperkeratose zusammenfließen. Histologisch besteht keine Vacuolisierung der Zellen und lediglich eine mächtige Hyperkeratose. Die Verrucosis generalisata Siemens könnte mit der Acrokeratosis verruciformis Hopf übereinstimmen.

Dies mußte alles vorausgeschickt werden, denn bei der verruciformen Epidermodysplasie und bei der Acrokeratosis verruciformis versagt jede Therapie, während wir bei generalisierten Warzen günstige Erfolge erzielen konnten.

Hinsichtlich ihrer Behandlung müssen die Plantarwarzen erwähnt werden, denn es gibt ähnliche Hyperkeratosen, die zu Fehldiagnosen verleiten. Im allgemeinen sind die Plantarwarzen leicht zu erkennen. Durch die Druckverhältnisse nehmen sie oft ein anderes Aussehen als die vulgären Warzen an. Sie sind nicht mehr prominent, sondern in der dort mächtig verdickten und verhornten Epidermis wie eingegraben. Entweder gleichen sie den von Jadassohn als Mosaikwarzen bezeichneten Gebilden mit horizontal im Zentrum eingedrückten und eingekerbten, von einem breiten normalen Hornring umgebenen hornigen papillomatösen Massen — die Diagnose ist hier augenscheinlich —, oder sie gleichen den von Melchior-Robert beschriebenen Brunnenwarzen. Sie zeigen oberflächlich nur einen kleinen, von einem Hornring umgebenen, zentralen Hornkegel, der mehrere Millimeter tief mit dem scharfen Löffel ausgehöhlt werden kann. Ein Hühnerauge dagegen zeigt einen mit der Spitze nach innen gerichteten Hornstachel und pflegt außerdem speziell an den Streckseiten der Zehen lokalisiert zu sein. Seltenere Krankheitsbilder wie umschriebene plantare Hyperkeratosen vom Typus Brauer-Buschke oder Mantoux könnten diskutiert werden. Wichtiger erscheint mir die Erkennung einer gewöhnlichen chronischen und schmerzhaften Schwiele, welche auch, wie gruppierte Plantarwarzen, gewöhnlich an den Druckstellen lokalisiert ist. Die Hyperkeratose eines Callus ist meistens mehr ausgebreitet. Sollte man kleine, schwarze, warzenverdächtige Pünktchen sehen, so muß man mit einem Rasiermesser die oberflächigen Hornmassen vorsichtig abtragen, um festzustellen, ob die schwarzen Pünktchen nur eingeritzte Staub- oder Fremdkörperpartikel oder wirkliche, tief gelegene, thrombosierte Blutgefäßchen sind. Meistens erkennt man dann auch die papillomatösen, zusammengepreßten warzigen Hornbildungen. Die Schwielen sprechen auf keine Warzenbehandlung an, und die Röntgenbestrahlung könnte sogar nachteilig werden.

3. Therapie

Eine von vornherein zu berücksichtigende Eigenschaft der Warzen ist die Tatsache ihrer *Spontanheilung*. Dieses scheint sogar im allgemeinen die Regel zu sein, wenn man den Verlauf der positiven Impfresultate verfolgt und nach etwa 6 Monaten die Abflachung und das Verschwinden der Warzen, manchmal innerhalb weniger Tage, beobachtet. Dies ist insbesondere der Fall bei älteren Versuchspersonen, so daß die Existenz eines besonders bei Kindern günstigen Terrains für Warzen erwogen worden ist. Bei letzteren bleiben Warzen oft mehrere Jahre lang bestehen.

Ob diese Spontanheilung immunologisch bedingt ist, wie dies HALBERSTAEDTER und LEWANDOWSKY annahmen, ist unbekannt. BIBERSTEIN konnte allerdings serologisch keine Antikörper nachweisen.

Spontanheilungen sollen uns erstens in der Beurteilung neuerer Behandlungsmethoden Zurückhaltung auferlegen und zweitens kritisch gegenüber allen denjenigen Behandlungsmethoden machen, die eine starke Narbenbildung verursachen. Wenn Warzen nämlich spontan abheilen, so geschieht dies ohne jegliche Narbenbildung; eine vorübergehende kosmetische Störung soll nicht durch eine bleibende ersetzt werden.

Wichtig erscheint mir, daß Spontanheilungen unter Umständen therapeutisch eingeleitet werden können. Es kommt vor, daß die Zerstörung der Mutterwarze allein das Verschwinden der Tochterwarzen zur Folge hat. Auch wurde beobachtet, daß bei Herannahen des Weihnachtsabends oder der Ferienzeit Warzen spontan abheilten. Diese Tatsache zwingt uns dazu, etwas näher auf die Suggestionsbehandlung einzugehen.

Die *Suggestionsbehandlung* der Warzen ist seit BROCQ und BR. BLOCH bekannt. Nach BONJOUR sind nicht nur Warzen, sondern auch spitze Condylome durch Suggestionstherapie beeinflußbar. Der Mechanismus wäre nach diesem Autor ein vom Zentralnervensystem ausgehender

Reflex, der über das sympathische Nervensystem die Zirkulationsver-
hältnisse beeinflußt. Um dies zu erreichen, können die verschiedensten
Mittel angewendet werden: Bepinseln der Warzen mit eindrucksvollen
Farben (Carbolfuchsinlösung, Methylenblau, Lichtgrün), Pseudo-Rönt-
genbestrahlung mit einer mächtigen Apparatur, Einspritzungen von
physiologischer Kochsalzlösung, wobei gleichzeitig der Wert dieser neuen
Injektionsbehandlung hervorzuheben ist. Es hängt natürlich viel von der
Begabung des betreffenden Arztes ab. Persönlich haben wir uns oft bei
Kindern als großen Warzenfeind kundgegeben; nicht dem kleinen Patienten, sondern der Warzenmutter wollten wir mit dem Galvanokauter eine
tüchtige, schmerzhafte Belehrung geben, damit dann alle jungen Warzen,
nach Zerstörung der ältesten, von selbst verschwänden. Ich muß zugeben,
daß trotz einer langen Vorbereitung mit Worten ein positives Resultat
nur selten zu verzeichnen war. Die Schmerzempfindung dient dazu, den
jungen Patienten psychisch zu beeinflussen. Miescher berichtete über
eine Heilung von Warzen bei einem Kind durch Berühren mit dem Rasier-
pinsel des Vaters, vor dem der kleine Patient einen tiefen Ekel empfand.
Dasselbe Gefühl mag wohl bei der Heilung von Warzen durch Schnecken-
schleim oder Euphorbiensaft mitwirken.

Auch Gruppensuggestionen dürften eine Rolle spielen. Ich erinnere
mich an vier 6—10jährige Waisenkinder, die gemeinsam unsere Poli-
klinik besuchten. Sie hatten zahlreiche Warzen an den Händen, und die
Leiterin des Waisenhauses befürchtete eine allgemeine Warzenepidemie.
Um den Kindern die Prozedur der schmerzhaften, damals noch angewendeten Galvanokaustik zu ersparen, wurden alle Warzen mit einem
Kohlensäurestift betupft. 14 Tage oder 3 Wochen später waren, zu
meiner großen Verwunderung, die Warzen bei allen Kindern geheilt.
Der Dorfarzt eines Vogesenortes verschrieb einem Leberleidenden
Methionintabletten. Nach 4 Tagen teilte der Patient dem Arzt mit, daß
seine Warzen, gegen die er schon die verschiedensten Behandlungsver-
suche stets erfolglos unternommen hatte, zusehends kleiner geworden
seien. 8 Tage später waren die Warzen völlig verschwunden. Auf dies
hin schickte die Krankenschwester dem Arzte mehrere verzweifelte
Warzenfälle, und, wie erwartet, heilten alle mit 1—2 g Methionin pro die
innerhalb von ungefähr 8 Tagen ab. Eine Bedingung für diese Heilungen
scheint das besondere psychologische Klima dieser kleinen Ortschaft
gewesen zu sein, denn Methionin an anderen Orten oder an Universitätskliniken verwendet, blieb ohne Wirkung.

Bei diesen Suggestionsheilungen spielt das Nervensystem bestimmt
eine Rolle. Schwer verständlich bleibt uns allerdings die Erklärung dieser
Erfolge. Vielleicht spielt hier etwas ähnliches wie in den Experimenten
von Gastinel mit, bei denen die örtliche Resistenz gegenüber der
Pallidainfektion durch Reizung des sympathischen Nervensystems verändert wird.

Spontan- und Suggestionsheilungen machen es uns wirklich schwer,
den genauen Wert einer Therapie richtig einzuschätzen. Leider bleiben
Warzen manchmal jahrelang bestehen, und so muß sich der Praktiker
doch zu einer aktiven Behandlungsmethode entschließen. Die so zahl-

reichen diesbezüglichen Heilverfahren zeigen jedoch, daß keine Methode wirklich optimal ist. Es ist unmöglich, alle hier aufzuzählen. Ich werde deshalb nur diejenigen herausgreifen, die ich selbst erprobt habe.

Man kann die verschiedenen Behandlungsmethoden in operative und nichtoperative einteilen:

Zu den *nichtoperativen Verfahren* kann zuerst die indirekte, funktionelle *Röntgenbestrahlung* der vasculären sympathischen Stränge nach GOUIN und BIENVENUE gezählt werden. Je nach Sitz der Warzen werden die Achselgegenden für Warzen der Ellenbogen, die Ellenbeugen für Warzen der Hände, die Inguinalgegenden für Warzen der Knie und die Kniekehlen für Plantarwarzen bestrahlt. Unsere Apparatur (Théraplix 110) hat, unter 90 kV, eine HWS von 0,08 mm Al. Wir bestrahlen ohne Filter mit 24 cm Focus-Hautabstand. Das Bestrahlungsfeld hat ungefähr einen Durchmesser von 8 cm. Die Dosis beträgt 120 r zweimal gegeben in 3 tägigem Abstand. Ein Lokalisator ist nicht unbedingt nötig. Mit diesem einfachen Verfahren haben wir gute Erfahrungen sammeln können.

Zahlreiche *Medikamente* können innerlich verabreicht werden. Klassisch sind die Magnesiumsalze, die seit DELBET einen zellwucherungshemmenden und anticancerösen Effekt haben sollen. Oft verschreibe ich das harmlose Magnesia usta, das messerspitzenweise oder, bei Obstipation, kaffeelöffelweise 3 mal pro Tag eingenommen wird. Dieses nebensächliche Hilfsmittel wird besonders im letzteren Falle gern eingenommen. Mit wöchentlichen intramuskulären Einspritzungen einer Jod-Wismut-Quinin-Verbindung in Form eines roten Salzes in Ölaufschwemmung (franz. Spezialpräparat «Quinby») konnte ich in mehreren Fällen die unästhetischen planen Gesichtswarzen bei jungen Frauen spurlos zum Verschwinden bringen. Aber wenn der Erfolg noch nicht nach der dritten Injektion sichtbar ist, so scheint es zwecklos, diese Therapie weiter fortzusetzen. Kürzlich wurde mir von HAYNES aus Akron (Ohio) mündlich mitgeteilt, daß plane Warzen in den USA durch orale Verabreichung von Chloroquin rasch abgeheilt seien. Ich übergehe die zahlreichen Mittel wie Arsen, Quecksilber, Thuyaextrakte, Aureomycin, Chloropromazin, die Bibersteinschen Warzenextrakte usw., da ich hier keine persönliche Erfahrung besitze.

Örtlich anwendbare, harmlose Mittel scheinen als erste Probebehandlung immer angezeigt, da sie ohne Narbenbildung zum Ziele führen können. Zahlreiche Warzenkräuter sind volkstümlich (Euphorbia heliscopia L., Chelidonium majus, Latex des Feigenbaums). Thuyatinktur 10%ig in adeps suillus hat nach meiner Erfahrung nicht mehr Erfolg als eine von mir bei planen Warzen oft verordnete 3%ige Salicyl-Resorcin-Creme, mit der ich recht gute Resultate erzielen konnte. Podophyllinharz in 10—25%iger alkoholischer Lösung hat bereits kaustische Eigenschaften, insbesondere dann, wenn es im gleichen Prozentsatz in Salbengrundlagen inkorporiert zur Anwendung gelangt. Bei spitzen Condylomen ist die Wirkung, im Gegensatz zu derjenigen bei Warzen, sehr intensiv. Oft werden nur 2—3 8stündige Applikationen innerhalb von

3 Tagen benötigt, um Feigwarzen zum Eintrocknen zu bringen. Jedoch muß die Genitalschleimhaut mittels Zinkpaste abgedeckt werden.

Erst bei Versagen der konservativen Therapie wird man *operative Methoden* anwenden.

Grundsätzlich müssen alle papillomatösen und epithelialen Fortsätze entfernt oder zerstört werden, da die Zellen des Stratum Malpighii das Virus beherbergen. KYRLE und LIPSCHUETZ haben Einschlußkörperchen gesehen, die später von BLANK, BUERK und WEIDMANN genauer beschrieben wurden. Die Feulgen-positiven Einschlußkörperchen haben wir selbst niemals mit Sicherheit identifiziert. Sie können leicht mit Keratohyalinmassen der abnorm verhornenden Zellen verwechselt werden. Um diese wuchernde Viruskrankheit der Epidermis zu beseitigen, muß man besonders auf die tief in das Coriumgewebe eindringenden Wurzeln achten. Sie werden ihrerseits begleitet von mächtig ausgezogenen, sehr gefäßreichen Papillen. Unter den Behandlungsmethoden dürften uns besonders diejenigen interessieren, die einerseits diese Blutversorgung hemmen und andererseits die ganze Warze von der Cutisbasis blasig abheben.

Destruktive Methoden sind chemische Ätzmittel, chirurgische Maßnahmen, Radium oder Röntgenbestrahlungen und schließlich die Cryotherapie.

Chemische Ätzmittel (Höllensteinstift, Trichloressigsäure, rauchende Salpetersäure, Essigsäure, Chromsäure usw.) werden in unserer Klinik nicht angewendet, da sie sehr oft zu einer hypertrophischen Narbenbildung führen. Jedoch kann man für die Sohlenwarzen, um eine Operation zu vermeiden, ein 40%iges Salicylpflaster empfehlen. Alle 2—3 Tage werden mit dem scharfen Löffel die erweichten Hornmassen entfernt. Diese Methode kann mit Kohlensäureschneeapplikationen verbunden werden. Gewöhnlich wird man so in 3 Wochen mit einer Sohlenwarze fertig.

Die operativen Maßnahmen stellen bestimmt die radikalste Methode dar; sie führen auch zu raschesten Heilungen. In jedem Falle muß, gleichgültig, ob es sich nun um eine Curettage mit dem scharfen Löffel, um Kaltkaustik oder Galvanokaustik oder um einen wirklichen chirurgischen Eingriff handelt, wenn die Warze über 2 mm groß ist, eine örtliche Betäubung vorgenommen werden. Die Vereisung mit Chloräthyl reicht aus, wenn die Excochleation mit dem scharfen Löffel nur einige Sekunden dauert; wenn nicht, so muß eine Infiltrationsanaesthesie durchgeführt werden. Dabei muß man berücksichtigen, daß an den Fingern der Zusatz von Adrenalin einen groben Kunstfehler bedeutet.

Wenn die Warze mit der Curette ausgekratzt wird, soll der Wundgrund noch mit dem Galvanokauter zur Sicherheit und Blutstillung verschorft werden, jedoch ist bekanntlich bei Chloräthylvereisung Vorsicht geboten, da Explosionsgefahr besteht.

Der Galvanokauter kann auch allein benutzt werden: entweder das flache Messerchen zur Umschneidung einer größeren Warze oder die dunkelrot erhitzte Spitze für kleine Warzen. Es ist dies das schnellste Verfahren, bei zahlreichen Warzen jedoch nur unter Allgemeinanaesthesie durchführbar.

Die negative Elektrolyse ist elegant, aber hinter den neueren Methoden zurückgetreten, da sie viel Zeit benötigt.

Die *Kaltkaustik*, insbesondere die Funkenbehandlung, haben wir
längere Zeit hindurch bei großen Warzen angewendet, und dies oft ohne
Lokalanaesthesie. Eine feine, evtl. oberhalb der Spitze isolierte Nadel,
z. B. eine Diathermieepilationsnadel, wird in die Basis der vorher des-
infizierten Warze eingestochen. Der Stromkreis wird dann für den Bruch-
teil einer Sekunde geschlossen, um die versorgenden Gefäße zu koagu-
lieren. Es genügt für den Erfolg, wenn die Warze wie durch einen Blitz
erhellt wird. Die nächsten Tage trocknet die Warze ein und stößt sich
nach etwa 14 Tagen ab. Sollte eine Infektion auftreten, muß die Warze
mit dem scharfen Löffel entfernt werden, um eine Lymphangitis zu verhüten. Wir haben diese Behandlungsweise aufgegeben, da wir von
2 Tetanusfällen Kenntnis bekamen.

Bei Plantarwarzen ist die Infektion noch sorgsamer zu vermeiden.
Hier verschorfen wir das Warzengewebe durch Elektrokoagulation gänzlich. Um genau die ganze Warze zu entfernen, wird abwechselnd koagu-
liert und der Schorf mittels einer Curette abgekratzt. Eine peinliche
Sterilität ist erforderlich, auch bei den nachfolgenden Verbänden. Bettruhe während mindestens 10 Tagen ist angezeigt.

Eine echte *chirurgische Entfernung* der Warzen wird selten von
vornherein durchgeführt, es sei denn, daß es sich um ganz spezielle Fälle,
meistens Sohlenwarzen, handelt; z. B. große, über 7 mm breite Warzen
oder solche, die von verschiedenen Praktikern erfolglos behandelt wurden
und durch Ulcerationen oder Radiumnekrose kompliziert sind, oder
jahrelang bestehende, schmerzhafte und therapieresistente Warzen.
Diese chirurgischen Eingriffe werden meist nicht mehr vom Dermatologen
durchgeführt. DUFOURMENTEL und MOULY besprechen Indikationen und
Technik dieser Methoden. Über die Entfernung der Sohlenwarzen mittels
der Kromeyerschen Stanze haben wir keine Erfahrung.

Die direkte *Röntgenbestrahlung* gehört ebenfalls zu den operativen
Methoden und soll hier erwähnt werden. Viele Dermatologen und insbesondere DEGOS lehnen die Röntgentherapie der Warzen strikt ab.

Es ist zwar für den Patienten eine der angenehmsten Methoden, jedoch ist der Erfolg sehr wechselnd, und wenn die Dosierung nicht genau
eingehalten wird, tritt nicht selten ein Röntgenschaden auf. Dies ist
meistens der Fall bei Patienten mit rezidivierend auftretenden Warzen.
Da ihnen der Arzt eine neue Röntgenbestrahlung abschlägt, suchen sie
einen anderen auf, ohne diesen von der bereits vorgenommenen Röntgenbestrahlung zu unterrichten. Die Röntgendosis ist an die Apparatur gebunden. Wir verwenden meistens für Sohlenwarzen die Chaoulsche
Technik mit Philippsapparatur. Bei 45 kV mit 1 mm Al-Filter werden
2 mal 1000, dann 500 r in 4 tägigem Abstand oder 2500 r einmalig verabreicht. Es scheint uns die einzige Indikation der Röntgenstrahlen zu
sein. Eventuell, bei gut isolierten Warzen der Hände, insbesondere
periungualen, bestrahlen wir mit derselben Apparatur und mit der gleichen
Dosis, aber ohne Filter, d. h. mit einer HWS von 0,3 mm Al. Nach 2 bis
3 Wochen verschwinden die Warzen narbenlos in ungefähr 80% der Fälle.

Im Falle eines Rezidivs darf allerdings keine Röntgenbestrahlung mehr durchgeführt werden. Die röntgengeschädigte Haut braucht einige Monate zur Erholung, erst dann darf ein operativer Eingriff erfolgen.

Die *Cryotherapie* dürfte die eleganteste Behandlung der Warzen sein. Dieser Ansicht ist auch Delmotte nebst Mitarbeitern. Die Kohlensäurestiftbehandlung nach Lortat-Jacob ist schon lange Zeit bekannt. Eine besondere Apparatur ist nicht notwendig; der Kohlensäureschnee wird in einem beliebig dicken Röhrchen zu einem festen Stift zusammengepreßt. Je nach der Dicke der Warze wird dieser Stift von 5 sec für kleine, bis zu 3 min lang für die Sohlenwarzen mit festem Druck aufgetragen. Am unangenehmsten ist das Auftauen der eingefrorenen Warzen. Es bildet sich in den nächsten Stunden ein Ödem, und am Tage darauf ist die Warze blasig von der Cutis abgehoben.

Derselbe Vorgang liegt der Methode mit flüssigem Stickstoff zugrunde, die von Zierz und Endres in die Therapie eingeführt und durch Duperrat, Basset und Carvin in Frankreich bekannt geworden ist. Mit dem Stickstoff erreichen wir bis $-195°$ C (mit Kohlensäureschnee nur bis $-70°$ C); die Einfrierung des Gewebes ist deshalb viel intensiver. Man erhält Stickstoff in langhalsigen, offenbleibenden, isolierten Behältern. Er wird von Betriebswerken für flüssigen Sauerstoff geliefert und hält sich ungefähr 24 Std. lang. Zum Gebrauch wird eine ausreichende Quantität in eine Dewarsche Flasche umgegossen. Mit 20 cm langen, an der Spitze mit Watte umwickelten Holzstäbchen wird der flüssige Stickstoff auf die Warze gebracht. Ein Kontakt von $1-10$ sec, je nach der Größe der Warzen, ist ausreichend. Am nächsten Tage ist die Warze durch eine meist hämorrhagische Blase abgehoben. Sie trocknet langsam ein, und die Warze schrumpft zu einem trockenen, braunen, schwarzen Schorf und fällt gewöhnlich nach 3 Wochen ab, ohne eine auffällige Narbe zu hinterlassen. Größere Warzen benötigen oft mehrere Sitzungen. Eine Infektion der Blase, die eine Ausschneidung und antiseptische Behandlung nötig machen würde, kommt selten vor. Wenn auf dem so ausgeschnittenen Warzengrunde noch einige verdächtige, papillomatöse Wucherungen sichtbar sind, so kann man diese, nach Betupfen mit Bonainscher Lösung (Acid. carbolic., Menthol., Cocain. zu gleichen Teilen) mit dem Galvanokauter schmerzlos abbrennen.

Bei der Auswahl der jeweils optimalen Methode können folgende Richtlinien gelten: Narben und vor allem eine Röntgendermatitis verhüten, Schmerz meiden, Arbeitsunfähigkeit einschränken; je nach dem Sitz, der Zahl und der Größe der Warzen wird eine der angegebenen Behandlungsmethoden bevorzugt.

Zur *Verhütung von Warzen* sollte zumindest z. B. das Lehrpersonal in Schulen und das Pflegepersonal in Krankenhäusern warzenfrei sein. Bei den ärztlichen Untersuchungen in den Schulen sollten auch die Warzen nicht vergessen werden, insbesondere bei Verschickung von Kindern in Ferienkolonien. Rasmussen geht sogar so weit, dem Träger von Plantarwarzen den Zutritt in öffentliche Turnhallen und Badeanstalten zu verbieten. Dies ist schwer durchzuführen, und es ist letzten

Endes auch nicht sichergestellt, daß damit eine ausreichende Prophylaxe zu erreichen ist.

Am Ende unseres Referats möchten wir noch hervorheben, daß wir bei der Literaturdurchsicht durch die so verschiedenartigen und zahlreichen Behandlungsmethoden geradezu verblüfft waren. Dies ist genau das Problem, das mein Freund Marchionini besprechen wollte: wie sollen Warzen behandelt werden? Ich habe Ihnen unsere Erfahrungen an der Straßburger Klinik wiedergegeben. Aber jedem Arzt bleibt, je nach seinem Wissen, nach seinen Mitteln und nach seiner Charaktereinstellung die Warzenbehandlung frei, da eine allgemein gültige Norm noch keineswegs existiert.

Aus der Dermatologischen Klinik und Poliklinik der Universität München
(Direktor: Prof. Dr. A. Marchionini)

Differentialdiagnose und Therapie aphthöser Krankheiten der Mundschleimhaut

Von

Theodor Nasemann

Im Bereich der Schleimhaut von Lippen, Zunge und Wangen kommen Aphthen sehr häufig vor, neigen oft zu Rezidiven, sind vielfach nur symptomatisch zu beeinflussen und besitzen verschiedene, zum Teil unbekannte Ätiologie. Dies sind vermutlich die Ursachen dafür, daß — wie Schuermann (1958) es betont hat — „die Bezeichnungen „*Aphthe*" und „*aphthös*" in Praxis und Literatur ziemlich willkürlich und vielfach ohne Kenntnis der Materie in allen möglichen Zusammenhängen angewandt werden". Nach Schuermann (1958) können die Aphthen morphologisch-klinisch als „entzündliche, herdförmig in Ein- oder Mehrzahl auftretende, gegebenenfalls disseminierte croupöse (pseudomembranöse) Efflorescenzen der Schleimhäute, meist nur bis zu etwa Linsengröße, von rundlicher oder ovaler Begrenzung mit einem oberflächlichen, gelblich-weißen oder grauweißen Belag" definiert werden. Diese Veränderung entsteht auf geröteter, unterschiedlich stark ödematöser, auch infiltrierter Unterlage. Der gelblich-weißliche Belag kommt durch fibrinöse Exsudation in bzw. unter das oberflächlich nekrotisierte Epithel zustande. Schuermann (1958) zählt zu den wichtigsten Aphthenkrankheiten:

1. die Maul- und Klauenseuche,
2. die Stomatitis aphthosa,
3. das Aphthoid Pospischill-Feyrter,
4. die chronisch-rezidivierenden Aphthen,
5. die solitären metastatischen Aphthen und
6. den Trisymptomenkomplex von Hulusi-Behçet.

Am häufigsten begegnet man in der Praxis der Stomatitis aphthosa und den chronisch-rezidivierenden Aphthen. Diesen beiden Krankheiten soll daher sowohl im diagnostischen als auch im therapeutischen Teil besondere Aufmerksamkeit geschenkt werden.

Neben den bereits genannten aphthösen Erkrankungen gibt es noch einige weitere, die seltener beobachtet werden. Es sind dies:

1. die chronisch-rezidivierende Aphthosis [HAENSCH (1953)] bzw. die mit dieser Erkrankung vermutlich identischen Krankheitsbilder der Aphthosis Neumann und der Aphtose Touraine (Aphthosis) sowie

2. die Bednarschen Aphthen.

Außerdem können mehrere Infektionskrankheiten als Teilmanifestationen aphthöse Veränderungen im Bereich der Mundschleimhaut hervorrufen, so z. B.:

1. der Zoster,
2. der zosteriforme Herpes simplex (z. B. am Gaumen),
3. Varicellen.

Bei diesen 3 Viruskrankheiten gehen den aphthösen Erscheinungen andere Primärefflorescenzen voraus, oft bestehen nebeneinander Veränderungen in verschiedenen Entwicklungsstadien, wie z. B. bei den Varicellen. Die erosiven Veränderungen an der Mundschleimhaut und den Lippen beim Erythema exsudativum multiforme, beim Pemphigus vulgaris und die sagokornartigen Bläschen bei der Herpangina Zahorsky entsprechen nicht mehr der Schuermannschen Aphthen-Definition. Oft aber geht dem Erythema exsudativum multiforme um 5—10 Tage ein Lippenherpes oder eine Stomatitis aphthosa voraus. Uns gelang es oft, von diesen „Prä-Eruptionen" das Herpes simplex-Virus zu isolieren.

Eine Reihe von Syndromen, die mit Ausbildung von Aphthen einhergehen und in der Literatur mit verschiedenen Namen belegt wurden, dürften wahrscheinlich untereinander identisch sein: die Baadersche Dermatostomatitis, die Conjunctivitis et Stomatitis pseudomembranacea, die pluriorificielle Ektodermose von FIESSINGER und RENDU, das Mucosal respiratory Syndrom, das Syndroma muco-cutaneo-oculare acutum Fuchs und das Stevens-Johnson-Syndrom. Diese wohl nur graduell unterschiedlichen Syndrome werden von zahlreichen Autoren noch immer streng von der Reiterschen Krankheit und dem Symptomenkomplex von HULUSI BEHÇET abgetrennt. TOURAINE (1941) jedoch unternahm es, die oben genannten Syndrome einschließlich der Reiterschen und Behçetschen Krankheit sowie das Ulcus vulvae acutum, die Neumannsche Aphthose, das Syndrom von WEEKERS-REGINSTER, das Anogenitalgeschwür von WELANDER und das Ulcus crenatum vulvae von KUMER synoptisch zu einer großen Krankheitseinheit zusammenzufassen. Die Konzeption TOURAINEs hat vieles für sich, u. a. hat BEHÇET ihr beigestimmt, bewiesen ist sie aber noch nicht, vor allem nicht die pathogenetische Hypothese von der aphthösen Septicämie und dem Virus-Erreger, der dem Herpes-Virus nahestehen soll. Die von mehreren Autoren bisher veröffentlichten lichtoptischen Elementarkörperchen-Befunde beweisen vorerst nichts. Bei Ausstrichfärbungen sind zahlreiche Irrtümer möglich. Erst viele miteinander in Einklang zu bringende

Ergebnisse bei der Isolierung in Gewebekulturen, der Ausfall der Neutralisationstests mit Patientenseren (beweisender Titeranstieg), elektronenoptische und ultrahistologische Resultate vermögen eine vermutete Virusätiologie zu bestätigen. TOURAINE (1941) argumentiert, daß neben oligosymptomatischen bzw. abortiven Formen auch generalisierte vorkommen im Sinne der «Grande aphtose», bei der zahlreiche Organe (Haut, Schleimhaut, Gelenke, Auge, Nervensystem, Herz, Lunge, Pleura) befallen werden können. Trifft dies zu, so entfallen viele bisher als gesondert betrachtete Krankheitsbilder. Wie SCHUERMANN (1958) ausführt, dürfte sich dann nicht nur für unser Fach, sondern auch „für die Innere Medizin eine ‚neue‘ große Krankheit zur Beachtung anbieten".

Doch wenden wir uns nach diesen einleitenden Definitionen und den terminologischen Daten der Differentialdiagnose der Aphthenkrankheiten zu!

Am häufigsten steht man in der Praxis vor der Aufgabe, die *habituellen bzw. chronisch-rezidivierenden Aphthen* von der Gingivostomatitis herpetica bzw. Stomatitis aphthosa abzutrennen. Die habituellen Aphthen sind im Gegensatz zu denen der Stomatitis aphthosa nicht infektiös. Ihre Ätiologie ist unbekannt. Sicher ist, daß sie nicht durch das Herpes simplex-Virus verursacht werden. Prädestiniert für den Befall mit diesen Aphthen sind vasolabile, leicht erschöpfbare, „nervöse" Menschen, vor allem dann, wenn gleichzeitig Störungen seitens des Magen-DarmTraktes vorliegen, z. B. Diarrhoen, Ulcera des Magens und des Duodenums, Darmträgheit oder Colitis membranacea. Im angelsächsischen Schrifttum findet sich die charakteristische Bezeichnung «*Dyspeptic ulcers*» für die habituellen Aphthen. Kombinationen des Leidens mit allgemeinen vegetativen Störungen, dysmenorrhoischen Beschwerden sowie mit Psychopathien sind häufig. Mehrfach beschrieben ist ein familiäres Auftreten der Krankheit, das sich z. T. über 4 Generationen erstrecken kann. SCHUERMANN (1958) nimmt einen unregelmäßig dominanten Erbgang als wahrscheinlich an.

Für die Diagnose der chronisch-rezidivierenden Aphthen sind vor allem zwei Merkmale von Bedeutung: Die meist sehr lange Anamnese und der chronische, immer wieder zu Rezidiven führende Ablauf, der oft Zusammenhänge mit bestimmten Auslösefaktoren erkennen läßt. Es gibt Verläufe über viele Jahre, sogar mehrere Jahrzehnte. Es sind Fälle beobachtet worden, die bei jeder Menstruation jahrzehntelang einen neuen Schub von habituellen Aphthen aufwiesen. Auch mechanische Insulte, chronische Gastritiden und psychische Traumen finden sich oft als anamnestische Daten.

Wie SCHUERMANN (1958) betont, ergeben sich differentialdiagnostische Schwierigkeiten ganz besonders beim ersten Auftreten der Erkrankung. Eine Stomatitis aphthosa kann mikrobiologisch durch Eikultur und Cornealversuch am Kaninchen ausgeschlossen werden. Habituelle Aphthen geben hier negative Resultate, von den infektiösen Aphthen der Stomatitis aphthosa läßt sich hingegen das Herpes simplex-Virus isolieren. Auf der Eimembran bilden sich dann typische Herde, das Kaninchen reagiert mit einer Keratitis, und in der abpräparierten Cornea lassen sich histologisch intranucleäre, eosinophile Einschlußkörper in den Epithelzellen nachweisen.

Gedacht werden muß aber auch an solitäre metastatische Aphthen und an einen beginnenden Morbus Behçet. Bei älteren Menschen mit besonders großen habituellen Aphthen, die im Zentrum eine tiefe Ulceration zeigen, kann durchaus der Verdacht auf ein Plattenepithelcarcinom auftauchen. In solchen Fällen sollte grundsätzlich eine Probeexcision gemacht werden. Die Histologie klärt sofort. Die habituelle Aphthe bietet die insgesamt banalen Zeichen einer fibrinösen und granulocytären Entzündung. Das Epithel ist meist oberflächlich nekrotisiert, doch sind tiefere Ulcerationen keineswegs selten. Kerneinschlüsse und multinucleäre epitheliale Riesenzellen wie bei der Stomatitis aphthosa finden sich nicht.

Die Begrenzung der habituellen Aphthe ist relativ scharf, ihre Form entweder oval oder polygonal, aber auch unregelmäßig-zackig, zuweilen schlitzartig. Fast immer treten nur einzelne oder wenige, selten mehr als 5 Aphthen auf. Gerne sind sie an den Schleimhaut-Umschlagstellen (z. B. von der Wangenschleimhaut zum Zahnfleisch oder von letzterem zur Lippenschleimhaut) lokalisiert, vor allem auch in den Schleimhauttaschen, wie etwa neben dem Zungenbändchen. Sie können jedoch auch an anderen Stellen der Mundschleimhaut sitzen. Beim Essen und

Tabelle 1. *Die Wirt-Erreger-Beziehungen bei der Herpes simplex-Virusinfektion des Menschen*

[nach Blank und Rake (1955)]

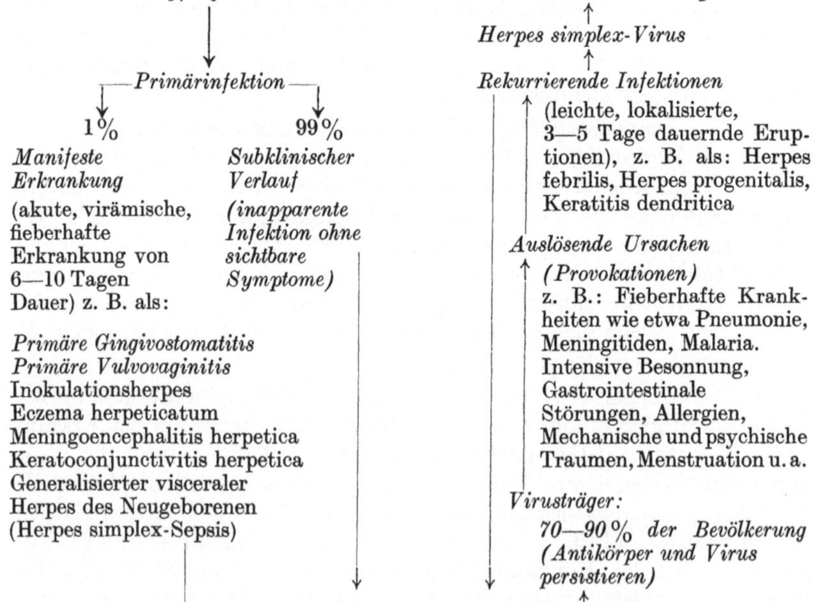

Sprechen schmerzen die habituellen Aphthen. Akut verläuft nur die Bildung der Einzelefflorescenzen. Der Aphthenschub dauert gewöhnlich ein bis zwei, mitunter auch drei bis vier Wochen. In erster Linie erkranken Erwachsene aller Lebensalter, wesentlich seltener Kinder. Die Abheilung geschieht überwiegend narbenlos, bei tiefer reichenden Ulcerationen können jedoch Narben entstehen.

Die *Stomatitis aphthosa* wird durch das Herpes simplex-Virus hervorgerufen. Ihre Inkubationszeit beträgt (2) 4—5 (7) Tage. Sie manifestiert sich oft als Herpes-Erstinfektion [BURNET und WILLIAMS (1939)]. Tab. 1 zeigt das Schema der Wirt-Erreger-Beziehungen bei der Herpes simplex-Virusinfektion des Menschen in enger Anlehnung an BLANK und RAKE (1955).

Die Isolierung des Herpes-Virus aus den Aphthen kann auf verschiedene Weise erfolgen. Es kann in Gewebekulturen, auf der Chorionallantoismembran von Bruteiern, im Corneaepithel von Kaninchen (Grüterscher Cornealversuch), im Hirn von Mäusen und anderen Nagern gezüchtet werden [siehe u. a. bei NASEMANN (1957) sowie bei NASEMANN und SCHNYDER (1957)].

Die Diagnose der Stomatitis aphthosa wird häufig durch epidemiologische Hinweise erleichtert. Mit plötzlich einsetzendem Fieber erkranken in erster Linie Kleinkinder. Schon im ersten Lebenshalbjahr besteht Empfänglichkeit gegenüber dem Herpes-Virus. Letztere nimmt nach dem 4. Lebensjahr allmählich ab. Oft erkranken mehrere Geschwister gleichzeitig. Gelegentlich werden Hausepidemien beobachtet. Erwachsene werden viel seltener als Kinder befallen. Die Stomatitis aphthosa geht häufig mit Allgemeinerscheinungen wie Fieber, Abgeschlagenheit, Erbrechen und Krampfneigung einher. Relativ selten stellt sich ein Rezidiv — dann meist mit wenigen Aphthen — ein, äußerst selten kommt es zu mehreren Rezidiven, nie zu einem chronisch-rezidivierenden Verlauf. Wie VIVELL u. Mitarb. (1957) betonen, fördert der gemeinsame Gebrauch von Eßgeräten und das Küssen von kleinen Kindern — vor allem dann, wenn Mütter oder Schwestern einen Lippenherpes aufweisen — die Kontaktinfektion oder die Übertragung des Virus durch infizierten Speichel.

Bei einer Stomatitis aphthosa muß differentialdiagnostisch an eine Maul- und Klauenseuche-Infektion (beim Menschen sehr selten, Klärung durch Meerschweinchenschutzversuch und Serologie), an Varicellen (später buntes Bild der „Sternkarte" auf der Haut, dann klinisch leicht abgrenzbar), an eine Diphtherie (Abstrich, Kultur), an eine Herpangina Zahorsky (Isolierung von Coxsackie A-Virus aus Rachenspülwasser und Stuhlproben) und an ein Erythema exsudativum multiforme gedacht werden. Über die häufig notwendige Differentialdiagnose zwischen chronisch-rezidivierenden Aphthen und der Stomatitis aphthosa orientiert Tab. 2.

Bei der Gingivostomatitis herpetica bilden sich akut zahlreiche, mehrere Tage lang schubweise aufschießende, disseminierte Aphthen, die von einem schmäleren roten Hof umgeben sind als die habituellen Aphthen. Die Gaumenmandeln scheinen fast stets freizubleiben. Am stärksten wird das Vestibulum oris befallen. Der Durchmesser der Einzel-

Tabelle 2. *Differentialdiagnose*[1] *zwischen Stomatitis aphthosa
und chronisch-rezidivierenden Aphthen*

Krankheit	Stomatitis aphthosa	Chronisch-rezidivierende Aphthen
Synonyma	St. serofibrinosa St. fibrinosa disseminata St. fibrinosa maculosa Dermatitis fibrinosa faciei Infektiöse Aphthen Gingivo-Stomatitis herpetica Mundfäule	Periadenitis mucosa chronicae recurrens Ulcus neuroticum mucosae oris Stomatitis neurotica chronica Aphthae resistentiae Dyspeptic ulcer Nichtinfektiöse Aphthen

Ätiologie	infektiös (z. z. Hausepidemien)
	Herpes simplex-Virus
	(häufig: Herpes-Erstinfektionen)
	
	Mikrobiologie:
	Größe der Elementarkörper
	  etwa 100—130 mμ. Züchtung
	  des Virus in Gewebekulturen
	  und auf der Chorionallantois-
	  membran von Hühnerbrut-
	  eiern gelingt. Positiver Grüter-
	  scher Cornealversuch am
	  Kaninchen. Intracerebrale
	  Infektion von Mäusen.
		nicht infektiös, mitunter familiär
		  auftretend
		Erbliches, „habituelles", unregel-
		  mäßig dominantes Merkmal.
		
		Auslösefaktoren:
		Psychische Traumen,
		Magen- und Darm-Störungen,
		Menstruation,
		mechanische Insulte.
		Übertragungsversuch negativ.

Histo-
patholo-
gie
	Ballonierende Degenerationen
	  der Epithelien der Mund-
	  schleimhaut, Riesenzell-
	  bildung, eosinophile intra-
	  nucleäre Einschlußkörper in
	  den Epithelzellen.
		Insgesamt banal!
		Keine Kerneinschlüsse.
		Meist oberflächlich nekrotisiertes
		  Epithel, aber auch tiefes Ulcus.
		Alle Zeichen einer unspezifischen
		  fibrinösen und granulocytären
		  Entzündung.

Bevorzugtes
Lebens-
alter
	Meist ältere Säuglinge und
	  Kleinkinder bis zum 5. Lebens-
	  jahr. Selten Erwachsene. Oft
	  erkranken mehrere Geschwi-
	  ster gleichzeitig.
		Meist Erwachsene,
		  selten Kinder.

Verlauf	Akut, selten ein Rezidiv, fast nie
	  mehrere Rezidive, nie
	  chronisch-rezidivierend.
		Chronisch-rezidivierender Verlauf
		  des Gesamtbildes über Jahre
		  und Jahrzehnte. Verlauf des
		  Einzelelementes akut.

Zahl der
Efflores-
cenzen
	Zahlreiche Efflorescenzen
	  (20 bis 50 und mehr).
		Meist 1—2 Efflorescenzen,
		  seltener 3—5, sehr selten mehr
		  als 5.

Morphe	Einzelelement regelmäßig rund
	  oder oval.
	Oberflächliche Erosion, Belag
	  gegen die Umgebung erhaben,
	  „Substanzvermehrung",
	  schmaler roter, bandförmiger
	  Hof.
		Einzelelement unregelmäßig,
		  zackig, schlitzförmig, winklig.
		Tiefes, evtl. unterminiertes
		  Ulcus, Belag gegen die Um-
		  gebung deutlich eingesunken,
		  „Substanzverlust", breiter
		  roter, infiltrierter Hof.

Weitere
klinische
Merkmale
	Schmerzhaft.
	Begleitende Gingivitis und
	  Stomatitis.
	Foetor ex ore, Blutungsneigung,
	  Speichelfluß, „Mundfäule".
		Sehr schmerzhaft.
		Keine nennenswerte Stomatitis,
		  kein Foetor ex ore, kein
		  Speichelfluß, keine „Mund-
		  fäule".

[1] Anmerkung: In enger Anlehnung an die Tabellen in der Monographie von
SCHUERMANN (1958).

Tabelle 2 (Fortsetzung)

Krankheit	Stomatitis aphthosa	Chronisch-rezidivierende Aphthen
Lokalisation (Mundschleimhaut)	Lieblingssitz: vordere Mundhöhle (Vestibulum oris).	Lieblingssitz: Schleimhaut-Umschlagstellen, „Taschen".
Sitz von Efflorescenzen außerhalb der Mundhöhle	Lippensaum (Herpes simplex labialis), Gesichtshaut (H. s. faciei), Vulva (Vulvitis herpetica), Finger (Herpes-Paronychien).	Lippensaum und äußere Haut stets frei.
Allgemeinerscheinungen	Oft Fieber, Unruhe, Reizbarkeit	Keine
Lymphknotenbeteiligung	In der Regel Schwellung der regionären Lymphknoten.	Sehr oft druckempfindliche, geschwollene, regionale Lymphknoten
Abheilung	Meist schnelle Heilung ohne Narben.	Langsame Heilung evtl. mit Narben.
Immunität	Ausbildung einer Infektionsimmunität. Serologisch sind komplementbindende Antikörper nach der Infektion nachweisbar. Herpesvirus wird durch Immunserum neutralisiert (Neutralisationstest).	Anscheinend keine (nicht infektiös)
Differentialdiagnose	Varicellen, Maul- und Klauenseuche.	Trisymptomenkomplex von Behçet, solitäre metastatische Aphthen.

elemente beträgt 2—4 mm. Die Erkrankung dauert meist 10—20 Tage und heilt in der Regel ohne Hinterlassung von Narben ab.

Besonders gefährdet durch eine Stomatitis aphthosa sind Ekzemkinder. Nasemann und Schnyder (1957) beschrieben beispielsweise einen Fall von konstitutionellem Kinderekzem, bei dem es ausgehend von einer primären Gingivostomatitis herpetica zur Besiedelung der Ekzempartien mit Herpesbläschen kam. Ähnlich entstandene Fälle von *Eczema herpeticatum* sind mehrfach in der Literatur beschrieben.

Häufig kommt es bei einer Stomatitis aphthosa als Folge einer Infektion durch herabfließenden Speichel zum Mitbefall von Lippen (Herpes labialis) und Kinn (Herpes simplex faciei) sowie der Haut am Naseneingang. Auch können *herpetische Paronychien* auftreten, z. B. durch Herpesinokulation am Lutschfinger.

Ebenfalls durch das Herpes simplex-Virus wird das *Aphthoid von* Pospischill *und* Feyrter hervorgerufen, das auch als aphthoide Polypathie bezeichnet wird. Es tritt viel seltener als die Stomatitis aphthosa auf und stellt sich bevorzugt als sog. „zweite Krankheit" bei Säuglingen und Kleinkindern etwa nach Scharlach, Masern oder Keuchhusten ein.

Man darf es als schwere Verlaufsform der Stomatitis aphthosa bei abwehrgeschwächten Kindern betrachten [Kumer (1943)]. Gelegentlich kann auf ein Aphthoid ein Rezidiv in Form einer Stomatitis aphthosa folgen [Gottron (1938)], wie sich auch im Anschluß an eine Stomatitis aphthosa ein Herpes simplex labialis — evtl. dann rekurrierend — manifestieren kann.

Die Diagnose des Aphthoids stützt sich klinisch auf drei Merkmale:

1. auf den gleichzeitigen Befall von Haut, Genitale und Mundschleimhaut (es gibt jedoch oligosymptomatische Bilder),

2. auf das randwärts fortschreitende Wachstum der Efflorescenzen und

3. auf das Vorkommen als Zweitkrankheit.

Beim Aphthoid werden in erster Linie die Mundschleimhaut, in zweiter Linie Pharynx und Oesophagus befallen. Die Tonsillen bleiben in der Regel frei. Weiter finden sich häufig Efflorescenzen an den Lippen, in der Mundumgebung, am Naseneingang sowie auf der Haut im Bereich von Nasenwurzel, Wangen, Genitale und Fingerenden. Es handelt sich um in mehreren Schüben rasch aufschießende Efflorescenzen, die isoliert oder in Gruppen stehen und reiskorn- bis fingernagelgroß sind. Zunächst besitzen diese Elemente Bläschenform. Die Bläschendecke ist dickwandig. Die Efflorescenzen vergrößern sich durch peripheres Fortschreiten und werden von einem Erythem umgeben. Später tritt zentrale Dellung ein, es entstehen krustöse Erosionen. Confluens zu großflächigen, oft gyrierten Herden, auch zu Ringformen, beetartigen Schorfen und Ulcerationen wird vielfach beobachtet. Kleinere Herde machen eher den Eindruck von Mörtelspritzern. Die übrigen Symptome wie Salivatio, Fieber und Lymphknotenschwellung gleichen denen bei der Stomatitis aphthosa. Das Allgemeinbefinden der Patienten ist erheblich gestört. Zuweilen bilden sich Kehlkopfgeschwüre aus. Todesfälle sind beschrieben worden.

Das Aphthoid erinnert morphologisch mitunter an eine *accidentelle Vaccine*, z. B. im Bereich der Zunge an eine *Glossitis papulosa acuta Michelson*, die ja durch das Vaccinevirus verursacht wird. Virologisch kann die Diagnose rasch gestellt werden. Beim Aphthoid wird innerhalb von 3—4 Tagen das Herpes simplex-Virus isoliert, bei der accidentellen Vaccine oft schon nach 2 Tagen das Variolavaccine-Virus gezüchtet. Bei der Vaccinia gelingt außerdem durch direkte Tupfpräparation fast immer die elektronenoptische Darstellung der quaderförmigen Viruselementarkörperchen, in der Regel bereits innerhalb von 2 Std. Der elektronenmikroskopische Nachweis des Herpes-Virus ist viel schwieriger.

Nach einer Herpes simplex-Eruption schießt oft 5—10 Tage später bei bestimmten Patienten ein Erythema exsudativum multiforme auf. Dieser Vorgang konnte in der Münchener Klinik in den Jahren 1957 und 1958 24mal beobachtet werden. In der Zeit vom 1. 4. 1957 bis 1. 4. 1958 sahen wir 41 Fälle von Erythema exsudativum multiforme. Von diesen zeigten 18 vorangehende Symptome einer Herpes simplex-Infektion, meist im Sinne eines Herpes simplex labialis oder einer Stomatitis aphthosa. Bei einem Teil der Fälle konnte aus den frischen Bläschen das

Herpes simplex-Virus isoliert werden (aus äußeren Gründen ließ sich nicht bei allen Patienten eine virologische Untersuchung durchführen). Auch nach dem 1. 4. 1958 zeigte sich, daß fast jeder zweite Fall von idiopathischem Erythema exsudativum multiforme Vergesellschaftung mit Herpes simplex aufwies, nicht aber umgekehrt! Die Mehrzahl der Patienten, z. B. mit einem Herpes simplex recidivans, macht nie ein multiformes Erythem durch. In letzter Zeit wurde als mögliche Pathogenese des *postherpetischen Erythema exsudativum multiforme* folgender Vorgang zur Diskussion gestellt:

1. Epidermiszellen + Herpes simplex-Virus → durch Zellveränderung Anfall von autoantigenem Material.

2. Autoantigen + RES → Autoantikörper.

3. Autoantigen + Autoantikörper → Reaktion in Form des multiformen Erythems.

Doch zurück zur Differentialdiagnose der Aphthenkrankheiten! Von Zeit zu Zeit begegnet man der Verdachtsdiagnose „*Maul- und Klauenseuche*". Meist bestätigen sich diese provisorischen Diagnosen nicht. Bis heute wurden in der Weltliteratur nur etwa 30 Fälle von menschlichen Infektionen durch das Maul- und Klauenseuche-Virus mitgeteilt, die als gesichert gelten dürfen. Bewiesen wird die klinische Diagnose durch die Isolierung des Virus im Meerschweinchenversuch oder in der Gewebekultur und durch den Nachweis virusneutralisierender Antikörper im Serum der Patienten. Zweimalige Blutentnahme ist notwendig, um den Titeranstieg in der Rekonvaleszenz zu ermitteln. Erhöhung des zweiten Titers um das Vierfache des Ausgangstiters ist beweisend.

Fälschlich als Maul- und Klauenseuche werden atypische Fälle von Erythema exsudativum multiforme, Fälle von pluriorifizieller Ectodermose, von Stomatitis aphthosa mit gleichzeitigen Herpes-Paronychien und auch von Vaccinia inoculata (z. B. bei synchronem Befall von Zunge, Lippe und Fingern) diagnostiziert. Die Inkubation bei der Maul- und Klauenseuche beträgt 2—3 Tage. Als Prodromi treten Fieber, Abgeschlagenheit, Kopfschmerzen, Brennen im Mund und ein morbilliformer Rash auf. Dann bilden sich die Primäraphthen an den Lippen, der Mundschleimhaut, an Händen und Fußsohlen aus. Nach ein bis mehreren Tagen können Sekundäraphthen aufschießen. Die Krankheit dauert meist 14 (3—23) Tage. Sie ist meldepflichtig. Hinsichtlich der Symptomatologie ähnelt der Maul- und Klauenseuche die *Stomatitis vesicularis*, die aber insgesamt harmloser verläuft und von der bisher nur 4 Fälle beim Menschen beschrieben worden sind. Durch moderne virologische Methoden ist die Abtrennung der Stomatitis vesicularis von der Maul- und Klauenseuche möglich.

Die *solitären metastatischen Aphthen* sind morphologisch kaum von den habituellen Aphthen zu unterscheiden. Wesentlich anders ist aber ihr Verlauf. Die metastatischen Aphthen rezidivieren nicht. Sie besitzen keine einheitliche Ätiologie. So kann es z. B. beim Ulcus vulvae acutum, beim Typhus abdominalis und bei Brucellosen zur einmaligen Ausbildung solitärer Aphthen im Bereich der Lippen- und Mundschleimhaut — vermutlich auf dem Wege einer hämatogenen Absiedlung — kommen. Wie

SCHUERMANN (1958) betont, gehören im Grunde genommen auch die im Bereich der Mundschleimhaut bei Varicellen, Eczema herpeticatum, Herpes-Sepsis, Zoster generalisatus, Vaccinia generalisata und Variola vera aufschießenden Efflorescenzen hierher. Sie sind allerdings nicht solitär. Bei *Varicellen* geht das Enanthem dem Exanthem in der Regel voraus. Ersteres kann am harten und weichen Gaumen, an der Gingiva, an der Wangenschleimhaut, an den Lippen, Gaumenmandeln und am Pharynx lokalisiert sein. Der *Zoster* siedelt sich nicht so selten in der Mundschleimhaut an, z. B. auf der Zunge, an der Wangenschleimhaut, an Lippen, Uvula und sowohl am harten als auch am weichen Gaumen. In der Regel ist der Befall halbseitig. Es finden sich auf gerötetem, infiltriertem Grund gruppierte, ziemlich uniforme Efflorescenzen. Durch Confluens entstehen gerne bogig begrenzte Erosionen mit gelblichem Grund. Bei einem Teil der Fälle entstehen hämorrhagisch-nekrotische Veränderungen. Die klinische Abgrenzung eines *zosteriformen Herpes simplex* im Gaumenbereich von einem Zoster gleicher Lokalisation kann schwierig, wenn nicht unmöglich sein. Für einen Zoster sprechen segmentale Anordnung, reißende Schmerzen, stärkeres Ödem im Bereich der Eruption, Hämorrhagie, Ausbildung von Nekrosen, einmaliges Auftreten und Lymphknotenschwellung. Sicherer aber ist das Resultat der virologischen Untersuchungen. Beim Zoster mißlingen Tier- und Eiversuch. Das Herpes simplex-Virus läßt sich mit diesen Methoden hingegen leicht nachweisen.

Beim *Zoster generalisatus sive varicellosus* wird die Mundschleimhaut oft mitbefallen. Die Veränderungen ähneln denen bei Varicellen. Es handelt sich um zunächst etwa linsengroße rote Maculae, die dann eine ödematöse Note erhalten. Später entwickelt sich im Zentrum der Flecke ein kleines Bläschen, das bald platzt und sich in eine rundliche bzw. ovale Erosion umwandelt, die einen weißlich-gelblichen Belag erhält. Der Rand der Erosion bleibt lebhaft rot. Die Differentialdiagnose zwischen Varicellen und Zoster generalisatus ist dann leicht, wenn der zosterische Befall primär segment-gebunden erfolgt und die Generalisierung sekundär eintritt. Bei jedem Zoster generalisatus muß durch genaue klinische Untersuchung geprüft werden, ob ein Grundleiden vorliegt, das die Abwehrschwäche bedingt hat. Häufig werden in solchen Fällen eine lymphatische Leukämie, eine Hodgkinsche Erkrankung, auch ein Mamma- oder Bronchialcarcinom aufgedeckt.

Von Varicellen, habituellen Aphthen und von der Stomatitis aphthosa kann die *Herpangina Zahorsky* schon rein klinisch abgetrennt werden. Bei dieser Krankheit entwickeln sich meist im Bereich beider Gaumenbögen innerhalb weniger Stunden und überwiegend bei Kindern und Jugendlichen drei bis zehn, seltener mehr froschlaichähnliche, in Form einer Perlenkette angeordnete Bläschen auf gerötetem Grund. Mitunter sind diese gruppiert und siedeln sich außer an den Gaumenbögen auch an der Uvula, am Pharynx und an den Tonsillen an. Als Begleitsymptome können Kopf- und Bauchschmerzen, Übelkeit und Erbrechen auftreten sowie Fieber (bis 39 und 40° C). Die regionalen Lymphknoten schwellen an und werden druckempfindlich. Die Herpangina wird durch Coxsackie-

Viren vom Typ A hervorgerufen. Diese sind für Säuglingsmäuse pathogen. Der Nachweis einer Coxsackie A-Virusinfektion kann entweder serologisch (Neutralisationstest, KBR) oder durch Isolierung der Erreger aus Rachenspülwasser und Stuhlproben der Patienten mit Hilfe von Gewebekulturen und beimpften Säuglingsmäusen erbracht werden. Die Inkubationszeit der Herpangina beträgt 2—5 (—14) Tage.

Ähnlich wie habituelle Aphthen können die sog. *Bednarschen Aphthen* aussehen. Sie entstehen meist mechanisch, z. B. im Anschluß an Zahnbehandlungen und Reinigungsmaßnahmen. Sekundär kommt es zu bakterieller Besiedlung und dann zu oberflächlicher Nekrose des Epithels der Mundschleimhaut. Stößt sich letzteres ab, bilden sich ovale Erosionen mit gelbgrau belegtem Grund und rotem Saum. *Decubitalgeschwüre* im Bereich des Zungenbändchens sieht man hin und wieder bei *Pertussis*. Weiter soll in diesem Zusammenhang erwähnt werden, daß bei der *Parotitis epidemica* (Mumps) die Mündung des Ductus parotidicus gerötet und geschwollen sein kann.

Aphthöse Mundschleimhautveränderungen gehören zum Erscheinungsbild des *Morbus Behçet*. Die Hauptmerkmale dieses Trisymptomenkomplexes sind die Hypopyon-Iritis (bzw. Ophthalmia lenta Gilbert), ulceröse Veränderungen am Genitale — meist am Scrotum — und solitäre bzw. multiple Aphthen, die den habituellen Aphthen weitgehend gleichen und z. T. recht tief ulcerieren können. An dieser Krankheit leiden mehr Männer als Frauen, vorwiegend werden Erwachsene zwischen 30 und 50 Jahren befallen. Die Mundschleimhaut wird schubweise ergriffen, die Aphthen sind schmerzhaft und bleiben gewöhnlich nur wenige Tage bestehen. Die Prognose ist ernst. Der Verlauf ist zwar chronisch — die Schübe können sich evtl. über viele Jahre, unter Umständen Jahrzehnte erstrecken —, doch führen die Augenveränderungen im allgemeinen zur Erblindung, und der Tod kann durch Blutungen [z. B. Stammhirn- und Lungenblutungen, s. bei SCHUERMANN (1958)] eintreten.

Durch diese Besonderheit des Verlaufes unterscheidet sich der Morbus Behçet von der *Aphthosis Neumann* und von den Krankheitsbildern des Erythema exsudativum multiforme-Syndroms (also des Stevens-Johnson-Syndroms bzw. des Syndroma muco-cutaneo-oculare acutum Fuchs). Diese Krankheiten setzen akut ein und rezidivieren fast nie. Das Stevens-Johnson-Syndrom bietet das Bild einer akuten Infektionskrankheit [Abheilung nach 4—6 Wochen, s. Literatur bei JORDAN, BURKHARDT und NASEMANN (1957)] und kann mit dem Morbus Behçet nicht verwechselt werden. Es bleibt daher umstritten, wenn TOURAINE sowohl Fälle von Stevens-Johnson- bzw. Fuchs-Syndrom als auch von Morbus Behçet der «Aphtose grande» subsumiert.

So schwierig in manchen Fällen die Differentialdiagnose der aphthösen Mundschleimhauterkrankungen sein kann, so unbefriedigend ist oft ihre Behandlung. So gibt es bislang keine wirksame kausale Therapie, die das Wiederauftreten der habituellen Aphthen verhindern kann. Durch Ausheilung eventuell vorhandener Grundleiden — z. B. durch Beseitigung von Durchfällen, Gastritiden, Magengeschwüren, Zahnherden oder Zyklusstörungen — lassen sich z. T. Behandlungserfolge erzielen.

Linderung der Beschwerden bei den einzelnen Schüben und schnellere Abheilung können durch eine Reihe von Maßnahmen bewirkt werden. DEGOS (1951) empfiehlt die intravenöse Zufuhr von hohen Dosen Vitamin C (1—2 g pro die). Auch gleichzeitige Verabreichung von Vitamin C und Calcium (z. B. Cebion und Calcium Sandoz in derselben Spritze aufgezogen) kann versucht werden. Gelegentlich führt Umstimmung durch einen Vigantolstoß [3 × 10 mg Vigantol forte (Vitamin D_3) pro Woche] einen günstigen Effekt herbei. Schmerzlinderung kann intensive Lokalbehandlung verschaffen, z. B. Pinselungen mit Myrrhentinktur, Pyoktanin, Touchieren mit 5%iger Argentum nitricum-Lösung, Ätzung mit Chromsäure, außerdem Mundspülungen mit Wasserstoffsuperoxyd, Salbei- oder Kamillentee und das Lutschen von Aureomycin-, Siogeno- oder Panflavin-Pastillen (eine Tablette alle 2—3 Std.). GREITHER (1955) rät zum Betupfen der Aphthen mit einer 5%igen Bepanthenlösung oder zu ganz kurzem, nur wenige Sekunden langem Touchieren mit flüssigem Stickstoff. Weitere therapeutische Hinweise siehe bei WOLFF (1953), vgl. auch die Zusammenstellung von NASEMANN (1958).

Für die durch Viren hervorgerufenen Aphthenkrankheiten (Stomatitis aphthosa, Aphthoid von POSPISCHILL-FEYRTER, Maul- und Klauenseuche, Stomatitis vesicularis) gelten therapeutisch dieselben Aussagen wie für die Aphthosen mit unbekannter Ätiologie: Eine kausale Therapie gibt es nicht, Spezifica stehen nicht zur Verfügung.

Die kleinen, organismischen Virusarten sind bisher weder durch Antibiotica noch durch andere Stoffe in vivo zu beeinflussen. Antibiotica können jedoch bakterielle Sekundärinfektionen von Viruskrankheiten verhindern. So empfiehlt FARMER (1956) zur Behandlung der Gingivostomatitis herpetica Mundwaschungen mit einer 1—3%igen Aureomycinlösung. Generell gelten für die Lokalbehandlung der Stomatitsi aphthosa dieselben Regeln wie für die der habituellen Aphthen. Beim Aphthoid Pospischill-Feyrter sind dann, wenn es zu schwerem Verlauf kommt, Behandlungsmaßnahmen notwendig, die über die Verordnung symptomatischer Mittel hinausgehen. Bei solchen Fällen müssen Bluttransfusionen durchgeführt oder Gammaglobuline appliziert werden. Dies gilt auch für die Therapie des Eczema herpeticatum [RUPPE u. Mitarb. (1957)].

Bei Fällen von postherpetischem Erythema exsudativum multiforme bewährte sich uns wiederholt die gleichzeitige Applikation von Cylotropin und γ-Globulinen. In manchen Fällen konnte ein beginnender Schub durch eine oder zwei intravenöse Cylotropin- und ebensoviele intramuskuläre γ-Globulin-Injektionen kupiert werden. Bei Kindern werden 2 cm³, bei Erwachsenen 5 cm³ γ-Globulin pro Injektion verabreicht.

Die durch das Herpes simplex-Virus bedingten rezidivierenden Eruptionen wurden mehrfach durch verschiedene Autoren entweder mittels Autoinoculation des Herpes-Virus oder durch Verabfolgung von Herpes-Antigen zu beeinflussen versucht [z. B. von „Herpin": BIBERSTEIN und JESSNER (1958), siehe auch bei JAWETZ u. Mitarb. (1955) sowie bei MACHER (1957)]. Von einzelnen Erfolgen abgesehen sind diese therapeutischen Resultate insgesamt noch nicht überzeugend.

Für die Therapie der solitären metastatischen Aphthen gilt, daß das Grundleiden behandelt werden muß, z. B. der Typhus abdominalis, die Brucellose oder die Pneumokokken-Sepsis (Antibiotica-Behandlung).

In den letzten Jahren hat sich die experimentelle Virusforschung mit mehreren Purinderivaten und anderen Stoffen von antibiotischem Effekt beschäftigt, die in der Gewebekultur, im Brutei und auch z. T. im Tierversuch virucide Eigenschaften erkennen ließen. In vivo, d. h. beim kranken Menschen, bewährten sich diese Stoffe hingegen noch nicht. Es ist aber zu hoffen, daß vielleicht schon in einigen Jahren virus-wirksame Präparate zur Verfügung stehen werden und der Praktiker Viruskrankheiten gezielt behandeln kann.

———

Aus der Dermatologischen Klinik und Poliklinik der Universität München
(Direktor: Prof. Dr. A. Marchionini)

Praktische Hinweise zur Auswahl adäquater Strahlenqualitäten bei der Röntgenbehandlung von Dermatosen*

Von

Carl Georg Schirren

Der röntgentherapeutisch tätige Dermatologe sieht sich in der Praxis täglich zu wiederholten Malen vor die Entscheidung gestellt, mit welcher Strahlenqualität er bei dieser oder jener Dermatose die Röntgentherapie durchführen soll. Befragt er hierzu die einschlägige *ältere* Literatur, so läßt sich in ihr ein deutlicher Hang zur Anwendung härterer Strahlenqualitäten erkennen — und zwar aus der Vorstellung heraus, daß harte Strahlenqualitäten sich biologisch dem Hautorgan gegenüber weniger schädlich als weiche verhalten würden —, während er *seit Einführung der Grenzstrahlen* durch Bucky (1924) vermehrt Stimmen findet, bei Dermatosen möglichst weich — also mit Grenzstrahlqualitäten — vorzugehen.

Wir wissen heute, daß weder das eine noch das andere Extrem grundsätzlich die Methode der Wahl darstellt und daß darüber hinaus einer ökonomisch durchgeführten Röntgenbehandlung am Hautorgan nichts so sehr im Wege steht, wie eine zu starre und schematische Handhabung bei der Auswahl der zu benutzenden Strahlenqualität. Die Röntgentherapie von Hautkrankheiten kann nur dann ökonomisch gestaltet werden, wenn es gelingt, sich der *Individualität des Einzelfalles* entsprechend anzupassen.

Rückblickend darf gesagt werden, daß Voraussetzung zu einer individuellen Anpassung der Strahlenqualität an die jeweils vorliegende

---

* In Anlehnung an ein auf Einladung der Deutschen Röntgengesellschaft auf dem 40. Deutschen Röntgenologenkongreß am 13. 10. 1958 in Bremen gehaltenes Referat.

Dermatose die Lösung von drei wichtigen Problemen strahlenbiologischer und technischer Art war:

1. *Strahlenbiologisch* war die Feststellung von größter Bedeutung, daß im gesamten Bereich der konventionellen Röntgentherapie von den Grenzstrahlen bis zu den Bedingungen der Tiefentherapie — also praktisch von 10—250 kV — *keine Wellenlängenabhängigkeit* der Strahlenreaktion im Gewebe besteht. Es ist also für die Wirkungsweise der Röntgenstrahlen auf eine Dermatose — unabhängig davon, ob es sich um eine gutartige Dermatose vom Typ des Ekzems und der Psoriasis oder um einen bösartigen Krebs der Haut handelt — belanglos, mit welcher Strahlenqualität die Bestrahlung durchgeführt wird. Grenzstrahlen haben grundsätzlich keine andere Wirkung als kupferharte Strahlen aus dem Tiefentherapiebereich. Beide unterscheiden sich lediglich in ihrem Dosisabfall im Gewebe, so daß sich selbstverständlich beträchtliche Unterschiede in der Verteilung der Dosis in den einzelnen Gewebsschichten des krankhaften Prozesses ergeben.

2. *Strahlenbiologisch* besteht heute kein Zweifel mehr darüber, daß es bei der Röntgenbestrahlung von Dermatosen — von gewissen seltenen Ausnahmen einer übergeordneten indirekten Röntgentherapie abgesehen — praktisch immer nur auf die *Beeinflussung des Erkrankungsherdes selbst* ankommt, nicht aber auf die Beeinflussung dessen weiterer Umgebung oder der unter ihm gelegenen, jedoch nicht mehr am eigentlichen Krankheitsprozeß beteiligten Gewebsschichten. Das haben insbesondere die Untersuchungen mit β-Strahlen und schnellen Elektronen gezeigt, denen eine genau begrenzte Reichweite ihrer Corpuscularstrahlung eigen ist. Mit ihnen konnte eine ausschließlich auf den Erkrankungsherd konzentrierte Strahlenbehandlung unter vollständiger Schonung der darunter gelegenen gesunden Gewebsschicht vorgenommen werden, ohne daß dadurch die Heil- bzw. Beeinflussungserfolge anders verlaufen wären. Dadurch hat sich zur Evidenz erwiesen, daß es bei der Röntgentherapie von Hautkrankheiten auf eine Konzentrierung der eingestrahlten Dosis *im Krankheitsherd* ankommt.

3. Bei der Lösung des dritten, also des *technischen* Problems mußte die Lücke im Spannungsbereich zwischen 15—50 kV geschlossen werden, da die hier ungenützten Strahlenqualitäten für die Hautröntgentherapie maßgeblich und ausschlaggebend waren. Dieses konnte durch die Entwicklung der berylliumgefensterten *Weichstrahlröhre*, die der praktischen Röntgentherapie seit 9 Jahren zur Verfügung steht, erreicht werden. Seither verfügt der Dermatoröntgenologe über ein lückenloses Spektrum von Strahlenqualitäten in seinem Qualitätsbereich.

Nach Klärung dieser für eine ökonomische Röntgentherapie von Hautkrankheiten ausschlaggebenden Probleme erscheint diejenige Strahlenqualität am geeignetsten, mit der eine weitgehende Konzentrierung der eingestrahlten Dosis im Krankheitsherd bei genügend großer Homogenität in der Erfassung desselben möglich wird.

Der Idealfall einer absoluten Homogenität im gesamten Krankheitsherd bei gleichzeitig völliger Schonung der unter dem Krankheitsprozeß gelegenen Schichten entfällt aus einleuchtenden physikalischen Gründen.

Eine Miterfassung geringeren Ausmaßes der unter dem erkrankten Herd gelegenen Hautschichten läßt sich nicht vermeiden; es sei denn, man würde Strahlenqualitäten benutzen, die die Basis des Krankheitsherdes selbst gar nicht mehr erreichen — also im Gesamtherd nicht ausreichend therapeutisch wirksam werden können.

Somit geht es bei der Auswahl einer adäquaten, d. h. der jeweiligen Tiefenausdehnung der Dermatose angepaßten Strahlenqualität letztlich nur um die Klärung der Frage: *Ein wie steiler Dosisabfall kann bis zur unteren Begrenzung des Krankheitsherdes in Kauf genommen werden, ohne daß der Heilerfolg ausbleibt oder daß unnötig hohe Dosen an der Hautoberfläche zur Erzielung einer ausreichenden Dosis an der Basis des Erkrankungsbereiches verabreicht werden müssen?*

Mit dieser Frage hat sich EBBEHØJ (1951) schon früh befaßt und sie vornehmlich an Hautkrebsen studiert. Er kam hierbei zu dem Ergebnis, daß er seine Fälle dann am zweckmäßigsten bestrahlte, wenn er die Dosis bis zur Tumorbasis auf $^2/_3$ bzw. $^1/_2$ des Wertes an der Hautoberfläche abfallen ließ.

Der gleichen Frage sind wir in dem Bestreben, Dermatosen einerseits nicht zu hart, andererseits nicht zu weich zu bestrahlen, seit Einführung der berylliumgefensterten Weichstrahlröhre in über 8 Jahren nachgegangen und haben die verschiedenen Möglichkeiten an über 5000 Fällen mit einer Indikation zur Hautröntgentherapie studiert.

Wir sind hierbei zu der Überzeugung gekommen, daß für die Praxis die Aufstellung einer festen *Beziehungsregel* zwischen adäquater Strahlenqualität und jeweiliger Tiefenausdehnung der zu bestrahlenden Dermatose durchaus zweckmäßig und empfehlenswert ist. Diese Beziehungsregel soll dem Dermatoröntgenologen die Auswahl der zweckmäßigsten Strahlenqualität erleichtern. Gesondert gelagerte Fälle erfordern entsprechende Abweichung nach oben und unten.

Die Aufstellung einer festen Beziehungsregel zwischen adäquater Strahlenqualität und Tiefenausdehnung der zu bestrahlenden Dermatose setzt ein möglichst einfaches, gut reproduzierbares und auf die Gewebeverhältnisse bezogenes Maß für die Strahlenqualität voraus. Die Angabe in Form der HWS muß für die Dermatoröntgentherapie heute nur noch als bedingt befriedigend bezeichnet werden, da die Variierung von FHA und Feldgröße zu entsprechend schwer vorauszusagenden Änderungen des Dosisabfalles im Gewebe führen kann. Zudem bereitet die Umrechnung der HWS in Al auf die Verhältnisse in wasseräquivalentem Gewebe in der Praxis leicht Schwierigkeiten.

Hier bietet sich als wesentlich geeigneteres, vor allem gemeinhin leicht verständliches und reproduzierbares Maß der auf WACHSMANN (1949) und KALKOFF (1949) zurückzuführende Begriff der *Gewebehalbwerttiefe* (GHWT) an. Die GHWT gibt jene Schichtdicke wasseräquivalenten Gewebes an, die erforderlich ist, um die Dosis an der Hautoberfläche gerade auf die Hälfte zu reduzieren. *GHWT 5 mm* bedeutet also, daß in 5 mm Gewebetiefe noch gerade 50% der Dosis an der Hautoberfläche vorhanden sind.

Die GHWT dürfte z. Z. der geeignetste und zweckmäßigste Begriff für die Qualitätsangabe einer Strahlung im Bereich der Hautröntgentherapie sein. Die GHWT läßt sich für jede Strahlenbedingung durch Messungen des Dosisabfalles in gewebsäquivalenter Phantommasse (z. B. Phantomkammer der Siemens-Reiniger-Werke) ohne Schwierigkeiten feststellen, wobei es nur zweckmäßig ist, den jeweiligen FHA entsprechend zu berücksichtigen. So beträgt z. B. die GHWT bei 50 kV, 2 mm Al-Filter, HWS 1,4 mm Al bei FHA 15 cm 12 mm, während sie bei FHA 30 sich auf 18—19 mm erhöht (gleichbleibende Feldgröße vorausgesetzt).

Nach Einführung dieses für die Charakterisierung des Dosisabfalls einer Strahlung in der Haut geeignetsten Begriffes fällt es nicht schwer, die Individualität und damit gleichzeitig die Ökonomie eines strahlentherapeutischen Vorgehens hinsichtlich der Qualitätsbemessung darin zu erblicken, *die GHWT der zu verwendenden Strahlung zu der Tiefenausdehnung der Dermatose in eine feste Beziehung zu setzen.* Liegt eine sehr geringe Tiefenausdehnung vor, wird die Strahlenqualität weich sein müssen, ist die Tiefenausdehnung größer, wird die Strahlenqualität entsprechend härter, d. h. der Wert der GHWT entsprechend größer zu wählen sein.

Unsere bisherigen Erfahrungen sprechen in Übereinstimmung mit den in der Literatur vorliegenden Erfahrungen dafür, daß eine Dermatose, gleichgültig welcher Art, dann ökonomisch und adäquat bestrahlt wird, *wenn die geschätzte Tiefenausdehnung des Prozesses mit der GHWT der verwendeten Strahlung in Übereinstimmung steht.*

Ein Melanomalignom mit einer Tiefenausdehnung von 10 mm sollte mit einer GHWT' von 10 mm, ein Basaliom mit einer Tiefenausdehnung von 4 mm mit einer GHWT von 4 mm, ein Hämangiom mit einer Tiefenausdehnung von 6 mm mit einer GHWT von 6 mm, ein Ekzem mit einer Tiefenausdehnung von 2 mm mit einer GHWT von 2 mm usw. bestrahlt werden.

Die Tiefenausdehnung eines Prozesses wird dabei geschätzt. Probeexcisionen mit anschließender Messung der Schichtdicke, wie sie von einzelnen Autoren empfohlen wurden (Polano 1957), halten wir als Routinevorgehen nicht für zweckmäßig; wohl aber waren sie als experimenteller Beitrag zur geringen Tiefenausdehnung der meisten Dermatosen wertvoll und wichtig.

Die weiteren Erfahrungen müssen zeigen, ob eine noch weitgehendere Reduzierung der Strahlenqualität, als sie der Übereinstimmung von Tiefenausdehnung und GHWT der verwendeten Strahlung entspricht, zweckmäßig ist. Ebbehøj (1958) glaubt, daß man bei einzelnen Tumoren bereits mit Qualitäten auskommt, bei denen die GHWT geringer als die Tiefenausdehnung ist. Daß bei einem solchen Vorgehen auch Erfolge zu erzielen sind, ist nicht zu bezweifeln; jedoch muß die Dosis an der Hautoberfläche dann entsprechend erhöht werden.

Unsere eigenen Erfahrungen an mehreren tausend Geschwülsten, die einer Weichstrahlbehandlung unterzogen wurden, sprechen vorläufig nicht dafür, daß es zweckmäßig ist, die GHWT der verwendeten Strahlung geringer als die Tiefenausdehnung der Dermatose sein zu lassen, da mit einer weiteren Reduzierung der GHWT eine stark ansteigende Belastung der Oberfläche vorhanden ist. Bei gutartigen Geschwülsten würde diese zu vermehrten kosmetischen Störungen Anlaß geben, während bei malignen Tumoren mit der Neigung zu frühzeitig infiltrativem Wachstum die Gefahr einer nicht ausreichenden Erfassung der Tumorbasis wächst.

Es kann im übrigen nicht genug betont werden, daß obige Beziehungsregel die Auswahl der jeweils erforderlichen Strahlenqualität nur erleichtern soll; eine zu schematische Handhabung derselben wäre keineswegs wünschenswert und angebracht. Daneben gibt es eine Reihe Abweichungen, über die der Dermatoröntgenologe ausreichend unterrichtet sein muß. Die wesentlichsten sind folgende:

1. Bei Hämangiomen über besonders strahlenempfindlichen Organen (*Knochenwachstumszonen, Hirn, Generationsorgane* usw.) kann es erforderlich sein, mit *geringeren* Strahlenqualitäten vorzugehen und eine weniger intensive Erfassung der Tumorbasis in Kauf zu nehmen, um die unter dem Hämangiom gelegenen strahlenempfindlichen Organe und Gewebe ausreichend zu schonen.

2. Bei allen Bestrahlungen an noch in generationsfähigem Alter befindlichen Frauen in unmittelbarer Nähe der Gonaden wie z. B. Unterleib, Vulva, Lumbal- und Gefäßregion darf *nur mit GHWT von höchstens 0,5—1 mm* bestrahlt werden, falls die Bösartigkeit des Leidens aus vitaler Indikation nicht zu härteren Strahlungen zwingt.

3. Unmittelbar über dem *Knochen* oder dem *Knorpel* lokalisierte Geschwülste (Hand- und Fußrücken, Finger, Nase, Ohr, altersatrophische Glatzenhaut usw.) erfordern, insbesondere bei großflächiger Ausdehnung, evtl. *geringere* Strahlenqualitäten, um die regeneratorischen Kräfte des Tumorbettes erhalten zu können.

4. Bei Röntgenbestrahlung am *Augenbulbus* (therapieresistente Keratitiden, epibulbäre Tumoren usw.), bei denen ein Strahlenschutz der Linse durch Bleiaugenschalen entfällt, kann — neben einer tangentialen Feldeinstellung — eine über das Verhältnis GHWT = Tiefenausdehnung hinausgehende *Reduzierung der Strahlenqualität* zur Schonung der Linse vorteilhaft sein.

5. Bei der *temporären Röntgenepilation* des behaarten Kopfes und des Bartes ist eine *Überschreitung* des Verhältnisses GHWT = Tiefenausdehnung (die Haarpapillen liegen in etwa 2,5—4 mm Tiefe) notwendig, da, insbesondere im Hinblick auf die Überschneidungstechnik, sonst zu hohe Dosen an der Hautoberfläche erforderlich werden würden. Die geeignetste Strahlenqualität dürfte hier bei einer GHWT 12 mm liegen.

Die Berücksichtigung dieser Abhängigkeit zwischen Strahlenqualität und Tiefenausdehnung der Dermatose führt nach unseren Erfahrungen zu einem sehr deutlichen Trend zu wesentlich weicheren Strahlenqualitäten, als sie bisher in der Hautröntgentherapie üblich waren — und zwar sowohl in der Gruppe der nichttumorösen wie ganz besonders auch in der Gruppe der tumorösen Dermatosen, ohne daß dadurch die Behandlungsergebnisse verschlechtert werden.

Der Trend zu weicheren Strahlenqualitäten ist um so mehr zu begrüßen, als er nicht nur zu einer wesentlich risikoloseren Strahlenbehandlung von Hautkrankheiten führt, sondern gleichzeitig auch beträchtliche Vorteile hinsichtlich einer geringeren *genetischen Strahlenbelastung des Patienten* bedeutet (SCHIRREN, HAUMAYR und DITTMAR 1959), so daß allein aus diesem Grunde der von PROPPE (1957) gemachte Vorschlag, entzündliche Dermatosen mit einer Tiefenausdehnung von 3 mm mit einer Strahlenqualität von GHWT 12 mm zu bestrahlen, um so die Hautoberfläche weniger belasten zu müssen, als nicht unbedenklich und bereits überholt zu bezeichnen ist (SCHIRREN 1958), wie auch GOLDSCHMIDT, BETETTO und BONSE (1959) in ihrem Handbuchbeitrag zur Röntgentherapie nichttumoröser Dermatosen überzeugend dargelegt haben.

Daß diese mit der Bevorzugung weicherer Strahlenqualitäten verbundene Minderung des Bestrahlungsrisikos gerade beim Ekzem, als dem wichtigsten Vertreter in der Gruppe entzündlicher Dermatosen, nicht zu einer maßlosen Ausweitung der Indikationsstellung zur Bestrahlung führen soll, ist selbstverständlich. Auf der anderen Seite halten wir eine zu engherzige Indikationsstellung ebensowenig für wünschenswert. So haben sich mit Recht namhafte Vertreter unseres Faches (u. a. MIESCHER 1960) gegen die von PROPPE (1958) aufgestellte Forderung, die Bestrahlung eines Ekzems überhaupt erst nach Durchführung einer vergeblichen stationären Behandlung in Erwägung zu ziehen, gewandt und die Unhaltbarkeit dieser Einstellung betont (GOLDSCHMIDT, BETETTO und BONSE 1959).

Ausführliche Literatur bei C. G. SCHIRREN: Strahlentherapie, Sonderband 43 „Strahlenbehandlung und Krebsforschung" über den 40. Deutschen Röntgenkongreß in Bremen. Verlag Urban u. Schwarzenberg, München und Berlin 1959.

Aus der Dermatologischen Klinik und Poliklinik der Universität München
(Direktor: Prof. Dr. A. MARCHIONINI)

Neue Gesichtspunkte zum Problem der Strahlengefährdung und des Strahlenschutzes in der dermatologischen Röntgentherapie

Von

CARL GEORG SCHIRREN

Einleitung

Ebensowenig wie es wünschenswert wäre, daß die Röntgentherapie von Hautkrankheiten aus falscher Überschätzung der mit ihr verbundenen Gefahren über das erforderliche Ausmaß hinaus eingedämmt oder reduziert würde, darf die Unterschätzung derselben zu leichtfertigem Handeln und Vorgehen Anlaß geben. Die genaue Kenntnis der Strahlengefährdung und der Möglichkeiten eines Strahlenschutzes muß als in gleicher Weise bei der Haut-Röntgentherapie unabdingbare Voraussetzung gelten wie die Beherrschung der strahlenphysikalischen und -biologischen Grundlagen.

Strahlenschutz bedeutet keineswegs nur Schutz der Generationsorgane. Ebenso wie die Gonaden müssen *alle* im direkten Einwirkungsbereich der Röntgenstrahlen gelegenen Organe und Organteile vor den schädlichen Wirkungen der ionisierenden Strahlen geschützt werden. Auch der *Schutz des Hautorgans* selbst vor Überdosierungen gehört mit in diesen Betrachtungskreis hinein, da bei gutartigen Dermatosen eine bestimmte Dosishöhe zur Vermeidung bleibender kosmetischer Veränderungen nicht überschritten werden darf und bei der Bestrahlung bösartiger Hautprozesse jene Dosishöhe im allgemeinen nicht überschritten werden soll, bei der ein irreparabler Hautdefekt die Folge ist.

Die Vielzahl neuer Erkenntnisse zu diesem Problem in den letzten Jahren rechtfertigt eine zusammenfassende Übersicht. Diese soll vorwiegend unter dem Blickwinkel der Bedürfnisse des praktisch tätigen Dermatologen erfolgen. Die Lückenhaftigkeit unserer Erkenntnisse auf manchen Gebieten zwingt dabei gelegentlich zu entsprechend knapper und vielleicht auch unvollständiger Darstellung.

I. Haut

Die seit Einführung der berylliumgefensterten Weichstrahlröhre in die Hautröntgentherapie gesammelten Erfahrungen sprechen eindeutig dafür, daß die Röntgentherapie am Hautorgan wesentlich ungefährlicher und risikoloser geworden ist. Diese Tatsache ist zum überwiegenden Teil dadurch bedingt, daß nunmehr jene weichen Strahlenqualitäten zur Verfügung stehen, die als Voraussetzung für eine ökonomische, der Tiefenausdehnung der meisten Dermatosen angepaßte Röntgenbehandlung gelten müssen. Trotzdem steht es außer Zweifel, daß bei Überschreiten einer bestimmten Gesamtdosishöhe Schäden am Hautorgan gesetzt werden, die nicht mehr reversibel sind.

Bei der Erörterung dieser den Dermatoröntgenologen seit jeher in besonderem Maße interessierenden Frage muß streng beachtet werden, unter welchen Voraussetzungen die Indikation zur Strahlenbehandlung gestellt wird. Bei einer bösartigen Geschwulst der Haut, z. B. einem Carcinom oder einem Melanomalignom, wird man andere Maßstäbe anlegen müssen als bei einem Ekzem oder einer Psoriasis.

Während man bei der Röntgentherapie eines Carcinoms Atrophie, Pigmentstörungen, Teleangiektasien usw. als unvermeidbare Folgen einer zur Beseitigung des Krebses erforderlichen Dosishöhe bedenkenlos in Kauf nehmen wird, würden ähnliche Folgen einer häufig wiederholten Röntgenbestrahlung eines Hand- oder Gesichtsekzems bereits nicht mehr zu rechtfertigen sein.

Nachstehende Ausführungen über die Frage einer noch vertretbaren Gesamtdosishöhe sollen sich ausschließlich mit den Problemen einer

Röntgentherapie *gutartiger* Dermatosen befassen und die Verhältnisse
bei der Behandlung bösartiger Tumoren — also die Frage der Toleranz-
dosis der Haut — unberücksichtigt lassen.

1. Noch vertretbare Maximaldosis

Die *Maximaldosis* stellt in diesem Zusammenhang jene Gesamtdosishöhe dar, die im Laufe eines Lebens auf ein bestimmtes Hautfeld verabreicht werden kann, ohne daß es als Folge dieser Strahlenbehandlung
zum Auftreten kosmetisch ins Gewicht fallender *Spätveränderungen*
kommt. Die Benutzung des Ausdruckes *Spätveränderungen* deutet
bereits an, daß hierunter nicht die eigentlichen Röntgen*schäden* verstanden werden sollen, die erst nach wesentlich höheren Gesamtdosen auftreten. Ebensowenig sind jene Hautreaktionen gemeint, die in Form
flüchtiger, unterschwelliger Erytheme und Pigmentierungen auftreten,
jedoch stets passager und voll rückbildungsfähig sind.

Die Beantwortung der Frage nach der maximalen Gesamtdosis ist
ein schwieriges Problem und für viele Autoren ein so heißes Eisen, daß
sie es bei der Erörterung dermatoröntgenologischer Fragestellungen umgehen und unberücksichtigt lassen. So findet sich in den meisten mono-
graphischen oder lehrbuchmäßigen Darstellungen der Hautröntgentherapie in den letzten Jahren kein entsprechender Hinweis. Der in der
Praxis tätige Dermatoröntgenologe jedoch hat unseres Erachtens nicht
nur das Bedürfnis, sondern auch das Recht, über den Stand der Dinge
und das Ausmaß unserer bisherigen Erkenntnisse unterrichtet zu werden.

Die Beantwortung erfolgt am zweckmäßigsten für *Röntgenstrahlen*
und *Grenzstrahlen* getrennt, da die geringe Eindringtiefe letzterer schon
theoretisch andere Verhältnisse erwarten läßt.

a) Röntgenstrahlen

Goldschmidt, Betetto und Bonse (1959) haben es mit Recht als
nahezu unmöglich bezeichnet, für jeden Einzelfall hinsichtlich der noch
vertretbaren Maximaldosis etwas absolut Bindendes auszusagen. Dazu
ist die Zahl der zu berücksichtigenden Einzelfaktoren (Alter, Lokalisation,
Strahlenqualität, Höhe der Einzeldosen, Feldgröße, Dauer des bestrah-
lungsfreien Intervalls, Art der während, vor und nach der Bestrahlung
vorgenommenen Lokaltherapie usw.) viel zu groß.

So gilt die Rumpfhaut als deutlich strahlenempfindlicher (Miescher,
Plüss und Weder 1954) als z. B. die Haut des Gesichtes. Es ist weiterhin
ein Unterschied, ob eine bestimmte Gesamtdosishöhe in 8 Tagen oder in
20 Jahren erreicht wird. Ebensowenig darf man außer acht lassen, ob
die Gesamtdosis einmalig oder fraktioniert eingestrahlt wurde, wobei
das Ausmaß der Fraktionierung von wesentlichem Einfluß auf das Ausmaß der zu erwartenden Spätveränderungen sein dürfte. In gleicher
Weise kann die Art der externen dermatologischen Lokaltherapie nicht
unberücksichtigt bleiben. Wurde sie während der Bestrahlung im Sinne
hautreizender Maßnahmen vorgenommen, so sind schädlichere Auswirkungen der Röntgenbehandlung zu erwarten als z. B. nach indifferenter
hautschonender Lokalbehandlung.

Alle diese Einzelfaktoren erschweren eine exakte Beantwortung der aufgeworfenen Frage. Will man sie trotzdem versuchen, so wird man sich ausschließlich auf die in der Literatur niedergelegten katamnestischen Untersuchungen stützen müssen.

Hier sind vor allem Arbeiten aus der Klinik von SULZBERGER (1952) anzuführen, der gemeinsam mit BAER und BOROTA über 3000 Patienten, bei denen 5—23 Jahre vorher eine Röntgentherapie wegen verschiedener gutartiger Dermatosen durchgeführt worden war, nachuntersuchte. Die Autoren fanden nur dann nennenswerte Spätveränderungen, wenn die im Ekzemrhythmus (Einzeldosen zumeist 85 r) erfolgten Bestrahlungen schließlich *eine Gesamtdosis von 1000 r überschritten*.

PILLSBURY, SHELLEY u. KLIGMAN (1956) halten die von SULZBERGER gegebenen Empfehlungen für zu weitgehend und wollen Überschreitungen der Gesamtdosis über 500 r hinaus nicht zustimmen. Diese Forderung hat jedoch keine allgemeine Anerkennung gefunden. In Übereinstimmung mit SULZBERGER, BAER u. BOROTA (1952), GOLDSCHMIDT, BETETTO und BONSE (1959) halten wir eine im üblichen Ekzemrhythmus (*während* der Serie 8—10 tägiges Intervall zwischen den Einzelbestrahlungen, *zwischen* den Serien zumindest mehrmonatiges Intervall) durchgeführte Röntgentherapie bis zu einer Gesamtdosis von maximal 1000 r für vertretbar und diese Dosishöhe als maximale Gesamtdosis für gut begründet.

Wenn gelegentlich auch nach geringeren Gesamtdosen in der Literatur über leichte Spätveränderungen berichtet wurde, dürfte sich das zum Teil dadurch erklären, daß während der Bestrahlung eine zu energische Lokalbehandlung erfolgte bzw. die zeitlichen Intervalle und die Höhe der Einzeldosis nicht entsprechend günstig gelegen waren.

Unter Berücksichtigung dieser Ausführungen darf somit festgestellt werden, daß — von speziellen Fällen abgesehen — *eine im üblichen Ekzemrhythmus durchgeführte Röntgenbestrahlung im allgemeinen erst bei Überschreiten einer Gesamtdosis von 1000 r pro vita kosmetisch ins Gewicht fallende bleibende Röntgenveränderungen erwarten läßt*.

Wieweit diese Gesamtdosishöhe von 1000 r pro vita sich durch die erst in den letzten Jahren eingeführte Weichstrahlmethode ändern wird, müssen die weiteren Erfahrungen zeigen. Unsere eigenen Erfahrungen der letzten 9 Jahre sprechen z. Z. *nicht* dafür, daß es zweckmäßig ist, beim Weichstrahlverfahren von dieser Dosis von 1000 r pro vita zunächst abzuweichen. Daß dieses jedoch bei sehr geringen Weichstrahlqualitäten (z. B. GHWT 1,0 mm) möglich ist, könnten die bei der Behandlung mit Grenzstrahlqualitäten gesammelten Erfahrungen bereits heute andeuten.

b) Grenzstrahlen

Die Feststellung von LEITNER (1952), *Grenzstrahlen* könnten so häufig verabreicht werden, wie die betreffende Dermatose es erfordere, dürfte zu weitgehend sein (s. auch GOLDSCHMIDT 1959). In gleicher Weise halten wir auch die von COMBES (1954) getroffene Feststellung, er habe im Laufe von 10 Jahren bei mehreren Patienten in 200 r-Einzelfraktionen bis zu

20000 r ohne erkennbare Spätveränderungen verabreichen können, als nicht verallgemeinerungsberechtigt.

Leider fehlen bis heute noch umfangreichere katamnestische Untersuchungen über die Verhältnisse bei der Bemessung der Grenzstrahlgesamtdosis. Immerhin ist die Tatsache einer möglichen Spätveränderung einschließlich Atrophie und Teleangiektasienbildung bei Überschreiten der maximalen Gesamtdosis auf Grund zahlreicher Mitteilungen in der Literatur nicht zu bezweifeln! PILLSBURY, SHELLEY und KLIGMAN betrachten Grenzstrahldosen bis 5000 r pro vita als noch vertretbar, falls die Bestrahlung im üblichen Ekzemrhythmus mit entsprechender Höhe der Einzeldosis (200—300 r) erfolgt.

Ihnen schlossen sich BETETTO, BONSE und GOLDSCHMIDT (1959) grundsätzlich an, empfehlen jedoch für besonders kritische Lokalisationen niedrigere Gesamtdosen.

Es ist in diesem Zusammenhang nicht uninteressant, daß sowohl AUKEN (1958) wie auch LOMHOLT (1958) anläßlich des letzten Dänischen Fortbildungskurses für Dermatologie auf Grund ihrer umfangreichen eigenen Erfahrungen mit der Grenzstrahltherapie noch Gesamtdosen über 5000 r pro vita für vertretbar halten.

Daß eine Erhöhung der Einzeldosis von 200 r auf 1000—1500 r, wie diese bei der Bestrahlung von planen Hämangiomen üblich ist, bereits nach Gesamtdosen von über 5000 r zu Spätveränderungen führt, haben die katamnestischen Nachuntersuchungen von RAUSCH (1956) am Patientengut der Univ.-Hautklinik Münster erbracht.

Vorerst sollte man also an einer zulässigen Gesamtdosishöhe von maximal 5000 r festhalten, diese an besonders gefährdeten Lokalisationen eher noch zu vermeiden suchen.

2. Abhängigkeit von gleichzeitiger Lokaltherapie

Daß eine unzweckmäßige *Lokalbehandlung* während der Röntgenbestrahlung zu unerwünschten Reaktionen bzw. Reaktionsverstärkungen führt, wurde bereits betont. Diese Erkenntnis hat bei vielen Autoren dazu geführt, während der Bestrahlungsserie jede Lokalbehandlung der Dermatosen zu unterlassen.

Diese Vorsicht erscheint *unbegründet*, solange man die Hautbehandlung *indifferent und schonend* vornimmt. Wie sehr *stark reizende Lokaltherapeutica* zu einer Reaktionsverstärkung der Röntgenstrahlen führen, zeigen jüngst veröffentlichte experimentelle Untersuchungen von BETETTO (1957, 1959). Nach diesen außerordentlich interessanten Untersuchungsergebnissen besteht kein Zweifel darüber, daß die Reaktionsverstärkung *ausschließlich infolge des spezifischen Hautreizes* des jeweiligen Medikaments auftritt und nicht etwa Folge der Sekundärstrahlung von auf der Haut verbliebener Metallteilchen z. B. nach Anwendung von Hg-, Ag- oder Zn-haltiger Salben bzw. Pasten ist, wie dieses früher angenommen wurde. Diese Metallteilchen führen vielmehr zu einer Reduzierung der eingestrahlten Röntgendosis — und zwar um so stärker, je weicher die gewählte Strahlenqualität ist. Die sich ergebende Filterwirkung bedingt also nur eine relative Aufhärtung der Strahlung.

Lediglich zum Zwecke einer exakten Dosierung mit genauerer Reproduktion der verabreichten Dosis sollte das zu bestrahlende Hautfeld stets frei von Salben- und Pastenresten sein. Es wäre aber falsch, diese Rückstände *unmittelbar vor der Bestrahlung* mechanisch zu entfernen, weil die dabei erzeugte Hyperämie des Gewebes eine Verstärkung der Strahlenwirkung bedeuten würde (GOLDSCHMIDT, BETETTO und BONSE 1959). Dann wäre es sinnvoller, die Filterwirkung der verbleibenden Medikamentreste in Kauf zu nehmen — jedoch am zweckmäßigsten, den Patienten nach der Entfernung 24 Std. später zur Bestrahlung einzubestellen.

II. Hautanhangsgebilde

Die zur Frage einer Maximaldosis pro vita gemachten Ausführungen gelten für das Hautorgan in toto. Bestimmte Sondersituationen bei einzelnen Hautanhangsgebilden erfordern jedoch eine spezielle Darstellung.

1. Haare

Die epilierende Wirkung der Röntgenstrahlen war eine der ersten biologischen Wirkungen, die nach der Anwendung von Röntgenstrahlen beobachtet wurde. Sie wird als vorübergehende, sog. *temporäre Epilation* von der *Dauerepilation* unterschieden. Letztere tritt erst nach Dosen in Erscheinung, die weit über dem liegen, was als Maximaldosis pro vita mit 1000 r (im Ekzemrhythmus verabreicht) empfohlen wurde, so daß sich deren ausführliche Erörterung in diesem Rahmen erübrigt.

Nicht unberücksichtigt hingegen darf die temporäre Epilation bleiben, selbst wenn sie z. B. bei einer Ekzembestrahlung im Nacken einen nur vorübergehenden Schaden darstellt, der jedoch den Patienten erheblich stören kann.

Zur *temporären Röntgenepilation* sind bei einer GHWT 12 mm durchschnittlich 375 r ED erforderlich. Diese Dosis sollte bei der Bestrahlung gutartiger Dermatosen, bei der keine Epilation angestrebt wird, in behaartem Hautgebiet nicht erreicht werden. Diese Feststellung würde sich erübrigen — da eine so hohe Einzeldosis bei gutartigen Dermatosen vom Typ des Ekzems nicht in Betracht kommt —, wenn nicht die Haarpapille in einem bestimmten Zeitraum in hohem Maße zur *Summation von Teildosen* fähig wäre.

Nach Untersuchungen von SCHIRREN und CAN vermag die Haarpapille im Kopf- und Bartbereich während eines Zeitraums von 8 bis 10 Tagen alle eingestrahlten Röntgendosen zu summieren. Diese *Summationsfähigkeit der Haarpapille* kann dazu führen, daß z. B. bei einer Bestrahlung im Nacken oder im Bereich des behaarten Kopfes mit Einzeldosen, die zwar jede für sich noch keine Epilation, deren Summation bis zur Epilationsdosis jedoch schließlich eine temporäre Enthaarung bedingen würde, nach 2—3 Wochen die Haare im Bestrahlungsfeld ausfallen. Es erscheint also zweckmäßig, diese Tatsache der Summationsfähigkeit der Haarpapille in den Bestrahlungsplan mit einzubeziehen.

Ob die Strahlenempfindlichkeit der Haarpapille bei geringeren Weichstrahlqualitäten größer wird, eine Epilation also schon nach geringeren

Dosen eintritt, wie HELL (1957) glaubt, erscheint zumindest fragwürdig und bedarf noch weiterer Klärung. Zumindest ließe sich dieses Verhalten strahlenbiologisch nicht erklären (s. auch WACHSMANN 1959).

Die *Dauerepilation* stellt auch nach den Fortschritten durch die Fraktionierung (MIESCHER 1957) nach wie vor ein so fragwürdiges Unterfangen dar, daß sie nicht empfohlen werden kann. Wir selbst haben noch keinen Fall ohne Spätveränderungen — die natürlich erst nach Ablauf von 3—5 Jahren richtig beurteilt werden können — gesehen!

2. Hautdrüsen

Die Schweiß- und Talgdrüsen der Haut entsprechen in ihrer Strahlenempfindlichkeit und in ihrem Verhalten Röntgenstrahlen gegenüber der Haut in toto so weitgehend, daß sich hier keine weiteren Gesichtspunkte zur Erörterung ergeben.

Dies gilt jedoch nicht für die *weibliche Brustdrüse* — sie stellt bekanntlich entwicklungsgeschichtlich eine modifizierte apokrine Hautdrüse dar —, sofern diese sich noch in der Entwicklung befindet.

Milchdrüse

Die *ausgewachsene* Mamma ist nicht besonders strahlenempfindlich, die noch *wachsende* hingegen sehr.

Wenn auch strahlentherapeutische Maßnahmen im Säuglings- und Kindesalter an der weiblichen Brust wegen Ekzems, Psoriasis usw. a priori entfallen, finden wir eine Lokalisation der Hämangiome an der Mamma doch in 1,25% der Fälle (PAUR).

Eine Röntgenbestrahlung des noch im Wachstum befindlichen weiblichen Milchdrüsenkörpers hat eine teilweise oder vollständige Unterentwicklung der Mamma zur Folge — also eine erhebliche kosmetische und schließlich auch funktionelle Einbuße.

Aus diesem Grunde ist von allen strahlentherapeutischen Maßnahmen in diesem Bereich so lange dringend abzuraten, wie die Mamma noch nicht voll entwickelt ist (HARMS).

Die Höhe der zu einer Unterentwicklung führenden Dosis ist unbekannt. Sie wird nach allgemeinen strahlenbiologischen Gesetzmäßigkeiten um so niedriger sein, je jünger der zu behandelnde Patient ist.

RÜBE beobachtete ein 14jähriges Mädchen, bei dem die Verabreichung von 3 × 400 r Radium in jeweils 4wöchigem Intervall im 3. Lebensjahr zu entsprechenden Schädigungen geführt hatte.

Nach den neuerdings vorliegenden Erfahrungen scheint die alleinige Abdeckung der Mamille und des Mamillenhofes für einen ausreichenden Schutz des darunter gelegenen Milchdrüsenkörpers nicht immer ausreichend zu sein.

Gegen eine Röntgentherapie der voll entwickelten Mamma bestehen aus diesen Gründen keine Bedenken, wie die Erfahrung bei der Tumorbestrahlung und bei der Entzündungsbestrahlung der Mastitis ergeben haben.

III. Auge

Die Röntgentherapie der *äußeren Augenabschnitte* einschließlich der Lider wird auch heute noch meistens vom Dermatoröntgenologen durchgeführt. Sie sollte stets in enger Zusammenarbeit mit dem Ophthalmologen erfolgen. Nur eine genaue Kenntnis der *Strahlenempfindlichkeit* des Auges und der Möglichkeit eines ausreichenden *Strahlenschutzes* vermag Patient und Arzt vor oft irreparablen Schäden zu bewahren.

Während die *Conjunctiva* in ihrer Strahlenempfindlichkeit in etwa der äußeren Haut entspricht bzw. nur unbedeutend über derselben liegt, soll die *Cornea* wegen ihres Mangels an Blutgefäßen deutlich strahlenunempfindlicher sein (SCHWENKE und LANGHOF 1956).

Iris (HOFFMANN 1957), *Retina* einschließlich *Sehnerv* (ROHRSCHNEIDER 1954) und *Chorioidea* (GASTEIGER und GRAUER 1934) zeigen keine besonders hohe Strahlenempfindlichkeit. Sie liegt jedenfalls weit über der der *Linse.*

So bildet die *Katarakt* die gefürchtetste Folge einer Röntgentherapie am Auge oder in dessen unmittelbarer Nähe.

Seit den bahnbrechenden Untersuchungen von ROHRSCHNEIDER (1931, 1938, 1939, 1954, 1955) wissen wir über die Höhe der zu einer Katarakt führenden Röntgendosis recht gut Bescheid. Bei Anwendung harter Strahlung entspricht die *Kataraktdosis* der jeweiligen Epilationsdosis des betreffenden Individuums. Das wäre beim Menschen 350 bis 400 r ED, während z. B. für das Kaninchen von ROHRSCHNEIDER (1939) 800 r ED gefunden wurde, was der für die Haarpapille des Kaninchens wesentlich höheren Epilationsdosis durchaus entspricht.

Wird bei der Röntgentherapie mit entsprechend harten Strahlenqualitäten eine Dosis von 400 r überschritten, so ist mit der Möglichkeit einer Kataraktbildung zu rechnen.

Wie verhält sich die Linse strahlenbiologisch bei der Einstrahlung kleiner, jedoch mehrmals wiederholter Einzeldosen?

ROHRSCHNEIDER (1939) hat diese Frage tierexperimentell zu beantworten versucht und gezeigt, daß die Linse durchaus in der Lage ist, in einem kürzeren Zeitabschnitt die eingestrahlen Teildosen weitgehend zu summieren. Es hat also den Anschein, als ob die Linse sich strahlenbiologisch ähnlich wie die Haarpapille verhält.

Für die praktischen Bedürfnisse der Röntgentherapie darf aus dieser Erkenntnis abgeleitet werden, daß bei jeder Strahlenanwendung auf sorgsamen Strahlenschutz des Augapfels zu achten ist. Dieser ist durch Abdeckung des Auges einschließlich der Lider mit Blei oder Bleigummi vorzunehmen, bei der Strahlenanwendung an den Lidern selbst durch Einlegen von Bleischalen (KNIERER und SCHIRREN 1953) in den Conjunctivalsack nach vorheriger Anaesthesierung mit 0,2 % Pantocainlösung. Auf gute Desinfektion der Augenschalen ist besonderer Wert zu legen!

Bei röntgentherapeutischen Maßnahmen am *Bulbus* selbst, wie diese sich bei bestimmten Keratitiden, epibulbären Tumoren usw. ergeben können, entfällt die Möglichkeit des Strahlenschutzes mit Bleischalen. Hier kann man jedoch die Linse durch spezielle Einstelltechniken (tangential!) und durch Auswahl sehr weicher Strahlenqualitäten (GHWT 0,5—1,0 mm, Strontium^{90}-Yttrium^{90}-Träger) zu schützen versuchen (SCHIRREN 1957).

IV. Knorpel

Es wird sich bei Hautbestrahlungen häufig ergeben, daß unter der zu bestrahlenden Hautschicht *Knorpel* noch im direkten Einflußbereich der Röntgenstrahlen liegt.

Das ist bei der Entzündungsbestrahlung mit den für das Verfahren üblichen geringen Dosen ohne Bedeutung, zumal bei Anwendung des modernen Weichstrahlverfahrens die unter der Haut gelegenen Gewebeschichten nur noch gering erfaßt werden. Trotzdem sollte man auf den Schutz des Knorpels an besonderer Lokalisation (z. B. Schildknorpel) nicht verzichten! Wesentlich andere Verhältnisse liegen vor, wenn ein Tumor über dem Knorpel mit höheren Gesamtdosen bestrahlt werden soll.

Maßgebend für die Toleranz des Knorpels ist dessen bindegewebiger Anteil (Perichondrium). Im allgemeinen sind hohe Dosen erforderlich, um nachweisbare Veränderungen und Schäden zu setzen (RAJEWSKY, HOBITZ und HARDER 1959); das gilt jedoch nur so lange, wie während der Bestrahlung noch keine sekundär entzündlichen Veränderungen auf das Perichondrium übergegriffen haben (HOLTHUSEN).

Unter Berücksichtigung dieser Tatsache erscheinen die gelegentlich geäußerten Ansichten, Knorpel sei ein sehr strahlenempfindliches Gewebe, *nicht* ganz richtig. Der Knorpel wird *erst dann* zu einem besonders strahlenempfindlichen Gewebe, wenn der Entzündungsprozeß des zugrunde liegenden Leidens auf das Perichondrium übergreift. In diesem Fall pflegen sich bei der Verabreichung hoher Gesamtdosen — z. B. bei der Einstrahlung von Tumordosen — sehr schmerzhafte Perichondritiden und Chondritiden zu entwickeln.

Auf die Auswahl entsprechend *weicher* Strahlenqualitäten ist daher besonderer Wert zu legen. Hier wird man gelegentlich gezwungen sein, sogar weichere Strahlenqualitäten zu benützen, als sie dem Verhältnis *Tiefenausdehnung der Dermatose = GHWT der verwendeten Strahlung* entsprechen. Weichere Strahlenqualitäten schädigen den Knorpel weniger als harte! Die Einschaltung von Bestrahlungspausen während einer Serie kann von besonderer Wichtigkeit sein.

Bei noch wachsendem Knorpel ist ähnlich den Verhältnissen beim wachsenden Knochen besondere Vorsicht am Platze.

V. Knochen

1. Ausgewachsener Knochen

Ausgewachsener Knochen zeichnet sich ebensowenig durch eine besondere Strahlenempfindlichkeit wie der Knorpel aus. Trotzdem verdienen Röntgenbestrahlungen von Tumoren direkt über dem Knochen besondere Beachtung, während bei Entzündungsbestrahlungen in Anbetracht der viel niedrigeren Gesamtdosis weniger Rücksicht genommen werden muß. *Je größer* die zu bestrahlende Fläche ist, um so wichtiger werden diese Probleme.

Auf die unterschiedliche Schwächung von Röntgenstrahlen im Knochen gegenüber wasseräquivalentem Gewebe muß Rücksicht genommen werden. Aus einer stärkeren Schwächung der Weichstrahlen im Knochen darf nicht ohne weiteres auf eine stärkere Belastung des Knochens *in toto* geschlossen werden, da die energieärmere Weichstrahlung im Knochen *steiler* abfällt und der größte Anteil bereits im allerersten Knochenabschnitt zur Absorption kommt, wie eigene experimentelle Untersuchungen ergeben haben. Im gleichen Sinn sind eigene Erfahrungen an mehreren hundert Fällen von Hautcarcinomen, die direkt über dem Knochen lokalisiert waren und mit der Weichstrahltechnik behandelt wurden, zu verwerten.

Harte Strahlenqualitäten wirken sich bei über dem Knochen lokalisierten Tumoren wesentlich *ungünstiger* aus. Ähnlich wie bei Tumoren direkt über dem Knorpel kann bei direkt über dem Knochen lokalisierten Tumoren die Unterschreitung des Verhältnisses *GHWT der verwendeten Strahlung = Tiefenausdehnung des Tumors* bei der Auswahl der Strahlenqualität empfehlenswert sein.

2. Wachsender Knochen

Besondere Bedeutung kommt dem *wachsenden Knochen* zu, dessen hohe Strahlenempfindlichkeit heute nicht mehr in Zweifel zu ziehen ist. Eine Indikation zur Röntgentherapie ergibt sich häufig bei rasch wachsenden Blutgefäßgeschwülsten. Die allgemeine Unsicherheit wird noch dadurch erhöht, daß die bisher zu dieser Frage vorliegenden Mitteilungen in der Literatur keinen bindenden Anhalt über die *Höhe* der zur Schädigung führenden Dosis gewinnen lassen.

Gesichert in diesem Zusammenhang sind bisher nur 2 Tatsachen:

1. Weiche Strahlenqualitäten schädigen die Knochenwachstumszone weniger als harte (SCHIRREN und VAN CANEGHEM 1956)!

2. Fraktionierte Bestrahlungen wirken sich an den Knochenwachstumszonen weniger schädlich aus (VAN CANEGHEM und SCHIRREN)!

In *tierexperimentellen* Untersuchungen konnte gezeigt werden, daß das Ausmaß der Wachstumshemmung mit dem Ansteigen der Strahlenqualität wächst. Wurde eine mit Sicherheit bei einmaliger Applikation (z. B. 2000 r) zu einer totalen Wachstumshemmung führende Dosis fraktioniert verabreicht (z. B. 8 × 250 r an aufeinanderfolgenden Tagen), so unterblieb jede Beeinträchtigung des Längenwachstums.

Diese im Tierexperiment gewonnenen Erkenntnisse dürfen zwar nicht hinsichtlich der Dosishöhe, die eine Wachstumsaufhebung bedingt, wohl aber hinsichtlich des *entlastenden Faktors in Form der Fraktionierung* auf die Verhältnisse beim Menschen übertragen werden.

Es empfiehlt sich daher, bei Hämangiomen, die direkt über Knochenwachstumszonen lokalisiert sind, nur mit sehr *weichen* Qualitäten zu bestrahlen — am Finger bevorzugen wir solche mit GHWT 0,6—1,0 mm — und die erforderliche Wirkungsdosis möglichst zu *fraktionieren*. Die Rückbildung erfolgt nach unseren Erfahrungen bei blastomatösen Hämangiomen in gleich schneller Weise nach z. B. 1 × 400 r wie nach 4 × 100 r bzw. 8 × 50 r.

VI. Hirn

Die Ansicht von der Strahlenresistenz des menschlichen *Gehirns* kann nicht mehr länger aufrechterhalten werden. Sie basierte im wesentlichen darauf, daß man erst nach höheren Dosen mikroskopisch faßbare Zellveränderungen im Gehirn nachweisen konnte. Funktionelle Störungen lassen sich jedoch schon nach *relativ geringen Dosen* nachweisen (Zülch). Diese Befunde stimmen mit eigenen EEG-Untersuchungen nach Röntgenepilationen des behaarten Kopfes überein, bei denen 8—10 Tage p. r. ein leicht pathologisch veränderter EEG-Ablauf für 8—10 Wochen zu erheben war. In ähnlicher Weise haben auch russische Autoren (zit. nach Rausch 1956) in letzter Zeit die Annahme einer Strahlenresistenz des menschlichen Gehirns für revisionsbedürftig gehalten. Dieses gilt insbesondere für das noch wachsende Hirn des Kindes, für das zusätzlich eine weitere Strahlenempfindlichkeit anzunehmen ist (Rajewsky, Hobitz und Harder 1959).

Für den Dermatoröntgenologen ergibt sich die Notwendigkeit entsprechender Beachtung dieser Tatsachen bei der *Röntgenepilation* und bei der *Tumorbestrahlung im Hautbereich des Hirnschädels.*

a) *Röntgenepilation des Kopfes*

Da die Mehrzahl aller *temporären Röntgenepilationen* im Bereich des behaarten Kopfes bei an Mikrosporie erkrankten Kindern vorgenommen wird, also mit einem noch wachsenden und daher *besonders strahlenempfindlichen* Hirn zu rechnen ist, ist schonendes Vorgehen von besonderer Wichtigkeit. Man wird bei den heutigen technischen Möglichkeiten nicht mehr so weit gehen müssen, jede Röntgenepilationsbestrahlung kategorisch abzulehnen, wie Rost (1948) und Schaltenbrandt (1948) dieses angestrebt haben; jedoch erscheint die Unterlassung entsprechender *risikomindernder* Maßnahmen nicht mehr verantwortbar.

Zwei Wege führen zu einer wesentlichen Minderung des Epilationsrisikos:

1. Auswahl weicher Strahlenqualitäten (Miescher 1957).

2. Fraktionierte Epilationsbestrahlung (Schirren 1956).

Die früher vielfach geübte Epilationsbestrahlung unter Halbtiefenoder gar Tiefentherapiebedingungen ist strikt *abzulehnen.* Strahlenqualitäten mit GHWT 10—12 mm stellen das Optimum dar, um die in etwa 3 mm Gewebstiefe gelegenen Haarpapillen ausreichend zu erfassen, ohne daß die Dosis an der Hautoberfläche das vertretbare Ausmaß (vor allem in den Überschneidungszonen!) überschreitet.

Durch die strahlenbiologischen Untersuchungen über die Summationsfähigkeit der Haarpapille gegenüber Röntgenstrahlen (Schirren und Can 1956), die eine *totale Summationsfähigkeit in einem Zeitraum von 8—10 Tagen* ergaben, ist die Frage eines *fraktionierten Bestrahlungsmodus* erneut in den Blickpunkt des Interesses getreten.

Umfangreiche eigene Untersuchungen ergaben, daß es für den Epilationseffekt völlig gleichgültig ist, ob man die zur Epilation erforderliche Dosis von z. B. 400 r einmal oder in Einzelfraktionen von 2×200, 4×100, 8×50 r einstrahlt. Die Haarpapille verhält sich strahlenbiologisch wie ein Mausergewebe. Bei EEG-Kontrolle fanden wir bei fraktioniert epilierten Kindern keine pathologisch veränderten Kurvenabläufe mehr.

Selbst wenn diese Untersuchungsbefunde im EEG nicht allgemein bestätigt werden sollten – in letzter Zeit berichtete LIPSKY (1960) ebenfalls über pathologisch veränderte EEG-Abläufe nach Epilationsbestrahlungen, sofern die Röntgen-Epilation einzeitig und nicht fraktioniert vorgenommen war –, besteht für den mit den Problemen der Strahlenbiologie Vertrauten nicht der geringste Zweifel, daß das fraktionierte Epilieren zu einer *Entlastung des Hirns* gegenüber Strahleninsulten und damit zu einer *Minderung des Epilationsrisikos* führt.

Diese Minderung des Epilationsrisikos wird erreicht, *ohne daß durch die Fraktionierung auch nur die geringste Dosierhöhung notwendig ist.* Sie ist lediglich verbunden mit dem etwas größeren technischen Aufwand einer mehrmaligen Bettung und Einstellung des Kindes, was jedoch bei entsprechender Übung und eingearbeitetem Personal eine nur geringe Belastung — auch zeitlicher Art — darstellt, so daß sie ohne weiteres zumutbar ist.

Gleichgültig also, ob man den älteren Ansichten über eine relative Strahlenunempfindlichkeit oder den neueren Ansichten über eine besondere Strahlenempfindlichkeit des Gehirns — insbesondere des wachsenden Hirns — Glauben schenken will, kommt man an der Tatsache nicht vorbei, *daß das mit der Epilation des behaarten Kopfes verbundene Risiko durch fraktioniertes Vorgehen erheblich gemindert wird.* Unter diesen Gesichtspunkten kann den jüngst von PROPPE (1958) vertretenen Ansichten, die fraktionierte Epilation sei kein Fortschritt, sondern stelle lediglich einen unnötigen Zeitmehraufwand dar, nicht zugestimmt werden. Die Beibehaltung der einzeitigen Epilation *bei Kindern* ist daher für die Praxis generell *nicht* mehr zu empfehlen. Die *fraktionierte Epilation* stellt vielmehr heute die Methode der Wahl dar (SCHIRREN 1957, GRAUL und RAUSCH 1958, LIPSKY 1960), wobei man das Ausmaß derselben von der besonderen Situation des Einzelfalles abhängig machen wird.

Diese Erkenntnisse sollten auch dann nicht in Vergessenheit geraten, wenn die ersten positiven Berichte aus den USA über erfolgreiche Behandlungen der Mikrosporie mit Griseofulvin ohne Röntgenepilation allgemein bestätigt werden.

b) Entzündungsbestrahlungen

Die bei *Entzündungsbestrahlungen* von Ekzem, Psoriasis usw. niedrigen Gesamtdosen spielen hinsichtlich einer Belastung des ausgewachsenen Hirns praktisch keine Rolle, sofern man sich des heute üblichen Weichstrahlverfahrens mit GHWT von 2—4 mm bedient. Die hierbei durch den Knochen noch durchtretende und auf das Gehirn treffende Dosis dürfte nur bei wenigen Prozent liegen.

c) Tumorbestrahlung

Unter den *gutartigen Tumoren* kommt dem Hämangiom — und zwar dem blastomatösen vom Typ des planotuberösen und des subcutanen tuberösen Hämangioms — die größte Bedeutung zu. Da Hämangiome im wesentlichen nur beim Kind strahlentherapeutische Eingriffe erforderlich machen, ist auf die besondere Strahlenempfindlichkeit des wachsenden Hirns Rücksicht zu nehmen, zumal dieses durch den dünnen und kalkärmeren Schädelknochen weniger geschützt wird.

Weiche Strahlenqualitäten sind unter allen Umständen zu bevorzugen. Das Weichstrahlverfahren bietet einen wesentlich besseren Schutz als das Nahbestrahlungsverfahren (SCHIRREN 1955).

Bei Hämangiomen über noch nicht geschlossener *Fontanelle* möchten wir von jeder Strahlentherapie *abraten;* es sei denn, man kommt mit GHWT von 1—2 mm aus.

Die Röntgentherapie von *bösartigen Geschwülsten* stellt bei Anwendung des Weichstrahlenverfahrens und bei Auswahl entsprechend abgestimmter Qualitäten eine vertretbare Belastung des Hirns dar. Je größer das bestrahlte Feld und je härter die gewählte Strahlenqualität ist, um so mehr wird das Gehirn belastet. Nach sehr hohen Dosen sind schwere Hirnschädigungen beobachtet worden.

VII. Innere Organe und Blutbildungsstätten

Die moderne, auf die sehr geringe Tiefenausdehnung der meisten Dermatosen bezogene Hautröntgentherapie stellt im allgemeinen keine Gefährdung *innerer Organe* dar. Folgende Angaben sollen daher mehr einer allgemeinen Orientierung dienen.

Die *Leber* gilt als ausgesprochen strahlenresistent. Selbst nach tierexperimentell gesetzt hohen Herddosen (20000—60000 r) kann noch eine Erholung des Organs von erhalten gebliebenen Zellnestern erfolgen (KOLETSKY und GUSTAFSON 1952).

In gleicher Weise zählt auch die *Niere* zu den strahlenunempfindlichen Organen. Nach RAJEWSKY, HOBITZ und HARDER (1959) treten Schäden erst nach Herddosen von 2000 r auf.

Im Gegensatz hierzu sind die blutbildenden Elemente des *roten Knochenmarks* sehr strahlenempfindlich. Sie stellen ein typisches Mausergewebe dar und reagieren bereits auf Dosen von 50—100 r. Die *Thymusdrüse* ist im Kindesalter so strahlenempfindlich, daß regressive Veränderungen bereits nach Durchleuchtungen beobachtet werden.

Allgemeine Reaktionen auf die Bestrahlung der *Nebenniere* sind schwer isoliert zu betrachten, da das reichliche Vorkommen vegetativer Geflechte in dieser Region auch von dort her entsprechende Reaktionen als Folge von Röntgenbestrahlungen erwarten läßt.

VIII. Gonaden

Röntgenstrahleneinwirkungen auf die *Gonaden* können zu schwerwiegenden Schäden der *Samen- und Eizellenbildung* sowie der *Hormonproduktion* führen. Auf den Fragenkomplex *mutationsbedingter Genschädigungen* durch die Einwirkung von Röntgenstrahlen auf die Generationsorgane — zweifellos die heute am meisten diskutierte schädliche Folge einer Strahleneinwirkung — soll gesondert eingegangen werden.

1. Schäden der Samen- und Eizellenbildung

a) Testes

Die *Hoden* gelten mit Recht als in hohem Maße strahlensensibel. Nach GÄRTNER (1959) kommt es bei Dosen bis zu 300 r zum Auftreten einer *temporären* Sterilität. Überschreitet die verabreichte Herddosis am Hoden 400 r, so ist in der Regel eine *bleibende* Sterilität die Folge. Je niedriger im Differenzierungsgrad die einzelnen Zellen der Spermiogenese sind, um so strahlenempfindlicher pflegen sie zu reagieren. Im Gegensatz zu den Zellen der Spermiogenese sind die für die Hormonproduktion verantwortlichen Sertoli- und Interstitialzellen relativ strahlenresistent, so daß die Hormonproduktion nach oben aufgeführten Dosen kaum beeinträchtigt werden dürfte.

b) Ovarien

Die Dosishöhe mit den Folgen einer passageren (300 r) bzw. bleibenden (400 r) Sterilität entspricht durchaus den Verhältnissen beim Hoden, jedoch dürfte die Strahlenempfindlichkeit stark *cyclusabhängig* sein (RAJEWSKY, HOBITZ und HARDER 1959).

Da mit der strahlenbedingten Zerstörung der Follikelanlage auch zugleich die Produktionsstärke des Follikel- bzw. Gelbkörperhormons entfällt, ist ein Versiegen der Hormonproduktion bis zur voll ausgebildeten Kastration die Folge. — Herddosen von 300—400 r werden sich jedoch bei sorgsamer Abdeckung in der Regel vermeiden lassen, so daß die genannten Schädigungsmöglichkeiten bei der dermatologischen Röntgentherapie kaum noch vorhanden sind. Viel wesentlicher sind die weit unter diesen Dosen liegenden, lediglich Mutationsauslösung bedingenden, *genetischen Strahlenbelastungen*, die sich bei der Röntgentherapie von Dermatosen auch an gonadenfernen Regionen ergeben können. Ihre Vermeidung ist im Zeitalter der Kernenergieausnutzung von besonderer Wichtigkeit.

2. Genetische Strahlenbelastung des Patienten

Das Ausmaß der *genetischen Strahlenbelastung des Patienten* in der Hautröntgentherapie ist Jahrzehnte hindurch zweifellos unterschätzt worden. Bemühungen um eine Minderung desselben setzen eine genaue Kenntnis der möglichen Strahlenbelastung bei den einzelnen Bestrahlungsverfahren voraus.

Bei der Beurteilung des Ausmaßes der genetischen Strahlenbelastung des Patienten in der Hautröntgentherapie darf nicht übersehen werden, daß die Wissenschaft trotz aller bisheriger Bemühungen nicht in der Lage ist, bindende Aussagen über die genetisch noch zulässige Strahlendosis zu machen. NACHTSHEIM, einer unserer erfahrensten Strahlengenetiker, stellte noch kürzlich (1959) hierzu resigniert fest: ,,Wir tappen noch vollständig im Dunklen!'' Solange dieses aber noch der Fall ist, kann nur die eine Konsequenz gezogen werden: *Die Dosis muß so niedrig wie irgend möglich gehalten werden!*

Amerikanische Genetiker haben in einer Denkschrift an die National Academy of Sciences gefordert, daß die Gesamtstrahlenbelastung des einzelnen Individuums — bezogen auf die Gesamtpopulation, nicht aber auf Einzelpersonen, die beruflich mit ionisierenden Strahlen Umgang haben — bis zum 30. Lebensjahr *nicht mehr als 10 r an den Gonaden* betragen darf. Da die *natürliche* Strahlenbelastung bereits 3 r ausmacht, verbleiben 7 r für die *künstliche* Strahlenbelastung (Medizin, Kernenergie-experimente, Leuchtziffern, Fernsehen, Schuhdurchleuchtung usw.). Von diesen 7 r werden in den USA heute bereits 4 r für die medizinische Anwendung in Anspruch genommen.

Kaplan hält eine Dosis von 7 r als künstliche Strahlenbelastung bereits *für zu hoch* und fordert eine Begrenzung derselben auf 3 r während eines Zeitraums bis zum 40. Lebensjahr! Seine Annahme, daß diese Verdopplung der natürlichen Strahlenbelastung (3 r + 3 r = 6 r in 40 Jahren) bereits eine Verdopplung der Mutationsrate bedeuten würde, ist nicht unwidersprochen geblieben.

Über Einzelheiten der genetischen Strahlenbelastung des Patienten bei der Hautröntgentherapie berichteten wir auf Grund eigener experimenteller Studien und Messungen auf dem Deutschen Dermatologenkongreß 1958 in Düsseldorf gemeinsam mit Haumayr und Dittmar.

Die im einzelnen aufgeführten Werte stellen Durchschnittswerte dar, die bei einer lege artis und entsprechender Lagerung des Patienten — fast alle Einstellungen wurden am liegenden Patienten vorgenommen — durchgeführten Röntgenbestrahlung gewonnen wurden.

Bereits geringe Änderungen der jeweiligen Einstelltechnik können zu einem entsprechend starken Anstieg oder Abfall der Dosisleistung an den Gonaden führen. Ähnliche Feststellungen hat Seelentag bereits bei der Ermittlung der Gonaden-belastung in der Röntgen-Diagnostik gemacht.

Zur Erleichterung der Übersicht erfolgt die Aufführung der einzelnen Ergebnisse in Tabellenform und getrennt nach den wichtigsten Bestrahlungsmethoden in der Dermatoröntgentherapie.

a) Entzündungsbestrahlung

Das Ekzem stellt auch heute noch die häufigste Indikation zur Durchführung einer Bestrahlung vom Typ der *Entzündungsbestrahlung* dar. Die seit Einführung der Weichstrahltherapie mögliche Minderung des Bestrahlungsrisikos durch die Verwendung ausgesprochener Weichstrahlqualitäten (GHWT 1—3 mm) läßt mit Recht eine gewisse großzügigere Handhabung bei der Indikationsstellung zu.

Neben der Ekzembestrahlung, der diejenige bei Psoriasis, Lichen ruber usw. zur Seite zu stellen ist, interessiert den Dermatologen insbesondere die Entzündungsbestrahlung bei Pyodermien (Furunkel, Hidradenitis usw.), da er bei diesen im allgemeinen auf etwas härtere Qualitäten — entsprechend der größeren Tiefenausdehnung — angewiesen ist.

Die in Tab. 1 angeführten Werte wurden bei Verwendung von Bestrahlungstubussen, wie sie heute bei jedem Weichstrahlgerät benutzt werden, gemessen. Bestrahlt man ohne Schutztubusse, wie dieses in der dermatologischen Röntgentherapie früher bevorzugt üblich war, so steigt die genetische Strahlenbelastungsmöglichkeit um ein Mehrhundertfaches an. Die Werte beziehen sich auf eine verabreichte Gesamtdosis von 300 r (3 × 100 r).

Tabelle 1
*Genetische Strahlenbelastung bei Entzündungsbestrahlungen der Haut mit 3 mal 100 r
ohne zusätzlichen Bleischutz der Generationsorgane. Alle Bestrahlungen wurden mit
Bestrahlungstubussen aus Blei vorgenommen (Dermopangerät)*[1]

Lokalisation	HWS mm Al	Geschlecht	Dosis an den Gonaden in mr	
			ohne Bleischutz	mit Bleischutz
Kopf	0,3	m	0,007	
Fuß	0,3	m	0,005	
Fuß	0,9	m	0,01	
Achselhöhle	0,3	m	0,06	
Achselhöhle	0,9	m	0,5	
Achselhöhle	1,4	m	1,3	
Hände	0,3	m	10	0,03
Oberbauch rechts . .	0,9	m	11	
Oberschenkel (innen) .	0,3	m	1000	0,3
Unterschenkel	0,3	m	0,06	
Unterbauch	0,3	w	745	
Unterbauch	0,6	w	3960	
Unterbauch	0,9	w	5080	
Unterbauch	1,4	w	9360	Bleischutz nicht möglich
Vulva	0,3	w	1790	
Vulva	0,9	w	16460	
Anus	0,3	w	2720	
Anus	0,9	w	17020	
Anus	0,3	m	147 (bei Bleigummiabdeckung)	6 (bei Anlegung eines Bleibeutels)
Anus	0,9	m	860 (bei Bleigummiabdeckung	96 (bei Anlegung eines Bleibeutels)

Im einzelnen dürfen aus Tab. 1 folgende Schlüsse gezogen werden:

1. Entzündungsbestrahlungen der Haut sollten *nur bei Verwendung von Bestrahlungstubussen* erfolgen. Die früher üblichen Bestrahlungen „frei ausstrahlend" sind aus Gründen einer wesentlich höheren genetischen Strahlenbelastung nicht mehr vertretbar.

2. *Je weicher* die benutzte Strahlenqualität ist, *um so geringer* ist die strahlengenetische Gefährdung des Patienten.

3. Bei den meisten Lokalisationen fällt die strahlengenetische Belastung des Patienten bei *Abdeckung der Generationsorgane mit Blei* auf ein vertretbares Minimum ab.

4. Bestrahlungen von noch in generationsfähigem Alter befindlichen Frauen sollten im Bereich von Unterbauch, Gesäß und äußeren Genitalien unterbleiben bzw. nur mit Strahlenqualitäten von einer GHWT von 0,4—1,0 mm erfolgen, *da Bleischutz der Ovarien hier nicht möglich ist.* Bei Verstoß gegen diese Forderung ist mit einer erheblichen Dosis an den Ovarien (nach Tab. 1 z. B. 0,7—17 r!) zu rechnen.

5. Bei in unmittelbarer Nähe der Testes vorgenommener Bestrahlung (z. B. Analekzembestrahlung) reicht die bisher übliche Abdeckung

---

[1] Tab. 1—7 wurden einer experimentellen Arbeit von C. G. SCHIRREN, N. HAUMAYR und R. DITTMAR: Strahlentherapie **108**, 227 (1959) entnommen.

mit Bleiplatten nicht aus. Die Testes müssen vielmehr durch einen *Bleibeutel*[1] geschützt werden. Bei gonadenfernen Bestrahlungen genügt eine einfache Abdeckung der Testes mit Bleigummiplatten.

6. Man sollte grundsätzlich beachten, daß bei jeder Feldeinstellung der Zentralstrahl von den Gonaden abgewandt ist.

b) Tumorbestrahlung

Hier interessieren vor allem die Verhältnisse bei der Röntgentherapie *bösartiger Geschwülste*, da die zur Heilung erforderlichen Gesamtdosen beträchtlich über denjenigen bei gutartigen Geschwülsten liegen. Eine Aufschlüsselung des dermatologischen Patientengutes läßt erkennen, daß Röntgenbestrahlungen wegen bösartiger Hauttumoren keineswegs nur bei Patienten jenseits des generationsfähigen Alters vorgenommen werden.

Die in Tab. 2 zusammengestellten Werte beziehen sich auf eine jeweilige Gesamtdosis von 7000 r. Die entsprechenden Verhältnisse bei höheren

Tabelle 2. *Genetische Strahlenbelastung von männlichen Patienten bei Verabreichung einer Tumorserie von 7000 r wegen eines Hautcarcinoms (Feldeinstellung im Liegen) ohne Bleischutz der Generationsorgane*

Lokalisation	HWS mm Al	Dosis an den Gonaden in mr
Unterlid	0,3	0,1
Unterlid	0,9	0,3
Nase	0,3	0,2
Wange	0,3	1,8
Wange (großflächig)	0,9	8
Oberlippe	0,6	0,3
Mundwinkel (großfl.)	1,4	918 (ohne Tubus)
Unterlippe	1,4	2,3
Unterlippe	0,2 mm Cu	35
Brustkorb (großfl.)	0,9	4
Mittelbauch	0,9	256
Anus	0,3	140
Anus	0,9	2240
Anus	0,2 mm Cu	17500
Unterschenkel (großfl.)	0,3	1700
Oberschenkel (großfl.)	0,3	20000

oder niedrigeren Dosen lassen sich ohne Schwierigkeiten umrechnen. Alle Messungen wurden am *erwachsenen* Patienten vorgenommen, so daß eine Übertragung der aufgeführten Werte auf die Hämangiombestrahlung nicht ohne weiteres zulässig ist. Wegen der kleineren Körpermaße ist bei Bestrahlungen von Hämangiomen, Keloiden usw. im Kindesalter mit höheren Belastungen zu rechnen.

Entsprechend den heutigen Gepflogenheiten, Hautgeschwülste bei weitgehender Vernachlässigung der *Original-Nahbestrahlungsapparatur* unter *Weichstrahlbedingungen* zu bestrahlen, wurden vorwiegend letztere

---

[1] Selbstherstellung oder „Männlicher Blei-Gonadenschutz nach Stieve" (Fa. Hänel, München 9, Mariahilfstr. 8).

in Tab. 2 berücksichtigt. Sofern nicht ausdrücklich betont, wurden alle Werte bei Bestrahlungen mit Bestrahlungstubussen gewonnen.

Bei weiblichen Patienten ist bei kleinflächigen Gesichtstumoren an den Ovarien (Meßort: hinteres Scheidegewölbe) bei Einzeldosen von 500 r keine Dosisleistung mehr zu ermitteln. Dieses erklärt sich aus der wesentlich versteckteren und besser geschützten Lage der weiblichen Generationsorgane. Bei großflächigen Prozessen im Gesicht betrug die Dosisbelastung an den Ovarien etwa $^1/_{80}$—$^1/_{20}$ der an den Testes gefundenen Werte; bei Unterlippencarcinomen, bei denen der Zentralstrahl oft in Richtung auf die Gegend der Ovarien zeigt, ist mit etwas höheren Werten zu rechnen.

Tabelle 3. *Genetische Strahlenbelastung bei der Hauttumor-Therapie an männlichen Patienten in Abhängigkeit von der therapeutischen Technik: Nahbestrahlung (Monopan) und Weichstrahltherapie (Dermopan)*

	Dermopan μr	GHWT mm	Monopan μr
Nasenwurzel	5	4	133
Augenlid	6	4	356
Nasenflügel	43	8	80
Augenwinkel (medial)	20	10—12	91

Wie viel weniger genetisch belastend das Weichstrahlverfahren gegenüber der Nahbestrahlung ist, demonstrieren die für jedes Verfahren gemessenen Werte in Tab. 3.

Im einzelnen dürfen aus den zur genetischen Strahlenbelastung des Patienten bei der Hauttumorbestrahlung aufgeführten Werten folgende allgemein verbindlichen Schlüsse gezogen werden:

1. Ähnlich den Verhältnissen bei der Entzündungsbestrahlung sollte grundsätzlich *nur mit Bestrahlungstubussen* bestrahlt werden.

2. Das Weichstrahlverfahren ist infolge der wesentlich geringeren Strahlenqualität *viel weniger belastend* als die Originalnahbestrahlung nach CHAOUL!

3. Die genetische Strahlenbelastung ist bei liegendem Patienten an den gonadenfernen Hautregionen (Gesicht) sehr gering. Sie wächst bei zunehmender Feldgröße und härter werdender Strahlung.

4. Mit größer werdender Nähe zu den Generationsorganen steigt die genetische Strahlenbelastung rasch an, so daß auf Abdeckungsmaßnahmen bei Bestrahlung an Rumpf und Extremitäten nicht verzichtet werden kann.

5. Die im Sitzen durchgeführte Unterlippenbestrahlung bedingt eine erhebliche Strahlenbelastung der Gonaden, so daß von dieser in der Praxis häufigen Einstelltechnik dringend abzuraten ist.

6. Tumorbestrahlungen in unmittelbarer Nähe der Ovarien bei Frauen im generationsfähigen Alter sollen wegen der Unmöglichkeit eines Bleischutzes (entsprechend den bereits bei der Entzündungsbestrahlung aufgeführten Verhältnissen) *nur bei lebenswichtiger Indikation* vorgenommen werden.

(Die Röntgentherapie z. B. eines Basalioms am Unterbauch sollte zugunsten chirurgischer Maßnahmen fallen gelassen werden!)

c) Röntgen-Epilation des behaarten Kopfes

Da die *temporäre Röntgen-Epilation* des behaarten Kopfes bei uns in erster Linie bei Kindern durchgeführt wird, ist auf vollständigen Bleischutz zu achten. Die Strahlengefährdung ist wegen der Überschneidungstechnik (Bestrahlung ohne Tubusse!) besonders groß (s. Tab. 4).

Tabelle 4. *Dosisleistung an den Testes bei Durchführung einer temporären Röntgenepilation mit 375 r ED (HWS 0,9 mm Al, FHA 30 cm) bei 5jährigem Knaben ohne und mit Bleischutz (Werte in mr)*

re. Temporalfeld	li. Temporalfeld	Parietalfeld	Occipitalfeld	Gesamtbelastung
ohne Bleischutz 74	71	17 400	315	17 860
mit Bleischutz 0,1	0,1	123	0,5	123,7

Im einzelnen ergeben sich für den Strahlenschutz bei der Röntgenepilation des behaarten Kopfes folgende wichtige Grundsätze:

1. Die Röntgenepilation soll bei Knaben und Mädchen nur nach vollständiger Abdeckung des gesamten Rumpfes (einschließlich des Brustkorbes) vorgenommen werden.

2. Härtere Strahlenqualitäten als 0,9 mm Al HWS (GHWT 12 mm) sind für die Epilationsbestrahlung nicht erforderlich und vermehren nur unnötig die genetische Strahlenbelastung.

d) Röntgen-Fernbestrahlung der Haut

Die Röntgen-Fernbestrahlung der Haut (SCHIRREN 1954) kann bei Außerachtlassung eines Strahlenschutzes trotz der geringen Strahlenqualitäten (GHWT 2,0 mm bei FHA 2 m) eine unnötige genetische Strahlenbelastung bedingen (MIESCHER 1957, BORN 1958).

Die in Tab. 5 und 6 aufgeführten Werte zeigen, daß bei männlichen Patienten bei Tragen eines Bleibeutels über den Testes die genetische Strahlenbelastung bei Verabreichung von 500 r (10 × 50 r), wie man sie z. B. durchschnittlich bei einer Erythrodermie auf psoriatischer Grundlage benötigt, mit 75 mr etwa einer Abdomenübersichtsaufnahme entspricht, also bei entsprechender Indikationsstellung durchaus vertretbar ist. Würde man sich hingegen nur mit einem einfachen Bleischild *vor* den Testes als Strahlenschutz begnügen, so wäre die genetische Strahlenbelastung bei gleicher Gesamtdosis mit 2250 mr fast 30mal so groß!

Bei weiblichen Patienten in generationsfähigem Alter sollen Röntgen-Fernbestrahlungen der Haut unterbleiben bzw. nur dann durchgeführt werden, wenn der maligne Charakter der vorliegenden Dermatose (Mycosis fungoides, Reticulosarkomatose usw.) dazu zwingt. Bei 500 r auf jede Körperseite beträgt die genetische Belastung auch bei Anlegen eines entsprechenden Bleischutzes an der Vorder- und Rückseite des Rumpfes noch etwa 425 mr (i.v.-Pyelogrammuntersuchung = 290 mr!).

Zusammenfassend ergeben sich also aus Tab. 5 und 6 für die Röntgen-Fernbestrahlung der Haut folgende strahlenschutztechnischen Folgerungen:

1. Röntgen-Fernbestrahlungen der Haut sollten nur bei genauer Kenntnis der in Tab. 5 und 6 aufgeführten Strahlenbelastungsverhältnisse der Generationsorgane durchgeführt werden.

2. Bei männlichen Patienten wird ein befriedigender Strahlenschutz durch Anlegen eines das Genitale vollständig umschließenden *Bleibeutels* erreicht.

3. Bei weiblichen Patienten ist bei der Röntgen-Fernbestrahlung der Haut nur bei Anlegen eines Bleischutzes vor dem Unterleib und gleichzeitig über dem Kreuzbein ein einigermaßen befriedigender Strahlenschutz möglich; jedoch sollten Röntgen-Fernbestrahlungen der Haut bei Frauen im generationsfähigen Alter *nur bei vitaler Indikation* vorgenommen werden.

Tabelle 5. *Durchschnittliche Gonadendosis in mr/r bei der Röntgenfernbestrahlung der Haut an männlichen Patienten*

Bedingung Nr.	Bleischutz in 1 mm Stärke	Bestrahlte Körperseite (V = Vorderseite) (R = Rückseite)	mr/r oder r/1000 r
I	Blei*schild* nur *vor* dem gesamten äußeren Genitale	V	4,5 (= 100%)
II	Blei*schild* am Gesäß in Höhe des Genitale	R	3,4
III	Blei*schild* vor dem Genitale *und* am Gesäß	R	1,7
IV	Allseitig das Genitale umschließender Bleibeutel	R	0,075
V	Allseitig das Genitale umschließender Bleibeutel	V	0,075 (= 1,7%)

Tabelle 6. *Durchschnittliche Gonadendosis in mr/r bei der Röntgenfernbestrahlung der Haut an weiblichen Patienten*

Bedingung Nr.	Bleischutz in 1 mm Stärke (in Höhe der Ovarien)	Bestrahlte Körperseite (V = Vorderseite) (R = Rückseite)	mr/r oder r/1000 r
I	ohne Schutz	V	4,4
		R	11,4
II	vor und hinter den Ovarien	V	0,6
		R	0,8
III	vor und hinter den Ovarien	V	0,4
		R	0,45
IV	Bleimanschette (20 cm) um den Rumpf in Höhe der Ovarien	V	0,27
		R	0,3

e) Indirekte Bestrahlungsverfahren in der Dermatologie

Die unter die *indirekten Bestrahlungsverfahren* zu rechnende *Totalbestrahlung* des Körpers im Sinne der Telepanröntgentherapie von TESCHENDORF, die durch mehrere Jahrzehnte in der dermatologischen Röntgentherapie angewandt wurde, bedeutet eine wesentliche genetische

Strahlenbelastung. Ihre Anwendung ist im Hinblick auf die zweifelhaften Erfolge heute *nicht mehr gerechtfertigt*. Sie wurde zudem durch die wesentlich ökonomischere *Röntgen-Fernbestrahlung der Haut* abgelöst. Unter den übrigen indirekten Bestrahlungsmethoden besitzt heute nur noch die *Grenzstrangbestrahlung* nach PAUTRIER einen gewissen Wert, während oder *Bestrahlung sympathischer Nervenendigungen der Haut* nach GOUIN und BIENVENUE praktisch keine Bedeutung mehr zukommt. Bei letzterer ist die Bestrahlung des Lumbalfeldes bei männlichen und weiblichen Patienten wegen der nicht vermeidbaren genetischen Strahlenbelastung von z. T. beträchtlichem Ausmaß abzulehnen.

Tabelle 7. *Genetische Strahlenbelastung des Patienten bei der Grenzstrangbestrahlung nach* PAUTRIER *unter Tiefentherapiebedingungen* (HWS 0,85 mm Cu, FHA 30 cm)

Männer		Bestrahlungsfeld	Frauen	
mr/r	mr/100 r		mr/r	mr/100 r
0,113	11,3	I	0,222	22,2
0,195	19,5	II	0,708	70,8
1,1	110	III	16,04	1604
1,408	140,8	Gesamtbelastung	16,97	1697

(Bestrahlungsfeld I = oberes Thoraxfeld, II = mittleres Thoraxfeld, III = Lumbalfeld)

In gleicher Weise ist bei der Grenzstrangbestrahlung nach PAUTRIER die Bestrahlung des Lumbalfeldes unter Tiefentherapiebedingungen im generationsfähigen Alter nicht mehr vertretbar. Tab. 7 demonstriert die ermittelten Meßergebnisse an den Gonaden männlicher und weiblicher Patienten.

Somit ergeben sich für die indirekten Bestrahlungsmethoden folgende Schlußfolgerungen:

1. Die Totalbestrahlung nach TESCHENDORF ist für dermatologische Zwecke *nicht mehr verwendbar*.

2. Die Röntgenbestrahlung sympathischer Nervenendigungen der Haut nach GOUIN und BIENVENUE bedingt *bei Bestrahlungen des Lumbalfeldes* eine nicht mehr zu rechtfertigende genetische Strahlenbelastung.

3. Bei der Grenzstrangbestrahlung nach PAUTRIER sollte die *Bestrahlung des Lumbalfeldes* bei männlichen und weiblichen Patienten im generationsfähigen Alter *unterbleiben*.

Aus der Dermatologischen Klinik und Poliklinik der Universität München
(Direktor: Prof. Dr. A. MARCHIONINI)

In der Praxis durchführbare kleinchirurgische Eingriffe unter besonderer Berücksichtigung kosmetischer Belange

Von

RENATE SCHUHMACHERS-BRENDLER

Aus dermatologischer oder dermatologisch-kosmetischer Indikation ergibt sich laufend die Notwendigkeit oder Möglichkeit eines operativen

Eingriffes. Es sind dies meist Operationen kleinerer und mittlerer Art. Diese vorzunehmen, kann und soll nicht die Aufgabe eines jeden Dermatologen sein, aber man sollte sich bemühen, die innerhalb des Fachgebietes anfallenden operativen Maßnahmen — abgesehen von besonderen Ausnahmefällen — dem Fach zu erhalten, ähnlich wie dies in anderen kleinen Fächern in der Augen- und Hals-Nasen-Ohren-Heilkunde der Fall ist. Der operativ tätige Dermatologe kann oftmals die Kontinuität zwischen Diagnose, Therapie und Nachbeobachtung wahren.

Ich will im folgenden auf einige vor allem in das Arbeitsgebiet des operativ tätigen Dermatologen fallende Hautveränderungen eingehen und deren Behandlungsmöglichkeiten, Erfolg und Mißerfolg darlegen:

Keloide. Die Behandlung der Keloide ist nach wie vor recht unbefriedigend. Ob überhaupt eine Behandlung anzuraten ist und wenn ja, welche, hängt von mehreren Begleitumständen ab. Beim Zusammentreffen mehrerer ungünstiger Begleitumstände ergibt sich eine starke individuelle und evtl. lokal begrenzte Keloid-Disposition. Bei einer starken Keloid-Disposition muß von vornherein mit einem bescheidenen therapeutischen Effekt gerechnet werden. Es sind folgende Begleitumstände zu beachten: Lokalisation, Alter des Keloids, Alter des Keloidträgers, Keloid-auslösende Ursache, Zugwirkung. Erfahrungsmäßig kann gesagt werden, daß Keloide im Prästernalbereich auf keine Behandlungsart besonders gut ansprechen. Die alleinige Röntgen-Bestrahlung jugendlicher Keloide erfordert in dieser Lokalisation meist so hohe Dosen, die man aus dieser Indikation heraus mit Rücksicht auf die möglichen späteren Veränderungen im bestrahlten Feld ungern gibt. Auch bei vorhergehender Excision des Keloidpaketes verringert sich die erforderliche Strahlenmenge meist nur unwesentlich. Die Keloidneigung ist in dieser Gegend offenbar sehr groß; selbst nach Unterspritzung mit Corticosteroiden kam es an der Einstichstelle zu neuen Keloidknötchen. Wenn man die Keloidneigung lokalisationsmäßig abstufen will, so ergibt sich etwa folgende Reihenfolge: Prästernalgebiet — Schulterhöhe — oberes Drittel des Oberarmes — Nacken/Hals — Rücken — Brust — Bauch. An den restlichen Körperpartien sieht man Keloide nur selten auftreten. Am behaarten Kopf und an den Schleimhäuten treten Keloide extrem selten auf.

Das Alter des Keloids ist bei der Auswahl der Therapie wichtig, weil sich jugendliche Keloide allen therapeutischen Maßnahmen gegenüber dankbarer erweisen als alte Keloide. — Das Alter des Menschen spielt ebenfalls eine entscheidende Rolle bei der Keloidentstehung. Zwar können Keloide in jedemLebensabschnitt auftreten, aber es gibt einen sog. keloidgefährdeten Zeitraum, der zeitlich grob umrissen zwischen dem 15. und 20. Lebensjahr liegt. — Man weiß, daß es sog. keloidogene Traumen gibt. Es sind dies Verletzungen, die in einem viel höheren Prozentsatz von Keloiden gefolgt sind als andere Läsionen. In diese Gruppe gehören Verbrennungen, Verbrühungen, Verätzungen, tiefgehende Schürfwunden und sekundär infizierte Verletzungen mit verzögerter Heilung. Als weiterer Faktor bei der Keloidentstehung wird die Zugwirkung angesehen. Wunden, die einer größeren Zugwirkung ausgesetzt sind, heilen sehr häufig unschön und breit ab.

Therapie. Ein therapeutischer Effekt durch Hyaluronidaseunterspritzung konnte von uns nicht beobachtet werden. Die Klinik Sulzberger berichtete kürzlich über gleichlautende Erfahrungen. Durch Heparininjektionen konnte in einem Teil der Fälle ein Teilerfolg erzielt werden. Dieser hielt auch in einer mehrjährigen Nachbeobachtungszeit an. — Auf Grund unserer Erfahrungen dürfte die *Hydrocortisonmedikation* unter den chemischen Behandlungsmethoden als die noch am besten wirkende anzusehen sein. Ausgehend von der Tatsache, daß die Wirkstoffkonzentration in der Haut bei peroraler Applikation relativ niedrig ist, haben wir das Medikament direkt in das Keloidgewebe gegeben. Die Zahl der erforderlichen Infiltrationen ist abhängig von der Ausdehnung des Keloids und schwankt, allgemein ausgedrückt, zwischen 5 und 25 Injektionen. Die Behandlungsdauer beträgt bei mehrtätigen bis wöchentlichen Abständen dementsprechend wenige bis viele Wochen. Im Laufe der Unterspritzungsbehandlung sinken die Keloidmassen in sich zusammen und die charakteristische, glänzend gespannte Oberfläche normalisiert sich vom Rande her zu normalfarbener, leicht gerunzelter Narbenhaut. In etwa $^1/_3$ der Fälle (insgesamt 34) konnten wir eine geringe bis gute Besserung beobachten. Nach unseren Erfahrungen bringt neben der Hydrocortisonunterspritzung die altbekannte kombinierte *chirurgisch-röntgenologische Behandlung* ebenfalls noch relativ gute Resultate. Um Stichkanäle als weitere Ausgangspunkte für Keloide zu vermeiden, ist es zweckmäßig, die Excisionsstelle nicht mit Einzelnähten, sondern mit einer Intracutannaht zu schließen.

Naevus araneus. Bei der Eintönigkeit des klinischen Bildes überrascht das unterschiedliche Verhalten des Naevus araneus gegenüber dem üblichen Entfernungsmodus: Es kommt bei Elektrocoagulation in einer Häufigkeit von etwa 15% zu Rezidiven. Eine Beobachtung, die man bei gleicher Behandlung anderer umschriebener Gefäßveränderungen, wie etwa den senilen Angiomen oder essentiellen Teleangiektasien, nicht macht. Naevus araneus-Rezidive sind in der Mehrzahl der Fälle durch weitere Nachbehandlungen nur unbefriedigend zu beeinflussen. Eine Verödung relativ großkalibriger Zentralgefäße ist nur bei Verwendung solcher Stromstärken zu erreichen, die mehr oder weniger sicher eine Narbe hinterlassen. Kleinflächige Gewebsentnahmen heilen im Gesicht bei Naht der Entnahmestelle unauffällig ab. Wir haben deshalb Naevi aranei nach zweimaligem Versagen der Elektrocoagulation in Lokalanaesthesie excidiert. Es wird dabei ein ein bis mehrere Millimeter über den zentralen Gefäßpunkt hinausreichender Bezirk relativ tief umschnitten, so daß Gefäßzentrum und Anfangsteile der Abzweigungen mit entnommen werden. Die Excision soll trotz der geringen flächenmäßigen Ausdehnung so tief gehen, daß zumindest die oberen Subcutisbezirke mit entfernt werden. Auf Grund des klinischen Bildes kann nicht entschieden werden, bis in welche Schichthöhe das zuführende arterielle Gefäß steigt. Wenn jedoch die oberen Subcutispartien mit entnommen werden, wird das Zentralgefäß sicher durchtrennt. Bei diesen Excisionen werden meist eine, manchmal auch zwei oder drei zuführende Arterien durchschnitten, aus denen sich das Blut unter recht beträchtlichem, manchmal sogar pulsierendem Druck entleeren kann. Solche peripheren arteriellen Druck-verhältnisse findet man sonst nicht in so oberflächennaher Lage. Ob eine Versorgung der verletzten Arterie erforderlich ist, hängt von dem Druck ab, unter dem das Gefäß steht. Erreicht die Blutsäule nur eine Höhe von wenigen Zentimetern, so genügt eine vorübergehende Abklemmung oder eine mehrere Minuten dauernde Kompression der Excisionsstelle. Bei höherem Gefäßinnendruck — die Zentralgefäße können bis zu 30 cm hoch pulsieren — muß das Gefäß unterbunden oder verkocht werden. Eine oder zwei Nähte schließen den Hautdefekt. Die Fäden können in etwa 8 Tagen entfernt werden. Das Abheilungsergebnis ist unauffällig. Abermalige Rezidive sahen wir bei 70 so behandelten Naevi aranei-Rezidiven nicht. — Offenbar kommt es nach Anschneidung des Zentral-gefäßes zu einer bindegewebigen Verlötung des Gefäßlumens. Die erhöhte Konsistenz des Narbengewebes verhindert anscheinend eine Rekanali-sierung des Zentralgefäßes.

Die *Teleangiektasien* oder, wie sie von Laien gern bezeichnet werden, „geplatzten Äderchen" treten bevorzugt an zwei Körperregionen auf: im Gesicht und an den distalen Unterschenkel-Fußpartien. Während die capillaren Gefäßerweiterungen im Gesicht sowohl bei Männern als auch bei Frauen beobachtet werden können, suchen wegen der gleichen Ver-änderungen an den Beinen nur weibliche Patienten den Arzt auf. Ohne näher auf die Pathogenese der essentiellen Teleangiektasien einzugehen, liegt die Vermutung nahe, daß es sich bei den Teleangiektasien an den Beinen um einen Gefäßschaden auf Grund klimatisch-physikalischer Einflüsse handeln kann. Das modische Strumpfwerk mit seinem geringen Wärmeschutz dürfte einen nicht unerheblichen Anteil am Zustande-kommen der Gefäßerweiterungen haben. Umgekehrt ergibt sich durch das Tragen dünner Strümpfe der dringende Wunsch nach Beseitigung dieser Veränderungen. MIESCHER machte vor vielen Jahren darauf aufmerksam, daß die Teleangiektasien im allgemeinen nicht als Folge-zustand einer dauernden Stase aufzufassen sind, was aus der relativ geringen Cyanose der Extremitäten hervorgeht, aus dem Fehlen kardialer Insuffizienzsymptome oder lokaler Kreislaufstörungen und Thrombo-phlebitiden. Die großen Venenstränge zeigten bei unserem Patientengut in etwa $^3/_4$ aller Fälle keine Neigung zu Erweiterungen (15—20 Jahre). In $^1/_4$ der Fälle lag eine leichte bis mittelgradige Varicosis vor. — Tele-angiektasien mit spezifischer Ätiologie werden selten beobachtet. Die Teleangiektasien im Gesicht, insbesondere an Wangen und Nase, können offenbar anlagebedingt sein; ihr Auftreten kann aber anscheinend zusätz-lich durch ungünstige äußere Umstände provoziert werden. Bei Menschen, die sich viel im Freien aufhalten ohne Rücksicht auf Witterung und Temperatur, und solchen, die beruflich dauernd gröberen Temperatur-unterschieden ausgesetzt sind (Hitze, Kälte), kommt es relativ häufig zur Ausbildung von Teleangiektasien im Gesicht.

Die *Therapie* kann nur in einer Zerstörung mechanischer, chemischer oder thermischer Art bestehen. Im Gesicht bringt sowohl die Abschleifung mit der hochtourigen Fräse als auch die elektrokaustische Verödung gute Resultate. Dennoch ziehen wir hier die Schleifmethode vor. Sie bringt zwar die Nachteile einer offenen Schürfwunde mit sich, Tragen eines Verbandes u. ä., es resultiert aber nach Abheilung ein narbenfreies Behandlungsfeld. Mit der elektrokaustischen Verödung schafft man zwar keine Wundfläche, aber es sind für eine restlose Entfernung fleckförmig angeordneter Teleangiektasien mehrere Sitzungen nötig und es kann zu geringen, punktförmigen, narbigen Einziehungen an den Einstichstellen kommen. Letztere treten gerne dann auf, wenn es sich um größere Teleangiektasien oder um solche mit einem höheren Gefäßinnendruck handelt, die eine größere Stromstärke zur Verödung erforderlich machen, als für eine gute Abheilung wünschenswert ist. Während die möglicherweise auftretenden follikelförmigen Narbeneinziehungen bei Verödung einzelner Teleangiektasien nicht störend auffallen, ist das Ergebnis bei großflächiger elektrokaustischer Verödung oft strengen kosmetischen Ansprüchen nicht gewachsen. Bei mittelmäßigen oder gar geringen kosmetischen Ansprüchen ist es gleichgültig, welches Verfahren gewählt wird.

Bei den Gefäßerweiterungen an den Unterschenkeln befriedigten die Ergebnisse mit mechanischer Abreibung auffallend wenig. Die großflächigen, bis in das Corium reichenden Schabdefekte bedingten mit der Lokalisation (abhängige Partien) einen schleppenden Heilverlauf. Eine chemische Verödungsbehandlung ist bei dem minutiösen Kaliber der Capillaren kaum möglich. So blieb nur die thermische Verödung mit Elektrokaustik. Die Teleangiektasien werden wie ein Riesenspinnennaevus verkocht. Ein wesentlicher Faktor scheint darin zu bestehen, daß die dünnsten zur Verfügung stehenden Nadeln verwendet werden. Die für Epilierungszwecke angebrachte Lackisolierung zum Schutze der Umgebung kann nur bei Bearbeitung tiefer gelegener Teleangiektasien zur Wirkung kommen. Bei Verödung der superfiziellen Teleangiektasien tritt als Nebeneffekt eine geringgradige Verschorfung der Epidermis ein, die aber in keinem Falle zur sichtbaren Narbenbildung führte. Die Behandlungsdauer hängt von der Ausdehnung der Teleangiektasien ab; sie kann mitunter recht erheblich sein, sowohl für den Patienten, als auch für den Arzt.

Die Behandlung der *Vitiligo* mit Meladinine hat die in sie gesetzten Hoffnungen bei unserem Patientengut nicht völlig erfüllen können. Meladinine enthält 3 aus Ammi majus isolierte Wirkstoffe, die man allgemein als *Psoralene* bezeichnet.

Die Psoralene sind Bittersubstanzen ohne Alkaloidcharakter. Sie können heute bereits z. T. synthetisch hergestellt werden. Pflanzenextrakte sollen allerdings wirkungsvoller sein als die Fabrikpräparate, weil sie neben Ammoidin und Ammidin das bislang noch nicht synthetisierte Majudin enthalten, das die Wirkung dieser Stoffe noch zu verbessern scheint (Sekla). Zur Anwendung kamen bisher vor allem Ammoidin und Ammidin. Es wurden zum Teil beide, zum Teil nur Ammoidin verwendet. Man variierte aber nicht nur die einzelnen Wirkstoffe, sondern auch den Anwendungsmodus. Man kann die Psoralene lokal, oral und kombiniert geben. Es liegen Mitteilungen vor, wonach die alleinige externe Applikation der kombinierten Behandlung gleichwertig sein soll. In der Mehrzahl der Fälle wurde eine kombinierte Behandlung durchgeführt. Dosierung: Als Standarddosierung gelten 0,7 mg Ammoidin/kg Körpergewicht.

Die innerliche Behandlung setzt nicht gleich mit der errechneten Tagesmenge ein, sondern man schleicht sich langsam ein und gibt am ersten Tag $\frac{1}{2}$ Tablette und steigert die Menge — gute Verträglichkeit vorausgesetzt — jeden Tag um eine halbe Tablette bis zur Gesamtmenge. Allgemeine Beschwerden wie Übelkeit, Erbrechen, Kopfschmerz, Schwindel können bereits bei diesen Gaben auftreten, sind aber erst ab einer Dosis von 2 mg/kg Körpergewicht mehr oder weniger obligat. Bei innerlicher Behandlung kommt es nur zu einer relativ geringen Wirkstoffkonzentration in der Haut; es wurden dementsprechend hierbei keine unerwünschten Hautreaktionen beobachtet. Die lokale Therapie hingegen hat eine hohe cutane Wirkstoffkonzentration zur Folge. Demzufolge werden häufig Ödem, Erythem und Blasenbildung gesehen. Es wurde versucht, diesen unerwünschten Nebenerscheinungen aus dem Wege zu gehen, indem man einerseits durch einleitende orale Psoralengaben und anschließende Lokalbehandlung einen stufenweisen Konzentrationsanstieg bewirkte, andererseits tastet man sich durch Verdünnung der Lösung bzw. Salbe an die Toleranzgrenze heran. Beim Auftreten von Unverträglichkeitserscheinungen geht man sofort auf die nächst niedrigere Konzentration zurück. Die Notwendigkeit einer nachfolgenden Bestrahlung wird allgemein anerkannt und man verwendet jetzt hierzu Sonnenlicht, wobei einfache Tageslichtexposition genügt. Als Bestrahlungsdauer werden 5—30 min angegeben, entweder unmittelbar im Anschluß an die Behandlung oder seltener am darauffolgenden Tag. Bei den 50 von uns behandelten Vitiligo-Patienten kam es in 12 Fällen zu einer teilweisen, in 2 Fällen zu einer vollständigen Repigmentierung. Die Pigmentierung blieb aber nur in 9 Fällen erhalten. In etwa der Hälfte der Fälle kam es entweder bei sofortiger Anwendung der Originallösung oder bei Anwendung höherer Verdünnungskonzentrationen zum Auftreten von Hautreaktionen. Auf die innerliche Behandlung stellten sich subjektive Beschwerden nicht ernsterer Natur ein.

Die senilen *Lentigines* treten im Alter an den Handrücken, Unterarmen und im Gesicht auf. Es sind dies die meist nur erbs- oft aber auch bis zu fünfmarkstückgroßen, hell- bis dunkelbraunen Pigmentflecke. Während die Sommersprossen — abgesehen von einigen Ausnahmefällen — nur in der ersten Lebenshälfte stören, zeigen sich die senilen Lentigines in der zweiten Lebenshälfte. Im histologischen Bild sehen wir, daß die Reteleisten verlängert und keulenförmig aufgetrieben sind. Von diesen Epithelleisten können daumenähnliche Sprossen fingerstrahlenförmig herauswachsen. Im Stratum basale sind die Melanocyten vermehrt, tropfen aber nicht ab; es liegt keine junktionale Aktivität vor.

Die Entfernung dieser wohl lichtbedingten Altersflecke bereitet keine Schwierigkeiten. Man kann die Sommersprossenbehandlung mit Phenoläther anwenden und erhält damit ein brauchbares Ergebnis. In etwa $\frac{3}{4}$ der Fälle verschwinden die Altersflecke durch Ätzung. Bei dem letzten Viertel handelt es sich wahrscheinlich um jene Lentigines, deren Zapfenauswüchse sich besonders tief und verzweigt ausgedehnt haben. Für diese

Veränderungen arbeitet die Ätzbehandlung nicht tief genug. Es kommt zu einem Rezidiv, das aber gegenüber dem Ausgangsbefund meist erheblich abgeschwächt ist. — Die Schleifbehandlung ist in allen Fällen eine elegante und rezidivfreie Entfernungsmethode. In Sekundenschnelle ist die pigmentführende Epithelschicht abradiert. Die Schürfwunde heilt in etwa 5 Tagen ab.

Eine Behandlung der juvenilen Lentigines, der flachen, stecknadelkopfgroßen, braunen Punkte, die fast jeder Mensch in einer Vielzahl hat, nehmen wir nicht vor. Bei der Geringfügigkeit des Befundes muß ein völlig narbenfreies Resultat erwartet werden können. Sämtliche dafür empfohlenen Behandlungsmaßnahmen wie Verätzung, elektrokaustische Verödung, Excision können diese Forderung aber nur teilweise erfüllen. Es bleibt meist die Wahl, entweder geringe Narbenbildung oder Teilrezidiv.

Zell- und *Pigmentnaevi* und ihre Entfernung sind das tägliche Brot des operativ tätigen Dermatologen. Selbst erfahrene kosmetische Chirurgen gehen der operativen Behandlung von Pigmentnaevi aus dem Wege, weil dahinter als Nachtgespenst das Melanomalignom steht. Der Jahresumsatz der von uns entfernten Pigmentnaevi dürfte allmählich eine fünfstellige Zahl erreicht haben. Dieser Zahlenanstieg kommt nicht zuletzt daher, daß meist nicht nur einer, sondern viele Naevi gleichzeitig entfernt werden.

Die Naevi pigmentosi werden von uns im allgemeinen excidiert. Voraussetzung hierfür ist, daß die Entnahmestelle durch Naht wieder geschlossen werden kann. Bei großflächigen Naevi pigmentosi mit günstiger Lokalisation (Stamm oder proximale Abschnitte der Extremitäten) ist eine Entfernung in mehrmaliger Sitzung möglich. In jeder Sitzung wird ein Streifen des Males excidiert und die Wundränder werden genäht. Bei der Naht soll man darauf achten, von der gesunden auf die kranke Seite zu stechen und nicht umgekehrt, um eine Verschleppung von Naevuszellen in die benachbarte freie Umgebung zu vermeiden. Es kann sonst an den Stichstellen zu kleinen naevusförmigen Veränderungen kommen. In einem mehr- bis vielmonatigen Zwischenraum dehnt sich die Haut erfahrungsgemäß so weit, daß abermals Naevusanteile entnommen werden können. Bei jeder Sitzung soll die Narbe vom vorherigen Eingriff mitentfernt werden. Bei der letzten Sitzung legen wir meist eine Intracutannaht, damit nur eine strichförmige Narbe zurückbleibt.

Bei größeren Pigmentnaevi oder Tierfellnaevi besteht die Möglichkeit, den Naevus abzutragen und den Wundgrund mit einem freien Transplantat zu decken. Voraussagen über das kosmetische Endergebnis kann man nur bedingt machen, denn freie Hautverpflanzungen können recht unauffällig einheilen, sie können aber auch zu weniger guten Resultaten führen.

Die Anwendung des Schleifverfahrens bei Naevi pigmentosi scheiterte zunächst in fast allen Fällen an der Schichttiefe der Naevuszellen. Die Indikation für die Schleifbehandlung wird erfahrungsgemäß von der Tiefenlage der zu beseitigenden Veränderung bestimmt. Man kann wohl

allgemein sagen, daß Hautveränderungen, die über die oberen Coriumschichten hinausreichen, für eine Dermabrasion nicht mehr geeignet sind.
Es kommt bei Verletzung der mittleren Coriumschichten manchmal
und bei tiefergehenden Schürfwunden meist zu einer unschönen Vernar-
bung. Manche fräsen Pigmentnaevi wegen der Gefahr des mechanischen
Reizes nicht. SCHREUS jedoch hält das Abschleifen von Pigmentnaevi
für keinen Eingriff, der eine maligne Entartung bevorzugt nach sich
ziehen würde. Wie bekannt, liegen beim Naevuszellnaevus die Pigment-
und Naevuszellen in Epidermis und Corium mit einer Verteilung, die
in gewisser Relation zu dem Alter des Trägers steht. Naevuszellen sollen
in den ersten Lebenstagen und -wochen bis -monaten bzw. unmittelbar
nach dem Auftreten noch in der Epidermis liegen. Erst in den folgenden
Monaten ballen sich die Melanocyten zu bläschenförmigen, alveolären
Gebilden zusammen und tropfen in das Corium ab. SCHREUS folgerte
daraus, daß der richtige Zeitpunkt zur sowohl rezidivfreien als auch
narbenarmen Entfernung von Pigmentnaevi demnach in den ersten
Lebenstagen und -wochen liegt. Nach seinen Beobachtungen wurden
beim Schleifen von Tierfellnaevi nicht nur die Naevuszellen, sondern
auch die Haaranlagen mitentfernt. Offenbar liegen zu diesem Zeitpunkt
die Haaranlagen ebenfalls noch recht oberflächlich. Die histologische
Bestimmung der Schichttiefe der Naevuszellen einerseits und der
klinische Verlauf andererseits werden klären können, ob eine frühzeitig
durchgeführte Dermabrasion den gewünschten Erfolg bringen kann.

Faltenunterspritzungen. Falten und Furchen können in einem nicht
lebenden Material wie Stoff, ausgewalztem Metall ausgebügelt und aus-
gerollt werden. Leider kann die menschliche Haut nicht analog behandelt
werden. Die verlorengegangene Elastizität der Haut kann ihr nicht
wiedergegeben werden. Wenn Falten und Furchen durch überschüssige
Haut bedingt sind, so erfordert ihre Beseitigung die Entfernung der überschüssigen Hautpartien. Es gibt aber Falten, die nicht unbedingt auf
ein Zuviel an Haut zurückzuführen sind, sondern anlagemäßig
bedingt sind wie etwa die Nasolabialfalten oder die Nasenwurzelfalten,
die durch Bewegung bestimmter mimischer Muskeln entstehen und die
deshalb auch als Ausdruck des Nachdenkens gelten.

In diesen Fällen versuchte man in den letzten Jahren mehr und mehr
eine Unterfütterung und Versteifung der Haut mit lokal gegebenen
Wismut-Präparaten zu erreichen. LENZ verwandte erstmals hierzu ein
ölgleiches Wismut-Präparat. Bei der Unterspritzung soll der untere
Faltenpol als Einstichstelle genommen werden und die Nadel soll bis
zum oberen Pol vorgeschoben werden. Die Infiltration erfolgt erst beim
Zurückziehen der Nadel (Liegen). Während man für die Unterspritzung
von langen Falten bis zu 1 cm³ Unterspritzflüssigkeit braucht, genügen
für kurze Falten ¹/₄ oder ¹/₂ cm³ Bei tiefen Furchen sind mehrere Unter-
spritzungen in mehrtägigen bis mehrwöchigen Abständen nötig, bei
nur oberflächlichen Falten kann sogar eine Injektion genügen. Im Unter-
spritzungsgebiet kommt es in den nächsten Stunden und Tagen zu einer
umschriebenen, geringen Schwellung, die aber nicht mit subjektiven
Beschwerden verbunden ist. Nach Abklingen der unmittelbaren Gewebs-

reaktion resultiert eine straffere Hautkonsistenz. Diese angedeutete Versteifung der Haut schwächt die mimische Bewegung etwas ab; ein durchaus wünschenswerter Umstand zur Vermeidung neuerlicher Faltenbildung. Die Wirkungsdauer beträgt $1/2$—1 Jahr, dann kann die Behandlung wiederholt werden. Als Präparate verwendeten wir Wismut-Suspensionen, Casbis und Bismogenol.

Bei eingefallenen Augenpartien, d. h. bei einer auffälligen Stufenbildung zwischen unterem knöchernem Orbitarand und den eingesunkenen Orbitaweichteilen kann man durch diese Unterspritzung einen abschwächenden Effekt erzielen. Wenn man nicht mit einem ölgleichen Wismut-Präparat arbeitet, sondern mit den in Deutschland im Handel stehenden Wismut-Suspensionen, muß darauf geachtet werden, daß das Medikament nicht zu oberflächlich, d. h. nicht unmittelbar unter die Haut gegeben wird. Die Lidhaut ist besonders dünn und kann die weißliche Eigenfarbe des Medikaments möglicherweise durchscheinen lassen und damit ein xanthelasmaähnliches Bild hervorrufen.

Ob gröbere narbige Einziehungen ebenfalls durch diese Art von Injektionen beseitigt werden können, hängt davon ab, ob sich die in der Tiefe sitzenden Narbenzüge wieder gelockert haben. Ist die Narbe mit der Umgebung fixiert und nicht gegen die Unterlage verschieblich, so kann der nach unten ziehende Narbenstrang auch nicht durch die Injektion unauffälliger gemacht werden. Hingegen können größerflächige weiche Narben durch Injektion unauffälliger gemacht werden. Wesentliche Komplikationen konnten von uns damit bisher nicht beobachtet werden. Gelegentlich kommt es zur Bildung von kleinen Ölcystchen, die aber durch einfache Punktion entleert werden können. — Auf Grund der früheren mit Wismut gemachten Erfahrungen muß mit der Möglichkeit lokaler und allgemeiner allergischer Reaktionen gerechnet werden.

Die von ARISTOTELES gemachte Beobachtung, daß Eunuchen niemals Glatzen bekommen, bedeutet nicht für alle Glatzenträger Trost. Und so horchten viele Männer auf, als Prof. WHARTON YOUNG, ein Anatom von der Washingtoner Universität, über die Entstehung der Glatze sprach. Entsprechende Studien waren etwa 20 Jahre früher in einer Wiener medizinischen Zeitschrift publiziert worden, ohne besonderen Widerhall zu finden. Die Überlegungen YOUNGs lauteten etwa so: Das männliche Gehirn wächst immer noch weiter, auch wenn das andere Wachstum des Kopfes und Körpers längst abgeschlossen ist. Dieses Weiterwachsen des Gehirns führt zu einem erhöhten Druck im Schädelinneren, der seinerseits bedingt, daß sich das Schädeldach um einige Zehntel Millimeter nach allen Seiten ausdehnt. Das Schädeldach aber ist wiederum von der Kopfsehnenplatte umgeben, die in der Nähe der Nasenwurzel von einem Muskelstrang gehalten wird. Über dieser Kopfsehnenplatte liegt die Kopfhaut mit ihren Talgdrüsen und Haarwurzeln. Die harte Sehnenplatte wird durch die verspätete Ausdehnung des Schädels prall angespannt, und dieser Druck pflanzt sich fort auf die Haut, den Träger des Haarkleides. Durch den Druck wird nicht nur die Blutzufuhr gedrosselt, sondern es werden vor allem die Haarwurzeln derart geschädigt, daß sie schließlich verkümmern. YOUNG sah darin auch eine Erklärung für das ständige Spannungsgefühl um den Kopf, das Glatzenträger meist haben, und dafür, daß die Glatzen spiegelglatt sind. — Auf den Einwand hin, warum es bei Frauen nie zur Glatze komme, gab YOUNG folgende Erklärung: Das weibliche Gehirn ist nicht nur kleiner, sondern es wächst auch langsamer. Außerdem haben Frauen am Körper und so auch am behaarten Kopf ein stärkeres Fettpolster unter der Haut. Dieses Fettpolster kann den Druck besser ausgleichen, so daß die Haut nicht so sehr gedrückt wird. — Soweit die Ausführungen YOUNGs.

Die praktische Anwendung dieser Überlegungen hatte bereits Jahre vorher ein norddeutscher Lungenfacharzt namens KESSLER vorgenommen. Er durchtrennte die Sehne des Musculus frontalis über der Nasenwurzel und glaubte, damit die Kopfsehnenplatte zur Entspannung zu bringen.

Auf den Umstand, daß die Glatze dispositionell bedingt ist, ging YOUNG nicht weiter ein. Die glänzende, spiegelnde Glatzenoberfläche ist aber nicht unbedingt als Ausdruck von Spannung anzusehen, sondern kommt daher, daß die Talgdrüsen der Kopfhaut auch bei Fehlen des Haarkleides weiterhin Fett produzieren, ohne daß dieses zur Einfettung des Haares verwendet werden kann. Diese überflüssigen Fettmassen bleiben auf der Kopfhaut stehen und bilden einen fettigen, spiegelnden Film darauf. Hinsichtlich der entspannenden Wirkung nach Durchtrennung des Frontalmuskels auf die Kopfsehnenplatte ist zu sagen, daß nach unseren Erfahrungen diese nicht eintritt. Einen überzeugenden Operationserfolg konnte ich weder am eigenen noch an fremdem Patientengut feststellen. Nach Beobachtungen eines anderen Autors soll sich in etwa $^1/_3$ der Fälle bei zweijähriger Nachbeobachtungszeit ein Erfolg bzw. Teilerfolg eingestellt haben. Selbst aber wenn der gespannte operative Eingriff hinsichtlich der entspannenden Wirkung Erfolg hätte, so sind diese Überlegungen immer noch nicht ganz verständlich, weil es beim Durchtrennen des Muskels zu einer Verdickung des Muskels kommt. Der verdickte Muskel aber übt wiederum einen stärkeren Druck auf die haarführende Kopfhaut aus.

Es bleiben also nur die tröstenden Worte von STEPHEN ROTHMAN, die er auf einem internationalen Kongreß für Haarbiologen gesprochen hat, nachdem man sich zu der deprimierenden Feststellung durchgerungen hatte, daß es noch kein eindeutig wirksames Mittel gegen den Haarausfall gibt. Er sagte: ,,Ich kenne keinen Fall eines Mannes, der durch seine Glatze daran gehindert worden wäre, Karriere zu machen. Denken Sie nur an Julius Cäsar und Präsident Eisenhower.‘‘

Aus der Poliklinik für Venenerkrankungen des Frauenspitals Basel
(Leiter: Dr. K. Sigg)

Behandlung der Varicen,
des Ulcus cruris und der Thrombose

Von

Karl Sigg

Die Technik meiner Varicentherapie wird vom Vortrag hier in München 1951 und von mehreren Publikationen bekannt sein. Sie hat sich im ganzen seit 1951 nicht wesentlich geändert. Ich möchte mich daher in bezug auf Varicentherapie hauptsächlich auf das beschränken, was vielleicht bisher noch zu wenig genau erläutert wurde und worüber ich immer wieder angefragt werde. Daneben sollen einige Themen wie Venographie, Rezidivhäufigkeit nach der Varicentherapie, die auch immer wieder den Grund für Anfragen bilden, angeschnitten werden.

Die Verödungsmittel haben sich seither teilweise geändert. Varicocid hat mir, trotz seiner sonst sehr guten und intensiven Wirkung, so viel allergische Erscheinungen gegeben, daß ich es weitgehend verlassen habe. Varsyl ist nicht mehr im Handel, weil von einigen Kollegen Überempfindlichkeitserscheinungen gemeldet wurden, wie sie aber auch bei andern Verödungsmitteln leider bis jetzt nicht ganz zu vermeiden sind. Ich brauche jetzt fast ausschließlich Sotradecol in 1%iger, 3%iger und 5%iger Lösung oder in den Fällen, die damit keine genügende Reaktion haben, eine Jod-Jodnatrium-Lösung 1—8%. Die Airbloc-Technik hat so gute Resultate ergeben, daß ich sie jetzt, nach 130000 Injektionen, noch in genau der gleichen Weise gebrauche. Im ganzen ist die injizierte Menge Sotradecol pro Injektion eher noch kleiner, dafür spritze ich aber in einer Sitzung an mehreren Orten, manchmal an beiden Beinen an 2—8 Stellen. Damit erhält man kleinere Reaktionen und wird zudem mit der Behandlung rascher fertig, manchmal in 2—4 Konsultationen. Diese Behandlung ist im Gegensatz zur Operation einfacher, rascher durchgeführt und vermeidet jegliche Bettruhe und Arbeitsunfähigkeit. Auch in bezug auf Dauerhaftigkeit und Schönheit des Resultates ist sie überlegen, so daß man auch bei den allergrößten Varicen ohne Operation auskommen kann.

Über die Behandlung der Thrombose mit Butazolidin und Ablehnung der Anticoagulantien-Therapie sowohl der tiefen als auch der oberflächlichen Beinvenenthrombose habe ich seit 1954 immer wieder publiziert. Meine Ansichten sind seither besonders für oberflächliche Thrombosen in mehr als 30 Publikationen bestätigt worden. Weil die meisten Autoren sich aber scheuen, tiefe Thrombosen ohne Anticoagulantien zu behandeln, sind Publikationen über die Therapie tiefer Thrombosen mit Butazolidin in größerem Ausmaß erst in letzter Zeit erschienen.

Die Verödungstherapie der Varicen hat gute Resultate, wenn sie technisch richtig durchgeführt wird. Wichtig ist vor allen Dingen, jede

Schädigung der tiefen Venen zu vermeiden, wie sie bei den im Stehen durchgeführten Injektionen eintreten kann. Am stehenden Patienten fließt das Verödungsmittel viel rascher in tiefe Venen ab, wo es, noch wenig verdünnt, eine Klappenschädigung verursachen kann.

Wenn die Verödung wenig Rezidive haben soll, dann müssen alle Varicen, auch diejenigen am Oberschenkel, beseitigt werden. Eine gut durchgeführte Verödungsbehandlung kann in kurzer Zeit, wenn nötig in einer Woche, auch bei starker Varicosis, beendet werden, wobei der Patient niemals die Arbeit unterbrechen muß. Mit der Sklerosierung können auch dort Varicen behandelt werden, wo eine Operation kaum mehr in Frage kommt, z. B. bei Varicen nach überstandener tiefer Thrombose, Varicen während der Schwangerschaft, bei großen Ulcera cruris oder bei über 70- und 80 jährigen Patienten. Gute Ergebnisse können nur bei richtig durchgeführter Injektion erwartet werden, d. h. niemals Injektion am stehenden Patienten, keine Injektion an Spitalpatienten, sondern nur an ambulanten, nur kleine Mengen Verödungsmittel spritzen (0,2—0,5 cm³ pro Injektion), keine Injektion ohne Kompressionsverband. Dieser Verband muß mit mindestens zwei elastischen Idealbinden (Nylon-Varidress) angelegt werden. Die Ödeme müssen vor der Behandlung zuerst durch einen Kompressionsverband beseitigt werden. Niemals Verödungsinjektion in ödematöse Beine. Kontrolle der Patienten nach 6 Monaten.

Ich komme bei meiner Varicenbehandlung immer ohne Operation aus. Dennoch kann auch eine gut durchgeführte Operation gute Resultate geben. Es hängt eben, wie bei der Verödungsbehandlung, weitgehend davon ab, wie sie durchgeführt wird. Man darf aber bei keinem Verfahren eine absolute Rezidivfreiheit erwarten.

Bis jetzt habe ich 150265 Injektionen bei 18200 Patienten vorgenommen. Es werden etwa 8—10 Injektionen pro Patient in durchschnittlich 2—4 Konsultationen durchgeführt, wobei in einer Behandlung meistens an 2—8 möglichst auseinanderliegenden Orten gespritzt werden kann.

Von den 18200 Patienten hatten 14300 nur eine Behandlungsserie zu 2—4 Konsultationen, 2600 wurden in Abständen von 2—15 Jahren zweimal behandelt und 1300 kamen drei- oder noch mehrmals in Abständen von 1—4 Jahren zur Behandlung. In letzter Zeit habe ich besonders bei auswärtigen Patienten, die nur eine kurze Zeit in Basel bleiben konnten, manchmal eine Varicenbehandlung in 3—6 Tagen, ja manchmal mit 2—3 Konsultationen beendigen können.

Für die Behandlung des Ulcus cruris besteht die wirksamste Therapie in Vermeidung aller Beinödeme. Damit kann sich jedes venöse Ulcus am arbeitenden Patienten besser als während einer Liegekur schließen. Mit einem Kompressionsverband lassen sich Beinödeme auch während der Arbeit verhüten.

Ein guter Kompressionsverband muß, nachdem er vom behandelnden Arzt richtig demonstriert worden ist, jeden Morgen vor dem Aufstehen vom Patienten selbst oder seinen Angehörigen angelegt werden. Damit ist eher ein Erfolg zu erwarten als mit einem Zinkleimverband oder einem anderen Verband, der länger als einen Tag liegen bleibt. Eine solche Kompression ist wirksamer als jede Salbe, besonders, da eine Heilung kaum jemals vom Keimbelag des Geschwüres abhängig ist. Wenn mit

15*

Kompressionsverbänden die Ödeme verhütet werden, kommt man mit einfacher Zinkpaste oder mit Umschlägen mit Aqua font. gerade so gut zum Ziel, wie mit komplizierten Salben. Nach Vermeidung der Ödeme gewinnt die Haut wieder rasch ihre normale Widerstandskraft gegen Erreger.

Ein Verband ist erst dann gut angelegt, wenn alle Ödeme abends, auch nach strengem Tagewerk, restlos verschwunden sind. Dazu braucht man 2—3 Varidress-Binden. Niemals kann ein Unterschenkel mit einer Binde allein genügend straff eingebunden werden. Man hält mir immer entgegen, daß eine solche Verbandtherapie vom Patienten oder seinen Angehörigen nicht selbst durchgeführt werden könne. Wenn aber der Verband gut demonstriert wird, dann binden bereits nach der ersten Konsultation 70—80% aller Patienten ihre Beine richtig ein, denn schon nach dem ersten Tag hat der Patient infolge Rückgang der Ödeme eine wesentliche Besserung und spürt selbst, wie sehr ihm eine straffe Kompression nützen kann. Auf diese Weise habe ich bis jetzt 8463 Ulcera cruris ambulant behandelt, wobei jedes venöse Ulcus, außer bei vereinzelten Patienten, welche vor Abschluß der Behandlung aus irgendeinem Grunde nicht mehr erschienen, geschlossen werden konnte. Nur wenige, etwa $1/2$%, mußten transplantiert werden.

Überempfindlichkeitsreaktionen auf die Verödungstherapie sind möglich. Wezel beschreibt [Hautarzt 9, 272 (1958)] sogar einen Todesfall auf Varicocid. Mit Sotradecol sind sie allerdings sehr selten, ich schätze sie auf etwa eine bei 5000—10000 Injektionen. Sie äußern sich meistens in generalisierter Urticaria, Juckreiz, Atemnot, Unruhe, Kollaps, Bewußtlosigkeit. Als bestes Mittel gegen diese allergischen Reaktionen hat sich mir die i.v. Panthesininjektion 0,3% 20—30 cm³ evtl. wiederholt kombiniert mit der i.m. Depot-Injektion von Panthesin (5 cm³ 5%) bewährt. In letzter Zeit wurde dafür auch die i.v. Solu-Decortininjektion empfohlen. Ich habe damit wenig Erfahrungen und glaube nicht, daß ihre Wirkung in diesen schweren Notfällen rasch genug eintritt, auf jeden Fall kaum innerhalb 10—20 sec, wie das mit Panthesin möglich ist. Bei einer Überempfindlichkeit muß natürlich das Verödungsmittel gewechselt werden, z. B. Kochsalzlösung 20—50%, Natr. salicyl. 20 bis 50% oder eine Jod- Jod-Natrium-Lösung 1—8%.

Ich werde immer wieder gefragt, wie weit die Venographie zur Varicenbehandlung nötig sei. Die Venographie oder Venoskopie hat sicher nicht dieselbe Bedeutung wie eine Arteriographie. Eine tiefe Thrombose erfordert nie, wie die Verstopfung einer Arterie, eine Embolektomie. Die Unterbindung der tiefen Venen bei Thrombose wird noch viel empfohlen, ist aber meiner Ansicht nach überflüssig und schädlich. Auch die genaue Lokalisation der Verstopfung einer Vene ist viel weniger wichtig als bei einer Arterienthrombose oder Embolie, wo doch sehr oft durch Entfernung des Thrombus operativ wesentlich geholfen werden kann. Während die Venographie aber, besonders bei der Verödungsbehandlung der Varicosis, weniger wichtige Aufschlüsse geben kann, ist und war sie bis jetzt zur Aufklärung vieler pathologisch-physiologischer Mechanismen, besonders der tiefen Venen, sehr wichtig. So konnte z. B. Halse mit der

Venographie nachweisen, daß 85% aller tiefen Thrombosen bereits innerhalb weniger Wochen rekanalisiert sind. DIMTZA kann mit der Venographie doch viele unfallmedizinische Fragen klären. Die Venographie wird hauptsächlich von ALLEN, BARKER u. HINES; BAUER; DOS SANTOS; SICARD u. FORESTIER; HALSE; NÄGELI; DORTENMANN durchgeführt. Für LEHMANN bedeutet sie bei der Phlebolyse der Vena iliaca nach WANK nach tiefer Thrombose einen wichtigen Anhaltspunkt zur Operationsindikation. Natürlich ist eine Venographie vor Venenoperationen weit wichtiger als vor der Verödungstherapie, weil mit der Operation in sehr vielen Fällen Venenabschnitte entfernt werden, welche mit der Verödungstherapie viel weniger geschädigt werden können. Die Verödung greift hauptsächlich in jenen Gebieten an, wo schlechte Zirkulation herrscht. Es ist daher sehr schwierig, einen Venenabschnitt mit normaler Zirkulation zu veröden. Eine gut durchgeführte Verödungstherapie hat daher schon an und für sich eine gewisse selektive therapeutische Wirkung auf Venengebiete mit schlechter Zirkulation. MAY führt statt der Venographie oft auch nur die Venoskopie durch. Ich selbst mache die Venographie nicht und bin gegen jeden venösen chirurgischen Eingriff, wenn es auch nur eine Venographie ist, sehr skeptisch. So gibt z. B. auch HALSE 3—4% phlebitische Reizungen nach intravenöser Injektion zur Venographie an. Nachdem für mich Jod eines der allerkräftigsten Verödungsmittel für Varicen darstellt, glaube ich auch, daß es in vielen Fällen in tiefen Venen, wenn auch nicht gerade eine Thrombose, so doch eine Schädigung der Klappen verursachen kann. Ich würde daher, so wichtig die Venographie für die Abklärung pathologischer Zustände sein kann, lieber darauf verzichten, als damit zu schädigen. Es wird allerdings jetzt, nach der meist intraspongiös gebrauchten Venographie, weniger eine Gefahr bzw. Venenschädigung sein, als nach der intravenösen Venographie. So hat DIMTZA bis jetzt noch keine venöse Schädigung nach seinen Venographien gesehen. MARTORELL berichtet in der letzten Angiology von 2 Pat. mit Ulcerationen nach paravenöser Kontrastinjektion nach Phlebographie.

Rezidive

Ich werde auch immer wieder gefragt, wie häufig Rezidive nach Varicenbehandlungen sind.

Ich glaube, daß nach einer guten Verödungsbehandlung Rezidive mindestens ebenso selten sind wie nach der Operation, habe ich doch selbst bis jetzt 3000 Patienten wegen Rezidiven nach Operation nachbehandeln müssen. Von 250 nachuntersuchten Patienten, die wegen großer Varicen, infolge früher überstandener tiefer Thrombose, Ulcera cruris bei Varicosis oder Thrombose, Beinekzemen oder Ödemen infolge Varicosis 1—10 Jahre vorher behandelt wurden, war die Rezidivhäufigkeit wie folgt:

32% kein Rezidiv,

39% leichte Rezidive, die entweder keiner Behandlung bedurften oder die nach erneuter Behandlung in 1—2 Konsultationen beseitigt werden konnten,

17% ungefähr halb so große Varicen wie vor der Behandlung,
11% gleichgroße Varicen wie vor der Behandlung,
1% größere Venenerweiterung als zuvor.
Alle diese Patienten hatten nach der Behandlung weniger Ödeme und spürten regelmäßig eine wesentliche Erleichterung.

Häufigkeit, Ursache und Behandlung der Thrombose

Die Thrombose ist immer noch so häufig, daß die Verhütung dieser Erkrankung eines der wichtigsten medizinischen Probleme darstellt. So liegt nach dem Baseler Sektionsmaterial die Häufigkeit der tödlichen Lungenembolie bei 5% aller Sektionen und ist, besonders in den letzten Jahren, größer geworden. Nach HILLEMANS, Freiburg, wiesen sogar 10,8% aller Sektionen tödliche Lungenembolien bei Thrombosen auf, nach BAYER in München hatten 22,8% aller Sektionen Thrombosen. Die tödliche Lungenembolie und Thrombose steht an fünfter Stelle aller Todesursachen. Aber gerade diese Erkrankung kann mit einer guten Prophylaxe beeinflußt werden.

Bei den meisten Patienten treten nach überstandener tiefer Thrombose schwere Spätfolgen auf. So waren nach Untersuchungen von DJELALY am Baseler Frauenspital von 180 Thrombose-Patienten 98% mit Spätfolgen behaftet. Nach BAUER und ZILLIACUS treten 10 Jahre nach tiefer Thrombose bei 52% aller Patienten Beinulcerationen auf. 53% müssen ständig ihre Beine einbinden, um überhaupt arbeiten zu können, 10% sind ganz und weitere 40% teilweise invalid.

Eine wirksame Prophylaxe der Thrombose ist daher wesentlich wichtiger als die Therapie. So werden von ANDERSON 22 Fälle von unmittelbar postoperativer Lungenembolie beschrieben. Dabei war meistens eine bereits vor der Operation bestehende Thrombosierung vorhanden. Die präoperative Thromboseprophylaxe ist deshalb mindestens ebenso wichtig wie die postoperative. Diese Prophylaxe soll keine Nebenwirkungen und zudem gute Resultate ergeben. Es handelt sich um

1. die Kompressionstherapie,
2. das Sofortaufstehen.

1. Kompressionstherapie mit dem Kompressionsverband während der Schwangerschaft

Unsere Vorbehandlung von Graviden besteht in Kompressionsverbänden während der Schwangerschaft, Geburt und Wochenbett und

Tabelle. *Thrombosehäufigkeit im Wochenbett bei Patientinnen mit starker Varicosis*

	ohne Vorbehandlung	mit Vorbehandlung 1951/1952	mit Vorbehandlung 1953	mit Vorbehandlung 1954/1955	mit Vorbehandlung 1956—1958
Total Varicosis. . . .	200	200	100	296	226
Thrombosen	63 (31,5%)	10 (5%)	1 (1%)	8 (2,7%)	2 (0,9%)
OberflächlicheThrombose	31	6	1	8	0
Tiefe Thrombose . . .	32	4	0	0	2
Embolien	2	1	0	0	1

in Verödungstherapie der größten Varicen. Eine solche Vorbehandlung wird genau gleich auch vor und bei Operationen durchgeführt. Sie hat in der Geburtshilfe folgende Resultate ergeben (SIGG, STAMM; BRANGER, SIGG, STAMM) (s. vorstehende Tab.).

2. Das Sofortaufstehen

Das Frühaufstehen, wenn es wirksam sein soll, muß sofort mindestens 0—4 Std. nach jeder Operation und Geburt in Form des Sofortaufstehens geschehen. Es wird von vielen Gynäkologen und Chirurgen behauptet, dies sei nicht möglich. In der chirurgischen Abteilung des Kantonsspitals Liestal stehen aber 86% aller Frischoperierten innerhalb $1/_2$ bis 4 Std. und weitere 8% innerhalb des ersten Tages auf, wobei Aufstehen nicht nur an den Bettrand sitzen bedeutet.

In der geburtshilflichen Abteilung im Kantonsspital Liestal, wo wir diese Prophylaxe nun seit 5 Jahren anwenden, sind, außer denjenigen Patienten, die bereits mit einer Thrombose ins Spital eingetreten sind, keine tiefen Thrombosen mehr aufgetreten.

Anwendung und Wirkung des Butazolidins bei Thrombose

Die eigentliche Therapie der Thrombose wird von mir seit 7 Jahren neben der Prophylaxe mit Kompressionsverbänden und Sofortaufstehen mit Butazolidin durchgeführt. Seither habe ich die früher verwendeten Anticoagulantien weggelassen.

Aus histologischen Befunden geht hervor, daß Butazolidin auf das Thrombosegeschehen an Ort und Stelle, d. h. an der veränderten Gefäßwand, einen Einfluß hat, indem es die aseptische Entzündung und die Ödeme vermindert. Die Temperatursenkung ist nicht nur antipyretisch, wie etwa auf Salicylpräparate oder Pyramidon, sondern durch Beeinflussung des Entzündungsherdes selbst bedingt. Schon 2—4 Std. nach der Butazolidinverabfolgung ist nicht nur eine Temperaturerniedrigung, sondern z. B. bei einer oberflächlichen Thrombose auch ein sofortiger Rückgang der Schwellung, der Rötung und der Schmerzhaftigkeit feststellbar. Damit ist auch eine bessere Bewegung des erkrankten Gliedes und Aufstehen möglich.

Butazolidin verursacht keine Veränderung der Gerinnungswerte. Die Wirkungsweise ist also eine andere als diejenige der Anticoagulantien. Die Thrombose entsteht ja auch nicht darum, weil die Blutgerinnungszeit verändert, sondern weil infolge eines Unfalls, durch langes Liegen bei Krankheiten und Operationen oder infolge langdauernder Beinödeme während der Gravidität die Gefäßwand, hauptsächlich der Beingefäße, geschädigt ist. Bei einer Läsion anderer Venen ist auch dort eine Thrombose möglich, z. B. an den Armen durch Anschlagen oder nach mehreren i.v. Injektionen. Eine Thrombose ist meist bedingt durch eine aseptische Entzündung der Gefäßwand. Eine bakterielle Ätiologie der tiefen Thrombosen ist nur etwa in einem von dreihundert und bei oberflächlichen in einem von hundert Fällen schuld an der Erkrankung. Eine Beeinflussung der Gefäßwand, durch Beseitigung von Entzündung und Ödembildung sowie Normalisierung der Permeabilität, kann eine Thrombose besser beeinflussen als eine Einwirkung auf den Gerinnungsvorgang. Das ist bei den so häufigen Nebenwirkungen der Anticoagulantientherapie wichtig. So hat die Dicumarol-Therapie entsprechend 14 diesbezüglichen Publikationen 4—40% und die Heparin-Therapie 2—8% Blutungen zur Folge.

Von Beaumont wird über 4 Todesfälle unter 450 behandelten Patienten infolge Blutungen durch Anticoagulantien berichtet, wobei die trotz Anticoagulantien an der Thrombose gestorbenen Patienten nicht berücksichtigt sind.

Es wurden von uns bis jetzt seit 15 Jahren 2500 Thrombosen behandelt. Bis jetzt haben wir seit der Butazolidinanwendung gemeinsam mit dem Kompressionsverband keinen Versager erlebt, wobei allerdings betont sei, daß eine Butazolidin-Therapie ohne gleichzeitigen Kompressionsverband und Sofortaufstehen nur eine teilweise Wirkung haben kann und deshalb nur kombiniert angewendet werden sollte. Dies ist deshalb wichtig, weil Butazolidin in vielen Fällen ohne Kompressionstherapie Beinödeme verursachen kann. Ferner muß die Dosierung des Butazolidins hoch genug sein, um eine gute Wirkung zu haben.

Bei oberflächlichen Thrombosen läßt sich mit Kompression und Entleerung des intravaricösen „Hämatoms" sofortige Beschwerdefreiheit erzielen. Damit ist in vielen Fällen eine Butazolidin-Behandlung gar nicht nötig. Von 1015 seit 1952 durch mich behandelten Thrombosen erhielten 818 Butazolidin, während 337 nur mit Kompression und Incision des intravaricösen Hämatoms behandelt werden konnten. Alle diese Patienten, auch wenn sie Fieber hatten, waren nie bettlägerig und konnten ihre Arbeit sofort nach Beginn der Therapie fortsetzen. Weil oberflächliche Thrombosen nie Embolien verursachen, bringt die Incisionstherapie, entgegen der Befürchtung vieler Kollegen, nie eine Gefahr mit sich. Unter 8000 Incisionen habe ich keine einzige Komplikation erlebt. Es besteht aber nach wie vor unsere Forderung in der ersten Publikation über Thrombosebehandlung mit Butazolidin zurecht (1954): Es sollte keine Behandlung der Thrombose ohne Kompressionsverband durchgeführt werden.

Nebenwirkungen der Butazolidintherapie

Bei der mit Injektion durchgeführten Butazolidintherapie sind die Nebenwirkungen selten, auf jeden Fall viel seltener als nach Verabfolgung von Tabletten. So haben wir bis jetzt bei mehr als 50000 Injektionen nur eine Blutschädigung in Form einer Anämie gesehen, bei einem Patienten, der neben der Injektion noch viele Tabletten ohne unser Wissen geschluckt hat. Daneben haben etwa 15% aller Patienten nach der Injektion, auch wenn sie lege artis durchgeführt worden ist, Schmerzen an der Injektionsstelle, die manchmal 1—4 Tage andauern können. Abscesse nach der Butazolidininjektion habe ich im ganzen drei gesehen. Sie treten hauptsächlich dann auf, wenn das Butazolidin nicht gut intramuskulär gespritzt worden ist. Bei unsachgemäßer Injektion in den Verlauf des Nervus ischiadicus können Lähmungen auftreten.

Diese geringe Anzahl von Nebenwirkungen hängt damit zusammen, daß das Präparat meistens nur parenteral verabfolgt wird und daß für die Behandlung einer Thrombose nie eine langdauernde Verabfolgung nötig ist. So braucht man, besonders wenn daneben gut bandagiert wird, meistens nicht mehr als 2—5 Injektionen (hohe Dosierung am Anfang). Eine zu lange andauernde Butazolidin-Therapie ohne Kompressionsverband kann Nebenwirkungen haben.

Diese Erfahrungen, gewonnen aus der Praxis und aus Spitalerkenntnissen, wollen vor allem darauf hinweisen, daß ein Thrombosepatient, auch in der hausärztlichen Praxis, nie mit Bettruhe behandelt werden sollte. Nicht nur beim Spitalpatienten, auch bei den durch den Hausarzt behandelten Kranken soll bei Thrombosegefährdung jede Bettruhe vermieden werden. Unter Butazolidin-Therapie und Kompressionsverbänden ist die Emboliegefahr, besonders wenn sich der Patient vom ersten Tage seiner Krankheit an genügend bewegt, fast Null.

Zusammenfassung

1. Es ist möglich, jede Varicosis ambulant mit Verödungsinjektionen auszuheilen. Damit können auch die varicösen Ulcera cruris gut beeinflußt werden. Es darf keine Verödungstherapie ohne Kompressionsverband durchgeführt werden. Verödungsinjektionen sollen nie am stehenden Patienten, sondern nur in Horizontallage des Beines vorgenommen werden. Pro Injektion sollen nur kleinste Mengen von Verödungsmitteln eingespritzt werden, wobei aber in einer Behandlung mehrere solche kleine Injektionen evtl. an beiden Beinen durchgeführt werden können. Der Patient soll niemals, wenn er eine Verödungsreaktion hat, im Bett liegen, sondern soll die straffe Kompression weiterführen und seine normale Arbeit fortsetzen. Bei sehr starken Beschwerden bringt eine Butazolidininjektion rasche Linderung.

2. Mehr als die Hälfte aller venösen Ulcera cruris sind durch eine tiefe Thrombose bedingt. Es gelingt, jedes Ulcus cruris venosum mit einem guten Kompressionsverband, der alle Ödeme zum Verschwinden bringt, ohne Bettruhe zuzuheilen. Mit Transplantation bei sehr großen Ulcerationen kann manchmal eine kräftigere Narbe erzielt werden.

3. Mit einer guten Thromboseprophylaxe können die schweren, tiefen, oft tödlichen oder von Ulcera cruris und Varicosis gefolgten Thrombosen weitgehend vermieden werden.

4. Die Behandlung der oberflächlichen Thrombose soll niemals mit Bettruhe durchgeführt werden. Die Incision der oberflächlichen Thrombose erzielt schlagartig subjektive und objektive Besserung. Sofort bei Behandlungsbeginn wird ein straffer Kompressionsverband, am besten mit Porelast und darüber mit elastischen Idealbinden angelegt. Eine bis drei Butazolidininjektionen (die erste am besten zu 5—6 cm^3 = $1^1/_2$ bis 2 Ampullen) ergeben schon einige Stunden nach der Injektion eine wesentliche Schmerzbefreiung und vor allem Abklingen der Schwellung und starken Rötung, so daß der infolge der Schmerzen immobilisierte Patient wieder herumgehen und seine Arbeit fortführen kann.

5. Auch die tiefe Thrombose sollte nie oder dann nur in Ausnahmefällen (Wirbelsäulenfrakturen, Oberschenkelfrakturen, schwere Allgemeinerkrankung) am ruhenden Patienten behandelt werden. Kompressionstherapie, Sofortaufstehen nach Operationen und Geburten sowie Butazolidin sind prophylaktisch und therapeutisch wichtig und nach unseren Erfahrungen besser als Anticoagulantien. Es ist unserer Ansicht nach ungenügend, eine Thrombose ohne Kompressionsverband zu behandeln.

Betrachtungen über Varicen-Operationen

Von

E. Maes, Lier (Belgien)

Historische Dokumente beweisen, daß die Venenchirurgie fast zwei Jahrtausende alt ist. Dennoch gibt es auf jeder Tagung noch Diskussionen über den Wert der operativen Behandlung der Krampfadern, und jedesmal erleben wir ein freundschaftliches Duell zwischen Operationsmesser und Verödungsspritze.

Dem unerfahrenen Gefäßchirurgen erscheint die Sache ganz einfach: denn was für Erfolge haben wir doch, wenn wir anfangen Krampfadern operativ anzugehen! Nehmen wir als Beispiel jenen Geschäftsmann mit seinem alten Unterschenkelgeschwür: wir durchschneiden seine Saphena, setzen auch ein paar Einschnitte rund um das Ulcus, legen einen Verband an, und in einigen Wochen ist das chronische Ulcus zugeheilt; der Patient bezahlt nicht nur sein Honorar, sondern schwenkt noch voller Freude eine große Kiste Zigarren, und wird unsern Erfolg allen seinen Kunden und Geschäftsfreunden erzählen.

So kommt bald danach eine junge Dame mit einem Varixknoten an der Wade in die Sprechstunde. Sie erzählt uns, daß sie bei Doktor A. schon drei oder vier Verödungsinjektionen erhalten habe, aber trotzdem bestehe noch eine Schwellung. Da sie in einigen Monaten heiraten wird, möchte sie sich lieber durch eine Operation ganz in Ordnung bringen lassen. — „Gut, mein Fräulein, wir machen Ihnen das!" sagen wir optimistisch und excidieren den varicösen Knoten. Die junge Dame ist zufrieden. Wenn wir ein paar Wochen später den Kollegen A. treffen, lächeln wir kameradschaftlich: „Na, A., bist du jetzt immer noch für die Verödungsspritze?"

Eine zu diesem Zeitpunkt aufgestellte Statistik wäre für den angehenden Gefäßchirurgen recht vorteilhaft. Er würde den Erfolg der operativen Behandlung mit 100% beziffern und die Schlußfolgerung ziehen, daß „Phlebologie Chirurgie sei".

Aber die Monate vergehen. Eines Tages erzählt uns jemand, daß das Ulcus des Geschäftsmannes wieder aufgebrochen sei. Kurz danach treffen wir Kollegen A. wieder; er drückt uns herzlich die Hand, und scheinbar ganz beiläufig berichtet er uns von der jungen Dame, die wir

operiert haben: sie sei verheiratet, sogar schwanger geworden, aber ...
bei ihr erfolgte eine fast explosive Neubildung von Varicen; sie will nicht
wieder zu uns kommen. Und A. schließt lächelnd: „Na, Kollege, bist du
jetzt auch noch immer für das Messer?"

Nun erwachen langsam unsere Zweifel; wir kommen zu der Einsicht,
daß das Varicenproblem doch nicht so einfach ist und fragen uns schließlich, ob es nicht vielleicht sogar besser wäre, die Venenchirurgie aufzu-
geben.

Aber gerade in dieser Zeit erleben wir auch andere Fälle: wir sehen
Patienten wieder, die jahrelang das Kreuz ihrer Varicenkomplikationen
herumgeschleppt hatten, bis sie durch unsere Operation ihre Gesundheit
wieder erlangten. Und bei ihnen war der Erfolg anhaltend: keine Ge-
schwüre mehr, keine Schmerzen, ein wirkliches Aufleben; sie haben wieder
Freude an der Familie, an der Arbeit, am Leben überhaupt. Diese glück-
lichen Patienten sind ein lebendiger Beweis dafür, daß wir nicht kapi-
tulieren dürfen: Wir sollen weiter operieren, aber nur wirklich gut und
richtig.

So stehen wir vor der entscheidenden Frage, welche die Ursachen
sowohl der Mißerfolge wie der Erfolge waren und was wir tun müssen,
um wirklich gut und richtig zu operieren und Mißerfolge auszuschalten.
Nach einer Odyssee von viertausend Saphenaoperationen glaube ich,
daß die Antwort auf diese Frage sich aus drei Bedingungen ergibt:

1. Wir hatten Mißerfolge, weil wir Beine operierten, die nicht operiert
werden durften; mit anderen Worten: weil wir eine *fehlerhafte Diagnose*
stellten.

2. Wir hatten Rückfälle, weil unsere *Operationstechnik* manchmal
unzulänglich war.

3. Wir haben nicht genügend Wert auf eine regelmäßige und langdauernde *postoperative Kontrolle* gelegt.

I. Fehlerhafte Diagnose

A. Venenerweiterung bedeutet nicht immer varicöse Insuffizienz. Es
gibt einen Konstitutionstyp, bei dem sich sowohl an Armen wie Beinen
oberflächlich erweiterte Venen finden, deren Funktion jedoch normal ist
und bleibt. So unschön das Aussehen solcher erweiterter Venen sein
mag — es hat keinen Zweck sie zu operieren, auch wenn der Patient es
verlangt: man würde durch die Operation nur das bestehende Gleichgewicht im venösen System zerstören.

B. Varicöse Insuffizienz bedeutet nicht zwangsläufig Insuffizienz der
Saphenamündung. Bei den folgenden drei Gruppen varicöser Insuffizienz
kann der Saphenabogen normal sein, und die Saphenadurchtrennung
vermag demzufolge den venösen Rückfluß nicht auszuschalten:

1. Die spinnwebeartigen Varicen, die vom Hämorrhoidal-Plexus, von
der Glutealgegend, den Rami perforantes der Venae profundae femoris
oder der lateralen Abdominalgegend ausgehen. Zur Behandlung dieser
Varicen soll man besser die Verödungsspritze als die Operation verwenden.

2. Die Varicen bei arteriovenöser Anastomose. Solange man die
"shunts" nicht ausgeschaltet hat, werden Rezidive auftreten. Die

Arterio-Phlebographie wird hier für die Indikationsstellung zum chirurgischen Eingriff entscheidend sein.

3. Das Syndrom Klippel-Trenaunay mit einseitiger Beinverlängerung, kongenitalen „Weinflecken“ und frühzeitig erfolgender Varicenausbildung. Den Venenerweiterungen liegen ähnliche Verhältnisse zugrunde wie den arteriovenösen Anastomosen; sie sind jedoch noch schwieriger zu beseitigen: es gelingt zwar, einen Teil der trophischen Störungen durch geduldige chirurgische Eingriffe an den größten der varicösen Ampullen und anschließende Verödungsinjektionen zu beheben, jedoch kann man die venöse Stauung nie völlig beseitigen.

C. Bestehen anamnestische Hinweise darauf, daß an dem Bein, das wir operieren wollen, irgendwann eine tiefe Thrombose vorgelegen hat? Manchmal können die Patienten darüber berichten: eine Phlegmasia alba dolens bei einer Geburt, oder eine Beinschwellung nach Bauchoperation oder unter dem Pflasterverband wegen Unterschenkelbruch. Aber es gibt auch eine Menge larvierter Thrombosen, die man nach Jahren noch rückschauend diagnostizieren muß, wenn ein Patient mit postthrombotischem Syndrom zu uns kommt. In diesen Fällen mit Insuffizienz der tiefen Beinvenen stellt sich die Vena saphena darauf ein, den Abtransport des Venenblutes zu übernehmen. Wenn sich nun bei stehender Tätigkeit die postthrombotische Stauung fortschreitend verschlimmert, entzündlich wird und schließlich gar zu einem postthrombotischen Ulcus führt, dann wäre es ein Kunstfehler, die Ursache dieses Syndroms in der Saphena zu sehen und zu denken, daß durch eine Saphenaausschaltung alles wieder normal werden könnte. Ich persönlich halte es für richtig, die Saphena bei einem postthrombotischen Bein nur dann zu operieren, wenn diese Saphena wegen klinisch sicherer varicöser Entartung eine zusätzliche Belastung bedeutet für ein Bein, das schon durch Stauung infolge Insuffizienz der tiefen Venen überlastet ist. In diesen Fällen ist es demnach notwendig, die Patienten warnend darüber aufzuklären, daß die Saphenaoperation kein Ende der Behandlung bedeutet, sondern nur der Anfangsteil der Behandlung ist, denn auch nach der Varicenoperation bleibt das postthrombotische Syndrom bestehen und der lange Behandlungsweg geht weiter. Wenn man dagegen diese Warnung vergißt, wird man Enttäuschungen erleben.

D. Gerade wenn ein Patient uns eine reine Varicose aufweist, eine Saphena, die offensichtlich nach dem Operationsmesser schreit, . . . gerade dann dürfen wir nicht alle subjektiven und objektiven Symptome der Beine so auslegen, als ob sie unbedingt varicös bedingt sein müßten.

A fortiori kann es nur bedauert werden, wenn nicht venös bedingte Beinstörungen infolge Ungeduld oder mangels Erfahrung zu der nebelhaften Vorstellung „innerer Varicen“ und zur Varicenoperation verleiten, in der trügerischen Hoffnung, daß der chirurgische Eingriff doch etwas ändern könne.

Liebe Kollegen! Seien wir vor allem Ärzte und erst in zweiter Linie Dermatologen, Phlebologen oder Chirurgen. Denn die Beine unserer Patienten enthalten nicht nur eine Haut und Unterhaut und Venen, die zu Störungen Anlaß geben können, sondern auch Arterien, Capillaren,

Lymphbahnen, Nerven, Muskeln, Sehnen und last but not least: Füße und Gelenke! Wie oft sehen wir z. B. Patienten, die uns zwecks phlebologischer Konsultation aufsuchen, leichte Ermüdbarkeit und Schmerzen im Unterschenkel angeben und dabei auf ihre erweiterten Venen hinweisen, während ihre Beschwerden in Wirklichkeit statisch bedingt sind und orthopädische Behandlung erfordern. Darum ist es nötig, in der Symptomenreihe des Beinleidens niemals die Wichtigkeit der Differentialdiagnose zu vergessen und nur dann über Krampfaderoperation zu reden, wenn man auch wirklich sicher ist, daß der Erfolg die Mühe lohnt.

Demzufolge muß man sagen: Am besten bewertet man die Erfahrung eines operativen Phlebologen nicht nach der Zahl der von ihm gemachten Operationen, sondern vielmehr nach der Zahl von Venenoperationen, deren Durchführung er ablehnt, mag es dem Patienten gefallen oder nicht.

II. Unzulängliche Operationstechnik

Das oberflächliche Venensystem ist kompliziert, sowohl hinsichtlich der Saphenamündung wie auch besonders der Perforantes wegen.

Was zunächst die Saphenamündung betrifft: es genügt nicht, nur den Hauptstamm der Saphena zu unterbinden, wenn man dabei die Nebenäste vernachlässigt, weil diese Nebenäste dann ganz sicher durch Ausbildung von Kollateralen zum Mißerfolg führen werden. Noch ungenügender ist es, wenn man die Vena femoralis anterior superficialis (den lateralen Nebenast) für die Saphena hält, und nur diesen Nebenast durchschneidet. Dieser Fehler wird öfters gemacht.

Zweitens können die zahlreichen von der Saphena abzweigenden Venae perforantes Rezidive verursachen. Wenn die Saphena ein einziger Kanal wäre, dann würde es kein Problem geben; aber leider hat die Saphena Nebenäste, besonders unter dem Knie, und mancher Nebenast hat seine eigene Vena perforans. Darum ist es eine illusorische Vorstellung, wenn man glaubt, all diese Nebenäste und Perforanten ausrotten und durch ein einziges lineäres "Stripping" ausschalten zu können. Wirklich ausrotten kann man sie nur durch mehrere gut gewählte Einschnitte und "Polystripping".

Alle pathologisch veränderten Venenabschnitte und alle Perforans-Venen, die man beläßt, können von Bedeutung für die Entwicklung eines Rezidivs sein. Dabei darf man nicht vergessen, daß manchmal nach unzulänglichem chirurgischen Vorgehen der Umfang und das Symptombild der Rezidive ausgedehnter und schlimmer sind als der Zustand der Varicen vor der Operation. Dazu kommt noch, daß die Verklebungen nach der ersten Operation ernsthafte Schwierigkeiten für eine eventuelle zweite Operation bereiten können. Am häufigsten ist dies der Fall in der Leistengegend: aus den Nebenästen der Saphenamündung, die bei der ersten Operation übersehen oder belassen worden sind — in der Annahme sie seien bedeutungslos — kann sich ein gewaltiges venöses Labyrinth entwickeln, dessen Ausräumung schwierig, zeitraubend und gefährlich ist. Deshalb müssen wir es uns zum Prinzip machen: lieber keine Saphena operieren, als sie nur unzulänglich operieren.

Richtige, d. h. ausreichende Saphenaoperation aber verlangt: Erfahrung und Zeitaufwand. Und man muß sich fragen, ob dieser Grundsatz sich schon bei allen Chirurgen durchgesetzt hat. Leider ist dies nicht der Fall; die Saphena bleibt manchmal das Aschenbrödel: die besten Arbeitsstunden werden den schwereren Thorakal- und Abdominaloperationen gewidmet; danach erst kommt die Varicenoperation, neben einem Lipom oder einer Atheromexstirpation, und der ermüdete Chefchirurg überläßt diese Eingriffe seinen jüngeren Assistenten. Wenn dann die Venenoperation nicht immer zum vollen Erfolg führt, soll uns das nicht zur chirurgischen Kapitulation veranlassen, sondern zu der immer dringlicher werdenden Einsicht bringen, daß wir der Phlebologie und der guten phlebologischen Chirurgie zu einer breiteren Anerkennung verhelfen müssen.

III. Postoperative Kontrolle

Wenn ein Blinddarmpatient nach zehn Tagen die Klinik verläßt, dann sagt der Chirurg zu ihm: ,,Lebewohl!'' Und wenn ein angehender Venenchirurg nach einer Varicenoperation den letzten Verband entfernt, dann sagt er genauso: ,,Lebewohl!'' Hingegen weiß jeder Phlebologe, der einige Jahre Erfahrung hinter sich hat, daß man als Phlebologe niemals ,,Lebewohl'' sagen darf, sondern nur: ,,Auf Wiedersehen!'' Denn unsere Patienten sind Menschen, die auf Grund der Konstitution, durch stehende Tätigkeit, durch Schwangerschaft usw. immer wieder von venöser Stauung bedroht sind. Darum ist es unsere Aufgabe, die Operierten nicht aus dem Auge zu verlieren, ihnen Vorschriften für ihre Lebenshaltung zu geben und regelmäßig die Venen unter Kontrolle zu halten: wenn der eine oder andere Patient nach Monaten oder Jahren ein kleines Varicenrezidiv zeigt, kann ein neuer Einschnitt oder eine Reihe von Verödungsspritzen von Nutzen sein. Doppelte Wachsamkeit ist geboten, wenn unsere operierten Patientinnen schwanger werden.

Wenn diese drei Bedingungen nicht übersehen werden, ist die Chirurgie ein wertvolles Hilfsmittel in der Reihe der phlebologischen Behandlungsmethoden.

Aus der Städtischen Hautklinik Augsburg
(Ärztl. Direktor: Prof. Dr. W. SCHNEIDER)

Salben und Salbengrundlagen

Von

WILHELM SCHNEIDER

Das angegebene Thema heute auszuführen, birgt gewisse Schwierigkeiten in sich. Befinden wir uns doch durch die Entwicklung der pharmazeutischen, aber auch der kosmetischen Chemie und Industrie in einem Umbruch. Wenn auch die Vorstellungen der alten klassischen Therapie, wie sie SIEBERT vertreten hat, immer noch ihre Berechtigung und darüber hinaus einen großen Verständigungswert besitzen, so bedürfen sie heute nach der Entwicklung neuer Emulsionen und neuer Grundlagen wie der Polyäthylenoxyde und der Silikone doch der Ergänzung. Nach dem Siebertschen Therapie-Schema wurden akute Hauterscheinungen, meist aus der Gruppe der Ekzemkrankheiten, bei erhaltenem Epithel mit Schüttelmixturen, bei Kontinuitätsunterbrechungen der Hautoberfläche mit feuchten Umschlägen behandelt. Mit dem Nachlassen der Akuität wurde auf Kühlsalben und Pasten übergegangen, denen sowohl im subakuten wie im chronischen Stadium Salben folgten, letztlich noch zusätzlich Firnisse und Pflaster.

Darüber hinaus wurde früher unterschieden zwischen indifferenten kühlenden und gut verträglichen Mitteln, ohne oder mit geringer Tiefenwirkung, wie Schüttelmixturen und Pasten auf der einen und weniger gut verträglichen, nicht kühlenden, aber als Medikamententräger tiefenwirksamen Mitteln, wie Salben, Firnissen und Pflastern auf der anderen Seite. Diese Vorstellung ist heute insofern überholt, als die modernen Öl-in-Wasser-(O/W-)Emulsionen nicht nur entzündungswidrige und kühlende Eigenschaften aufweisen, im Sinne der reaktionskinetischen Entzündungstherapie nach SCHADE, sondern auch vorzügliche Trägersubstanzen sind mit ausgezeichneter Medikamentenabgabe an die Haut. Wir können also heute bereits anstelle der Pasten oder sogar vor diesen, und diesen unter Umständen überlegen, die O/W-Emulsionen einsetzen. Dabei ergibt sich ein sinnvoller Übergang von der feuchten Umschlagsbehandlung zu den hydrophilen O/W-Emulsionen und von diesen zu den mehr lipophilen W/O-Emulsionen und den Salben alter Art.

Das Siebertsche Schema kann aber heute nicht nur durch neuartige Grundlagen ergänzt bzw. unterbrochen werden, sondern auch durch die neueren Wirkstoff-Externa, wie z. B. die Steroid-(Corticoid-) und die antibiotischen Salben. Mit den ersteren kann man eigentlich in jedes Stadium des Siebertschen Therapie-Schemas eingreifen, da die entzündungsdämpfende Wirkung der Steroide sich gerade bei den akuten Hautzuständen bewährt hat.

Akute bakterielle Hautveränderungen mit nässender, krustöser oder schuppenkrustöser Note können schon recht frühzeitig mit antibiotischen Salben erfolgreich angegangen werden. Es stehen uns aber auch kombinierte antibakterielle Corticoid-Salben zur Verfügung, die wir in der Klinik allgemein bevorzugen. Liegt eine bakterielle Note vor, dann sind sie ohnehin am Platze, ist dies nicht der Fall, dann kann sie durch längere Corticoid-Behandlung ohne weiteres geschaffen werden. Da die kombinierten Salben nicht oder nicht wesentlich unwirtschaftlicher sind, verwenden wir sie daher bei gegebener Indikation prinzipiell. Gewisse Grenzen sind der Corticoid-Salbenbehandlung allerdings gesetzt bei verdickter lichenifizierter Haut, weshalb sie die klassische Salben- und Teer-Therapie zumindest in diesem Stadium zunächst kaum verdrängen wird.

Es hat in den letzten Jahren nicht gefehlt an Ordnungsversuchen für die Externa (MÜNZEL u. AMMANN, SCHMALFUSS, KLEINE-NATROP,

v. CZETSCH-LINDENWALD u. SCHMIDT-LA BAUME, POLANO, SIEMENS u. a.). Die Externa sollten in Anlehnung an ihren Aggregatzustand definiert werden. Das DAB 6 unterscheidet *trockene, weiche, flüssige* und *elastisch-flüssige* Stoffe. Der schwache Punkt dieses Systems ist der Begriff *weich*, der etwa den schmalzigen Salbencharakter beinhalten soll. Nach MÜNZEL und AMMANN handelt es sich bei den Salben um „plastische Gele bzw. Nebenvalenz-Gele zur cutanen Applikation". Es sind jedoch auch Hauptvalenz-Gele, wie die der Kieselsäure, im Gebrauch, deren Gitterkräfte sich z. B. durch Erhitzen nicht beeinflussen lassen.

Bei dem Versuch einer Neuordnung gingen POLANO sowie KLEINE-NATROP von einem 3-Phasen-System fest — flüssig — fett aus. Diese 3-Phasen bilden die Ecken eines Dreiecks und sind gleichzeitig die Grundlagen für die 1-Phasen-Externa wie Puder, Liquor (wäßrige und alkoholische Lösungen sowie Extrakte) und die sog. „Fettsalben". Werden zwei dieser Phasen gemischt, so entstehen Schüttelmixturen, Pasten und Cremes, also die sog. 2-Phasen-Gemische. Die 3-Phasen-Gemische werden als Wasser-Fett-Pasten, Creme-Pasten oder Puder-Cremes angesprochen. KLEINE-NATROP hat für diese Gruppe den Dachbegriff der „Pasta aquosa" vorgeschlagen.

Auch diese Einteilung kann noch nicht voll befriedigen, da der Begriff „fett" im engeren wie im weiteren Sinn nicht ausreicht. Nur bei dem kleineren Teil der Grundlagen handelt es sich um wirkliche Neutralfette (Triglyceride) wie bei Adeps suillus und bestimmten Pflanzenölen. Das sog. Wollfett ist chemisch ein Wachs (Wollwachs), und das aus Mineralöl gewonnene Vaselin gehört bereits zu den Paraffin-Kohlenwasserstoffen. Auch die Silikone als sog. „Über-Paraffine" sowie die Polyglykole können keinesfalls, ebenso wie die synthetischen Schleime, als Fette angesprochen werden. Man müßte also das Dreiersystem abändern — und das ist unser Vorschlag — in 1. Feststoffe, 2. Flüssigkeiten und 3. „Bildner für plastische" Gele. Zu den letzteren könnten dann sowohl die Neutralfette und die Wachse als auch Vaseline, Silikone und Polyglykole, aber auch die Emulgatoren gerechnet werden. Die „Bildner für plastische" Gele sind noch einmal zu unterteilen in solche lipophilen und solche hydrophilen Charakters.

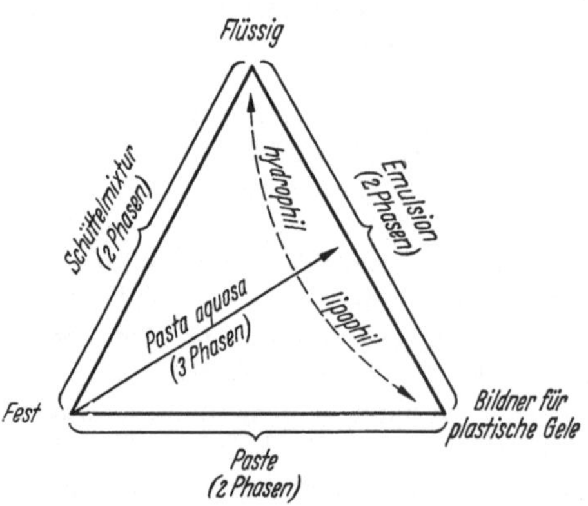

Abb. 1. Phasendreieck für Externa

1. Stabilisierte Schüttelmixturen als 3-Phasen-System

Die Berechtigung des gegebenen Ordnungssystems zeigt sich schnell, wenn wir einige neuere Schüttelmixturen, wie sie rezepturmäßig, aber auch als Handelspräparate vorliegen, betrachten. Die klassische Schüttelmixtur ist

ein 2-Phasen-Gemisch. Die modernen, sog. stabilisierten Lotionen oder
Emulsions-Lotionen sind aber bereits Dreier-Systeme, da sie neben
den festen und flüssigen Bestandteilen auch „Bildner für plastische Gele"
enthalten. Der Zusatz von Stabilisatoren bzw. Emulgatoren bezweckt
und erreicht nicht nur eine gleichmäßigere Verteilung und eine bessere
Haltbarkeit, sondern auch eine gute Streichfähigkeit. Im übrigen geht
die Entwicklung bezüglich der Schüttelmixturen ähnlich wie in der
präparativen Kosmetik dahin, das Verhältnis fest:flüssig zugunsten des
flüssigen Anteiles zu verschieben, wie dies in der Tübinger Klinik, ebenso
wie bei uns, schon seit langem eingeführt ist. Weiterhin wird das *Zinkoxyd*
nun auch in der Therapie mehr und mehr durch das *Titandioxyd* abgelöst,
das sich ob seiner besonderen Deck- und Haftfähigkeit bewährt hat. Als
Rezeptbeispiele für solche stabilisierte Lotionen sollen die 18er-Lotio von
v. Czetsch-Lindenwald und Schmidt-La Baume und 2 Rezepte von
Biedebach mit Estarinum „G" angegeben werden.

```
            Sog. 18er Lotio:
    Rp.  Cerae Lanettae N              3,0
         Zinci oxydati
         Talci
         Glycerini pur.
         (vel Karion Merck)
         Spirit. 70%          aa       18,0
         Aq. dest.            ad      100,0

            Lotio Zinci mod.:
    Rp.  1) Estarini anhydr. „G"
            (schmelzen)                10,0
         3) Nipasoli                    0,06
         5) Zinci oxydati
         6) Talci
         4) Glycerini
         2) Aq. dest.        aa ad 100,0

            Tumenol-Zink-Trockenpinselung
    Rp.  6) Tumenoli                   10,0
         1) Estarini anhydr. „G"
            (schmelzen)                10,0
         4) Zinci oxydati
         5) Talci
         3) Glycerini
         2) Aq. dest.        aa ad 100,0
```

Handels-Präparate dieser Art sind die Lotio Zinci Artesan, die Lotio
Cordes sowie die Fissan-Schüttelmixtur. Im weiteren Sinne kann man zu
stabilisierten Lotionen wohl auch die sog. fettfreien *Trockenpasten* vom
Typ des *Esiderms* rechnen. Die *Artesan-Lotio* ist durch ein thixotropes
Magnesiumsilikat-Gel stabilisiert und enthält Zinkoxyd, Talkum sowie
das hydrophile Gel im Verhältnis 10:20:70. Als Vorteile werden bessere
Benetzung, Haftung und schnelleres Eintrocknen genannt. In der *Lotio
Cordes* ist das Zinkoxyd durch Titandioxyd und das Glycerin durch
Karion-Merck ausgetauscht. Die Stabilisierung wird durch einen fett-
freien Emulgator (polyoxäthyliertes Cholesterin) erreicht, der die Sedi-
mentation des gelagerten Präparates ebenso verhindert wie zu schnelles

Eintrocknen auf der Haut. Die Fissan-Schüttelmixtur enthält neben den üblichen Bestandteilen labiles Milcheiweiß, Fissan-Kolloid, eine Lipoidsubstanz, 3% Borsäure und Hexachlorophen.

Die im anglo-amerikanischen und französischen Schrifttum angegebenen „*Lotions*" entsprechen nicht der „Lotio" im Sinne unserer Schüttelmixtur, sie enthalten meist überhaupt keine festen Stoffe, sondern sind Lösungen, evtl. mit Zusatz eines Stabilisators bzw. Emulgators. Am bekanntesten sind bei uns wohl die Hydrocortison-Lotionen der amerikanischen Industrie.

2. Pasten

Wenn wir uns nun den Pasten zuwenden, dann muß gleich betont werden, daß die gewöhnliche Zinkpaste aus Zinkoxyd, Talkum, Lanolin und Vaseline kein 2-, sondern ein 3-Phasen-System darstellt, da neben den festen und fettartigen Bestandteilen in der Lanolinkomponente als W/O-Emulsion auch Wasser enthalten ist. Die wohl billigste Zinkpaste der DRF

```
            Pasta Zinci DRF
      Rp. Zinci oxydati crudi
          Talci              aa      25,0
          Vaselini flavi     ad     100,0
```

ist dagegen ein 2-Phasen-Gemisch, ebenso wie das Zinköl, das ja theoretisch ebenfalls als Paste anzusprechen ist.

```
        Auch die sog. „Neissersche Zink-Wismut-Creme"
            Rp. Zinci oxydati
                Bismuti subnitrici  aa     3,0—5,0
                Ungt. lenient.
                Ungt. cerei          aa ad  50,0
```

muß als Paste, und zwar als „Pasta aquosa", angesprochen werden. Allerdings schlägt die ursprüngliche W/O-Emulsion schon beim Verreiben auf der Haut in eine O/W-Emulsion um. Die Zink-Wismut-Creme beruht also schließlich und endlich in ihrem kühlenden Effekt auf dem Umschlag in den O/W-Typ.

```
        Die alte „Zinnober-Schwefel-Paste"
        Rp. Hydrarg. sulfurati rubri     0,5
            Sulfur. praecipitati      5,0—10,0
            Pastae Zinci. moll. DRF ad  50,0
```

ist neuerdings von VONKENNEL durch Zugabe von Ichthyol und vor allem von Chloromycetin zu einer, z. B. bei Acne sehr wirksamen Pastenform ergänzt worden.

```
        Leukomycin-Zinnober-Schwefel-Paste:
        Rp. Hydrarg. sulfurati rubri     0,25
            Leukomycini                  0,5
            Ichthyoli                    1,5
            Sulfur. praecipitati         5,0
            Pastae Zinci moll. DRF ad   50,0
```

Die Verordnung ist trotz des zugesetzten Leukomycins durchaus nicht unwirtschaftlich, da dieses auch in Substanz erhältlich ist. Auf die altbekannte Lassarsche Schälpaste und die Brooksche Paste brauchen wir hier unter Fachärzten ja wohl nicht einzugehen.

Auch in der Industrie sind einige neue Pasten, meist nach dem Prinzip der „Pasta aquosa" entwickelt worden, wie die Pasta Cordes und die Fissan-Paste. Beide dürften in ihrer Zusammensetzung und Wirkung sich der Pasta Zinci mollis annähern. In der Pasta Cordes ist das Zinkoxyd durch Titandioxyd ausgetauscht worden.

Als Neuerung auf dem Pastengebiet darf eine abwaschbare Zinkpaste, modifiziert nach Knox, Everett und Curtis, angegeben werden.

Abwaschbare Zinkpaste:
Rp. Zinci oxydati
   Talci $\overline{aa}$ 25,0
   Rennex 690 (Atlas)   4,5
   Vaselini flavi   ad   100,0

Die leichte Abwaschbarkeit der Zubereitung ist geradezu verblüffend.

Im übrigen besteht eine gewisse Diskrepanz zwischen dem heutigen Schrifttum, in dem den Pasten kaum noch ein Kapitel eingeräumt ist, und dem ärztlichen und fachärztlichen sowie klinischen Routinebetrieb, in dem die Pasten doch wohl nach wie vor eine ganz entscheidende Rolle spielen. Vielleicht liegt das daran, daß sich die Pasten eben bewährt haben und neue Ergebnisse lange Zeit nicht hinzugekommen sind. Die weitere Entwicklung geht wohl in Richtung der Pasta aquosa mit Verminderung des Puderanteiles, wobei anstelle von Zinkoxyd sich auch das Titandioxyd bereits eingeführt hat.

3. Emulsionen vom O/W-Typ

Die Emulsionen sind in der Kosmetik schon länger im Gebrauch; ihre Eigenschaften und deren Auswertung für die Therapie verdanken wir Bernhardt und Strauch, Moncorps, Liesegang, Clayton, Langmuir, Harkins, Rapp, Mühlemann u. a.

Es gibt Öl-in-Wasser-(O/W-)Emulsionen und Wasser-in-Öl-(W/O-)Emulsionen. Als natürliche Beispiele für die beiden Typen darf ich Ihnen Milch und Butter nennen. Damit ergeben sich andeutungsweise, wenn auch extreme Vorstellungen über die Mengenverhältnisse, indem die O/W-Emulsion im allgemeinen wasserreicher ist als die W/O-Emulsion. Daß die O/W-Emulsion mit Wasser verdünnt werden kann, wissen wir nicht nur aus dem einschlägigen Schrifttum, sondern auch aus den Tageszeitungen der Nachkriegszeit über die damaligen Milchfälscherprozesse. Für die Praxis bedeutet dies, daß eine O/W-Emulsion mit Wasser verdünnt und aus dem behaarten Kopf wieder herausgewaschen werden kann. Darüber hinaus vermeidet die äußere Wasserphase sowohl das Aussehen wie das Gefühl der Fettung.

Therapeutisch ist vor allem der *Kühleffekt* der O/W-Emulsion von Bedeutung. Nur bei dem O/W-Typ kann die äußere Wasserphase zur Verdunstung kommen, während bei gewissen Cold Creams der Kosmetik mit umgekehrtem Emulsionstyp keinerlei Kühlwirkung resultiert, zumal wenn sie zum Zwecke der Lagerung noch stabilisiert sind.

Bei Emulsionstypen, wie den von Nüsslein und Schneider entwickelten Hostaphaten als Quellkolloiden, ist die spontane Wasserauf-

nahmefähigkeit also ohne mechanische Energie so groß, daß der eintrocknende Film auf der Haut durch einfaches Aufbringen von Wasser wieder
gesättigt werden kann. Die Produkte eignen sich insbesondere als Grundlagen für Umschlagsemulsionen.

Die verschiedenen O/W-Emulsionen sind aber auch sehr geeignete
Brückenglieder bei dem häufig recht kritischen Übergang von feuchten
Umschlägen zu Salben. Der gleiche Übergang war früher auf dem Wege
über Ungt. glycerini als entquellende Salbe versucht worden. Der Entquellungsversuch mit 75% Glyceringehalt war jedoch offenbar zu abrupt.
Mit Recht betonen v. CZETSCH-LINDENWALD und SCHMIDT-LA BAUME
den biologischen Takt der Entquellung.

Der Wasserreichtum der O/W-Emulsionen erleichtert aber auch die
Verteilung auf *großen Flächen* (Großflächentherapie). Das Verfahren ist
sauberer für die Haut, deren Follikelöffnungen nicht durch Fett verstopft
werden und ebenso für die Wäsche. Man sollte daher auch die neueren
Emulsionen, wie Ungt. lanetti z. B. zur Herstellung von Krätzesalben
verwenden.

Nicht zuletzt muß die *optimale Medikamentenabgabe* aus O/W-
Emulsionen als Vorteil dieses Typs gewertet werden. Gegenüber anderen
Grundlagen, die im subakuten Stadium in Frage kommen, ist die
Diffusion von Wirkstoffen, wie z. B. Salicylsäure, aus O/W-Emulsionen
ausgezeichnet, während sie in Schüttelmixturen fehlt und in Pasten nur
geringgradig ist. Man kann also, wie schon eingangs gesagt, heute nicht
mehr allein unterscheiden zwischen indifferenten, physikalisch wirkenden,
entzündungswidrigen Grundlagen ohne Tiefenwirkung und weniger gut
verträglichen, aber tiefenwirksamen Salben als den eigentlichen Medikamententrägern. Die O/W-Emulsion vereinigt in sich die günstigen
Eigenschaften beider Gruppen (Kühleffekt, Abwaschbarkeit, Kombination mit feuchten Umschlägen, bequeme saubere Anwendung, Möglichkeit der frühzeitigen Medikamentenanwendung und besserer Übergang
zu Salben).

Von den O/W-Emulsionen sind zunächst die Stearat-Cremes zu
nennen, sowie Mono- und Diglyceride, aus Erdnußöl gewonnen, wie sie
unter dem Namen Estarinum in den Handel gekommen sind. Die
Produkte wurden von BIEDEBACH galenisch und von POLEMANN dermatologisch bearbeitet. Bereits unter den stabilisierten Schüttelmixturen
wurden zwei diesbezügliche Zubereitungen angeführt. Hier sei noch auf
eine Salicyl-Schwefel-Salbe mit besonders guter Aufsauge- und Haftfähigkeit hingewiesen.

Salicyl-Schwefel-Salbe:
Rp. Acidi salicyl. pulv. subt.
    Sulfur. praecipitati   aa   5,0
    Estarini anhydr. ,,G" ad 100,0

Vielseitig anwendbar und in der Rezeptur bzw. im Massenexperiment
bereits erprobt sind die Lanettewachs-Salben. Die Grundsalbe Ungt.
lanetti besteht aus Lanettewachs N, Cetiol und Paraffinum liquidum in
60% Wasser. Das Produkt weist praktisch alle genannten Vorteile einer
guten O/W-Emulsion auf.

```
          Ungt. lanetti:
Rp. Cerae Lanettae N          24,0
    Cetioli                    6,0
    Paraff. liquidi           10,0
    Aq. dest.                 60,0
```

Ungt. lanetti ermöglicht aber nicht nur einen guten Übergang von der feuchten Seite her, sondern auch einen solchen in Richtung auf die W/O-Emulsionen und Salben. So kann man nach v. Czetsch-Lindenwald und Schmidt-La Baume der Lanette-Emulsion 20—30% Vaseline, Triglyceride oder Weizenkeimöl (Grandel) zufügen und damit eine festere salbenartige Konsistenz erzielen. Anschließend ist der weitere Übergang zur W/O-Emulsion bzw. zur Salbe alter Art nur noch ein kleiner Schritt. Als abwaschbare Kopfsalbe, der Salicyl, Schwefel, Teer und Quecksilber in den üblichen Konzentrationen zugesetzt werden kann, empfiehlt sich der Austausch des Paraffinum liquidum gegen 10% Glycerin, Karion-Merck oder Eucerin entsprechend folgendem Rezept:

```
          Abwaschbare Kopfsalbe:
Rp. Cerae Lanettae N          15,0
    Glycerini (Karioni
        Eucerini)             10,0
    Aq. dest.        ad      100,0
```

Diese Salbe ist besonders sparsam.

Versuche — vor allem in Amerika—, abwaschbare Teersalben zu entwickeln, unter Zusatz von nicht-ionogenen Emulgatoren der Span- und Tween-Gruppe[1], haben uns bisher hinsichtlich therapeutischer Wirkung und Verträglichkeit noch nicht voll befriedigt.

4. W/O-Emulsionen und Salben

Mit dem Teer sind wir aber bereits bei den stark wirkenden Externa Sieberts, wie *Pyrogallol, Anthrarobin, Cignolin* u. a., die früher für das chronische Stadium in tiefenwirksamen Grundlagen als Firnisse, Salben und Pflaster zur Anwendung kamen. Bei einem Teil der Salben alter Art handelt es sich um W/O-Emulsionen wie beim Lanolin. Vaseline dagegen ist ohne entsprechende Vorbehandlung nicht emulgiert und bildet daher einen dichten homogenen Film mit dem sog. „Glatteiseffekt". Bestimmte W/O-Emulsionen dringen tiefer ein als nicht-emulgierte Fette und Kohlenwasserstoffe, selbst als Lanolin. Die Unterschiede werden in einem sehr einfachen, aber um so instruktiveren Versuch von v. Czetsch-Lindenwald und Schmidt-La Baume sofort klar: Wenn man Trypaflavin in Vaseline einarbeitet, dann führt diese Trypaflavin-Salbe auf der Haut nicht zu einer Gelbfärbung. Diese kommt jedoch zustande, wenn man als Grundlage Ungt. molle oder eine W/O-Emulsion aus Fett und Cetylalkohol verwendet. In diesen beiden Fällen wird die Haut also durch das inkorporierte Trypaflavin gefärbt. Unterzieht man jedoch nunmehr die gelb gefärbte Haut einer Waschung, dann wird die mit Ungt.

---

[1] Die Spans sind Sorbitan-Fettsäureester, z. B. Sorbitan-Mono-oleat (Span 80), Sorbitan-Sesquioleat (Arlacel C). Werden diese lipophilen W/O-Emulgatoren oxäthyliert, dann entstehen O/W-Emulgatoren, wie Polyoxäthylen-Sorbitan-Monostearat (Tween 60) und Polyoxäthylen-Sorbitan-Monolaurat (Tween 20).

molle + Trypaflavin behandelte Stelle wieder hautfarben, während der
Farbstoff mit Hilfe der zweiten Emulsion so weitgehend wirklich „ab-
sorbiert‘‘ worden ist, daß die Trypaflavin-Farbe auch durch das Waschen
nicht mehr entfernt werden kann.

In diesem Zusammenhang ist wohl ein kurzes Eingehen auf den
Begriff der *Tiefenwirkung* am Platze. Dieser ist vor allem im kosmetischen
Schrifttum sehr viel diskutiert worden und hat nicht selten den etwas
fatalen Charakter eines Werbeslogans angenommen (z. B. Nähr-Creme
mit Tiefenwirkung). Dabei ist eine Tiefenwirkung keineswegs immer
erwünscht, wie z. B. bei den Lichtschutz-Salben. Noch mehr Verwirrung
hat der Begriff der Resorption in die therapeutischen Vorstellungen
hineingebracht. Moncorps unterschied bereits zwischen Permeation, dem
Eindringen in die Haut zum Zwecke der therapeutischen Wirkung und
der Resorption, d. h. der Aufnahme in das Gefäß-System. Vonkennel
hat den Begriff der Permeation durch den der Absorption ersetzt, wobei
unter Absorption also nicht nur das Eindringen, sondern auch das Haften
und Verbleiben des Wirkstoffes am Ort der erwünschten therapeutischen
Wirkung verstanden wird. Der Nachweis von Wirkstoffen im Urin ist
kein Maßstab für die therapeutische Wirkung in der Haut (Vonkennel).
Es ist ja eigentlich auch gleichgültig, ob ein Wirkstoff durch Waschung
schnell wieder aus der Haut nach außen entfernt werden kann oder ob
er diese recht schnell wieder nach der anderen Seite über das Gefäß-
system verläßt. Eine kräftige nachhaltige Wirkung ist in beiden Fällen
nicht zu erwarten.

Unter den W/O-Emulsionen stehen die Sterine bzw. das Wollfett,
besser Wollwachs, mit dessen wasserhaltiger Emulsionsform, dem Lanolin,
immer noch an erster Stelle. Die Nachteile des Wollwachses (Klebrigkeit
und Geruch) führten zur Entwicklung des Eucerins. Eucerinum anhydri-
cum enthält 6 Teile Eucerit (Wollfettalkohol mit 30—35% Cholesterin)
und 94 Teile Vaseline. Das Präparat ist stabiler als Wollfett und hat eine
Wasseraufnahmefähigkeit von 600%. Das gewöhnliche Eucerin besteht
aus Eucerin. anhydr. und Wasser zu gleichen Teilen.

Die Salben alter Art und ihre Grundlagen Vaseline, Lanolin und
Adeps suillus sind nach wie vor im Gebrauch. Selbst die von vielen Seiten
kritisierte Vaseline wird man nicht ganz entbehren können (Bogs und
Knepper). So wird Salicyl aus Vaseline am stetigsten und zeitlich am
besten dosiert abgegeben. Corticoid-Salben, insbesondere wenn sie
Neomycin enthalten, werden mit Vaseline-Grundlagen hergestellt.
Weiterhin ist es nicht uninteressant, daß ein großer Teil der Augensalben
auf Vaseline-Basis aufgebaut ist, während von anderer Seite (Frieda)
synthetische Schleime bevorzugt werden. Eine Eigenschaft haben beide
Grundlagen gemeinsam, die chemische Stabilität.

Adeps suillus, vor Einführung der Vaseline die verbreitetste Salbengrundlage, hat zwei Hauptnachteile, nämlich die geringe Haltbarkeit und
die kleine Wasserzahl. Beides kann durch Zusatz von nur 5% Cetylalkohol (Brandrup) wesentlich verbessert werden. Dabei wird die
Wasserzahl schon bei 2% Cetylalkohol-Zusatz von 7,5 auf 240 erhöht.
Die früher übliche Benzoinierung (Adeps benzoatus) zur Verzögerung der

Ranzidität wird heute bereits weitgehend durch Zusatz von Nipa-Estern ersetzt. Der Apotheker verwendet hierfür im allgemeinen 7 Teile Nipagin und 3 Teile Nipasol („Nip-Nip"). Damit dürften die prophetischen Worte von ZUMBUSCHs auch heute noch ihre Berechtigung haben, wonach Adeps suillus seinen Platz in der Dermatologie immer behaupten werde. Das früher herangezogene Hauptargument der Abwaschbarkeit von Schweinefett-Salben ist indessen heute nicht mehr ausschlaggebend.

Rezept-Beispiele für Salben alter Art müssen wohl in diesem Gremium nicht gegeben werden. Vielleicht darf ich aber auf die alte Diachylon-Salbe HEBRAs kurz eingehen. Sie wird meist nach folgendem Rezept verordnet:

Ungt. Diachylon DAB:
Rp. Emplastri lithargyri   40,0
    Vaselini albi   60,0

Wir benutzen eine modifizierte Salbe unter Zusatz von Salicyl nach folgendem Rezept:

Ungt. Diachylon salicylat. mod:
Rp. Acidi salicyl.   2,5
    Emplastri lithargyri   15,0
    Nipagini   0,1
    Adip. suill.   ad   50,0

Die modifizierte Ungt. Diachylon salicyl. ist vor allem geeignet für hyperkeratotische, rhagadiforme, aber auch lichenifizierte Ekzeme. Weiterhin scheint sie uns besonders geeignet zur Pflege der zu Anfang und Ende des Winters „aufgesprungenen Hände".

Bereits 1941 forderten v. CZETSCH-LINDENWALD und SCHMIDT-LA BAUME eine Überprüfung der Salben-Kompositionen der „Meister der Jahrhundertwende". Dies ist z. B. für die Dreuwsche und die Diachylon-Salbe bereits geschehen. Während die Diachylon-Salbe weiterhin beliebt und bewährt ist, hat SIEMENS die Dreuwsche Salbe einer eingehenden Kritik unterworfen.

Ungt. psoriaticum Dreuw:
Rp. Acidi salicyli   5,0
    Chrysarobini
    Picis betulinae   aa   10,0
    Sapon. kalini
    Adip. lanae   aa ad 50,0

Diese Salbe war entwickelt worden mit dem Ziel, gleichzeitig mit dem Chrysarobin eine alkalische Seife zur Anwendung zu bringen. Dabei wurde ganz allgemein immer wieder hervorgehoben, daß in der Dreuwschen Salbe eine Reihe von relativ schlecht verträglichen Einzelkomponenten zu einem gut verträglichen Gesamtkomplex vereinigt seien. Nach SIEMENS macht jedoch die zugesetzte Seife das Chrysarobin unwirksam. Auch der Versuch, die Seife durch Salicylsäure zu neutralisieren und gleichzeitig das Chrysarobin überzudosieren, führte zu keinem nachweisbaren Erfolg. Oleum Rusci war weniger seiner antipsoriatischen Wirkung wegen, sondern mehr zur besseren Haftung zugesetzt worden. Nach den Untersuchungen von SIEMENS bringt der Salicylsäure-Zusatz nur eine unwesentlich bessere Wirkung, dagegen häufige Reizungen, wobei die

Seife das Chrysarobin dennoch unwirksam macht. SIEMENS empfahl daher anstelle der Dreuwschen Salbe eine einfache 20%ige Chrysarobin-Teer-Salbe.

5. Neue Grundlagen (Polyäthylenoxyde und Silikone)

Heute gibt es neue Salbengrundlagen wie die *Polyäthylenoxyde* oder *Polyäthylenglykole*, die, ohne emulgiert zu werden, Wasser aufnehmen können. Es handelt sich also hier um wasserhaltige bzw. wasseranziehende homogene Grundlagen, die auf Grund dieser Eigenschaft irgendwie zwischen den Grundlagen alter Art, wie Adeps sowie Vaseline und den wasserhaltigen Emulsionen stehen. Diese Grundlagen sind völlig homogen und dennoch abwaschbar, durch ihren Wassergehalt kühlend bzw. entzündungswidrig sowie austrocknend. Wollen wir derartige Produkte praktisch anwenden, so müssen wir — selbst bei Gebrauch von Fertig-Präparaten — die völlig neuen Voraussetzungen kennen. Das außerordentliche Wasseranziehungsvermögen dieser Produkte führt nämlich auf der Haut zunächst zu einem Diffusionsgefälle nach außen in die Grundlage hinein, d. h. je dicker eine solche Salbe aufgetragen wird, um so mehr und um so länger wird der Flüssigkeitsstrom von innen nach außen gehen. Erst dann, wenn das osmotische Gleichgewicht zwischen Grundlage und Haut hergestellt ist, kann die Wirkstoffdiffusion beginnen. Aus diesen Voraussetzungen ergibt sich also, daß eine optimale Wirkung dann erzielt wird, wenn derartige Salben in dünner Schicht, aber mit hoher Wirkstoffkonzentration appliziert werden. Nur dann wird sich schnell ein osmotisches Gleichgewicht einstellen, wobei das hohe Wirkstoffpotential die Absorption in der Haut ermöglicht. Die Polyäthylenoxyde oder Polyäthylenglykole sind Kondensationspolymere des Äthylenoxyds mit Wasser.

Die Polyäthylenglykole liegen als Gemische vor, die mit einem mittleren Mol.-Gewicht bezeichnet werden. Bis zu einem solchen von 700 liegen flüssige bzw. glycerinähnliche, zwischen 700 und 1000 vaselineartige und bei höheren Mol.-Gewichten hartwachsähnliche Produkte (Carbowax) vor. Durch Mischung der einzelnen Sorten wird die Konsistenz und Wasseraufnahmefähigkeit beliebig variiert. Die letztere nimmt mit steigendem Mol.-Gewicht ab. Das amerikanische Arzneibuch USP XV enthält bereits ein Produkt aus Polyglykol 400 und 4000 als offizinelle Polyäthylenglykol-Ointment. Zum Nachtrag für das DAB 6 ist ein Gemisch von 300 und 1500 vorgesehen.

Von den Industrie-Produkten ist das Cremolan-Sortiment der BASF wohl am meisten durchgearbeitet worden. Ein besonders günstiges Lösungsmittel für Salicyl ist das Lutrol 9 oder Polyglykol 400. Ein in Deutschland vertriebenes Fertig-Präparat ist die Lygal-Grundsalbe, die aus Polyäthylenoxyden, Fetten und Kohlenwasserstoffen unter Zusatz eines Emulgators besteht. Wird ein Emulgator zugegeben, dann können den Polyäthylenoxyden auch Fette, Paraffine und Kohlenwasserstoffe zugesetzt werden, wobei man allerdings auf größere Wasserzusätze verzichten muß. Neben der genannten Lygal-Grundsalbe hat sich nach

ELLERBROEK sowie BREUER die Lygal-Zinkpaste, z. B. bei der Wund-behandlung bewährt, während die Lygal-Kopfsalbe mit 5% Schwefel und 3% Salicylsäure für die Behandlung der Kopf-Seborrhoe empfohlen wird. Auch Osmasept ist eine Polyglykol-Salbe, die zu 1% ein Anti-septicum enthält. Die Thyrosolvin-Salbe hat sich uns, insbesondere ob ihrer wasseranziehenden Polyäthylenoxyd-Grundlage zur Austrocknung dyshidrotischer Bläschen bewährt. Da eine offizinelle Polyglykol-Salbe noch nicht vorliegt, ist die Rezeptur in größerem Umfang leider noch nicht möglich. Immerhin ist es auch bei der Verwendung von Fertig-Präparaten wichtig, die theoretischen Voraussetzungen der Anwendung — nämlich „hohe Wirkstoff-Konzentration in dünner Salbenschicht" — zu kennen.

Die *Silikon-Öle* dagegen sind unlöslich in Wasser, Glykol und anderen Lösungsmitteln und auch mit pflanzlichen Ölen, Vaseline-Öl und manchen Säuren nicht mischbar. Sie können jedoch mit Aceton, Äthanol, Iso-propylalkohol gemischt werden. Die gebräuchlichsten Methyl-Silikon-Öle für Salbengrundlagen sind DC 220 und DC 555 sowie SF 96 (der Wacker-Chemie). Während die Polyäthylenoxyd-Salben nach den ver-schiedenen Mol.-Gewichten gemischt werden, haben sich Silikon-Öl-Gemische aus Produkten mit verschiedenen Viscositätsgraden besser bewährt als einheitliche Produkte.

Der Trennschicht-Effekt der Silikone prädestiniert sie als Schutz-salben, vor allem gegenüber wäßrigen Lösungen. Eigenschaften und Anwendungsmöglichkeiten der Silikone sind in Deutschland vor allem von VONKENNEL und seinen Mitarbeitern untersucht worden. Als Haut-schutz-Salben sind Silicoderm, Fissan-Silicon-Salbe, Arretil N, Silazulon, Atrix u. a. bekannt geworden. Es gibt zwar eine Reihe von Re-zepten sowohl für Hautschutz-Salben als auch für therapeutische Salben, besonders für Lotionen. Es ist aber vielleicht angebracht, die Entwicklung auf diesem Gebiet bis zu einer vorläufigen Abklärung abzuwarten.

Zum Schluß möchte ich Ihnen noch ein neues Rezept für eine Arning-sche Tinktur unter Zusatz eines Emulgators geben.

Abwaschbare Arningsche Tinktur:

Rp. Tumenoli		4,0
tere c. Tween 20		5,0
Anthrarobini	1,0—2,0	
solve in Aether.		10,0
Tinct. Benzoes		15,0

Tumenol wird mit 5,0 g Tween 20 angerieben, Anthrarobin in Äther und Tinct. Benzoes gelöst, sodann werden beide Mischungen zusammen-gegeben.

Das obige Rezept ergibt eine klare, nicht absetzende und vor allem abwaschbare Lösung. Der Vorteil dieser Tinktur liegt aber nicht in der Abwaschbarkeit allein, sondern in der sauberen Anwendung. Eine frisch aufgetragene Tinktur dieser Art läßt sich allein mit Wasser sofort wieder abwaschen. Ist die Tinktur jedoch 2—3 Tage auf der Haut, dann ist sie mit Hilfe des Emulgators so weit eingedrungen, daß sie sich nicht wieder ganz entfernen läßt, d. h. das, was auf der Hautoberfläche liegt, wird abgewaschen, ein Teil der Tinktur ist aber in die Haut selbst eingedrungen. Der entscheidende Vorteil liegt unseres Erachtens neben der guten Tiefenwirkung in der Tatsache, daß der in der Haut verbliebene Teil der Tinktur nach der Waschung nicht mehr schmutzt. Im Gegensatz zu diesem Verhalten zeigt die Arningsche Tinktur alter Art gerade nach Bädern und Waschungen durch Abblättern starke Verschmutzung von Bett- und Leibwäsche. Durch den Zusatz des Tween-Emulgators ist also aus dem im wesentlichen auf der Hautoberfläche liegen bleibenden Lack eine Tinktur ohne Tinct. Benzoes mit einer gewissen Tiefenwirkung und einer saubereren Anwendung geworden.

Damit wären wir am Ende unseres Themas. Die modernen antibiotischen und Corticoid-Salben wurden nur gestreift, ihre Wirkung und Zusammensetzung wird ja sowohl in Vorträgen wie in den Exposés der pharmazeutischen Industrie immer wieder an den Arzt und Facharzt herangebracht.

Schrifttum erscheint ausführlich bei SCHNEIDER und RUTHER: „Allgemeine Therapie" in GOTTRON-SCHÖNFELD, Dermatologie und Venerologie. Gg. Thieme-Verlag.

Aus der Dermatologischen Klinik der Tufts Universität, New England Medical Center, Boston, Massachusetts, USA
(Direktor: Prof. Dr. WALTER F. LEVER)

Indikation der Biopsie in der Dermatologie

Von

WALTER F. LEVER

Die histologische Gewebsuntersuchung stellt für den Dermatologen wohl die wichtigste Laboratoriumsuntersuchung dar. Sie ist bei der Stellung der Diagnose für die Dermatologie von gleicher Wichtigkeit wie z. B. die interne Röntgenuntersuchung für die innere Medizin.

Bevor ich in Einzelheiten einige Krankheiten bespreche, bei denen eine histologische Untersuchung besonders indiziert ist, möchte ich die Technik der Gewebsentnahme kurz besprechen.

Die Technik der Gewebsentnahme

Bei der Gewebsentnahme ist es wichtig, eine geeignete, d. h. möglichst typische Stelle zu wählen. In den meisten Fällen wird die histologische Untersuchung einer voll entwickelten Efflorescenz mehr Aufschluß geben als die Untersuchung einer frühen oder einer sich rückbildenden Efflorescenz. Eine Ausnahme von dieser Regel bilden blasige und pustulöse Veränderungen, für deren Untersuchung ein möglichst frischer Krankheitsherd erforderlich ist; andernfalls können sekundäre Veränderungen, wie Regeneration, Degeneration oder sekundäre Infektion, wesentliche Merkmale verschleiern und die Erkennung der Entstehungsweise der Blase oder Pustel unmöglich machen.

Gewöhnlich ist es nicht ratsam, normales Gewebe in das Probeexcisat einzubeziehen, es sei denn, daß ein großes Probestück excidiert wird. Wird normales Gewebe in die Probeexcision einbezogen, so sollte die Grenze zwischen normalem und erkranktem Gewebe auf dem Gewebsstück mit Tinte markiert werden. Sonst kann es vorkommen, daß der Techniker beim Mikrotomieren nur normales Gewebe schneidet und in dem Schnitt nur normale Haut zu sehen ist.

Das Probestück soll auch subcutanes Fett enthalten, weil bei vielen Dermatosen charakteristische Veränderungen im unteren Corium oder im subcutanen Fett zu finden sind. Wenn mehrere Arten von Efflorescenzen vorhanden sind und besonders, wenn die Diagnose vom histologischen Befund abhängt, kann viel Ungewißheit vermieden und viel Zeit gespart werden, wenn gleichzeitig mehrere Probeexcisionen vorgenommen werden.

Vor der Probeexcision injiziert man zwecks Lokalanaesthesie subcutan unter die gewählte Stelle ungefähr 2 cm³ einer 2%igen Novocainlösung, der Adrenalin in einem Verhältnis 1:50000 zugesetzt ist. Der Zusatz von Adrenalin ist ratsam, weil hierdurch die Blutung herabgesetzt wird.

Für die Durchführung der Probeexcision kann man entweder ein Skalpell oder Lochstanzen verwenden. Die Anwendung von Elektrokaustik für Probeexcisionen ist unbedingt zu vermeiden, da durch die Hitze Gewebsveränderungen hervorgerufen werden, die bei der Diagnose sehr hinderlich sein können. Die Anwendung von Lochstanzen ist äußerst praktisch und zeitersparend. In vielen Fällen ist eine 3 oder 4 mm-Lochstanze ausreichend, in fast allen Fällen aber eine 6 mm-Lochstanze. Nach Anwendung der 3 mm-Lochstanze ist oft keine Naht nötig, sondern nur ein Heftpflaster, das die Wundränder einander nähert. Nach Anwendung der 4 mm-Stanze ist es ratsam, eine Naht zu legen; beim Gebrauch der 6 mm-Stanze ist es besser, zwei Nähte zu benutzen. Am einfachsten ist es, für das Vernähen Nylonfäden zu verwenden, die unter dem Namen Dermalon erhältlich sind. Diese Fäden haben an einem Ende eine gerundete Nadel eingeschmolzen und sind lang genug für drei Nähte. Die Nadeln mit den ihnen anhaftenden Fäden befinden sich in sterilem Zustand, da sie einzeln in Glashülsen eingeschlossen geliefert werden. Sie sind in sechs Größenordnungen im Handel. Der Vorteil der Dermalonfäden liegt nicht nur in der einfachen Handhabung, sondern auch darin, daß die Nadeln, die kein Öhr besitzen und daher sehr dünn sind, in der Regel keine Narbe hinterlassen.

Das entnommene Probestück wird mit der Unterseite auf ein kleines Stück Papier gelegt und durch sanften Druck ausgeglättet, so daß es sich nicht aufrollt. Es wird dann mit dem anhaftenden Papier in einen Behälter eingelegt, der das Fixativ enthält. Als Behälter benutzt man entweder ein Röhrchen von der Art, wie sie zum Versand von Blutproben verwendet werden, oder ein plastisches Fläschchen, das wegen seiner Unzerbrechlichkeit zum Versand besonders geeignet ist.

Als Fixativ ist 10% Formalin in fast allen Fällen geeignet. Man mischt kurz vor dem Gebrauch einen Teil Formalin mit ungefähr zehn

Teilen Leitungswasser. Formalin kann als Fixativ in allen Fällen benutzt werden. Jedoch ist es vorzuziehen, wenn das Vorliegen von Myxödem oder von Sklerödema Buschke vermutet wird, statt Formalin absoluten Alkohol als Fixativ zu benutzen, da Mucin und die beim Sklerödema Buschke im Gewebe vorhandene Hyaluronsäure zu einem großen Teil wasserlöslich sind. Fettfärbungen können dagegen an Formalin-fixiertem Material ohne weiteres durchgeführt werden. Sind Fettfärbungen erwünscht, soll das beim Einschicken des Probestückes ausdrücklich vermerkt werden, damit dieses nicht Alkohol und Dioxan ausgesetzt wird, wie das sonst gewöhnlich zwecks Dehydrierung geschieht.

Von großer Wichtigkeit ist, daß jedem Probeexcisat, das zur histologischen Untersuchung eingesandt wird, ein eingehender klinischer Bericht beigefügt wird, der auch eine Differentialdiagnose enthält. Ohne ausreichende klinische Information befindet sich der Histopathologe oft in einer schwierigen Situation. Genau wie es für den Kliniker oft unmöglich ist, ohne Krankengeschichte eine Diagnose zu stellen, so ist es für den Histopathologen oft nicht möglich, ohne klinische Daten das histologische Bild korrekt zu interpretieren. Zusätzlich zu den üblichen klinischen Daten soll auch stets darauf hingewiesen werden, falls das Gebiet der Probeexcision jemals mit hohen Dosen von Röntgenstrahlen vorbehandelt war; denn die dadurch hervorgerufenen Veränderungen können sonst irreführen.

Das Unterbreiten einer Differentialdiagnose von seiten des Klinikers ist deshalb von großem Wert, weil dann der Histopathologe, auch wenn er keine direkte Diagnose stellen kann, durch das Ausschließen vermuteter Krankheiten zur Stellung der Diagnose beitragen kann. Die Aufführung einer Differentialdiagnose wird den Histopathologen auch dazu anregen, spezielle Färbungen durchzuführen, die gelegentlich erst eine Diagnose ermöglichen. So ist es bei mehreren Krankheiten gewöhnlich erst möglich, die Diagnose nach Färbung für elastisches Gewebe zu stellen: Es sind dies die Anetodermie, das Pseudoxanthoma elasticum und das Elastoma intrapapillare perforans. Die Diagnose Urticaria pigmentosa erfordert eine Giemsa-Färbung für den Nachweis der Granula in den Mastzellen. Andere wichtige, für die Diagnose erforderliche Färbungen sind die Kongorot- und Methylvioletfärbungen für den Nachweis von Amyloid, die Perjodsäure-Leukofuchsin-Färbung für den Nachweis von Pilzen im Gewebe und die Sudanrot-Färbung für den Nachweis von Lipoidablagerungen.

Die Grenzen der histologischen Diagnostik

Es ist immer wieder nötig, darauf hinzuweisen, daß die histologische Untersuchung trotz ihres großen Wertes ihre Grenzen hat. Oft kann keine definitive Diagnose gestellt werden. Der Grund dafür ist, daß mit Ausnahme der Tumoren nur wenige Dermatosen regelmäßig mit einem diagnostisch typischen histologischen Bild verbunden sind. Bei einer ganzen Reihe von entzündlichen Erkrankungen ist das histologische Bild unspezifisch und zeigt lediglich einen nicht besonders charakteristischen entzündlichen Vorgang. Zu dieser Gruppe von Erkrankungen gehören z. B. die verschiedenen Arten von Ekzem oder Dermatitis, die Pityriasis rosea, die Pellagra und die verschiedenen Formen von Parapsoriasis. Bei diesen Krankheiten sieht das klinische Auge eben mehr als das „mikroskopische" Auge; und eine histologische Untersuchung dient hauptsächlich dem Zwecke, andere Krankheiten, wie die Mycosis fungoides, auszuschließen. Selbst bei entzündlichen Krankheiten, die gewöhnlich ein typisches histologisches Aussehen besitzen, wie die Psoriasis, der Lichen ruber und der Lupus erythematodes, kann gelegentlich die Diagnose nur vermutet werden, besonders in solchen Fällen, in denen das klinische Bild nicht charakteristisch ist.

Schwierigkeiten bestehen häufig bei der Bewertung von Granulomen mit tuberkuloidem Aufbau; denn ein tuberkuloider Aufbau bedeutet keineswegs *eo ipso* Tuberkulose und findet sich bei vielen anderen Erkrankungen, z. B. bei Syphilis, tuberkuloider Lepra, tiefen Mykosen wie Sporotrichose und Blastomykose, bei Sarkoidose und Fremdkörperreaktionen. So ist es gelegentlich unmöglich, den Lupus vulgaris und die Sarkoidose histologisch zu unterscheiden. Auch die tertiäre Syphilis kann beim Fehlen stärkerer Verkäsung dem Lupus vulgaris sehr ähnlich sehen. Ferner ist es gelegentlich schwer, die tertiäre Syphilis von einem Skrophuloderm oder einem Erythema induratum abzugrenzen. Beim Vorliegen von Granulomen mit tuberkuloidem Aufbau ist eben die histologische Untersuchung allein nicht ausreichend, und wenn eine Korrelation von klinischem und histologischem Befund keine Lösung ergibt, sind andere Untersuchungsmethoden erforderlich, wie z. B. serologische Teste für Syphilis und Meerschweincheninoculationen für Tuberkulose.

Einen guten Beweis dafür, daß ein tuberkuloider Aufbau nicht der Tuberkulose gleichzusetzen ist, stellt die knötchenförmige Acne rosacea dar. Diese wurde lange Zeit hindurch als Rosacea-ähnliches Tuberkuloid bezeichnet und als eine Form von Tuberkulose angesehen, nur weil das histologische Bild tuberkuloide Granulomherde zeigt.

Sogar bei Tumoren können Schwierigkeiten in der Stellung der Diagnose auftreten. Bei stark anaplastischen Tumoren kann der Entscheid schwierig sein, ob es sich um ein Carcinom, Fibrosarkom, Lymphom oder malignes Melanom handelt. Ferner ist die Unterscheidung des Stachelzellencarcinoms von der pseudo-carcinomatösen Hyperplasie und vom Kerato-Acanthom nicht immer möglich. Klinische Daten sind dabei oft unerläßlich.

Indikationen der Biopsie

Ich komme nun zu dem Hauptthema, den Indikationen für eine Biopsie. Dabei möchte ich nicht jede Krankheit einzeln besprechen und festlegen, ob Probeexcisionen dabei ausgeführt werden sollten. Gutes medizinisches Denken und gründliches dermatologisches Wissen geben die Antwort gewöhnlich besser als strikte Regeln, die doch stets etwas Gekünsteltes an sich haben. Der erfahrene Kliniker mag es tatsächlich nur selten nötig finden, Probeexcisionen vorzunehmen. Er kann z. B. einen Lichen ruber, eine Urticaria pigmentosa, eine Nekrobiosis lipoidica mit Sicherheit diagnostizieren. Aber wir wissen alle, daß atypische Fälle bei diesen und anderen Krankheiten vorkommen, bei denen es besser ist, sich histologisch zu vergewissern. Es ist kein Fehler, bei gewissen nicht gefährlichen Krankheiten statt einer Probeexcision einen therapeutischen Test vorzunehmen, z. B. bei Verdacht auf chronischen discoiden Lupus erythematodes Resochin zu verabreichen oder bei Verdacht auf Dermatitis herpetiformis Sulfapyridin oder eines der Sulfone zu geben. Bei möglicherweise folgeschweren Krankheiten dagegen, besonders bei Verdacht des Vorliegens von malignen Krankheiten, wie Carcinom und Lymphom, sollte eine histologische Untersuchung möglichst stets vorgenommen werden, bevor eine Behandlung eingeleitet wird. Die histologische Untersuchung spielt dabei dieselbe Rolle wie der serologische Test bei der Syphilis, die man möglichst nie mit Penicillin zu behandeln beginnen soll, bis man nicht einen Laboratoriumsbeweis für ihr Bestehen in Händen hat.

Ich möchte nun einige Krankheiten herausgreifen, bei denen eine Biopsie besonders indiziert ist und eine Zusammenarbeit des Klinikers und des Histopathologen wünschenswert erscheint.

1. Maligne epitheliale Tumoren

Im Falle maligner epithelialer Tumoren — und dies schließt sowohl das Stachelzellencarcinom als auch das Basaliom ein — halte ich es für ratsam, eine Probeexcision durchzuführen. Natürlich ist es bei kleineren Krankheitsherden am einfachsten, eine Excisions-Biopsie durchzuführen. Bei größeren Herden nimmt man eine Stanzen-Biopsie vor. Gewöhnlich ist eine 3 oder 4 mm-Stanze dafür ausreichend. Das Probestück soll von dem infiltrierten Rand genommen werden und möglichst nicht von einer ulcerierten Stelle. Gewöhnlich ist bei dem Gebrauch einer 3 mm-Stanze eine Naht nicht einmal nötig. Die histologische Bestätigung erst gibt dem Arzt die volle rechtliche und moralische Grundlage zur Behandlung; denn beim Vornehmen von massiver Bestrahlung ohne histologische Untersuchung zerstört man ja sozusagen das Beweisstück. Zugegeben, jeder Dermatologe ist häufig 100% gewiß, daß ein in Frage stehender Krankheitsprozeß ein Basaliom ist. Wenn er sich so sicher fühlt, mag er ohne histologische Bestätigung bestrahlen, aber dies sollte die Ausnahme und nicht die Regel darstellen. Jeder Kliniker und jeder Histopathologe weiß von Fällen, bei denen die klinische Unterscheidung zwischen Basaliom und Stachelzellcarcinom versagte. Eine Unterscheidung zwischen diesen beiden Tumoren ist jedoch wichtig wegen der Möglichkeit von Metastasen beim Stachelzellencarcinom und den dementsprechend nötigen Nachuntersuchungen. Ferner kennt jeder Histopathologe Fälle, bei denen der klinische Verdacht auf Krebs sich bei der histologischen Untersuchung nicht bestätigte.

Besteht starker Verdacht für das Vorliegen eines malignen Tumors, so soll sich der Kliniker mit dem histologischen Bescheid, daß kein maligner Tumor vorliege, nicht zufrieden geben. Fehler kommen vor. Der Fehler kann beim Laboratorium liegen, z. B. in Fällen, in denen das Probestück normales Gewebe enthielt und die Schnitte nicht tief genug bis in das Tumorgewebe hineingeführt wurden. Oder der Kliniker entnahm möglicherweise bei der Probeexcision versehentlich umgebendes entzündliches Gewebe statt Tumorgewebe. Ferner kann bei wuchernden papillomatösen Carcinomen, wie sie besonders an den Lippen und am Penis vorkommen, eine zu oberflächliche Probeexcision nur papillomatöse, nicht anaplastische Bildungen zeigen. So wurde in einem persönlich beobachteten Fall von Carcinom des Penis beim Einsenden des ersten Excisats die histologische Diagnose Condyloma acuminatum gestellt. Erst eine zweite tiefere Probeexcision von der Basis des Tumors ergab als Diagnose einwandfrei Stachelzellencarcinom.

2. Kerato-Acanthom

Ein interessantes Kapitel, das in diesem Zusammenhang erörtert werden soll, ist das erst in den letzten 5 Jahren allgemein bekannt gewordene Kerato-Acanthom. Bis dahin wurde dieser recht häufige Tumor allgemein als Stachelzellencarcinom angesehen, dem das Kerato-Acanthom klinisch wie histologisch ähnlich sieht.

Das Kerato-Acanthom kommt fast ausschließlich auf exponierter Haut, am häufigsten am Gesicht, als einzelner, harter, halbkugeliger Knoten vor, der gewöhnlich eine Größe von 1—2 cm erreicht und in seiner Mitte einen mit hornigem Material gefüllten Krater zeigt. Das Kerato-Acanthom zeichnet sich durch schnelles Wachstum aus; es wächst gewöhnlich schneller als das bösartigste Stachelzellencarcinom. Spontane Rückbildung erfolgt binnen 3—5 Monaten.

Die Diagnose sollte in der Regel durch eine Biopsie bestätigt werden, mit möglicher Ausnahme solcher Fälle, die durch rasches Wachstum und typisches klinisches Aussehen einwandfrei als Kerato-Acanthom diagnostiziert werden können. Für den Histopathologen ist die ideale Biopsie beim Kerato-Acanthom die Totalexcision, da bei der histologischen Untersuchung des ganzen Tumors die charakteristische Struktur des Tumors zutage tritt. Doch genügt es meistens, mit der 4 mm-Stanze oder besser vielleicht mit der 6 mm-Stanze, einen Teil des Tumors zu entfernen, der halb aus Wall und halb aus Krater besteht. Man sieht dann das auffallendste histologische Merkmal des Tumors, nämlich das Überragen des Kraters durch einen lippenförmigen Vorsprung der Epidermis. Kann die histologische Diagnose Kerato-Acanthom mit Sicherheit gestellt werden, dann ist eigentlich eine Behandlung nicht erforderlich wegen der Spontanrückbildung des Tumors. Doch ist die Abtragung des Tumors durch Elektrokaustik statthaft, falls der Patient es wünscht. Nicht gar zu selten ist aber eine eindeutige Entscheidung, ob ein Kerato-Acanthom oder ein Stachelzellencarcinom vorliegt, weder klinisch noch histologisch möglich, da auch das Keratoacanthom oft recht atypische Epithelwucherungen am Boden des Kraters aufweisen kann. Ist der Histopathologe nicht willens, sich festzulegen, kann wohl in manchen Fällen abgewartet werden. Gewöhnlich ist es aber am besten, den Tumor *in toto* zu excidieren. Obwohl Kerato-Acanthome am Lippenrot vorkommen, soll man mit dieser Diagnose dort recht vorsichtig sein, da bei dieser Lokalisierung auch Stachelzellencarcinome starke Verhornung und selbst Kraterbildung zeigen können.

3. Mycosis fungoides

Sehr schwierig kann sowohl für den Kliniker als auch für den Histopathologen der Entscheid sein, ob eine Mycosis fungoides vorliegt oder nicht, solange sich die Mycosis fungoides im Frühstadium befindet. In diesem Stadium, dem erythematösen Stadium, können die klinischen Erscheinungen ein Ekzem oder eine Parapsoriasis en plaques vortäuschen oder unter dem Bilde einer chronischen generalisierten Erythrodermie auftreten. Jede chronische Erythrodermie, bei der die Ursache nicht klar ist, sollte daher histologisch untersucht werden. Ekzemartige Herde und Herde, die einer Parapsoriasis en plaques ähnlich sehen, sind besonders dann auf Mycosis fungoides verdächtig und erfordern eine histologische Untersuchung, wenn sie einen infiltrierten, scharfen, polycyclisch begrenzten Rand besitzen, Neigung zu spontaner zentraler Abheilung und peripherem Fortschreiten zeigen und eine mannigfaltige Färbung aufweisen mit Schattierungen von Violett zu Rot und Braun. Die Schwierigkeit der Diagnose ist beschränkt auf dieses Frühstadium, das allerdings viele Monate und selbst Jahre dauern kann. Sind einmal ausgesprochen infiltrierte Plaques oder sogar Geschwülste vorhanden, hat weder der Kliniker noch der Histopathologe Schwierigkeiten in der Stellung der Diagnose.

In dem erythematösen Frühstadium, in dem die Diagnose hauptsächlich von dem histologischen Befund abhängt, soll der Kliniker bei der Wahl der Excisionsstelle mit Sorgfalt vorgehen und eine möglichst infiltrierte Stelle wählen. Am besten ist es, mehrere Probeexcisionen gleichzeitig vorzunehmen, so daß der Histopathologe die Art und Anordnung des Infiltrates an mehreren Stellen untersuchen kann. Persönlich bevorzuge ich es, zwei oder gar drei 4 mm-Stanzenbiopsien zu erhalten als ein einzelnes großes Probestück.

Wenn der histologische Bericht negativ ist, sollte bei Patienten, bei denen der Verdacht auf Mycosis fungoides klinisch gut begründet ist, die Diagnose nicht aufgegeben werden. Weitere Probeexcisionen sollten in Abständen von einigen Monaten vorgenommen werden, denn es kann lange Zeit dauern, bis sich das histologische Bild dahin entwickelt hat, daß die Diagnose Mycosis fungoides ohne Zweifel gestellt werden kann. Ich hatte eine Patientin unter Beobachtung, bei der sechs Probeexcisionen lediglich ein unspezifisches, chronisch entzündliches Infiltrat zeigten. Erst die siebente Probeexcision, die 18 Monate nach der ersten ausgeführt wurde, erlaubte die Diagnose Mycosis fungoides.

Die histologischen Merkmale der Mycosis fungoides seien kurz zusammengefaßt Die Diagnose der Mycosis fungoides beruht einerseits auf der Anordnung und andererseits auf der Zusammensetzung des Infiltrates. Das Infiltrat ist im oberen Corium diffus angeordnet, während es im unteren Corium oft aus unterschiedlich großen, ziemlich scharf begrenzten Herden besteht. Gelegentlich finden sich auch kleine Ansammlungen des Infiltrates in der unteren Epidermis als sog. Pautrier-Abscesse. Die Pautrier-Abscesse sind zwar fast pathognomonisch für die Mycosis fungoides, sind aber nur bei einem kleinen Prozentsatz der Fälle anzutreffen. Wichtiger als die Anordnung ist die Zusammensetzung des Infiltrates. Die Diagnose der Mycosis fungoides beruht vor allem auf dem Vorhandensein von Mycosis-Zellen, die atypische Histiocyten oder Reticulumzellen darstellen und einen großen, unregelmäßigen und hyperchromatischen Kern besitzen. Ferner zeigt das Infiltrat Vielfältigkeit der Zellarten, Pleomorphismus der Histiocyten und relativ zahlreiche Mitosen.

Die Schwierigkeit der Diagnose der Mycosis fungoides im Frühstadium beruht darauf, daß in diesem Stadium die Zahl der Mycosis-

Zellen noch klein ist und diejenigen, die vorhanden sind, oft nicht so atypisch aussehen, um als Mycosis-Zellen einwandfrei identifizierbar zu sein. Statt dessen überwiegt ein unspezifisches entzündliches Infiltrat. Erst später, im Plaque-Stadium und besonders im Tumor-Stadium, wenn die Zahl der Mycosis-Zellen angestiegen ist und die entzündliche Abwehrreaktion erlahmt ist, kann die histologische Diagnose ohne Schwierigkeiten gestellt werden.

Andere Formen von Lymphomen. Die Mycosis fungoides stellt zwar diejenige Form von Lymphom dar, die primär und vorwiegend die Haut befällt; aber auch die anderen Arten von Lymphomen, wie die Lymphosarkomatose („lymphocytäres Lymphom"), die Reticulosarkomatose („Reticulumzellen-Lymphom") und die Hodgkin-Sternbergsche Lymphogranulomatose, befallen gelegentlich die Haut, selten jedoch primär. Nichtsdestoweniger lenken die Hauterscheinungen nicht selten das Augenmerk auf das Bestehen eines dieser Lymphome. Unerklärte Hautknötchen und Infiltrate sollten den Verdacht auf Lymphom erwecken und zu einer Probeexcision Veranlassung geben.

4. Lymphadenosis benigna cutis

Nicht nur die Lymphome, sondern auch die Lymphadenosis benigna cutis tritt in der Form von solitären oder multiplen Hautknötchen und Infiltraten auf. Die Lymphadenosis benigna cutis, auch Lymphocytoma cutis genannt, ist klinisch wie histologisch oft nur sehr schwer von der Lymphosarkomatose oder der Reticulosarkomatose abzutrennen. Wenn immer die klinische Diagnose Lymphadenosis benigna cutis erwogen wird, soll daher eine histologische Untersuchung vorgenommen werden.

Bei der Lymphadenosis benigna cutis findet man entweder einen einzelnen Krankheitsherd oder multiple Krankheitsherde. Beim Vorliegen multipler Krankheitsherde können die Knötchen und Infiltrate regionär begrenzt sein oder aber über den Körper disseminiert auftreten. Das Gesicht und die Ohrläppchen sind die am häufigsten befallenen Stellen. Die Krankheitsherde sind asymptomatisch. Sie sind strahlenempfindlich und sprechen gelegentlich auch auf Penicillin an.

Zwecks Abgrenzung der Lymphadenosis benigna cutis von der Lymphosarkomatose und von der Reticulosarkomatose, die besonders bei der disseminierten Form schwierig sein kann, sollen Untersuchungen auf Lymphknoten- oder Milzvergrößerung sowie cytologische Untersuchungen des Blutes und evtl. auch des Knochenmarkes durchgeführt werden. Diese Befunde können allerdings auch bei der Lymphosarkomatose und der Reticulosarkomatose normal sein. Es kommt dann hauptsächlich auf den histologischen Befund an. Aber auch das Ansprechen der Lymphadenosis benigna cutis auf Penicillin kann gelegentlich zur Klärung der Diagnose beitragen.

Bei der histologischen Untersuchung der Lymphadenosis benigna cutis findet man im Corium ein massives Infiltrat, das meist herdförmige Anordnung zeigt, gelegentlich aber diffus ist. Dieses Infiltrat besteht aus zwei Arten von Zellen: Lymphocyten und Reticulumzellen. Diese beiden

Zellarten liegen entweder unregelmäßig durcheinander oder in follikulärer Anordnung. Bei letzterer Anordnung umgeben die Lymphocyten gewöhnlich die Reticulumzellen, so daß Gebilde entstehen, die den Follikeln von Lymphknoten ähneln. Mitosen sind gewöhnlich nur in geringer Zahl vorhanden. Eine Beimischung von Eosinophilen und Plasmazellen findet sich in einigen Fällen.

Die Wesensart der Lymphadenosis benigna cutis ist nicht bekannt. Obwohl sie in ihrem histologischen Aufbau einem Lymphom ähnlich sieht und wie ein Lymphom recht strahlenempfindlich ist, ist sie kein echtes Lymphom. Wahrscheinlich stellt die Lymphadenosis benigna cutis eine Hyperplasie von präexistierendem rudimentären lymphatischen Gewebe dar.

Die Diagnose ist bei denjenigen Fällen von Lymphadenosis benigna cutis leicht zu stellen, bei denen das Infiltrat Lymphocyten und Reticulumzellen in follikulärer Anordnung zeigt. Sogar bei Fällen, bei denen die beiden Zellarten miteinander vermischt liegen, kann die Diagnose gewöhnlich gestellt werden. Überwiegt aber eine Zellart stark über die andere, kann es unmöglich sein, eine Lymphosarkomatose, respektive eine Reticulosarkomatose, auszuschließen. Im großen und ganzen neigt der Histopathologe dazu, die Diagnose der Lymphadenosis benigna cutis mit Vorbehalt zu stellen, mit Ausnahme von Fällen mit offensichtlichen follikulären Bildungen.

5. *Pemphigus und Pemphigoid*

Es erscheint mir unbedingt erforderlich, daß eine Probeexcision vorgenommen wird, wenn der klinische Verdacht auf Pemphigus besteht. Eine solche schwerwiegende Diagnose sollte möglichst nie nur auf Grund des klinischen Bildes gestellt werden. Sowohl der Pemphigus vulgaris als auch der Pemphigus foliaceus besitzen ein typisches histologisches Bild. Dieses ist gekennzeichnet durch intraepidermale Blasenbildung infolge einer charakteristischen Degeneration epidermaler Zellen, die Acantholyse genannt wird. Die durch Acantholyse hervorgerufene Blasenbildung findet beim Pemphigus vulgaris in den unteren Epidermisschichten statt, gewöhnlich direkt über der Basalzellenschicht, beim Pemphigus foliaceus dagegen in den oberen Epidermisschichten, gewöhnlich direkt unter dem Stratum corneum. Im Gegensatz zum Pemphigus vulgaris und Pemphigus foliaceus bilden sich beim Pemphigoid, beim Erythema multiforme und bei der Dermatitis herpetiformis die Blasen subepidermal ohne Acantholyse.

Der Pemphigus vulgaris beginnt bei ungefähr zwei Dritteln der Patienten mit Mundschleimhauterscheinungen, und auch bei dem restlichen Drittel ist zu Beginn die Eruption oft auf wenige Hautbezirke beschränkt. Es ist außerordentlich wichtig, daß die Diagnose Pemphigus vulgaris schon zu dieser Zeit erwogen und histologisch bestätigt wird, da bei Patienten, bei denen die Behandlung mit Corticosteroiden in diesem Frühstadium begonnen wird, die Prognose wesentlich besser ist als bei Patienten, die bereits weit verbreitete Krankheitsherde haben. Ich habe 6 Patienten seit 2—7 Jahren unter Beobachtung, bei denen die Krankheit auf die Mundschleimhaut beschränkt war, als die Behandlung begonnen wurde. Bei keinem dieser Patienten sind bis jetzt Hauterscheinungen aufgetreten. Auch waren die Erhaltungsdosen viel geringer als bei Patienten, bei denen die Behandlung erst nach voll entwickeltem Krankheitsbild begonnen worden war. Es ist also ratsam, jede chronische, mit Blasen oder Erosionen einhergehende Stomatitis histologisch daraufhin zu untersuchen, ob ein Pemphigus vulgaris vorliegt oder nicht.

Beim Bestehen einer weit ausgebreiteten chronischen bullösen Eruption ist mittels histologischer Untersuchung zu entscheiden, ob es sich um einen Pemphigus vulgaris handelt oder um das sog. Pemphigoid, eine Frage von praktischer Bedeutung wegen der besseren Prognose beim Pemphigoid. Bei dieser Unterscheidung soll man sich nicht allein auf das klinische Bild verlassen, obwohl dieses gewöhnlich genug Unterschiede aufweist.

Es mag darauf hingewiesen werden, daß beim Pemphigus vulgaris die Blasen selten groß werden, da sie bald brechen. Die Erosionen an der Stelle geplatzter Blasen neigen dazu, durch progressive periphere Loslösung der Epidermis an Größe zuzunehmen. So kommt es, daß gewöhnlich ausgedehnte Erosionen und nicht Blasen das klinische Bild beim Pemphigus vulgaris beherrschen. Im Gegensatz dazu findet man beim Pemphigoid oft zahlreiche große, pralle Blasen und wegen der guten Heilungstendenz oft verhältnismäßig kleine Erosionen. Auch im Befall der Mundschleimhaut bestehen Unterschiede: Beim Pemphigus vulgaris ist die Mundschleimhaut gewöhnlich ausgedehnt befallen und es finden sich dort zahlreiche Erosionen. Beim Pemphigoid dagegen ist die Mundschleimhaut wenig und oft gar nicht befallen. Vor der Behandlung mit den Corticosteroiden war der Ausgang beim Pemphigus vulgaris fast immer tödlich. Beim Pemphigoid dagegen war die Prognose, außer bei sehr alten Patienten, schon vor dem Aufkommen der Corticosteroide verhältnismäßig gut, da die Krankheit in der Mehrzahl der Fälle nach einigen Monaten oder Jahren spontan in Remission geht.

Zur Klärung der Frage, ob ein Pemphigus vulgaris vorliegt oder nicht, können die Probeexcision und der cytologische Test von TZANCK angewandt werden. TZANCKs Test ist angebracht für eine schnelle, vorläufige Diagnose des Pemphigus; aber das Resultat sollte in allen Fällen durch die Probeexcision einer Blase bestätigt werden.

Für die *histologische Untersuchung* ist es ratsam, eine kleine, frisch entstandene Blase zu verwenden. Diese sollte mit der Stanze statt mit dem Skalpell excidiert werden, um eine Verletzung der Blase zu vermeiden. Die histologische Untersuchung ergibt beim Pemphigus vulgaris als früheste Veränderung intercelluläres Ödem und Verschwinden der Intercellularbrücken in den unteren Schichten der Epidermis. Der sich daraus ergebende Verlust des Zusammenhaltes zwischen den epidermalen Zellen, der als Acantholyse bezeichnet wird, führt erst zur Bildung von Rissen und dann von Blasen, gewöhnlich direkt über der Basalzellenschicht. Durch den Verlust der Intercellularbrücken gelangen einzelne Zellen wie auch Zellgruppen in die Blasenhöhle. Einige dieser Zellen zeigen degenerative Veränderungen, wie Schwellung der Kerne und Verdichtung des Cytoplasmas an der Peripherie der Zelle.

Beim Pemphigoid bilden sich die Blasen, im Gegensatz zum Pemphigus vulgaris, durch das Abheben der ganzen, intakten Epidermis vom Corium ohne das Bestehen von Acantholyse. In älteren Blasen kann zwar infolge Regeneration der Epidermis am Boden der Blase die Blasenhöhlung teilweise oder sogar ganz intraepidermal liegen, aber Anzeichen der Acantholyse fehlen stets.

TZANCKs *cytologischer Test* beruht auf der Anwesenheit acantholytischer Zellen innerhalb der Blasenhöhlung beim Pemphigus vulgaris. Dieser Test ist zwar leicht in der Praxis ausführbar, erfordert aber Erfahrung in der Beurteilung. Für den Tzanck-Test öffnet man eine möglichst frische, nicht sekundär infizierte Blase und fertigt einen Abstrich vom Blasenboden an, den man in Methylalkohol fixiert und mit Giemsa-Lösung färbt. Man sieht dann beim Pemphigus vulgaris in dem Abstrich zahlreiche einzelne, wie auch in Gruppen liegende Epithelzellen, die Anzeichen von Degeneration zeigen, wie Schwellung der Kerne, Kondensierung des Cytoplasmas am Rande der Zelle und Fehlen der Intercellularbrücken. Im Gegensatz dazu ergibt die Untersuchung der subepidermal entstandenen Blasen des Pemphigoids mittels des Tzanck-Tests keine Epithelzellen, sondern nur entzündliche Zellen, vor allem Lymphocyten, Neutrophile und Eosinophile.

Bei Patienten, die nur Munderscheinungen aufweisen, sind manchmal selbst bei mehrmaligem Beobachten keine intakten Blasen zu finden. In solchen Fällen ergibt gewöhnlich eine Stanzenbiopsie vom Rande einer Erosion das Bild der Acantholyse oberhalb der Basalzellenschicht. Der Tzanck-Test ist an der Mundschleimhaut oft schwierig zu deuten, da dort Abstriche vom Blasenboden oder von Erosionen auch bei nichtacantholytischer Blasenbildung oft zahlreiche Epithelzellen enthalten. Allerdings zeigen diese weniger Degeneration als die Epithelzellen acantholytischer Blasen.

6. *Pemphigus erythematosus (Senear-Usher-Syndrom)*

Nicht nur für die Stellung der Diagnose des Pemphigus vulgaris und Pemphigus foliaceus, sondern auch für die Stellung der Diagnose des Pemphigus erythematosus und seine Abgrenzung vom disseminierten Lupus erythematosus ist die histologische Untersuchung von großem Wert.

Der Pemphigus erythematosus, auch Senear-Usher-Syndrom genannt, zeichnet sich durch die folgende Trias aus: Lupus erythematodes-artige Herde im Gesicht, Veränderungen nach Art der seborrhoischen Dermatitis und Blaseneruptionen. Trotz klinischer Ähnlichkeit mit dem Lupus erythematodes hat das Senear-Usher-Syndrom zu diesem keine Beziehungen, sondern stellt, wie der histologische Nachweis der Acantholyse beweist, eine Form von Pemphigus dar. So hat sich auch die Bezeichnung Pemphigus erythematosus für das Senear-Usher-Syndrom weitgehend durchgesetzt.

Die Einordnung des Pemphigus erythematosus in die Pemphigusgruppe ist noch umstritten. Einige Autoren sehen den Pemphigus erythematosus als ein Frühstadium des Pemphigus vulgaris an, andere als einen örtlich begrenzten Pemphigus foliaceus und wiederum andere als eine selbständige Form des Pemphigus. Persönlich neige ich zu der Ansicht, daß der Pemphigus erythematosus eine lokalisierte Form des Pemphigus foliaceus darstellt, die entweder lokalisiert bleiben kann oder sich in einen Pemphigus foliaceus fortentwickeln kann. Dementsprechend rechne ich zum Pemphigus erythematosus nur solche Fälle, die, wie der Pemphigus foliaceus, Acantholyse in den oberen Schichten der Epidermis zeigen.

Der praktisch wichtige Punkt ist, daß die histologische Untersuchung eine einwandfreie Unterscheidung des Pemphigus erythematosus von dem Lupus erythematodes disseminatus ermöglicht. In Krankheitsherden *ohne Blasenbildung* zeigen beide Krankheiten zwar oft follikuläre Hyperkeratose; aber nur beim Pemphigus erythematosus findet sich Acantholyse. Diese erfaßt vor allem die in den hyperkeratotischen Follikeln befindliche verdickte Körnerzellenschicht. Andererseits ist für den Lupus erythematodes eine Verflüssigungsdegeneration der Basalzellen charakteristisch. Wenn *Blasen* vorhanden sind, liegen diese beim Pemphigus erythematosus in den oberen Epidermisschichten, an Stellen, an denen Acantholyse stattfindet. Beim Lupus erythematodes dagegen bilden sich die Blasen subepidermal, da sie sich sekundär zur Verflüssigungsdegeneration des Stratum basale bilden.

7. *Kraurosis vulvae*

Das letzte Problem, das ich aufgreifen möchte, betrifft die Kraurosis vulvae. Über diese besteht noch keine einheitliche Auffassung. Viele Gynäkologen sehen die Kraurosis vulvae als einen präcancerösen Zustand an, bei dem die Vulvektomie indiziert ist. Es ist jedoch zweifelhaft, ob es eine Kraurosis vulvae überhaupt gibt. Meiner Meinung nach ist die Kraurosis vulvae identisch mit dem Lichen sclerosus et atrophicans und stellt daher einen benignen Zustand dar, der einer radikalen Behandlung nicht bedarf.

Es gibt drei mit Atrophie verbundene Veränderungen an der Vulva. Diese können zwar oft schon durch ihr klinisches Aussehen voneinander unterschieden werden; aber erst die histologische Untersuchung schafft Gewißheit. Die drei atrophischen Veränderungen der Vulva sind: die senile oder präsenile Atrophie, die Leukoplakie und der Lichen sclerosus et atrophicans.

a) Senile oder präsenile Atrophie. Bei der senilen oder präsenilen Atrophie der Vulva besteht Atrophie der Vulvaschleimhaut, aber keine Verengung der Vaginalöffnung. Es kann Jucken bestehen, und durch Kratzen kann eine Vulvitis auftreten. Histologisch findet sich Atrophie der Epidermis und ein schwaches bis mäßig starkes entzündliches Infiltrat im oberen Corium.

b) Leukoplakie. Die Leukoplakie zeichnet sich durch einen oder mehrere weißliche, infiltrierte Herde aus. Eine Leukoplakie kann selbständig auftreten oder sich sekundär zur senilen Atrophie der Vulva entwickeln. Histologisch findet man Hyperkeratose und Acanthose verbunden mit regelloser Anordnung der Zellen. Ferner finden sich atypische Veränderungen in den Zellen der Epidermis und oft auch eine unregelmäßige, in das Corium gerichtete Proliferation der Epidermis. Da die Leukoplakie eine sich im Frühstadium befindende maligne Veränderung darstellt, ist die Entwicklung zum Stachelzellencarcinom recht häufig.

c) Der Lichen sclerosus et atrophicans. Der Lichen sclerosus et atrophicans kann zu beträchtlicher Atrophie der Vulva mit Stenose der Vaginalöffnung führen. Die Krankheitsherde sind weißlich und scharf

begrenzt. Sie können sich bis in die Leistenfalten und die perianale
Region erstrecken. Jucken kann vorhanden sein. Da die Veränderungen
eine weißliche Farbe haben, kann man sie bei flüchtiger Betrachtung für
Leukoplakie halten; es fehlt ihnen aber die Verhärtung, die bei der
Leukoplakie gewöhnlich zu beobachten ist. Histologisch findet man
Hyperkeratose mit Atrophie der restlichen Epidermis, Lymphödem und
Homogenisierung des Kollagens im oberen Corium und ein unspezifisches
entzündliches Infiltrat im mittleren Corium.

Nach übereinstimmender Meinung in der dermatologischen Literatur
ist das histologische Bild der Kraurosis vulvae mit dem des Lichen
sclerosus et atrophicans identisch. Klinisch wird die Kraurosis vulvae
allerdings von vielen Dermatologen von dem Lichen sclerosus et atrophicans getrennt. Aber die klinischen Unterscheidungsmerkmale, die
angeführt werden, sind keineswegs einheitlich. Ich glaube daher, daß
unter der Bezeichnung Kraurosis vulvae solche Fälle von Lichen sclerosus
et atrophicans beschrieben worden sind, bei denen die Atrophie und
Stenose der Vaginalöffnung besonders ausgeprägt sind, und daß die
beiden Krankheiten identisch sind.

Die Frage ist nun: Kann beim Lichen sclerosus et atrophicans der
Vulva eine sekundäre Entwicklung zu einer Leukoplakie und einem
Stachelzellencarcinom eintreten? In der Literatur haben nur Wallace
und Whimster davon berichtet. Demnach ist es äußerst selten. Der
Lichen sclerosus et atrophicans und damit auch die Kraurosis vulvae
sind also keine zur malignen Entartung neigenden Krankheiten; und eine
Vulvektomie ist nicht indiziert. Es ist aber meine Erfahrung, daß eine
solche recht oft durchgeführt wird, hauptsächlich weil dem Gynäkologen
das Krankheitsbild des Lichen sclerosus et atrophicans nur wenig oder
gar nicht bekannt ist. Es ist daher Aufgabe des Dermatologen, beim
Vorliegen einer Atrophie der Vulva mit weißlichen Herden eine einwandfreie klinische und histologische Differenzierung herbeizuführen zwischen
seniler Atrophie mit sekundärer Leukoplakie einerseits und Lichen
sclerosus et atrophicans andererseits. Nicht selten findet man bei Patientinnen mit Lichen sclerosus et atrophicans der Vulva gleichartige Krankheitsherde an anderen Stellen der Haut. Nach diesen soll man Ausschau
halten. Vor allem aber ist eine histologische Untersuchung indiziert.

Ich hoffe, daß die angeführten Beispiele von Dermatosen, bei denen
eine Biopsie indiziert ist, Ihnen gezeigt haben, daß der Histopathologe
dem klinisch arbeitenden Dermatologen oft wertvolle Hilfe leisten kann.
Es ist aber äußerst wichtig, daß der Kliniker mit dem Histopathologen
zusammenarbeitet, indem er ihm ausreichende klinische Auskunft gibt,
wenn immer er ein Probeexcisat zur histologischen Untersuchung ein-
schickt.

Aus der Dermatologischen Klinik und Poliklinik der Universität München
(Direktor: Prof. Dr. A. Marchionini)

Der gegenwärtige Stand der Verbreitung und Therapie der Geschlechtskrankheiten

Von

Kurt Meinicke

Auf dem Fortbildungskurs im Jahre 1954 haben wir über die Bedeutung neuer serologischer Verfahren für die Praxis der Lues-Diagnose und über moderne Syphilis-Behandlung gesprochen. Wir möchten heute an den damaligen Bericht anknüpfen und Ihnen die Untersuchungs- und Forschungsergebnisse der letzten 5 Jahre darstellen.

Unser heutiger Vortrag wird sich nicht nur auf einen Bericht über die Syphilis beschränken, sondern die gegenwärtige Verbreitung und Therapie der Geschlechtskrankheiten allgemein behandeln.

Der erste Teil unseres Berichtes wird über den gegenwärtigen Stand der Verbreitung der Geschlechtskrankheiten Aufschluß geben, und im zweiten Teil unseres Referates werden wir über die heutige Therapie der venerischen Erkrankungen berichten.

In Bayern wurden in einem Zeitraum von 6 Jahren, und zwar von 1946—1952, etwa 100000 Luiker und etwa 200000 Go-Kranke neu erfaßt. Nach 1951 war ein deutlicher Rückgang der Erkrankungen festzustellen. Die Zahlen für Gonorrhoe und Syphilis lagen 1950 in München noch jeweils über 2000. 1951 sank die Zahl der neu erfaßten Luiker auf etwa 1400, die der Gonorrhoiker auf etwa 1700. Im Jahre 1953 konnte man bei der Syphilis noch einen weiteren Abfall bis auf 1000 Fälle verzeichnen. Die Zahl der Neuerkrankungen an Gonorrhoe blieb konstant. In den Jahren 1954, 1955 und 1956 wurden annähernd gleiche Erkrankungszahlen wie in den vorhergehenden Jahren gemeldet.

Seit 1957 müssen wir jedoch einen deutlichen Anstieg der Geschlechtskrankheiten registrieren. Die Bestimmungen und Ausführungsverordnungen des Gesetzes zur Bekämpfung der Geschlechtskrankheiten verhindern jedoch weitgehend eine statistische Erfassung und Auswertung neuer Fälle.

Die Patienten brauchen seit 1957 nach den Bestimmungen des Gesetzes nicht mehr gemeldet zu werden. Es wird häufig nicht einmal mehr die Zahl der Neuerkrankten an das Gesundheitsamt weitergegeben.

Vom 1. Januar bis 30. Juni 1959 wurden in den Ambulanzen der Universitäts-Hautklinik München 54 neue Syphilisfälle diagnostiziert und behandelt. Im gleichen Zeitraum wurden 129 Patienten mit Gonorrhoe erfaßt. Im Gegensatz zu den vorhergehenden Jahren bedeutet das eine deutliche Zunahme der venerischen Fälle.

Aus verschiedenen dermatologischen Kliniken im Bundesgebiet erhielten wir ähnliche Angaben.

Im Bulletin d'Information der internationalen Vereinigung zur Bekämpfung der Geschlechtskrankheiten vom Juli 1959 *weist* Degos *darauf hin, daß seit 2 Jahren in der Pariser Region eine deutliche Zunahme der Syphilis-Erkrankungen festzustellen ist.* Das Bild der primären Syphilis habe sich etwas gewandelt, und der Schanker sei ulceröser als früher, aber häufig doch vom typischen Erscheinungsbild. Auf der anderen Seite sehe man jetzt in Paris mehr und mehr Fälle von sekundärer Syphilis, die häufig übersehen würden. Die connatale Syphilis ist in Frankreich, nach den Angaben von Degos, weitgehend ausgerottet.

In Deutschland, und hier insbesondere in der Bundesrepublik, liegen die Verhältnisse anders. Wir sehen hier immer noch neue Fälle connataler Syphilis, und die Zahl der Erkrankten ist im Bundesgebiet wesentlich größer als in anderen Ländern. Es mag damit zusammenhängen, daß wir keine gesetzlichen Bestimmungen besitzen, die eine Untersuchung der Schwangeren vorschreiben. Die Folgen mögen im Moment zwar erschrecken, werden aber noch schwerwiegender sein, wenn die Syphilis weiterhin zunehmen sollte. Da eine Änderung der gesetzlichen Bestimmungen in nächster Zeit wohl kaum zu erreichen sein wird, *ist es eine wichtige Aufgabe für die Dermatologen, in Zusammenarbeit mit den Gynäkologen dafür zu sorgen, daß jede Schwangere, die zur Beratung kommt, serologisch auf Lues untersucht wird.*

Wir haben uns in München schon 1950 mit den Direktoren der beiden Universitäts-Frauenkliniken in Verbindung gesetzt und eine Regelung besprochen, die nunmehr seit 9 Jahren durchgeführt wird.

Jeder Schwangeren werden zwei Bluttropfen entnommen, die auf einem Fließpapier angetrocknet und uns zur Untersuchung auf Syphilis eingeschickt werden. Mit der Trockenblut-MKR II, die sehr sensibel eingestellt ist, werden die ersten Kontrollen durchgeführt und bei positivem Befund anschließend die üblichen klassischen Reaktionen auf Lues durchgeführt. Bei positivem serologischen Befund und Fehlen klinischer Zeichen wird der Nelson-Test zur endgültigen Sicherung der Diagnose herangezogen.

Durch die Zunahme der Luesinfektionen ist auch die Gefährdung des Pflegepersonals und der Kollegen wieder größer. Es werden zahlreiche Lues-Fälle übersehen, da man allgemein annimmt, daß die Lues „ausstirbt".

Vor kurzem kam eine Hebamme einer Frauenklinik zur Begutachtung zu uns, die vor einiger Zeit von einem Fachkollegen wegen eines Ekzems behandelt worden war. Mit Hilfe des Nelson-Tests konnten wir einwandfrei eine luische Erkrankung feststellen. Diese Hebamme hatte ihre Tätigkeit auch während des Auftretens der klinischen Erscheinungen nicht unterbrochen. Die Lues wurde erst auf Grund eines Antrages auf Verbeamtung Jahre später festgestellt.

Aus der Schweiz liegt uns ein Bericht aus der Klinik von Jadassohn vor, der von Hofer abgefaßt wurde.

Es werden hier die Prozentzahlen der primären und sekundären Syphilis in den Jahren 1948 bis 1957 angegeben, und zwar sowohl von der Derm. Klinik und Poliklinik in Zürich, als auch von der Klinik und Poliklinik des kantonalen Krankenhauses in Genf. Man sieht aus dieser graphischen Darstellung sehr deutlich, daß im Jahre 1955 in beiden Städten der niedrigste Stand der Syphiliserkrankungen festgestellt werden konnte, und daß seit dieser Zeit die Zahl der Neuerkrankten in etwa konstant geblieben ist. Der Bericht schließt mit dem Jahr 1957, und es wäre interessant zu erfahren, wie sich die Verhältnisse seit 1957 in der Schweiz weiter entwickelt haben. Auch die Zahl der positiven Ausfälle der Bordet-Wassermann-Reaktion ist von 2,7% im Jahre 1948 auf 0,7% im Jahre 1957 abgesunken. Wir nehmen jedoch an, daß bei Benutzung moderner Methoden der serologischen Diagnostik der Prozentsatz neu erfaßter Luesfälle höher sein würde.

Aus *Amerika* liegen einige Zahlen für das Jahr 1958 vor. *Es wurden insgesamt 346 263 Fälle von Gonorrhoe und Syphilis neu aufgedeckt.* Es handelte sich hierbei um 220 191 Fälle von Gonorrhoe und 126 072 Fälle von Syphilis. Gegenüber dem Jahr 1957 wurde im Jahre 1958 eine Zunahme primärer und sekundärer Syphilis von 6,4% festgestellt. Die Altersverteilung ist recht interessant. So wurde anhand der amerikanischen Statistik errechnet, daß 49795 infizierte Personen unter 20 Jahre alt waren. Da man in den Vereinigten Staaten gern mit Zahlen operiert, wurde weiter berichtet, daß alle 11 min ein Fall bzw. 131 Personen täglich angesteckt werden. Auch in Amerika können trotz der gesetzlichen Bestimmungen nicht alle Fälle registriert werden. Man ist deshalb im Gesundheitsministerium der Ansicht, daß *die tatsächliche Zahl der Neuinfektionen bei Jugendlichen unter 20 Jahren jährlich etwa 200 000 beträgt.* Bei den meldepflichtigen Krankheiten stehen in Amerika auch heute noch die Gonorrhoe an dritter und die Syphilis an vierter Stelle. Danach erst folgen die Tuberkulose, Malaria, Diphtherie und Hepatitis. BEERMAN berichtet, daß das amerikanische Gesundheitsministerium annimmt, daß in Amerika etwa 1 921 000 Personen eine Syphilisbehandlung benötigen.

Es ist anzunehmen, daß die Verhältnisse entsprechend der geringeren Bevölkerungszahl in der Bundesrepublik nicht grundsätzlich anders sind als in Amerika.

Italienische Autoren geben an, daß in den letzten 2 Jahren eine deutliche Ausbreitung der Geschlechtskrankheiten festzustellen ist. Insbesondere die primäre und sekundäre Syphilis habe deutlich zugenommen.

Manche Wissenschaftler sind der Meinung, daß die endemische Syphilis heute in der Welt ausgerottet sei. Fachkollegen aus den entsprechenden Ländern, die mit diesem Problem vielleicht nicht ganz so vertraut sind, lehnen es ab, zuzugeben, daß in ihrer Heimat auch heute noch Endemiegebiete bestehen. Die offiziellen Berichte der Weltgesundheitsorganisation und die wissenschaftliche Dokumentation der Kollegen, die in diesen Gebieten tätig waren, zeigen jedoch, daß diese Annahmen leider nicht zutreffen. So haben KATTLER, KETTINGEN, ROSE und andere über *Massenbehandlung endemischer Syphilis in Indien berichtet.* Im Ghundgebiet der Himachal-Pradesh, das zwischen dem nördlichen Pakistan, Kashmir und Nepal liegt, begann eine Arbeitsgruppe der Weltgesundheitsorganisation vor einigen Jahren ihre Tätigkeit. Dieses Gebiet eignete sich besonders für ein derartiges Programm, da eine beträchtliche syphilitische Durchseuchung angenommen wurde und eine geringe Ab- und Zuwanderung bestand. Für die Bevölkerung bedeutete die Infektion mit Syphilis eine selbstverständliche Begleiterscheinung des Heranwachsens. Die Blutabnahme als eine Grundlage der Massenuntersuchung begegnete bei der Bevölkerung größtem Argwohn. Nach Angaben der Ärzte der Weltgesundheitsorganisation konnte sie bei Kindern nicht vorgenommen werden. Die Untersuchungen bei Erwachsenen wurden mit der Meinicke-Trockenblut-Reaktion durchgeführt.

Frombösie und Malaria kamen in dem untersuchten Gebiet nicht vor, Lepra nur äußerst selten. Die Zahl der seropositiven Befunde bei den erwachsenen Einwohnern lag zwischen 24 und 54%. Von 354 Familien in einem Ort waren nur 22,6% frei von Syphilis. Im Gegensatz zur Syphilis wurde die Gonorrhoe in diesem Gebiet nur selten angetroffen. Die Behandlung der Lues wurde meist nur mit einer Penicillin-Injektion durchgeführt. Bei frischer und latenter Syphilis gab man nur 300000 E Depot-Penicillin, da die verfügbaren Mittel für dieses Gebiet nicht ausreichten, um eine intensive Behandlung durchzuführen, und vor allem auch deshalb, weil die Bevölkerung sich gegen eine langdauernde Therapie zur Wehr setzte. Bei einem einige Jahre später durchgeführten Versuch einer Nachuntersuchung scheiterten die Bemühungen an der Verständnislosigkeit der Bevölkerung, die bis zur Ablehnung und, nach dem Bericht der Weltgesundheitsorganisation, sogar bis zur Feindseligkeit führte.

Aus dem Jahre 1954 liegt ein Bericht von Fleger über die Penicillin-Behandlung der endemischen Syphilis in Bosnien vor. Auch Grin berichtet über eine Massenbehandlung bei endemischer Syphilis im bosnischen Gebiet. Es zeigte sich, daß etwa 10% der Untersuchten behandlungsbedürftig waren.

Reynolds berichtet im Auftrag der Weltgesundheitsorganisation über Massenbehandlung *in Endemiegebieten in Haiti, Indonesien, Thailand, Irak, Syrien, Bechuanaland, Rhodesien und Indien.* Mehr als 4 Mill. Menschen wurden bis zum Jahre 1954 untersucht und mehr als 1 Mill. Menschen mit Penicillin behandelt.

Inzwischen sind weitere große Bevölkerungsgruppen untersucht und meist mit einer Penicillin-Injektion behandelt worden. Es konnte eine erhebliche Senkung der Infektionsziffern festgestellt werden. Für einen Dauererfolg müssen jedoch weitere Nachkontrollen und weitere Behandlungen durchgeführt werden.

Es ist zu hoffen, daß es gelingen wird, in den nächsten Jahren oder Jahrzehnten die Endemiegebiete der Syphilis gänzlich auszumerzen. Vorerst scheitern diese Bemühungen an den örtlichen, finanziellen und sonstigen Schwierigkeiten.

Nach dem letzten zusammenfassenden Bericht der Weltgesundheitsorganisation von 1959 gab es in den 50iger Jahren in der Welt noch etwa 20 Millionen Menschen mit venerischer Syphilis. Die Zahl der Patienten mit Frombösie wurde nach ziemlich genauen Erhebungen mit 50 Millionen angegeben. Bei der endemischen Syphilis liegen die Erkrankungszahlen bei etwa 5 Millionen, so daß insgesamt etwa 75 Millionen Menschen mit Frombösie oder Syphilis behaftet sind.

Es ist nur zu verständlich, daß aus diesem Reservoir von 25 Millionen Menschen mit Syphilis, die über die ganze Welt verstreut sind, auch in unserem Gebiet immer wieder neue Epidemien entstehen können.

Die Malaria ist dem gegenüber heute durch die modernen Bekämpfungsmaßnahmen schon weit in den Hintergrund gedrängt. Auch die Tuberkulose spielt längst nicht mehr die Rolle wie vor 20 oder 30 Jahren.

Über das Ulcus molle möchten wir nicht sprechen, da dieses Krankheitsbild im Bundesgebiet nur extrem selten beobachtet wird und epidemiologisch für uns ohne besonderes Interesse ist.

Das Lymphogranuloma venereum spielt in unseren Breiten auch keine Rolle, so daß wir hierüber in Anbetracht der Kürze der zur Verfügung stehenden Zeit keine Ausführungen machen können.

Bevor wir über den gegenwärtigen Stand der Therapie der Geschlechtskrankheiten berichten, möchten wir noch einige abschließende Bemerkungen über die *Diagnostik der Syphilis und der Gonorrhoe* machen.

Bei der Diagnostik der Syphilis müssen wir Reaktionen anwenden, die, entsprechend der Entwicklung der modernen serologischen Methoden und der Möglichkeit, unspezifische Ausfälle durch den Treponemapallidum-Immobilisierungs-Test zu eliminieren, ein höchstes Maß an Sensibilität aufweisen. Es ist heute nicht mehr angezeigt, mit der Original-Wassermann-Reaktion, mit der nachweislich von zahlreichen Untersuchern der ganzen Welt etwa 30—50% weniger Luesfälle erfaßt werden, weitere Untersuchungen durchzuführen. *Die Original-Wassermann-Reaktion* besitzt in der ursprünglichen Technik nur noch historischen Wert. Es ist hierbei gleichgültig, ob wir als Antigen einen ungereinigten Rinderherz- oder Cardiolipinextrakt benutzen. Es ist die Technik und nicht das Antigen, die hier für die wesentlich schwächeren Ergebnisse verantwortlich ist. Mit der Kolmer-Komplement-Bindungs-Reaktion und mit anderen modernen Komplement-Bindungs-Methoden haben wir die Möglichkeit, den Nachweis komplementbindender Antikörper bei Lues mit größerer Sicherheit zu führen.

Die Flockungsreaktionen, die in vielen Punkten der Komplement-Bindungs-Reaktion überlegen sind, werden heute meist nicht als Ergänzungsreaktionen, sondern als wichtigste Methoden zum Nachweis der Lues herangezogen.

Daß wir darüber hinaus weitere Antikörper, die nach einer luischen Infektion gebildet werden, zusätzlich durch die *Spirochäten-Eiweiß-Reaktion (SER)* nachweisen sollten, erscheint heute selbstverständlich.

Über den *Nelson-Test* haben wir auf dem vorigen Fortbildungskurs ausführlich berichtet und möchten heute nur kurz unsere Erfahrungen, die wir mit dieser Reaktion in den letzten Jahren sammelten, mitteilen. Die Erwartungen, die wir im Hinblick auf Sensibilität und Spezifität in den ersten spezifischen Test auf Syphilis gesetzt hatten, sind im wesentlichen erfüllt worden. In einigen Punkten müssen wir unsere frühere Meinung revidieren. So haben wir in Zusammenarbeit mit Cailloud von der Univ.-Kinderklinik in München seit 2 Jahren das Serum der Kinder mit Lues connata im Nelson-Test kontrolliert und das Blut der Säuglinge mit erwiesener oder fraglicher konnataler Lues kurz nach der Geburt im Nelson-Test untersucht. Wir konnten feststellen, daß im Gegensatz zu der in der Literatur festgelegten Meinung, daß der Nelson-Test auch bei behandelter Lues connata recens positiv bleibt, in der Mehrzahl der Fälle nach ausreichender Behandlung ein negativer Nelson-Test zu beobachten ist. Hier stehen wir vor völlig neuen immunologischen Problemen, die interessante und wichtige Möglichkeiten aufzeigen. Die Immunologie

der Lues ist in den letzten 15 Jahren durch die Möglichkeit, Immun-
antikörper nachzuweisen, so wesentlich belebt und erweitert worden, daß
wir unsere Ansichten aus der früheren Zeit in vielen Punkten revidieren
müssen. Wir möchten an dieser Stelle nicht näher auf die einzelnen
Probleme eingehen, und abschließend nur die wichtigsten Indikationen
für die Durchführung des Nelson-Tests herausstellen.

Der Nelson-Test ist angezeigt bei allen Fällen, bei denen wir weder
klinisch noch serologisch eine eindeutige Diagnose stellen können, d. h.
bei allen Patienten, bei denen wir im Serum positive Flockungs-Reak-
tionen bzw. eine positive Komplement-Bindungs-Reaktion feststellen,
ohne daß anamnestische oder klinische Angaben bzw. Zeichen vorliegen.
Fernerhin ist der Nelson-Test bei den Personen indiziert, die in engem
Kontakt mit Syphilitikern leben oder gelebt haben, so insbesondere bei
Ehepartnern von Luikern und bei den übrigen Familienangehörigen.

Bei Kindern mit fraglicher Lues connata recens, bei Lues connata tar-
da, bei tertiärer Syphilis der Haut können wir mit Hilfe der klassischen
Reaktionen in fast 100% der Fälle eine eindeutige Diagnose stellen. Wir
können auch hier mit dem Nelson-Test nach den bisherigen Erfahrungen
immer ein positives Ergebnis erwarten. Eine Diagnose ex juvantibus ist
deshalb zur Diagnosestellung nicht mehr angebracht, obwohl dies häufig
noch in den Lehrbüchern als erforderlich angegeben wird. Sie hat nur
noch Sinn bei den Fällen, bei denen es fraglich erscheint, ob gleichzeitig
mit einer Lues latens noch eine andere Hautkrankheit vorliegt, deren
klinische Erscheinungen nicht von luischen Prozessen abgegrenzt werden
können.

Daß heute doch noch in einzelnen Fällen Fehldiagnosen gestellt
werden, insbesondere bei tertiärer Syphilis der Haut, möchten wir an
einem Beispiel demonstrieren:

Bei einem 25 jährigen Patienten trat 1946 eine Geschwulst an der Stirn auf.
Er wurde in ein städtisches Krankenhaus eingewiesen. An der gleichen Stelle hatte
der Patient 2 Jahre vorher einen Hufschlag erlitten. Der kleinapfelgroße Tumor
wurde im Krankenhaus mit dem scharfen Löffel entfernt und Gewebe hiervon zur
histologischen Untersuchung eingeschickt. Die klinische Diagnose lautete Tuberkulose der Haut. Im histologischen Befund wurde vermerkt: tuberkulöse Granulome, z. T. mit ausgedehnter Nekrose und Verkäsung. Der Patient wurde mit Neoteben behandelt und nach einiger Zeit aus dem Krankenhaus entlassen. 1 Jahr
später wurde er im gleichen Krankenhaus wieder aufgenommen. Es befanden sich
einzelne Tumoren am Kopf, über dem Brustbein und an der Nase. 1948 wurden
erstmals serologische Untersuchungen auf Lues angestellt, die alle stark positiv ausfielen. Unter der Behandlung mit treponemicid wirkenden Medikamenten
heilten sämtliche Prozesse in verhältnismäßig kurzer Zeit ab. Es blieben jedoch im
Stirnbereich, im knöchernen Anteil des Nasenrückens und im Bereich des Brust-
beins erhebliche Knochendefekte zurück. Auch das rechte Sternoclaviculargelenk
war weitgehend zerstört. Der Patient kann auf Grund der Knochendestruktionen
in seinem früheren Beruf nicht mehr arbeiten.

Wir wurden um eine gutachterliche Stellungnahme gebeten, ob es
ein ärztlicher Kunstfehler war, daß während der mehrmonatigen stationären Behandlung im Verlauf von einigen Jahren die Diagnose Lues
nicht gestellt wurde, und welche Nachteile dem Patienten durch die
Verzögerung der antiluischen Behandlung entstanden sind. Wir kamen
zu der Auffassung, daß ein eigentlicher Kunstfehler nicht vorlag, daß

jedoch die Sorgfaltspflicht des behandelnden Arztes bei der Diagnosestellung nicht voll erfüllt wurde. Da die wesentlichen Knochendefekte erst nach der ersten Entlassung aus dem Krankenhaus auftraten, mußten wir annehmen, daß dem Patienten durch die Verzögerung der Behandlung ein Nachteil entstanden war.

Bei der *Diagnose der Gonorrhoe* müssen wir mit anderen Schwierigkeiten rechnen. Die unspezifische Urethritis hat eindeutig zugenommen. Die exakte Diagnose der Gonorrhoe ist deshalb von immer größerer Wichtigkeit. Ich möchte an einem Beispiel demonstrieren, welche unangenehmen Folgen eine Fehldiagnose haben kann.

Eine 22 jährige Patientin ging zu ihrem Hausarzt, der kein Fachkollege war, und wurde wegen eines Fluors behandelt. Der Kollege stellte im Methylenblau-Präparat semmelförmige Diplokokken fest und diagnostizierte eine Gonorrhoe. Nach einer Penicillin-Applikation von 600 000 E wurde kein Nachlassen des Fluors beobachtet. Im Präparat fanden sich weiterhin semmelförmige Diplokokken. Der Kollege gab jetzt 1,2 Mill. E Penicillin und sah auch nach dieser Therapie kein Nachlassen der klinischen Erscheinungen. Er verordnete weitere 3 Mill. E Penicillin in der Dosierung von 600 000 E täglich. Eine anschließend durchgeführte Untersuchung im Methylenblau-Präparat zeigte wiederum semmelförmige Diplokokken. Die Patientin wurde zur Frauen-Ambulanz unserer Klinik überwiesen. Es fand sich ein schaumiger weißlicher Fluor. Im Direktpräparat, das man auch sehr gut im Dunkelfeld kontrollieren kann, wurden massenhaft Trichomonas vaginalis festgestellt. Ein Kontrollpräparat auf Go zeigte bei Methylenblaufärbung semmelförmige Diplokokken, im Gram-Präparat wurden diese Diplokokken als gram-positiv erkannt, eine zusätzlich durchgeführte Kultur ergab ein negatives Resultat. Der Kollege hatte außerdem bei der Mutter der Patientin die gleichen semmelförmigen Diplokokken gefunden und hier ebenfalls eine erfolglose Penicillin-Therapie durchgeführt. Da als Infektionsquelle nur der Verlobte der Patientin in Frage kam, löste sie auf Grund der ärztlichen Diagnose die Beziehungen zu ihrem Verlobten. Die Mutter wurde von uns untersucht, mehrfach durchgeführte Kulturen auf Go waren negativ, im Gram-Präparat fanden sich gram-positive semmelförmige Diplokokken, auch hier wurde eine Trichomonadenkolpitis festgestellt. Nach einer entsprechenden Therapie konnten die Erscheinungen bei Tochter und Mutter zur Abheilung gebracht werden. Bei einer Regreßforderung dürfte es schwierig sein, den Kollegen mit Sicherheit zu exkulpieren.

Die Behandlung der Lues

Bei der *Therapie der Syphilis* sind keine grundlegenden Änderungen seit unserem letzten Bericht im Jahre 1954 eingetreten. Wir bezwecken mit unserer Therapie eine *Abheilung der klinischen Erscheinungen, die Verhinderung einer Infektion Dritter, die Ausschaltung von Rezidiven und vor allem die Vermeidung von Spätfolgen der Lues.* Wir haben auf dem letzten Fortbildungskurs auf Grund umfangreicher Untersuchungen zeigen können, daß von 207 Fällen mit luischen Erkrankungen des Zentral-Nervensystems nur 3,87% der Patienten mehr als drei Salvarsan-Wismut-Kuren erhalten hatten. 77,29% der Fälle waren unbehandelt.

Nach wie vor besteht die wirksamste Behandlung der Lues in der Applikation von *Penicillin*. Auch bei Neurolues ist Penicillin in der Dosierung von 1 Million E Pulmo 500 täglich besonders wirksam. Eine Kur umfaßt 15 Millionen E und wird je nach dem Ausfall der Liquoruntersuchung evtl. mehrmals wiederholt. Manche Kliniker geben zusätzlich Fieber erzeugende Mittel, die entsprechend früheren Erfahrungen

sicherlich erfolgreich sind, die jedoch auf Grund amerikanischer Untersuchungen von Moore u. a. keine statistisch gesicherte größere Erfolgsquote bringen als Penicillin allein. Ausschlaggebend für die Verhinderung luischer Erkrankungen des Zentralnervensystems scheint nach
übereinstimmender Ansicht

1. die Dosierung des Medikamentes,

2. die Dauer und Regelmäßigkeit der Behandlung zu sein.

Wir führen an unserer Klinik Penicillin-Kuren mit insgesamt 12 bis
15 Mill. E durch. Nach einem Intervall von maximal 4 Wochen behandeln wir mit einer weiteren Penicillinkur. Bei primärer seronegativer
Lues genügt meist eine Penicillinkur. Die Erfolgsquoten liegen hier
über 98%. Bei seropositiver Lues I sollte man zwei Penicillinkuren
durchführen, wovon die zweite Kur meist schon im seronegativen Stadium
vorgenommen werden kann.

Bei sekundärer Lues geben wir gewöhnlich ebenfalls zwei Penicillinkuren, es sei denn, daß das serologische Gesamtbild keinen eindeutigen
Abfall erkennen läßt. In diesem Fall führen wir eine dritte Penicillinkur
bzw. eine höher dosierte Kur mit Pulmo 500 durch. Ähnlich wie bei der
Liquor-Behandlung geben wir dann jeden Tag 1 Mill. E.

In allen übrigen Stadien der Lues geben wir mindestens 3 Kuren mit
jeweils 12—15 Mill. E.

Die Behandlung wird an unserer Klinik mit 600 000 E Depot-Penicillin
jeden zweiten Tag durchgeführt. Bei Lues connata recens hat sich das
Therapieschema der hiesigen Kinderklinik sehr bewährt, wie wir auch auf
Grund der Nachkontrollen im Nelson-Test und einer Beobachtungszeit,
die sich jetzt über 8—9 Jahre erstreckt, feststellen konnten. Die Säuglinge
werden so früh wie möglich behandelt und erhalten 14 Tage peroral
100 000 E/kg/die wäßriges Penicillin G in 6—8 Einzelgaben oder 14 Tage
200 000 E Depotpenicillin intramuskulär.

Es ist also vorzuschlagen, die Behandlung der Syphilis auch in
Zukunft mit Penicillin durchzuführen.

Die Weltgesundheitsorganisation stellt in einem Bericht von Jellinek
im Jahre 1956 fest, daß 277 Universitätskliniken und bekannte Dermatologen in 55 Ländern 294 verschiedene Behandlungsmethoden anwenden,
die mehr und mehr aus alleiniger Penicillintherapie bestehen. 65,3%
der befragten Behandlungsstellen, alle nordamerikanischen und 52,5%
der europäischen verwenden Penicillin allein. 28,9% kombinieren Penicillin mit anderen Medikamenten, und 5,8% verwenden nur Metallverbindungen ohne Penicillin.

An *Nebenerscheinungen der Penicillintherapie* werden neben der am
häufigsten zu beobachtenden Jarisch-Herxheimerschen Reaktion allergische Hauterscheinungen, Hyperhydrosis, Myalgien und hämorrhagisch
urticarielle Eruptionen gesehen.

Graciansky und Grupper u. a. verwenden *Cortison bei der Therapie
der Lues.* Nach ihrer Meinung verhindert Cortison das Auftreten einer
Herxheimerschen Reaktion. Günstig sei Cortison auch bei lanzinierenden
Schmerzen der Tabes.

Eine vollständige Immobilisierung der Treponemen tritt nach Untersuchungen von FEGELER bei 0,01 γ Penicillin gegenüber 101 γ Aureomycin, 540 γ Terramycin und 2700 γ Erythromycin in 1 cm³ ein. Hieraus ergibt sich, daß die Dosierung bei der Behandlung mit anderen Antibiotica recht hoch sein muß.

Bei Penicillinüberempfindlichkeit erscheint es zweckmäßig, die Therapie mit Aureomycin fortzusetzen. Über die Aureomycintherapie der Syphilis wäre zu berichten, daß die Gesamtdosen für eine Kur doch wesentlich heraufgesetzt werden müssen und 44—70 g Aureomycin betragen sollten. Die Erfahrungen mit Chloromycetin bei der Syphilisbehandlung sind noch gering. Terramycin erwies sich sowohl auf oralem als auch auf parenteralem Weg vorerst bei der tierexperimentellen Syphilis als wirksam. Es fehlen aber bis heute sowohl für Terramycin als auch für Chloromycetin und Erythromycin noch ausreichende klinische Erfahrungen, die weitere Schlußfolgerungen für die Praxis erlauben.

Die Behandlung der Gonorrhoe

Auch bei der Gonorrhoe ist die Therapie der Wahl bei akuten und chronischen Formen nach wie vor das *Penicillin*. Eine orale Applikation oder auch die kombinierte Anwendung von Streptomycin und Penicillin hat sich nicht durchsetzen können.

SCHREUS, SCHÜMMER, GAHLEN und JAECKEL prüften bei 100 Gonokokkenstämmen die Penicillinempfindlichkeit. Es zeigte sich in den Jahren von 1949—1952, daß von Jahr zu Jahr eine Verschiebung der Mittelwerte zur Seite geringerer Empfindlichkeit festzustellen war. Der Unterschied war statistisch signifikant.

Da die extrem unempfindlichen Stämme prozentual zunehmen, kann man die erhöhte Penicillinresistenz evtl. auf eine Selektionierung zurückführen.

Die Frage bleibt letztlich noch offen, wie die Gonorrhoe mit Penicillin behandelt werden soll. Da wir bis heute noch kein Antibioticum besitzen, das, ähnlich wirksam wie Penicillin, selektiv auf die Gonokokken wirkt und keine treponemicide Wirkung entfaltet, müssen wir uns überlegen, wie wir eine eventuell gleichzeitig acquirierte Lues erkennen und behandeln wollen. Da die Behandlung der Gonorrhoe am Beginn der Penicillinära darauf hinauslief, mit möglichst niedrigen Penicillindosen auszukommen, wir heute aber sehen, daß die Neisseria-gonorrhoeae-Stämme eine Zunahme der Resistenz gegenüber Penicillin zeigen, *so ist es kaum abzulehnen, wenn wir empfehlen, grundsätzlich auch die Gonorrhoe mit einer höheren Dosis Penicillin zu behandeln als bisher.*

GRUPPER machte eine sehr wichtige Beobachtung. Während einer Kreuzfahrt auf einer Jacht wurden 5 Männer innerhalb von 4 Tagen von der gleichen Partnerin mit Gonorrhoe und Lues infiziert. Alle wurden wegen der innerhalb weniger Tage manifest werdenden Gonorrhoe behandelt. Zwei erhielten je 1 g Streptomycin und beide kamen nach einigen Wochen mit einer floriden Lues I bis II und hatten inzwischen ihre Frauen angesteckt. Einer erhielt 1,2 Mill. E Penicillin, die beiden anderen 1,5 Mill. E Penicillin plus 1,5 g Streptomycin. Diese drei Patienten zeigten alle bei den Kontrollen über mehrere Monate keinerlei Zeichen einer Syphilis.

Der Verfasser unterstreicht, daß die heute meist üblichen Dosen zur Behandlung einer Gonorrhoe auch zur Abortivheilung einer Lues genügen. Es bestehe daher kein Grund, wegen der Maskierung einer eventuell gleichzeitig acquirierten Syphilis Streptomycin zu geben und auf das Angehen der Syphilis zu warten.

Zur Behandlung einer unkomplizierten Gonorrhoe des Mannes werden meist 400000—600000 E Depotpenicillin empfohlen. Diese einmalige Penicillingabe dürfte nicht genügen, um eine gleichzeitig acquirierte Lues ausreichend zu behandeln. Bei der unkomplizierten Gonorrhoe der Frau werden meist 800000 bis 2 Mill. E Penicillin zur Therapie benutzt. Bei einer Gonorrhoe mit Komplikationen liegt die Gesamtdosis häufig über 2 Mill. E Penicillin. *Eine Gesamtdosis von etwa 4 Mill. E Penicillin reicht erfahrungsgemäß zur Ausheilung aller Gonorrhoeformen. Gleichzeitig würde aber auch eine zusätzlich acquirierte Lues mit dieser Therapie ausreichend behandelt werden. Wir könnten auf diese Weise verhindern, daß die Lues lediglich kaschiert wird und erst später zum Ausbruch kommt.* Eine Nachkontrolle ist aber auch in diesen Fällen angezeigt. Die Kontrollen werden zweckmäßigerweise so durchgeführt, daß zuerst nach 6 Wochen, dann nach einem halben und einem Jahr serologische Untersuchungen vorgenommen werden.

Zum Schluß unserer Ausführungen möchten wir noch kurz auf einige Punkte eingehen, die für den praktisch tätigen Dermatologen von Bedeutung sind.

Bei unklaren ulcerösen Erscheinungen, Erosionen im Penisbereich und im Genitalbereich der Frau, sollte man grundsätzlich keine Antibiotica verwenden, die eine treponemicide Wirkung entfalten. Durch eine derartige Therapie würden wir uns eindeutige Diagnosestellung erschweren oder gar unmöglich machen. Bis zur Sicherung der Lues-Diagnose durch den Treponemennachweis bzw. durch die positiven serologischen Reaktionen behandelt man zweckmäßigerweise lediglich mit NaCl-Umschlägen. Die Applikation von Penicillinpuder, Aureomycinsalbe usw. ist strikt abzulehnen. Zwar nicht von Fachkollegen, häufig aber von Praktikern werden uns Patienten überwiesen, die bei unklaren klinischen Erscheinungen im Genitalbereich mit antibiotischen Salben, meist mit Scheroson F comp. oder einer anderen kombinierten Hydrocortison-Antibioticum-Salbe, vorbehandelt wurden. Es ist hier oft sehr schwer, zu einer klaren Diagnose zu gelangen.

Bei der Gonorrhoe sollte man neben dem Methylenblaupräparat unter allen Umständen das Gram-Präparat bzw. die Kultur zur endgültigen Diagnosestellung heranziehen.

Aus der Dermatologischen Klinik und Poliklinik der Universität München
(Direktor: Prof. Dr. A. MARCHIONINI)

Über psychosexuelle Fragen und Aphrodisiaca

Von

SIEGFRIED BORELLI

Die Kombination verschiedener seelischer Einwirkungen und die Form, in der sie später zu Störungen führen, ist kaum zu verallgemeinern. Auch über den Zeitpunkt der symptomatischen Manifestation läßt sich retrospektiv vielfach keine feste Aussage machen. Immerhin gibt es bestimmte psychologische Grunderkenntnisse, die zum Verstehen der Verhaltensweisen im späteren Leben führen und die den Ablauf an sich normaler Funktionen beeinträchtigen, abwandeln oder verhindern können.

Die zur Entwicklung des Menschen in seiner Individualität führenden Faktoren lassen sich formelhaft und schematisch zusammenfassen:

Als Basis fungieren die somatischen Anlagen für die körperliche Konstitution, Charakterstruktur und die Persönlichkeit.

a) Es besteht die Möglichkeit einer *„normalen" somatischen Entwicklung der Konstitution*, der Charakterstruktur und der Persönlichkeit.

b) Es kommt zu einer, *infolge organischer Krankheiten*, Ernährung usw., veränderten bzw. *beeinträchtigten somatischen Entwicklung* der konstitutionellen Charakterstruktur und Persönlichkeit (Beispiel: Hungerschwein).

c) Umgebung und Umwelt mit ihren psychischen Einflüssen formen die sich entwickelnde Persönlichkeit. Die Einflüsse betreffen natürlich immer zugleich auch die somatische Entwicklung.

Als Einflüsse zu kennzeichnen sind das Erleben der Umgebung, der Eltern, Geschwister usw. Es bilden sich Reaktionsweisen, die von der Art des Zusammentreffens der eigenen Welt des einzelnen Lebewesens mit seiner Umgebung abhängen. Die wiederholte Einwirkung immer wieder ähnlich gerichteter Reize bedingt auch eine bestimmte Entwicklung der Persönlichkeit, der Charakterstruktur und irgendwelcher bestimmter Reaktionsmöglichkeiten. Gleichzeitig kann es vorkommen, daß Anlagen nicht zur Ausbildung gelangen bzw. verkümmern, weil sich keine Gelegenheit ergibt, sie zu erleben bzw. auszuleben und weil sie deshalb nicht entwickelt werden. Manche Vollzugsmöglichkeiten, z. B. manche positiven Reflexe werden nicht gebahnt. In Anbetracht unserer Fragestellung ist die Formung von Kontaktfähigkeit, Hingabefähigkeit oder Hemmungen als wesentlich zu nennen.

Die Bedeutung von *Traumen* ist zu nennen, die schockartig, einzeln oder immer wiederholt einwirken und eine bestimmte Entwicklungsrichtung fördern. Bedeutsam sind sie vor allem während der sog. plastischen Entwicklungsabschnitte, in denen der traumatische Reiz mit einer Veränderung der Dauerreaktionsweise beantwortet wird. Es gibt

Abschnitte bzw. Augenblicke im Dasein des einzelnen, in denen er besonders formbar oder „empfindlich" ist; ebenso kommen Abschnitte vor, in denen Traumata von gleicher Dynamik reaktionslos und im Sinne einer Refraktärzeit vertragen werden. — Traumen bewirken unter Umständen eine veränderte Reaktion auf psychische Reize bestimmten Inhalts, infolge deren nunmehr eine andere Reaktion als zuvor in Gang gebracht wird. Statt einer normal angepaßten kommt es nunmehr vielleicht zu einer inadäquaten Fehlreaktion. Die von den Eltern und anderen Erziehungspersonen geübte Erziehung hat bestimmte Verhaltensweisen zur Folge. Mit Erziehung ist an dieser Stelle die *bewußt vermittelte* Erziehung gemeint; denn darüber hinaus bewirkt der Gesamt-Tenor des Elternhauses natürlich auch eine unbewußt vermittelte Erziehung. Die Verarbeitung der Erziehungsimpulse kann bei dem betroffenen Individuum bewußt oder unbewußt erfolgen bzw. auch sekundär dem Bewußtsein verloren gehen. Das Individuum kann sich den Erziehungsinhalten anpassen, entgegengesetzt mit Protestreaktionen antworten oder unbeeinflußt bleiben. Diese Antwortreaktionen können abermals bewußt oder außerhalb des Bewußtseins verlaufen.

Unter Einwirkung der verschiedenen Einflüsse können sich bestimmte *Komplexe* bilden. Bei Auftreffen eines komplexaktivierenden Inhalts, der auch bei unterschwelliger Stärke im Sinne einer Schlüsselreaktion den Komplex, die verletzbare Stelle des Individuums aktiviert, antwortet das Individuum mit einem bestimmten psychischen oder bestimmten organischen funktionellen Verhalten.

Durch das innerpsychische Gegeneinanderwirken von Antrieben, infolge geistiger Verarbeitung, infolge unbewußter Schlüsselreaktionen oder Komplexe und psychischer Reize kommt es zu Konflikten, die funktionelle Folgen haben können.

Aus den Bahnungen, die durch das Erleben der Umgebung, der Erziehung und von Traumen zur Entwicklung gelangt sind, resultieren Verhaltensweisen, die nunmehr nach bestimmtem Schema verlaufen können. Es kommt zu Handlungen, die man als Folgen eines erworbenen Vollzugszwanges bezeichnen kann.

Deutet man die Geschehnisse und das Erlebnis der Umweltreize nach der Auffassung von Pawlow, so resultieren viele Reaktionen auf Grund der Bahnung bedingter Reflexe.

Außer den tief in der Persönlichkeit und ihrer Entwicklung begründet liegenden Störungen der Sexualität, gibt es Fälle, in denen Potenzbehinderungen auf oberflächlich liegende Ursachen zurückgeführt werden können. Letztere lassen sich vielfach auch von einem psychologisch oder tiefenpsychologisch nicht geschulten Arzt herausfinden. Bedingungen sind nur die nötige Einfühlung und Erfahrung und die Aufwendung von Zeit. Trotzdem möchten wir auch hier nicht von bewußten psychischen Ursachen sprechen, da sie dem Patienten selbst zunächst nicht bewußt sind bzw. da ihm die verschiedenen Zusammenhänge mit dem Symptom nicht bekannt sind.

Der Erregungsablauf beim Coitus ist ein spontanes Wechselspiel zwischen männlicher und weiblicher Erregung. Die Erregung ist eine

Funktionseinheit von männlichen und weiblichen Elementen, wobei jedes Element nicht nur seine Bedeutung für eigene Befriedigung und den eigenen Funktionsablauf hat, sondern immer schon auf die Erregung des Partners und dessen Funktionsablauf bezogen ist. Daher liegen die am leichtesten störbaren, das heißt sensibelsten Funktionen bei Mann und Frau an verschiedenen Stellen. So ist die Gesamtstörbarkeit des Sexualablaufes geringer, als wenn Mann und Frau in der gleichen Phase ihren verwundbarsten Punkt hätten. Bei einem spontanen Verkehr ist der stabilste Punkt des einen Partners dort, wo beim anderen der labilste liegt. Beim Beginn des Sexualverkehrs spielt der Mann die führende Rolle, weil ihm normalerweise die aktive Entfaltung und das Dokumentieren des gefühlten Dranges zum anderen Geschlecht keine Schwierigkeiten macht. In dieser Phase kann die Frau, die ja letztlich sich selbst hingeben soll, diese Bereitschaft erst durch ein überzeugendes Verlangen des Mannes entwickeln. Ist sie aber durch den Mann über diesen ersten schwachen Punkt hinweggeführt worden und das Verlangen zum Coitus bei ihr geweckt, fällt ihr in der zweiten Phase die Initiative weniger schwer als in der ersten. Ihre Erregung manifestiert sich, soweit sie echt ist, auch am Genitale (Sekretion, Clitoriserektion) und wirkt dadurch wieder erregungssteigernd auf den Mann, der gerade in diesem Punkte, nämlich seiner Erektion bzw. deren Durchhalten am ehesten störbar ist. In der nächsten Phase tritt eine neuerliche Verschiebung der Schwerpunkte ein. Bei erhaltener Erektion und erfolgter Immission ist der Mann viel stärker gefeit gegen irgendwelche Störungen des Orgasmus als die Frau, die gerade hier ihren sensibelsten Punkt hat. Ihre Hilfe empfängt sie dadurch, daß sie die bevorstehende und dann einsetzende Ejaculation — auch extragenital — so stark spürt, daß die Funktion ihres Orgasmus dadurch ermöglicht wird (MATUSSEK). Allerdings läßt sich die Folgerung des letzten Satzes abändern. Die männliche Ejaculation kann vielfach den weiblichen Orgasmus auslösen bzw. deren Höhepunkt bewirken, doch ist in erster Linie das Empfinden des starken männlichen Begehrens für das Erreichen des Höhepunktes der Frau erforderlich. So dürfte das Empfinden der Frau vielfach ein Ausbleiben des Orgasmus zur Folge haben, wenn ihr Partner den Verkehr nur zu seiner eigenen Befriedigung ausübt und sie — grob gesagt — nur das Mittel zum Zweck ist. Wäre in der Kohabitation eine Masturbation zu zweit zu sehen, wie sich in manchen Theorien ausgedrückt findet (KROGER und FREED nach MATUSSEK), so würde der weibliche Orgasmus wahrscheinlich weit weniger psychogen störbar und mehr von organischen Verhältnissen (Penisgröße) und technischen Faktoren (Coitusstellung) abhängig sein. Das nachfolgende Schema von MATUSSEK soll die wechselseitige Abhängigkeit des Coitusverlaufes und die besonders störbaren Punkte bildlich darstellen.

Die Sexualfunktionen beider Geschlechtspartner sind also getragen von der Wechselseitigkeit und Ergänzung. Es handelt sich hier um den Teil eines Problems, das in vielfacher Abwandlung immer wieder Bearbeitung gefunden hat. Es kehrt in der Lehre des PLATON von dem Urmenschen wieder, der in zwei Teile gespalten worden ist, die nun als Mann und

Vereinfachtes Schema der Theorie von der funktionellen Einheit

	Mann	Frau	
Libido	●	○	Libido
Erektion	○	●	Sekretion genitale Blutstauung, Clitoriserektion
Ejakulation	●	○	Orgasmus

○ = sensibelste, am leichtesten störbare Funktion.

Frau leben müssen und seit jeher in sich den Wunsch tragen, die zu ihnen gehörende Hälfte wiederzufinden, um sich mit ihr zu vereinigen. Der gleiche Gedanke kehrt in der christlichen Religion wieder in dem Wort von der Einheit im Fleische bzw. „Mann und Weib, ein Leib". Die Funktionsabhängigkeit der Sexualvorgänge beider Partner verdeutlicht aber auch über den engeren Rahmen des hier interessierenden Themas hinaus, daß das Individuum keineswegs als Einzelwesen für sich lebt, reagiert und existiert, sondern vielmehr von seinem Gegenüber sehr abhängig ist, sich auf seinen Partner bzw. seine Partner eingestellt hat und in Beantwortung verschiedener Einwirkungen ganz verschiedene Reaktionen psychischer und körperlicher Art hervorbringt. Das Resultat kann sich in Erscheinungen äußern, die man mit den Begriffen gesund und krank zu umreißen pflegt und an denen man der Psyche sehr häufig keinen Einfluß zugestehen will.[1]

Einige Beispiele vermögen am ehesten eine Reihe von Zusammenhängen zu erklären.

Es handelt sich um Fälle, wie sie relativ häufig vorkommen und bei Aufwendung von Zeit und Bereitschaft zum Zuhören auch von einem nicht auf Psychotherapie spezialisierten Arzt behandelt werden können.

Beispiel einer Partner- und Situations-abhängigen Störung der erektiven Potenz

Ein einseitig beinamputierter Architekt von 31 Jahren litt während der gesamten Dauer einer 5 jährigen Verlobungszeit unter absoluter Impotentia coeundi. Körperlich lagen keinerlei Anomalien vor. Der Gesundheitszustand war sehr gut. Psychisch fand sich eine Neigung zu Platzangst, leichten Zwängen und angedeuteten Depressionen. Die Sexualentwicklung war normal verlaufen. Während und nach der Schulzeit erlebte er nacheinander intime Beziehungen ohne jegliche Störungen. Während seiner Militärzeit verlobte der Patient sich mit einem jungen Mädchen. Er wurde später verwundet und verbrachte nach einer Beinamputation $1^{1}/_{2}$ Jahre im Lazarett, bevor er seine Verlobte wieder besuchen konnte. Im Hochgefühl der Vorfreude traf er nach seiner Lazarettzeit bei seiner Verlobten ein. Aus einem an sich unwesentlichen, vielleicht provozierten Anlaß kam es bei diesem ersten Wiedersehen zu einem heftigen Zerwürfnis mit den zukünftigen Schwiegereltern. Infolge dessen mußte er seinen Besuch sofort abbrechen, ohne daß es zu dem von ihm sehnlich erwarteten ungestörten Zusammensein mit seiner Verlobten gekommen wäre. Angeblich auf Grund des Zerwürfnisses trat das Mädchen von der Verlobung zurück. Die ganze Angelegenheit schockierte den jungen Mann heftig.

---

[1] Im umgekehrten Sinne läßt sich der Einfluß der Psyche auf die Sexualfunktionen nachweisen bei Eunuchen bzw. Spätkastraten. Aus der Literatur ergibt sich, daß trotz des Verlustes der „somatischen Basis" die Coitusfähigkeit bei vorhandener Libido zu einer Partnerin durchaus erhalten bleiben kann.

Zwei Jahre später lernte er eine Frau kennen, die ihrerseits ebenfalls zuvor die Auflösung einer längere Zeit bestehenden Verbindung erlebt hatte. Sie hatte sich zu dieser Trennung auf Grund ihr ungehörig erscheinender Forderungen ihres Partners in sexualibus entschieden. — Unser Patient entschloß sich sehr bald zur Verlobung. Es kam jedoch zu keiner Heirat, da bei ihm eine absolute Impotentia coeundi (erigendi) vorlag, sobald er den Versuch machte, mit seiner Verlobten zum Coitus zu kommen. Die Folge waren zeitweilige Zerwürfnisse und heftige Vorwürfe seitens des Mädchens, das nur einen sexuell normal leistungsfähigen Mann heiraten wollte. Sie veranlaßte, daß er mehrere Therapieversuche unternahm und schließlich unsere Klinik aufsuchte.

Die Exploration ergab, daß bei dem Patienten durchaus normale funktionelle Gegebenheiten vorlagen, solange er allein war. In Anwesenheit seiner Verlobten kam es zu keiner Erektion mehr. Er fürchtete deshalb bereits jede Reise und jedes Alleinsein zu zweit.

Psychologisch ließ sich die Störung klären als ein Trauma infolge der Amputation und durch den anschließend erlittenen Schock des Entlöbnisses. Die Aufhebung seines Verlöbnisses war zu einem Zeitpunkt erfolgt, in dem bei dem Patienten besondere Labilität infolge der Amputation im Sinne der Entwicklung latenter Minderwertigkeitsgefühle vorlag. Sekundär wurde die Überbrückung für ihn unmöglich, indem seine spätere Verlobte nicht den Weg fand, ihm sein Selbstvertrauen wieder zu geben. Durch ihr Verhalten und ihre *heftigen* Kritiken verstärkte sie vielmehr erheblich sein Trauma und seine Störbarkeit.

Therapeutisch ließ sich der Zustand sehr rasch beseitigen. Vor einer gemeinsamen Reise mit seiner Verlobten wurde dem Patienten untersagt, einen Verkehr auszuüben. Gleichzeitig wurde seiner Partnerin jedoch eröffnet, daß es sich hierbei nur um eine Finte handelte, um ihn zu beruhigen. Es wurde ihr geraten, sie solle vielmehr alles versuchen, ihn von der Durchhaltung der Anordnung abzubringen. Im Endeffekt gelang der Versuch. Infolge des Verbotes hatte der Patient die Furcht vor der Partnerin verloren. Der Zwang war aufgehoben. Es kam zur normalen Erektion, die Impotenz war einmal überwunden. Nach Durchbrechung der Hemmungsschranken regulierten sich die Verhältnisse erwartungsgemäß dauerhaft.

Sexualstörung infolge Partner- und Ich-Abhängigkeit

Ein sexuell sehr zurückhaltender und zuvor völlig „unberührter", gesunder Mann heiratete mit 35 Jahren, teils aus Zuneigung, teils aus wirtschaftlichen Erwägungen. Die junge Frau kam ebenfalls ohne Erfahrungen in die Ehe. Beide waren sexuell zunächst einander gegenüber sehr gehemmt. Hinzu kam eine erhebliche Unwissenheit und Vorsicht auf beiden Seiten. Die Nervosität des Ehemannes und die Angst seiner Frau führten zunächst dazu, daß bei ihm ante portas bzw. am Introitus vaginae bereits Ejakulatio praecox eintrat. Beide Partner glaubten schließlich, es handle sich bei diesem Geschehen um den normalen Vorgang. Verständlicherweise verlor die Ehefrau sehr bald jegliches Interesse am Coitus, da es weder zu einer Empfängnis noch zur Auslösung eines Orgasmus unter diesen Umständen kam.

Später mehrfach konsultierte Ärzte untersuchten den Mann auf seine Fertilität, erhoben jedoch nie eine eingehendere Sexualanamnese. Nach nahezu 20jähriger Ehe wurde die Ehefrau einmal von einem anderen Manne verführt und lernte erstmalig den normalen Ablauf des Coitus kennen. In der Folgezeit kam der Ehemann in unsere Behandlung. Es bedurfte jedoch langer Therapie, um den in 20 Jahren eingeschliffenen Vollzug zu durchbrechen und in normale Bahnen zu lenken. Zweifellos stand bei dem Mann die vom Ich abhängige Störbarkeit im Vordergrund. Trotzdem hätte es zu einem normalen Ablauf kommen können, wenn nicht die von der Partnerin abhängigen Bedingungen ebenfalls so ungünstig gewesen wären.

Ich-abhängige Störung

Ein 35 Jahre alter, körperlich und funktionell normaler Mann kam in Behandlung wegen Erektionsstörungen und Ejakulatio praecox, vor allem aber wegen erheblicher *Phobien*.

Es bestand subjektiv Schwäche- und Krankheitsgefühl seit der ausklingenden Pubertätszeit. Die Vorgeschichte erbrachte die Existenz heftiger Skrupel seit der Pubertäts-Masturbation. Damals hatte der Patient in einem Buch gelesen, daß Onanie Rückenmarkschwindsucht und Folgen an den Kindern „bis in das 3. und 4. Glied" mit sich bringe. Diese Gedanken hatten bei ihm zu einer Neurose geführt, so daß er alle Zustände des Mißbehangens, z. B. Kopfweh, zeitweilige Müdigkeit und dergleichen auf die frühere Onanie und gelegentliche Rückfälle zurückführte. Nach entsprechender Aufklärung verloren sich die Potenzstörungen. Allerdings genügte nicht nur *eine* Rücksprache. Es mußte vielmehr eine Kurztherapie durchgeführt werden. Bei derartigen Fällen handelt es sich im allgemeinen um Neurosen und Phobien, die auf *eine* einfache Aufklärung allein nicht ansprechen.

Relative Potenzstörung

Bei einem 35 jährigen, körperlich gesunden und fertilen Mann trat akut eine Impotentia coeundi auf.

Der Patient war verheiratet und besaß in seiner Ehe einen 2 jährigen Sohn. Seine Beschwerden waren relativ akut aufgetreten. Er war plötzlich unfähig, mit seiner Frau den Coitus auszuüben. Es existierte angeblich eine gewisse Libido. Jedoch kam es nicht mehr zur Erektion.

Die Exploration erbrachte, daß er seit dem Eintreten der Störungen extramatrimoniell mit einem jungen Mädchen intime Beziehungen unterhielt. Die Potenz war im Beisammensein mit der jungen Freundin zunächst durchaus normal. Gegenüber der Ehefrau hatte sich eine erektive Impotenz entwickelt. Zeitweise kam es später auch zu Potenzstörungen gegenüber der Freundin.

Aus der therapeutischen Klärung ergab sich, daß eine typische *relative Impotenz* aus dem Schuldgefühl gegenüber der Ehefrau und infolge der inneren Zerissenheit des Patienten vorlag.

Es ist natürlich sehr schwer und letztlich kaum eine ärztliche Aufgabe, in derartigen Fällen therapeutisch einzugreifen. Man kann nur versuchen, den Patienten in seinem Bestreben nach Bereinigung der Situation zu ermuntern.

Diese kurze Übersicht über die Ursachen mancher sexueller Störungen mag genügen. Sie kennzeichnet psychosexuelle Probleme, die in jeder Praxis täglich vorkommen können.

Ejaculatio praecox

Ein Problem der Praxis stellt die *Ejaculatio praecox* dar. Diese Störung beruht zumeist auf einer psychogenen Übererregbarkeit. Es kommen allerdings auch Fälle vor, in denen man den Eindruck hat, daß eine „echte" Erektionsschwäche vorliegt, aus der der vorzeitige Samenerguß resultiert. — Bei Übererregbarkeit besteht die Aufgabe darin, den fehlerhaften Kreislauf zu durchbrechen. Im Jahre 1951 empfahlen wir die lokale Anwendung von 5—10%iger Anaesthesinsalbe, da ein besseres Medikament seinerzeit nicht existierte. Inzwischen haben wir die Erfahrung gemacht, daß die örtlich anaesthesierenden Antihistaminsalben mitunter zum Erfolg führen. Die beste Wirkung erzielten wir letzthin mit dem Antipruriginosum Pruralgan, das innerhalb von 12—15 Minuten zu einer deutlichen Verminderung der Oberflächensensibilität führt. — Im Hinblick auf die Gefahr der Paragruppenüberempfindlichkeit und eine entsprechende Provokation auf Anaesthesin (es wurde bereits 1951 darauf hingewiesen) empfehlen wir nunmehr, von dem neuen Medikament Gebrauch zu machen, bei dem Sensibilisierungen nach der Literatur und eigenen Erfahrungen kaum zu befürchten sind.

Über Aphrodisiaca

Im Rahmen dieses Vortrages soll zugleich die Wirkung und Art der aphrodisierenden Sexualtherapeutica behandelt werden. Die Palette der zur Behandlung von Sexualstörungen zur Verfügung stehenden *Medikamente* ist nicht sehr groß. Die hormonell wirksame Therapie beschränkt sich auf Gonadotropine, Hypophysenauszüge und Hodenhormone, dazu Vitamin E. Da es sich meist nicht um endokrinologisch-somatisch bedingte Dysfunktionen handelt, ist die Anwendung dieser Therapeutica im allgemeinen nicht notwendig oder richtig. Zumeist handelt es sich um psychisch überlagerte oder verursachte und funktionelle Störungen, für die es keine kausal-medikamentöse Behandlung gibt.

Neben allgemeinen Maßnahmen kann sich die Verordnung von Aphrodisiaca dabei sehr positiv auswirken und auch bei somatisch verursachten leichteren erektiven Störungen eine Hilfe sein. Die Kenntnis der bisher kaum in einer Zusammenstellung erfaßten Anregungsmittel erweitert unsere ärztlichen Möglichkeiten.

Definition

Der Begriff „Aphrodisiaca" umfaßt Mittel zur Anregung, Steigerung und Stärkung der Libido sexualis und der geschlechtlichen Leistungsfähigkeit. Die Verordnung und Anwendung von Drogen, die eine Förderung der Sexualkraft bewirken sollten, reicht bis in das Altertum zurück. Kultivierte und unkultivierte Völker hatten und haben ihre Aphrodisiaca. Zu allen Zeiten ist die Liste der sexuellen Reizmittel sehr groß gewesen. Der Volksglaube hat stets vielen Drogen eine sexualanregende Wirkung zugeschrieben. Aber keine derselben hat sich auf die Dauer als ein für den anzustrebenden Effekt in *jedem Falle* verläßliches Mittel erwiesen. Viele Aphrodisiaca sind zudem auch nicht einmal gesundheitsunschädlich.

Man sollte sich von vornherein darüber klar sein, daß Libido und Potenz nur dann auf pharmakologischem Wege gesteigert werden können, wenn sie psychisch oder funktionell gehemmt sind. Organische Störungen, die auf Mißbildungen, Rückbildungsvorgängen oder krankhaften Störungen mit morphologischen Veränderungen beruhen, können zumeist durch die hier diskutierten Mittel nicht in dem gewünschten Sinne beeinflußt werden (Marcuse, Thomas). Jedenfalls sind die Aussichten des therapeutischen Erfolges in diesen Fällen weitaus geringer. *Wenn man es genau definiert*, handelt es sich bei den Aphrodisiaca um Mittel, die eine normale oder nur leicht geschwächte geschlechtliche Leistungsfähigkeit steigern können. Das geschieht wiederum in allen den Fällen nahezu rein suggestiv, in denen es sich nicht um Substanzen handelt, die auf das Urogenitalsystem stark reizend oder auf das Zentralnervensystem stark enthemmend wirken.

I. Drogen mit Wirkung vorwiegend auf das nervale lokale Sexualgeschehen
  Yohimbin
  Maximaldosis: Yohimbinhydrochlorid 0,03 g pro Dosis, 0,1 g pro die.

II. Drogen mit vorwiegend diuretischer und das Urogenitalsystem reizender Wirkung
  a) die *Kanthariden* (Lytta vesicatoria), spanische Fliegen, Blasenkäfer oder Pflasterkäfer (Cave! Entfällt!)
  b) *Petersilie* (Petroselinum sativum)
     Übliche Dosierung: 0,5—1,5 g Sem. Petroselini
  c) *Sellerie* (Apium graveolens)
     Dosierung: z. B. 20—30 g des Saftes des Krautes
  d) *Spargel* (Asparagus officinalis)
     Dosierung: z. B. 3—4 Eßlöffel des Saftes täglich
  e) *Manustren* (Eryngium aquaticum, maritimum, campestre et planum)
     Dosierung: z. B. $^{1}/_{2}$ Teelöffel voll der Frischpflanzenverreibung 3 mal täglich.

III. Drogen mit vorwiegend allgemein tonisierender Wirkung
  a) Strychnin aus Brechnuß (Strychnos nux vomica) oder aus der Ignatiusbohne (Semen ignatii)
     Dosierung: Strychnin. nitr. 0,001. Max. Dosis 0,005. Extrakte entsprechend stärker
  b) *Muira puama* (Liriosma ovata), Potenzholz
     Dosierung: z. B. 5—8 Tropfen der Tinktur 3 mal tägl.
  c) *Damiana* (Turnera aphrodisiaca)
     Dosierung: 0,3—0,6 g des Extraktes
  d) *Ginseng* (Panax Ginseng)
     Dosierung: 3—4 g der Wurzel tägl.
  e) *Colanuß* (Cola acuminata)
     Dosierung: $^{1}/_{2}$—1 Teelöffel voll des Fluidextraktes
  f) *Hafer* (Avena sativa) und
     Phosphor sind allgemeine Stärkungsmittel.

IV. Drogen mit vor allem zentral erregender Wirkung bzw. enthemmender Wirkung
  a) *Pervitin*
  b) *Benzedrin*
  c) *Cocain*
  d) *Opium*
  e) *Morphin*
    unterstehen dem Rauschmittelgesetz, wirken in geeigneter Dosierung aphrodisierend
  f) *Nachtschattengewächse* (Solanaceen)
    z. B. Tollkirsche (Atropa belladonna), Bilsenkraut (Hyascyamus niger), Stechapfel (Datura stramonium), Alraune (Mandragora officinalis) und Toloachi (Datura tatula)
  g) *Haschisch*, Marihuana (Cannabis Indica)
    Rauschgiftverordnung!
  h) *Preludin* (2-Phenyl-3-methyl-tetrahydro-1,4-oxazinhydrochlorid)
  i) und *Ritalin* (Hydrochlorid des Phenyl(-Piperidyl)-essigsäuremethylesters)
    Dosierung: 2 mal tägl. 5—10 mg
  k) *Knabenkraut* (Orchis mascula)
  l) *Akelei*
  m) *Schwertlinie* (Iris)
    Dosierungen: nicht allgemein anerkannt.
V. Drogen mit anaphrodisischer Wirkung, die durch die Homöopathie Verwendung als Aphrodisiaca finden
  a) *Hopfen* (Humulus lupulus)
  b) *Mönchspfeffer* (Vitex agnus castus)
  c) *Schierlings-Caladium* (Caladium seguinum)
  d) *gelbe Teichrose* (Nuphar luteum)
    Dosierungen: nicht allgemein anerkannt.
Die Voraussetzung für den positiven Effekt auch der wirksamen Aphrodisiaca stellt die positive seelische Grundeinstellung zum Sexualgeschehen dar. Es kann als unmöglich angesehen werden, einen im tiefsten seelischen Bereich asexuell eingestellten Mann — soweit so etwas denkbar ist — durch Aphrodisiaca sexuell anzuregen, bzw. einen Menschen durch derartige Medikamente gegen seinen Willen zum Sexualverkehr zu bringen (das ist eine Frage, wie sie mitunter in *Gutachten* gestellt wird). — Bei vorhandener Basis ist es jedoch möglich, unter Einsatz von Aphrodisiaca in Kombination mit den anderen zur Verfügung stehenden sexualtherapeutischen Medikamenten bei männlichen Sexualstörungen Erfolge zu erzielen und den unter ihrem Zustand zumeist selbst sehr leidenden Patienten für ihr weiteres Leben Hilfe zu bringen.

Ausführliche *Literatur* ist dem Beitrag des Verfassers im Ergänzungswerk des Handbuches der Haut- und Geschlechtskrankheiten von J. JADASSOHN, herausgeg. v. A. MARCHIONINI, Band VI/3, Fertilitätsstörungen beim Manne, Berlin-Göttingen-Heidelberg: Springer (im Druck), zu entnehmen.

Aus der Hautklinik der Westfälischen Wilhelms-Universität Münster
(Direktor: Prof: Dr. P. Jordan)

Neuere Ergebnisse der Erbpathologie der Haut

Von

Hans Niermann

Die Erbpathologie der Haut gibt nicht nur wesentliche Anhalte für die Grundlagenforschung, sondern hat, was auf einem Fortbildungskursus über Fortschritte der praktischen Dermatologie wohl betont werden soll, auch eine große Bedeutung für den praktizierenden Dermatologen.

Die Art des Erbgangs eines Leidens gibt z. B. Hinweise auf die *Prognose*: Die Erfahrung hat gezeigt, daß leichtere Formen einer Krankheit dominant und schwerere Formen recessiv vererbt werden. So wird z. B. die Ichthyosis vulgaris überwiegend dominant und die letale Ichthyosis congenita recessiv vererbt. Bei der Epidermolysis bullosa simplex liegt Dominanz vor, während die dystrophe Form, bei der es eine letale Sonderform Herlitzer gibt, recessiv vererbt wird.

Der Grad des erblichen Einflusses spielt auch für die *Therapie* eine große Rolle. Nicht nur die Erbkrankheiten der Haut, sondern auch die erblich bedingten Dermatosen machen häufig Behandlungsschwierigkeiten, Rezidive sind nicht zu vermeiden. Ohne sofort von einer Erbkrankheit zu sprechen, ist es manchmal angezeigt, den Patienten über die Art der Erkrankung zu unterrichten und somit bei ihm eine gewisse Grundeinstellung seinem Leiden gegenüber zu erzielen.

Bei der Erstellung von *Gutachten* ist für die Beurteilung oftmals von entscheidender Bedeutung, ob anlagebedingte, konstitutionelle und erbliche Faktoren oder mehr Umwelteinflüsse wie Beruf oder Wehrdienst eine ursächliche Rolle spielen. Voraussetzung ist natürlich, daß durch entsprechende Untersuchungen die erbliche Ätiologie ausreichend gesichert ist.

Eine ganz besondere praktische Bedeutung gewinnt die Erbbiologie durch die *Mutationsforschung* und dabei vor allem durch die Strahlengenetik. Unter Mutation versteht man die spontane oder induzierte Entstehung neuer Erbanlagen. Diese Genänderung kann durch Strahlen oder auch durch chemische Substanzen ausgelöst werden. Der menschliche Organismus wird in immer stärkerem Maße Strahlenbelastungen ausgesetzt, wobei kein Unterschied zwischen Röntgen, Radium, Isotopen, radioaktiven Spaltprodukten oder dergleichen besteht. Strahlen stellen nicht nur als akutes oder chronisches Strahlensyndrom eine direkte Schädigung für ein Einzelindividuum dar, sondern sie können auch die Erbanlagen ändern und dadurch zu Mißbildungen und Krankheiten bei späteren Generationen führen.

Der menschliche Körper unterliegt von vornherein einer sog. natürlichen Strahlenbelastung, die sich aus Eigenstrahlung im Körper vorhandener Elemente, aus der vom Boden und Umgebung ausgehenden Erdstrahlung und der kosmischen Höhenstrahlung u. a. zusammensetzt. Dieser Strahleneinfluß auf den Gesamtkörper entspricht annähernd einer Dosis von 3—4 r für ein Generationsalter von 30 Jahren. Die einzelnen Gewebe und Organe haben eine unterschiedliche Strahlenempfindlichkeit. Zellen, die sich im Teilungsvorgang befinden, wie die Samenreifungszellen und ihre die Gene enthaltenden Chromosomen, sind besonders strahlensensibel. Die Mehrzahl der Mutationen führt zum Tode der Keimzellen, nur vereinzelt sind sie als vorteilhaft anzusehen. Da die meisten Mutationen recessiv sind, treten sie erst nach vielen Generationen in Erscheinung.

Die Häufigkeit der Mutationen nimmt durch die vermehrten äußeren erbändernden Einflüsse zu. Die *Mutationsrate* ergibt sich aus dem Verhältnis von Gameten mit mutierten Genen zur Gesamtzahl der untersuchten Gameten einer Generation. Um die Zahl strahleninduzierter Mutationen berechnen zu können, muß für jede Erbkrankheit zunächst einmal die Zahl der Spontanmutationen ermittelt werden, wofür es direkte und indirekte Methoden gibt.

Bei der direkten Berechnung wird festgestellt, wie oft ein mit einer bestimmten Krankheit behaftetes Kind von gesunden oder von an der gleichen Krankheit leidenden Eltern abstammt. Für die indirekte Methode gibt es für jeden Erbgangsmodus bestimmte Berechnungsformen, auf die hier nicht näher eingegangen werden soll.

Für den Menschen liegen bisher Berechnungen der Mutationsrate für etwa 30 Krankheiten vor, die in ihren Angaben zwischen 4—100, ja sogar bis 10000 mutierten Genen pro Mill. Gameten schwanken. So errechnete NEEL für die Ichthyosis congenita 11 und für den Albinismus 28, BÖÖK für die Epidermolysis bullosa 50, CROWE für die Neurofibromatose 100 und GUNTHER für die tuberöse Sklerose 4—8 mutierte Gene auf 1 Mill. Gameten. Bei vielen Erbkrankheiten ist die Mutationsrate noch unbekannt, die bisherigen Berechnungen stützen sich auf ein zu kleines Ausgangsmaterial und unterliegen von Autor zu Autor beträchtlichen Schwankungen. Die Kenntnis der Spontanmutationen ist für eine spätere Berechnung strahleninduzierter Erbänderungen unumgänglich notwendig. Durch das Humangenetische Institut der Universität Münster wurde für den Regierungs-Bezirk Münster eine spezielle Untersuchung eingeleitet.

Es sollen alle Patienten erfaßt werden, die von 1950—1956 im Regierungs-Bezirk Münster stationär behandelt wurden und an bestimmten Erbkrankheiten litten. Bis zum 31. 12. 1958 wurde annähernd die Hälfte, nämlich 603421 der anfallenden Krankengeschichten durchgesehen, 12446 (2,2%) Patienten litten an Erbkrankheiten. 885 von ihnen hatten erblich bedingte Hautkrankheiten bzw. Krankheiten, die häufig mit Hauterscheinungen einhergehen. Die umfassenden Ermittlungen sind noch nicht abgeschlossen, später soll dann für einen ähnlichen Zeitraum von 7 Jahren festgestellt werden, ob die Zahl erblich bedingter Krankheiten zugenommen hat und sich somit die Mutationsrate änderte.

Eine weitere wichtige erbbiologische Untersuchungsmethode ist die *Familienforschung.* Ein wesentlicher Grundsatz erbbiologischer Forschung sollte es sein, nach Möglichkeit nur über die Patienten zu berichten, die tatsächlich untersucht wurden. Gerade bei der Familienforschung ist dies nicht immer zu erreichen.

Wir beobachteten Patienten, die sich interessant machen wollten, indem sie über eine ungewöhnlich große Zahl von Familienangehörigen mit der gleichen Hautkrankheit berichteten. Bei Nachuntersuchungen konnte dies oftmals nicht bestätigt werden. Eine viel größere Patientenzahl gibt allerdings an, nur das einzige erkrankte Familienmitglied zu sein. Als Gründe sind anzusehen: Unkenntnis, Scham, aus einer erbkranken Familie zu stammen, manchmal auch Furcht, wegen eines möglichen ungünstigen Einflusses bei der ursächlichen Anerkennung des Wehrdienstes bei einem Rentenverfahren u. a. m. So ungenau somit bereits die familienanamnestischen Angaben des Patienten sein können, so schwierig ist es nunmehr, weitere Angehörige zu untersuchen. Einem Familienstammbaum, der nur von einem untersuchten Probanden ausgeht, muß man daher mit Skepsis begegnen. Auf jeden Fall sollte man Untersuchte und Nichtuntersuchte besonders kennzeichnen.

Bei der *Zwillingsforschung* ist der Proband als Patient bereits bekannt, man braucht nur eine Person, nämlich den unbekannten Partner, zu untersuchen. Zwillinge sind erbbiologischen Untersuchungen gegenüber großteils sehr aufgeschlossen. Oftmals wird der Einwand erhoben, Zwillinge seien nicht so häufig und sie seien daher nur schwer zu erfassen. Wir ermittelten bisher unter 30597 Patienten der Univ.-Hautklinik Münster und des Westf. Vereins für Krebs- und Lupusbekämpfung 443 Zwillingsprobanden. Zur Ermittlung wurden zwei verschiedene Wege eingeschagen.

Von 1926—1954 wurden durch den Westf. Verein für Krebs- und Lupusbekämpfung 11 740 Patienten mit Hauttuberkulose, Erythematodes, Boeckscher Krankheit und Hautkrebs behandelt oder überwacht. Bei 9 506 Patienten wurde am Standesamt des Geburtsortes des Patienten nachgefragt, ob der Betreffende als Zwillingsgeburt registriert war. Für 7 024 Patienten erhielten wir verwertbare Antworten und konnten auf diese Art 85 Zwillingsprobanden ermitteln, was einer Häufigkeit von 1:83 entsprach. Da man allgemein auf 56 Erwachsene mit einem Zwilling rechnen kann, so ist diese Verhältniszahl ganz zufriedenstellend. — Seit 4 Jahren werden sämtliche Patienten bei der klinischen Aufnahme gefragt, ob sie Zwillinge sind. Unter 18857 Patienten wurden 353 Zwillingsprobanden erfaßt, was einem Verhältnis von 1:53 entspricht.

Leider muß man mit einem Ausfall von annähernd einem Drittel der erfaßten Zwillinge durch Todesfall rechnen. 139 Partner (31%) der ermittelten 443 Zwillingsprobanden waren verstorben. Häufig starb der uns unbekannte Partner in vorgerücktem Alter und befand sich anderweitig in ärztlicher Behandlung. Durch entsprechende Rückfragen lassen sich manchmal doch noch erbbiologisch verwertbare Angaben gewinnen.

Unser Zwillingsgut teilt sich u. a. nach folgenden Diagnosen auf: 71 Probanden mit Hauttuberkulose, 47 mit Gefäßmälern, 32 mit Seborrhoe, 21 mit Acne vulgaris, 20 mit Kontaktekzem, 19 mit Hautkrebs, 14 mit Neurodermitis, 13 mit Psoriasis vulgaris und 11 mit Urticaria chronica recidivans. Ein besonderes Problem, um durch die Zwillingsforschung verwertbare erbbiologische Untersuchungen zu gewinnen, ist nun die Zusammenstellung *auslesefreier Zwillingsserien*. Viele Autoren halten das konkordante Auftreten eines Krankheitsbildes für besonders interessant und veröffentlichungswert. Ein Bericht über die Erkrankung nur eines Zwillings, vor allem, wenn es sich dann noch um zweieiige handeln sollte, erfolgt wesentlich seltener. Durch die Zusammenstellung derartiger Literaturberichte wird der Fehler dieser sog. einseitigen Interessantheitsauslese noch vermehrt. Unsere Zwillingsgruppe wird daher unabhängig von Diagnose, Konkordanz oder Ein- bzw. Zweieiigkeit der Zwillinge gesammelt. Der Umstand, daß es sich natürlich nur um Hautkrankheiten handelt, kann nicht mehr als Ausleseprinzip angesehen werden.

Bei manchen Hautkrankheiten unserer Zwillinge möchte man zunächst keine erblichen Einflüsse annehmen. Im Wechselspiel zwischen Erbe und Umwelt kann letzten Endes aber bei jeder Krankheit das Erbgut eine mitbeeinflussende Rolle spielen. Ziel der erbbiologischen Forschung muß es sein, zu klären, welcher Grad erblichen Einflusses vorliegt. Oftmals wird auch behauptet, daß eine weitere erbbiologische Bearbeitung z. B. der Acne vulgaris oder der Epidermolysis bullosa nicht mehr notwendig sei, da über die Erblichkeit dieser Leiden ja bereits alles bekannt ist. Dieser Auffassung kann keinesfalls zugestimmt werden. Man ist immer wieder verwundert, auf welche kleinen Zahlen von untersuchten Zwillingen oder untersuchten Familien sich Aussagen über die Erblichkeit von Krankheiten stützen.

Nachdem wir zunächst über unsere Erfahrungen mit der Methodik der Mutations-, Familien- und Zwillingsforschung berichteten, sollen jetzt Ergebnisse über einige unserer erbbiologischen Unterschungen angeführt werden.

So beschäftigten wir uns mit der Erblichkeit der *Hauttuberkulose.* Aus den Untersuchungen vor allem von Diehl und v. Verschuer und sonstigen Literaturangaben über 617 Zwillingspaare ist bekannt, daß die erbliche Veranlagung des Verhalten des Menschen gegenüber der Tuberkulose wesentlich beeinflußt. Als ungeklärt mußte bisher angesehen werden, ob dies für die Lokalisation der Tuberkulose an bestimmten Organen, wie z. B. der Haut, ebenfalls zutrifft.

Eine Anzahl der in der Literatur genannten Familienuntersuchungen zeigte jedenfalls, daß die Hauttuberkulose nicht nur in bestimmten Familien gehäuft auftrat, sondern daß auch bestimmte Formen wie Lupus vulgaris, Tuberculosis cutis colliquativa, Erythema induratum Bazin und Erythema nodosum in einigen Familien vermehrt vorkamen.
Auch die in der Literatur erwähnten Untersuchungen von 20 Zwillingspaaren ließen eine erbliche Disposition für die Hauttuberkulose vermuten. 9 EZ zeigten ein konkordantes, 3 EZ ein diskordantes, 1 ZZ ein konkordantes und 7 ZZ ein diskordantes Auftreten der gleichen Form der Hauttuberkulose. Der Konkordanzquotient betrug 75%: 12,5% .
Wir teilten diese Zwillingsuntersuchungen auf nach Einzelbeobachtungen und nach auslesefreien Serien. Bei der Einzelkasuistik wird fast nur über EZ mit Konkordanz berichtet, entsprechend dem o. a. Fehler einseitiger Interessantheitsauslese. Bei den auslesefreien Serien besteht kein Unterschied zwischen konkordanten und diskordanten EZ.

Von 71 ermittelten Zwillingsprobanden mit Hauttuberkulose konnten wir 34 Partner untersuchen. Eine Konkordanz lag nur bei 1 eineiigen und bei 2 zweieiigen Zwillingspaaren mit Halslymphknotentuberkulose vor, sonst war stets nur der uns bereits bekannte Proband erkrankt. Wir fanden somit keinen Anhalt für einen Einfluß des Erbgutes auf die Lokalisation der Tuberkulose an der Haut.

Gleichzeitig vorgenommene Untersuchungen für das Vorliegen sonstiger Organtuberkulosen, vor allem der Lunge, zeigten aber für den Verlauf der Gesamttuberkulose ein überwiegend konkordantes Verhalten bei EZ und Diskordanz bei ZZ. Auf Grund unserer Zwillingsuntersuchungen folgern wir, daß zwar der Gesamtablauf der Tuberkulose erblichen Einflüssen folgt, daß es aber zumindest für die Haut keine besondere erbliche Organdisposition gibt. Den Widerspruch unserer Ergebnisse zu denen der Literatur erklären wir durch den Fehler einseitiger Interessantheitsauslese der bisherigen Zwillingsuntersuchungen.

Eine weitere größere auslesefreie Serie bezieht sich auf Untersuchungen von Zwillingen mit *Gefäßmälern.* Zur Frage der Erblichkeit nahmen in jüngerer Zeit Tiedemann und Siemens Stellung. Der erstere hielt Gefäßmäler wie Hämangioma simplex, Hämangioma cavernosum und Naevus flammeus für Expressivitätsgrade ein und derselben Erbkrankheit. Siemens widersprach dieser Auffassung und betonte, daß für die Mehrzahl der Naevi vasculosi eine Erblichkeit nicht in Frage kommt.

In der Literatur fanden wir Angaben über 50 Zwillingspaare, die auf das Vorliegen von Hämangiomen untersucht wurden. 9 EZ zeigten Konkordanz 20 EZ

Diskordanz, 2 ZZ Konkordanz und 19 ZZ Diskordanz. Wir ermittelten 47 Zwillingspaare, von denen entweder ein oder beide Paarlinge an einem Angiom litten. 25 Zwillingspaare wurden bisher untersucht, und zwar speziell auf das Auftreten von kavernösen Angiomen. Bei einem EZ lag Konkordanz vor, sonst bei 6 EZ Diskordanz, bei 2 ZZ Konkordanz und bei 16 ZZ Diskordanz.

Unsere Befunde sprechen bei den Angiomen zunächst nicht für eine Erblichkeit. Die Zahl der bisher untersuchten Zwillinge mit Gefäßmälern ist noch zu klein, um bereits Zusammenfassungen im Sinne Tiedemanns vorzunehmen. Wir halten es für richtiger, wenn man bei den Gefäßmälern nach klinischen, histologischen, strahlentherapeutischen, aber vor allem auch erbbiologischen Gesichtspunkten die medialen und lateralen Naevi teleangiectatici von den planen, plano-tuberösen und kavernösen Angiomen trennt.

Bei der *Neurodermitis* (endogenes Ekzem, atopische Dermatitis, spätexsudatives Ekzematoid Rost) wird in Zugehörigkeit zum Bronchialasthma und Heuschnupfen ein unregelmäßig dominanter Erbgang angenommen.

103 von 377 befragten Patienten mit Neurodermitis (27,3%) machten folgende familienanamnestische Angaben: Bei 53 Patienten hatten 1 oder mehrere Familienangehörige ebenfalls eine Neurodermitis, bei 6 Patienten Neurodermitis und Bronchialasthma, bei 30 Patienten Bronchialasthma, bei 13 Patienten Milchschorf und bei 1 Patienten Heuschnupfen. Bei 377 Patienten können nicht alle Familienangehörigen untersucht werden.

Bei einer Familie mit 49 Angehörigen war dies aber möglich, 7 Familienmitglieder hatten Neurodermitis oder Bronchialasthma. Dies läßt doch vermuten, daß die Zahl der an Neurodermitis und Bronchialasthma erkrankten Familienangehörigen oftmals viel größer ist, als aus der Anamnese allein zu entnehmen ist.

Von dem gar nicht so seltenen Krankheitsbild liegen nur wenige Zwillingsuntersuchungen vor. Es wurde berichtet über 1 EZ mit Konkordanz, 2 ZZ mit Konkordanz und 1 ZZ mit Diskordanz.

Von unseren 14 Zwillingspaaren mit Neurodermitis wurden bisher 7 Paare untersucht, 3 EZ waren konkordant und 4 ZZ diskordant befallen. Diese Untersuchungen stützen die Annahme erblicher Einflüsse bei der Neurodermitis.

Von ganz besonderem Interesse war es, daß bei den 3 EZ mit konkordantem Auftreten der Neurodermitis auch eine *Ichthyosis vulgaris* konkordant vorhanden war.

Auch bezüglich der Ichthyosis vulgaris liegen nur wenige Zwillingsuntersuchungen vor, 4 EZ konkordant und 1 ZZ diskordant. Über Untersuchungen von Zwillingen, die gleichzeitig an Neurodermitis und Ichthyosis vulgaris litten, fanden wir nur eine Angabe bei Illig, der in einer Arbeit über Hautgefäßreaktionen bei Neurodermitispatienten ein EZ nebenbei erwähnt.

Hoede und auch Korting halten das gemeinsame Auftreten von Neurodermitis und Ichthyosis vulgaris für ein zufälliges Zusammentreffen zweier Genodermatosen. Vor allem Marchionini, aber auch Kochs weisen darauf hin, daß die Ichthyosis vulgaris eine häufige Begleiterkrankung der Neurodermitis ist. 3 eineiige Zwillinge mit konkordantem Auftreten von Neurodermitis und Ichthyosis vulgaris stellen noch keinen Beweis für die gemeinsame Vererbung dieser Krankheiten dar, als alleiniger Zufall kann dies aber auch nicht mehr angesehen werden. Man wird in Zukunft dem gemeinsamen Vorkommen dieser Krankheiten mehr Beachtung schenken müssen.

Bei der *Psoriasis vulgaris* liegt ein unregelmäßig dominanter Erbgang vor. Die Angaben in der Literatur über das Vorkommen der Schuppenflechte bei weiteren Familienangehörigen schwanken zwischen 5—50% der untersuchten Fälle. Hoede kommt bei 20 Patienten, die er über 30 Jahre beobachtete, sogar auf eine Zahl des familiären Befalls von 80%.

Wir fanden unter 453 Patienten mit Schuppenflechte, die 1951—1956 stationär behandelt wurden, 120 Patienten (27%), bei denen weitere Blutsverwandte an der gleichen Krankheit litten. Von 208 ambulanten Patienten des Jahres 1957 gaben 44 (21%) bei weiteren Angehörigen das Auftreten einer Schuppenflechte an.

Auch die bisherigen Zwillingsuntersuchungen stützen die Annahme, daß es sich bei der Schuppenflechte um eine erblich bedingte Hautkrankheit handelt: 13 EZ waren konkordant, 8 EZ diskordant, 1 ZZ konkordant und 12 ZZ diskordant befallen. Von unseren 13 erfaßten Paaren wurden 4 untersucht, 1 EZ war konkordant und 3 ZZ diskordant.

Auf Grund der Familienuntersuchung eines Patienten mit einer *Acrodermatitis continua Hallopeau* und durch Überprüfung familienanamnestischer Angaben der Literatur konnten wir auch einen Beitrag zu der umstrittenen Frage geben, ob es sich bei der Psoriasis pustulosa, der Acrodermatitis continua und der Impetigo herpetiformis um mit der Schuppenflechte identische Krankheitsbilder handelt. Stimmt man dieser Annahme zu, so müßte man eigentlich bei einem Teil dieser Fälle bei weiteren Familienangehörigen eine Schuppenflechte in ähnlicher Häufigkeit finden, wie man es sonst von diesem Krankheitsbild kennt.

In der Literatur bis Mai 1958 fanden wir Angaben über 545 Fälle mit Acrodermatitis continua, Impetigo herpetiformis und Psoriasis pustulosa. Bei keinem der 206 Patienten mit Acrodermatitis continua wurde in der Familienanamnese ein Hinweis auf Schuppenflechte gegeben, bei 131 Patienten mit Impetigo herpetiformis nur einmal (Koch). Von 208 Patienten mit Psoriasis pustulosa gaben 13 (6,2%) bzw. von 72 Patienten mit der Psoriasis pustulosa Typ Zumbusch 12 (17%) das Vorkommen einer Psoriasis vulgaris an.

Wie bereits betont, kann die Familienanamnese als ein Teilfaktor erbbiologischer Untersuchungen nur einen begrenzten Anteil zur Klärung der Ätiologie von Krankheiten geben. Wir nehmen aber doch an, daß anhand der bisher in der Literatur vorliegenden Familienanamnesen die Acrodermatitis continua, die Impetigo herpetiformis und evtl. auch der Typ Barber der Psoriasis pustulosa nicht ohne weiteres als mit der Psoriasis vulgaris identische Krankheitsbilder angesehen werden können.

Die *Epidermolysis bullosa* ist eine Erbkrankheit. Siemens trennte zunächst eine dominant vererbte Epidermolysis bullosa simplex von der recessiv vererbten dystrophen Form. Schon 1929 wies er aber darauf hin, daß es auch eine dystrophe Form mit dominantem Erbgang gäbe.

Touraine fand 1942 bei der Bearbeitung von 1181 in der Literatur angegebenen Epidermolysis-Fällen 536 Patienten mit Epidermolysis bullosa simplex und dominantem Erbgang, 338 Patienten mit der dystrophen Form und dominantem Erbgang und 307 Patienten mit der dystrophen Form und recessivem Erbgang. Er schlug daher für die Epidermolysis folgende Einteilung vor: Zunächst wie bisher die einfache Form mit Dominanz, dann eine im allgemeinen günstiger verlaufende hyperplastische Form ebenfalls mit Dominanz und die bisherige dystrophe Form als Epidermolysis polydysplastica mit recessivem Erbgang.

Wir hatten Gelegenheit, bei 2 Familien ein gehäuftes Auftreten der Epidermolysis bullosa albo-papuloidea Pasini zu beobachten. Über den Erbgang dieser Epidermolysisform liegen in der Literatur nur wenige Angaben vor.

So weist Pasini einmal darauf hin, daß bei einer Patientin unter den Vorfahren väterlicherseits 2 Fälle mit einer ähnlichen Krankheit vorlagen. Gasser und Walther beschreiben das Auftreten bei Vater und Tochter.

Die bei unseren beiden Ausgangspatienten gefundenen klinischen Erscheinungen, wie Nagelveränderungen und narbige Abheilung der Blasen, ließen zunächst das Vorliegen einer dystrophen Epidermolysisform und somit recessivem Erbgang annehmen. Die Untersuchung der Familien zeigte dann aber einen unregelmäßig dominanten Erbgang. So waren in der einen Familie Mitglieder von 4 Generationen befallen, bei der anderen Familie waren Vater und Tochter erkrankt. Die bei diesen beiden Familien gefundene Form der Epidermolysis läßt sich gut in das von Touraine entwickelte Schema einordnen. Man kann die albopapuloide Form als eine Sonderform der dominant vererbten hyperplastischen Epidermolysis ansehen. Wie bereits in der Einleitung gesagt, läßt sich gerade hier durch den Nachweis des dominanten Erbgangs ein Rückschluß auf die günstigere Prognose gewinnen, wie sie bei der dystrophen und recessiv vererbten Form nicht zu erwarten wäre.

Auch für die Epidermolysis liegen bisher nur wenige Angaben über Zwillingsuntersuchungen vor, nämlich bei 3 EZ Konkordanz, 1 ZZ Konkordanz und 1 ZZ Diskordanz. Wir beobachteten ein zweieiiges Paar mit Diskordanz.

In diesem Vortrag konnten zunächst nur vorwiegend eigene Erfahrungen mit bestimmten erbbiologischen Methoden berücksichtigt werden. Durch die Besprechung der Probleme der Strahlengenetik sollte auf die besondere Bedeutung der Erbbiologie auch für die praktische Dermatologie hingewiesen werden. Eine ausführlichere ergänzende Darstellung ist vorgesehen.

Aus der Hautklinik der Westfälischen Wilhelms-Universität Münster
und der Fachklinik „Haus Hornheide" des Westfälischen Vereins
für Krebs- und Lupusbekämpfung (Direktor: Prof. Dr. P. Jordan)

Klinik, Ätiologie und Therapie des Morbus Boeck

Von

Paul Jordan und Franz Ehring

Es war 1899, als Caesar Boeck, der norwegische Dermatologe, seine ersten Arbeiten über die Krankheit veröffentlichte, die seinen Namen tragen sollte: 1959 blickte man auf *60 Jahre Morbus Boeck* zurück. Das Boecksche Sarkoid hat sich als weit bedeutsamer erwiesen, als anfangs geahnt, da es die Haut nicht allein und nicht einmal in der Hauptsache befällt. So sehr sich aber das Wissen um die Krankheit im vergangenen Zeitraum vermehrt hat, so ist ihre Ätiologie, bei der vor allem die Möglichkeit einer Tuberkulose von Beginn an fast ständig erörtert worden ist, nach wie vor unbekannt; andere Auffassungen hierzu haben bis heute keine allgemeine Anerkennung gefunden. Recht unklar ist auch noch manches im klinischen Gesamtbild. Das Boecksche Sarkoid, dessen Aufstellung als ein dermatologisches Meisterstück seiner Zeit bezeichnet werden kann, gehört somit bis heute zu den „unvollendeten Krankheiten".

Erzielte Fortschritte haben einerseits die Erkennung der Identität anderer dermatologischer Krankheitsbilder, insbesondere des Lupus pernio von BESNIER-TENNESON und des Angiolupoids PAUTRIER-BROCQ mit dem Boeckschen Sarkoid betroffen. Andererseits das Aufdecken des Befalls auch anderer Organe, der Häufigkeit ihrer Beteiligung, schließlich der Erfassung des — kaum ein Organ ausschließenden — *generalisierenden* Charakters der Krankheit. Lymphknoten und Lungen werden nach heutiger Kenntnis am häufigsten ergriffen. Die Erfassung des Boeckschen Sarkoids als einer Systemerkrankung war ein besonderes Verdienst des Stockholmer Dermatologen JÖRGEN SCHAUMANN (1914 und später).

Bei der Zurückführung von anderen Krankheitsbildern oder Krankheitserscheinungen an anderen Organen auf das Sarkoid Boeck waren seine dermatologischen Manifestationen zu Anfang immer Leitsymptom. Die Entscheidung brachte die Einheitlichkeit der — von BOECK gleich als etwas Besonderes erkannten — feingeweblichen Veränderungen als Grundlage des klinischen Bildes. Man ist heute berechtigt, in einem übergeordneten Sinne von *Sarkoidose* zu sprechen, weil den Krankheitsveränderungen, ebenso wie bei der Tuberkulose der verschiedenen Organe der Tuberkel, regelmäßig das Sarkoidknötchen zugrunde liegt.

Die Bezeichnung der Krankheit schwankt noch immer: Die sachlicheren Benennungen — das sind wohl Sarkoid Boeck, Boecksche Krankheit, Sarkoidose — sollten zweckmäßigerweise weiter an Geltung und Verbreitung gewinnen. Die Nomenklatur vermag einer verwickelteren Krankheitsgeschichte doch nicht gerecht zu werden, sie sollte auch kein nationales Pantheon, kein Tempel aller Götter sein.

Die Bilder, unter denen die Sarkoidose klinisch auftritt, sind mannigfaltig. Das *Sarkoidknötchen* besteht aus Epitheloidzellen. Es ist arm an Riesenzellen und verkäst nicht. Im allgemeinen ist es nur von wenig Lymphocyten umgeben bzw. durchsetzt; gegen die Umgebung ist es mit zirkulärem Bindegewebe ziemlich scharf, fast wie ein Fremdkörper abgesetzt. Auch eine gewisse Eintönigkeit im histologischen Bild der Sarkoidose ist hervorzuheben. Die Epitheloidzellen sind histiocytären Ursprungs. Das Knötchen ein reticulo-histiocytäres Granulom. Diese Erkenntnis macht das systematisierte (auf das „Reticuloendothel" zurückgehende) Auftreten der Herde und das Vorherrschen der Beteiligung bestimmter Organe bis zu einem gewissen Grade verständlich. Die Bezeichnung der Krankheit als einer „neuen Reticuloendotheliose" durch PAUTRIER war somit s. Z. nicht unbegründet, vermochte aber ihre Erkenntnis darüber hinaus nicht eigentlich zu fördern[1].

---

[1] Siehe auch UEHLINGER: Beitr. Klin. d. Tbk. **114**, 17 (1955).

Die klinische *Grundefflorescenz* an der Haut sind anfänglich heller rote, später bräunlichere, öfter leicht schuppende, linsengroße oder größere Fleckchen und Knötchen. Zum Teil sind sie, eher diaskopisch als klinisch, lupoid. Verglichen mit dem Lupus vulgaris pflegen die Infiltrate weniger homogen, mehr „stippchenartig verteilt" zu sein und auch nicht so apfelgeleeartig braun, sondern grauer, allerdings keineswegs immer. Die frühen und kleineren Sarkoidknötchen entwickeln sich hauptsächlich in den obersten Cutisschichten. Durch die Oberflächlichkeit des Infiltrats bedingt (mit Recht hat Gottron[1] auf diese Feststellung Wert gelegt), können die Capillargefäße der Papillen in recht typischer Weise durchschimmern. Die Efflorescenzen treten schubweise auf. Ihre weitere Entwicklung ist eine langsame. Nach Monaten bzw. Jahren bilden sie sich bindegewebig um (ältere Knötchen sind histologisch dementsprechend von hyalinisierten kollagenen Fasern durchsetzt) und verschwinden unter Hinterlassung leicht vertiefter, weißlicher, bisweilen am Rand pigmentierter Narben. Aus größeren Flecken oder Knoten entstehen durch Beginn der Rückbildung im Zentrum circinäre Formen. Die Kenntnis dieser Entwicklung der Hautefflorescenzen ist für das Verständnis des Ablaufs der Sarkoidose überhaupt eine unerläßliche, nicht immer erfüllte Forderung.

Schon Boeck aufgefallen, aber nicht allgemein bekannt ist die recht typische (E.) Neigung der Herde zur Lokalisation in Narben. Ein Umstand, der bisweilen zu Fehldeutungen Anlaß gibt: Die Narben sind lediglich ein Locus minoris resistentiae für eine Absiedlung von Hautherden, nicht Ausgangspunkt der Boeckschen Krankheit.

Von alters her unterscheidet man aus praktischen Gründen — Anfang und Ende der Krankheit beginnen erst allmählich klarer erfaßbar zu werden — cutane und extracutane Erscheinungs- bzw. Lokalisationsformen. Subjektive Beschwerden macht die Sarkoidose — z. B. auch bei erheblichem visceralen Befall — überraschend, sogar bezeichnend wenig. Den Kranken führt oft erst das sichtbare Auffälligwerden der Veränderungen an bestimmten Organen (wie Sehstörungen, Ausschläge oder stärkere Lymphknotenanschwellungen) zum Arzt. Die *Diagnose* an der Haut gelingt dem erfahrenen Dermatologen oft genug prima vista. Sie bedarf jedoch stets der Sicherung: Weit häufiger als man das früher angenommen hat, kann ein Befund auch bei ausgesprochenem klinischen Verdacht vieldeutig sein. Wie bekannt, ist bei der Verwechselung seines Sarkoids mit einem anderen Krankheitsbild Boeck auch mal selbst (in Norwegen gegenüber der Lepra) manchem Nachfolger vorausgegangen: Die Schwierigkeiten gerade dieser Differentialdiagnose sind später vielfach bestätigt worden. Andere Verwechselungen im Laufe der Zeit haben z. B. das eosinophile Granulom, als man dieses noch gar nicht kannte, betroffen[2]. Die Diagnose eines extracutanen Sarkoids ist verständlicherweise noch mehr der Unsicherheit unterworfen als die des cutanen.

---

[1] S. 740/741 in Kap. X (Hauttuberkulose) in „Die Tuberkulose" von Deist u. Krauss, 2. Aufl. Stuttgart: Enke 1959.

[2] Vgl. Jordan u. Ehring, Erfassung und Behandlung der Hauttuberkulose, S. 128 (in „Fortschritte der prakt. Dermatologie". Hrsg. v. Marchionini u. Schirren, Bd. II. Springer-Verlag 1955) und die Diskussionsbemerkung von Jordan zum Vortrag Reich über das eosinophile Granulom, Tagung d. Rhein.-Westf. Dermatologenvereinigung in Düsseldorf, Mai 1954.

Dem histologischen Befund kommt bei der Diagnose stets eine sehr wesentliche Rolle zu. Kein anderes Fach als die Dermatologie weiß es aber auf Grund der längsten Erfahrung besser, daß allein feingeweblich ein Boecksches Sarkoid nie mit ausreichender Sicherheit diagnostiziert werden kann. In gewissen Grenzen wiederholt sich sonst beim Sarkoidknötchen das alte Spiel der Pathologie um die Spezifität der tuberkulösen Struktur.

Von *Einschlüssen* im Plasma der Epitheloidzellen kommen beim Boeckschen Sarkoid die sog. Sternkörper (asteroid bodies), die Schaumann-Körperchen — „doppelt konturierte, geschichtete, nur gelegentlich verkalkte Gebilde", sowie Fremdkörper vor. Sie sind alle ohne pathognomonische Bedeutung[1].

Unerläßlich ist es, bei jedem Boeckschen Sarkoid eine möglichst vollständige *Durchuntersuchung* zu veranlassen: Für den Dermatologen auf extracutane Veränderungen, bei jedem Organtyp des extracutanen Sarkoids auf solche an der Haut.

In der folgenden Tabelle sind die Hauptlokalisationsformen der extracutanen Sarkoidose angeführt und bei der cutanen die aus den Lehrbüchern bekannten drei Formen der klassischen Einteilung noch von BOECK selbst.

Über die Häufigkeit des Befalls der einzelnen Organe gibt es verschiedene Statistiken. Für die Haut wurden z. B. 20—30% angegeben, für die Lymphknoten 86% und mehr, bis 100%, für die Lungen 80 bis 86%, für Milz und Leber 50—60%, für die Nieren 19%, für die Augen 10%, für andere Organe wie Knochen- bzw. Nervensystem usw. 10%. Diese Zahlen[2] sollen einen ungefähren Anhalt geben.

Tabelle 1. *Sarkoid Boeck. Lokalisationen und Formen*

Cutan	Extracutan
kleinknotig	lymphonodular
großknotig	ocular
diffus-infiltrierend	ossal
	visceral, insbes. pulmonal
	usw.

Cutane Sarkoidose[3]

Die *kleinknotige Form* umfaßt Herde bis zu Erbsgröße. Bei diesem verhältnismäßig recht seltenen Sarkoidtyp treten die Knötchen meist in größerer Zahl im Gesicht, an Brust und Schultern, den Streckseiten vor allem der oberen Extremitäten, aber auch am Stamm, ausnahmsweise in der behaarten Kopfhaut auf. Eine *lichenoide* Varietät der kleinknotigen Form ist ebenfalls bekannt. (Mit dem Terminus „miliar" in seiner späteren Bezeichnung der Krankheit als benignes Miliarlupoid wollte BOECK bekanntlich nicht etwa die kleinknotige Form, sondern die hirsekorngroßen lupoiden Fleckchen in allen cutanen Sarkoidknoten morphologisch hervorheben.)

---

[1] Nach älteren eigenen (unveröffentlichten) Untersuchungen (JORDAN), auch nach FRESEN, S. 610/611. Ergebn. d. ges. Tbk.- u. Lungenforschg. Hrsg. v. ENGEL, HEILMEYER, HEIN, UEHLINGER. Stuttgart: Thieme 1958. Bd. 14, S. 603. — S. ebenfalls: KALKOFF u. MACHER: Hautarzt 5, 481 (1954).

[2] Nähere Angaben in der Darstellung von FUNK: In „Dermatologie u. Venerologie". Hrsg. v. GOTTRON u. SCHÖNFELD. Bd. 2, T. 2, S. 1200. Stuttgart: Thieme 1958.

[3] An Lichtbildern demonstriert. Zur Klinik des Sarkoids Boeck der Haut vgl. insbesondere die Darstellung von PAUTRIER: Paris: Masson 1940.

Häufiger ist der *zweite Typ* der Knoten bis etwa Walnußgröße mit dem Sitz im Gesicht, an Schultern, Armen, seltener den unteren Gliedmaßen. Die Knotenkonsistenz ist meist ziemlich derb, gelegentlich auch teigig, die Farbe bräunlichrot bis frostbeulenartig (ohne Zinnoberfarbtöne) livide. Das sog. *Angiolupoid* ist eine mit Vorliebe an der Nase in Höhe des inneren Augenwinkels sich findende Varietät der großknotigen Form. Die circinären Formen, die der Boeckschen Krankheit der Haut, vor allem an der Stirn, so oft ihr Gepräge geben, entstehen besonders bei der groß-knotigen Form.

Zu der dritten Form: der *diffus-infiltrierenden*, von einem hier oft stärker blauvioletten Aussehen, gehört der früher sog. *Lupus pernio*, wie er an Nase und Wangen, Ohren, Handrücken und Fingern auftritt. Es ist der markanteste Typ des Boeckschen Sarkoids. Bei der Lokalisation der großknotigen Form herrscht das Gesicht noch stärker vor. Auf die par-onychieartigen, später Spina ventosa-ähnlichen bräunlich-cyanotischen Boeck-*Sarkoide der Zehen* hat insbesondere HABERMANN[1] hingewiesen. Zwischen der diffus-infiltrierenden und der großknotigen Form gibt es gewisse Übergänge.

Es sind auch seltene *atypische* Formen beschrieben worden: So werden[2] z. B. unterschieden eine *erythematöse*, eine *erythrodermische*, eine palmo-plantare Kerato-dermie, hypodermische Infiltrate (vom Typ der subcutanen Sarkoide *Darier-Roussy*), eine elephantiastische.

Hautanaloge *Schleimhautveränderungen* im Munde wurden nach SCHUERMANN[3] an den Lippen, am Gaumen, an der Wangenschleimhaut, an Zahnfleisch, Zäpf-chen und Zunge beobachtet. Häufiger als im Munde ist der Befall der Nasen-schleimhaut (EHRING).

Extracutane Sarkoidose

Der *Lymphknoten*befall erfolgt selbständig, nicht etwa Veränderungen anderer Organe, etwa der Haut, zugeordnet. Er war nicht nur schon BOECK aufgefallen, sondern auch BESNIER bei der Aufstellung des Krank-heitsbildes des Lupus pernio. Heute weiß man, daß die Lymphknoten ein sowohl bevorzugter wie regelmäßiger Sitz der Krankheit zu sein pflegen. Es können die hautnahen (etwa die cervicalen), aber auch die visceralen, insbesondere die mediastinalen Lymphknoten erkranken. Die Beteiligung kann klinisch bzw. röntgenologisch oder nur histologisch faßbar sein, d. h. auch symptomlos verlaufen. Isolierte Beteiligung dürfte mindestens, was die klinische Erkennbarkeit der Veränderungen betrifft, gelegentlich vorkommen (EHRING).

Das klinische Bild des Morbus Boeck der Lymphknoten wird bekannt-lich dadurch bestimmt, daß die Knoten im Gegensatz zur Tuberkulose nicht erweichen, das umgebende Gewebe nicht in Mitleidenschaft ziehen und stets derb bleiben (man hat sie auch als harte Knoten bzw. Tuberkel —

---

[1] Derm. Wschr. 87, 578, 1246, 1258 (1928); (s. Z. war der 2. Fall durch einen der Verf. (JORDAN) von der Chirurg. Univ.-Poliklinik in Hamburg-Eppendorf an die Hautpoliklinik überwiesen worden.

[2] Nach dem Lehrbuch „Dermatologie" von DEGOS. Paris: Flammarion 1953 bis 1959.

[3] S. 360, in „Krankheiten der Mundschleimhaut und der Lippen", München-Berlin: Urban & Schwarzenberg 1958.

"hard tubercle" — bezeichnet). Die cervicalen, axillaren, mediastinalen Lymphdrüsen erkranken wohl in erster Linie.

Die Diagnose ist verhältnismäßig einfach, wenn typische Sarkoid Boeck-Veränderungen an weiteren Organen, z. B. an der Haut nachweisbar sind, in anderen Fällen kann die Histologie den ersten Fingerzeig geben, in welcher Richtung weiterzusuchen ist. Umgekehrt vermag man durch Probeexcision eines Lymphknotens bei Verdacht auf Morbus Boeck irgendeines anderen Organs die Diagnose zu sichern. Man hat dafür die epitrochlearen, die medialen supraclavicularen und auch die paramammillaren Lymphknoten empfohlen. Manche isolierte oder scheinbar isolierte Lymphknotenerkrankung — auch bei klinisch begründetem Verdacht auf Hodgkinsche Lymphogranulomatose — kann histologisch als Morbus Boeck aufgedeckt werden.

Beteiligung der *Tonsillen* kommt vor; vielleicht häufiger als man glaubt. Man sollte sie bei klinisch typischen Sarkoidosefällen nach Möglichkeit näher untersuchen.

Die Häufigkeit der Beteiligung von *Leber* und *Milz* haben Probepunktionen ergeben. Auch bei förmlicher Durchsetzung mit Knötchen haben die Veränderungen nur selten klinische Störungen zur Folge. In einigen Fällen kann die Leber- bzw. Milzvergrößerung beträchtlich sein. Unter einem *visceralen Morbus Boeck* versteht man in engerem Sinne den Befall dieser beiden Organe[1].

Befunde an der *Niere* haben in neuerer Zeit erhöhtes Interesse gefunden.

Die Kenntnis des Morbus Boeck der *Lungen* geht insbesondere auf eine Beobachtung Miliartuberkulose-ähnlicher Veränderungen durch KUZNITZKY und BITTORF, in Breslau 1915, zurück, doch kannte auch SCHAUMANN die Lungenbefunde, und schon ein Fall von BOECK hatte solche gezeigt. Die große Häufigkeit der Beteiligung ergab sich besonders durch Röntgen-Reihenuntersuchungen. Nach Bekanntwerden der Boeckschen Krankheit der Lungen hat man sie auch bei manchem Lungenheilstättenfall aufdecken können. Die Lungenveränderungen werden in der Regel erst röntgenologisch nachgewiesen. Die Differentialdiagnose gegenüber der Tuberkulose kann sehr diffizil sein. Die Sarkoidose befällt im Thorax gewöhnlich zuerst den Hilus, wobei es zu den knolligen Auftreibungen kommt. In einem späteren Stadium werden auch die Lungen selbst befallen, meist in Form von diffuser, feinfleckiger Verschattung, während nach und nach die Verbreiterung des Hilus sich normalisiert. Die Lungenveränderungen können vollständig ausheilen. Nicht so selten bleibt jedoch eine Fibrose der Lungen zurück. Im weiteren Verlauf kann es zu Stauung im kleinen Kreislauf, Atemnot und Rechtsinsuffizienz des Herzens kommen.

Ohne wesentliche weitere Erscheinungen von seiten des *Herzens* kennt man bei Sarkoidose auch Myokardgranulome.

Von Befunden im *Blut* ist die *Hypercalcämie* bekannt. Auch Vermehrung der γ-Globuline kann nachweisbar sein. Die BSG ist im allgemeinen nur wenig beschleunigt.

---

[1] Die bei Probepunktionen gewonnenen Lichtbilder von Leber-, Milz- und Nierenveränderungen wurden liebenswürdigerweise von Herrn Dr. G. MANITZ, Med. Klinik der Universität, zur Verfügung gestellt.

Kontrollen des *Skeletsystems* pflegt man vorzunehmen, seitdem die von JÜNGLING 1919 beschriebene „Ostitis tuberculosa multiplex cystica" als zum Morbus Boeck zugehörig erkannt wurde. Der Dermatologe KREIBICH (Graz, später Prag) hat diese Knochenveränderungen bei Boeckscher Krankheit bereits 1904 röntgenologisch belegt. Die Bezeichnung der Jünglingschen Krankheit wurde in Ostititis multiplex cystoides geändert, nachdem sich als Grundlage der vermeintlichen Cysten Granulome herausstellten. Die kleinen Hand- und Fußknochen pflegen am häufigsten zu erkranken. Befall der Knochen im Gesicht (z. B. des Unterkiefers), am Stamm (an den Rippen) und an den Extremitäten kommt vor. Im Gegensatz zur Tuberkulose wird eher die Diaphyse als die Epiphyse ergriffen. Auch bei den typischen, einer Spina ventosa ähnlichen Veränderungen entstehen auch hier im allgemeinen keine Fisteln. Erstaunlicherweise können sich auch grobe Befunde (selbst diese verlaufen symptomlos!) zurückbilden. Auftreten von Hautveränderungen an den Händen und Füßen besagt nichts über etwaigen gleichzeitigen Befall der Knochen, wenn auch eine parallele Beteiligung noch nach Jahren hinzutreten kann. Allein röntgenologisch läßt sich ein Boecksches Sarkoid der Knochen im allgemeinen nicht diagnostizieren. Der Prozeß pflegt vom Knochenmark auszugehen.

Nicht so selten werden aber die *Muskeln* befallen. In neuerer Zeit hat man vorgeschlagen, im Bedarfsfall Brust- bzw. *Wadenmuskulatur* histologisch zu untersuchen. Klinische Erscheinungen pflegt die Muskelbeteiligung nicht zu machen.

Die *Augenveränderungen* betreffen in der Hauptsache Conjunctiva und Iris (mit Auftreten kleinster Sarkoidknötchen, die nicht immer leicht zu erkennen sind), außerdem das früher Febris uveo-parotidea bezeichnete *Heerfordtsche Syndrom* aus Uveitis, Parotitis (unter Umständen auch Entzündung anderer Speicheldrüsen) und Paresen der Hirnnerven — insbesondere des Nervus facialis; Fieber kann gelegentlich bestehen. Zum Heerfordtschen Syndrom werden auch Fälle des sog. Mikulicz-Syndroms (Vergrößerung von Tränen- und Speicheldrüsen) gerechnet. Die atypische cutane erythrodermische Form ist insbesondere in Kombination mit dem Heerfordt-Syndrom beobachtet worden, ebenso — auf der Grundlage einer Erkrankung der Hypophyse — ein *Diabetes insipidus*.

Befall anderer *endokriner Drüsen* wurde bei der Sarkoidose verschiedentlich ebenfalls festgestellt. Am *Nervensystem* kennt man sowohl zentrale wie periphere (Hirn- bzw. Spinalnerven betreffende) Beteiligung. Hervorzuheben sind wegen ihrer ungünstigen Prognose (in etwa der Hälfte der Fälle) die meningo-encephalitischen Prozesse. —

Nach ihrem *Vorkommen* ist die Sarkoidose keine seltene, wenn auch nicht häufige Krankheit. Es erkranken vorwiegend Frauen. Sie fällt meist ins 3. und 4., auch 5. Lebensjahrzehnt. Bei Kindern wurde sie nur vereinzelt beobachtet. Bekannt ist familiäres Vorkommen und Auftreten bei eineiigen Zwillingen.

Verlauf und Therapie. Auf die bedeutsame Tatsache der spontanen Rückbildungsneigung der Boeckschen Krankheit wurde schon zu Anfang hingewiesen. Mit Recht verweist aber z. B. SCHUERMANN[1] darauf, daß

---

[1] Vgl. die frühere Fußnote — S. 292.

„die Prognose nicht so günstig ist, wie vielfach angenommen wird". Ausnahmen vom günstigen Verlauf betreffen insbesondere die Fälle mit schwereren Formen der Lungenfibrose, vor allem, wenn sich als Folge ein *Cor pulmonale* entwickelt, an dem die Kranken zugrunde gehen können. Die Meningo-Encephalitiden (s. oben) enden oft letal. Am Auge kann das Boecksche Sarkoid zur Erblindung führen. Die Mortalität an der Sarkoidose und ihren Folgen wird auf 5—10% der Fälle geschätzt, womit sich auch die eigenen Erfahrungen aus Haus Hornheide decken.

Den Verlauf der *Hautherde* bei 22 6—13 Jahre nachbeobachteten eigenen Kranken veranschaulicht die Tab. 2. Es handelt sich um besonders typische Fälle mit generalisiertem Auftreten und niedriger Tuberkulinempfindlichkeit (unter 10^{-3}).

Tabelle 2. *Sarkoid Boeck-Katamnesen*

Cutane Form	Fallzahl	Verlaufsergebnis			Bemerkungen
		geheilt	persistierend	Rückfälle	
kleinknotig. . .	1	1	—	—	—
großknotig . .	10	9	—	1	nach 6 Jahren
diff.-infiltr.. . . .	11	10	1	—	bei 6jähr. Beh.
insgesamt . . .	22	20	1	1	—

Von 22 waren 20 geheilt, 1 bekam ein Rezidiv nach 6 Jahren, um später wieder in Heilung überzugehen, bei 1 besteht das Boecksche Sarkoid nach wie vor.

Die Behandlung einer Sarkoidose ist auf die Gesamtbefunde abzustimmen. Auch unter Berücksichtigung der Heilungsneigung der Sarkoidose ist es sicher, daß sie durch *allgemein roborierende Maßnahmen* (z. B. Liegekuren, Solbäder) in vielen Fällen unterstützt werden kann. Bei Sarkoidose braucht man auch bei Befall der Lunge z. B. UV-Bestrahlungen des ganzen Körpers, nicht (wie bei Lungentuberkulose) zu scheuen; seiner Diagnose muß man natürlich sicher sein. Das ergeben eigene Beobachtungen an etwa 100 sicheren Fällen aus Haus Hornheide (dank dem großen Interesse, das von KALKOFF dieser Krankheit seit langem entgegengebracht worden ist, werden dort bei vielen Kranken recht lange Verläufe überblickt).

Will man den Effekt der allgemein-roborierenden Therapie, die das sicherste und unschädlichste Mittel zur Behandlung darstellt, intensivieren, so wird man sich zweckmäßig zunächst auf sicher unschädliche Maßnahmen beschränken. Bei Hautherden kann man das oft erreichen z. B. durch örtliche CO_2-Schnee-Vereisungen, auch durch Finsen- und Kromayerbestrahlungen. Die örtliche Injektion von Cortison ist erfolgreich, aber schmerzhaft und umständlich. Bemerkenswerterweise hatte BOECK von Arsen Erfolge gesehen.

Es bleiben jedoch bei der roborierenden Behandlung auch resistente Fälle, bei diesen sind differentere Maßnahmen zu vertreten. Vitamin D, das wirksam ist, darf allerdings bei Sarkoidose nur gegeben werden, wenn man sich vorher durch empfindliche Untersuchungsmethoden (neben der gewöhnlichen Urinuntersuchung Volhardscher Versuch, Clearence-Probe, Ca-Wert im Serum u. a.) davon überzeugt hat, daß die *Niere* gesund ist. Im Falle der Behandlung ist die Niere genau weiterzukontrollieren, da die sarkoidosekranke Niere in einem Teil der Fälle gegen Vitamin D ungewöhnlich empfindlich ist. — Vitamin E hat nicht gehalten, was man sich von ihm versprach. — Resochin ist in Haus Hornheide in Erprobung, nachdem das Atebrin früher Erfolge hatte. — Chemotherapeutica gegen Tuberkulose führen bei sicheren Sarkoidosefällen nicht zum Erfolg.

Dies gilt auch dann, wenn die Kranken tuberkulin-positiv sind, obwohl man es hier immer wieder versuchen sollte, schon allein in dem Gedanken, daß eine tuberkulinpositive Sarkoidose nur schwer von einer Tuberkulose zu trennen ist, also einzelne dieser Fälle auch eine echte Tuberkulose sein können.

In frischen Fällen und bei Nierenbeteiligung ist auch einmal Prednison angezeigt, wobei einer Tbc.-Aktivierung durch INH-Präparate vorgebeugt werden kann; das Medikament spricht oft an, jedoch nicht, wenn die Veränderungen schon in das Stadium der Fibrose übergegangen sind. Leider muß man nach Absetzen der Behandlung mit Rezidiven rechnen. Unbedingt angezeigt ist Prednison bei bestimmten mit Fieber und sehr schlechtem Allgemeinbefinden einhergehenden Sarkoidosefällen, welche ohne dieses Medikament oft tödlich enden.

Cortison wird heute bei Sarkoidose viel angewandt. An der Lunge hat es 2 Indikationen: Frische fortschreitende und besonders schwere Fälle. Letztere müssen (z. B. nach Bariéty u. Poulet[1]) lange behandelt werden (mit 50—100 mg pro die über Monate nach einer vorhergehenden Gabe von 100—200 mg/die über Wochen). Andere Autoren[2] fürchten Cortison wegen der Rezidivgefahr und weil es an der Lunge die Ausheilung mit Fibrose fördere, während bei schonenderem Verfahren eine Restitutio ad integrum häufiger sei. Auffallenderweise beeinflußt Cortison oft die einen Organe, andere, wie z. B. massive Lymphknotenschwellungen, oft nicht viel.

Durch Heilstättenbehandlung ist bei Sarkoidose, wenn dafür ausreichend Zeit — bei ausgedehnteren Fällen wenigstens ein halbes Jahr — zur Verfügung steht, im allgemeinen fast immer ein guter Erfolg zu erzielen.

Zur *Pathogenese und Ätiologie* der Sarkoidose, die hier nur kurz gestreift werden können, weiß man heute, daß die Erscheinungen an der Haut Ausdruck der Generalisation der Krankheit und analoge Manifestationen an anderen Organen den Hautveränderungen gleichgeordnet sind. Unzureichend sind nach wie vor die Kenntnisse über die *Vor*-Generalisationsperiode, die sog. primäre Sarkoidose. Erst in neuerer Zeit zeichnen sich Fortschritte auch hierzu ab: 1. durch die zunehmende Erforschung der Lungensarkoidose und 2. durch neuere Erfahrungen über das sog. Löfgrensche Syndrom. Bei den Lungenveränderungen waren es, wie erwähnt die Röntgen-Reihenuntersuchungen, die zu der Aufdeckung einer größeren Zahl von nur röntgenologisch faßbaren Sarkoidosefällen geführt hatten, bei denen eingehendere Befragung vorausgegangene subjektive Beschwerden (wie Husten, Müdigkeit und Krankheitsgefühl, Gewichtsverlust, Kurzatmigkeit u. a. mehr) aufzudecken vermochte: Die Erkrankung der Lungen war damit als früheste bekannte Manifestation der Sarkoidose in den Vordergrund der pathogenetischen Betrachtung gerückt.

---

[1] Paris: Flammarion 1958.
[2] Z. B. Sommer: Schw. med. Wschr. **1955**, 215.

Das *Löfgren-Syndrom* faßt Erythema nodosum, röntgenologisch nachweisbare Vergrößerung der Hiluslymphknoten und Fieberschübe zusammen. LÖFGREN hat auf die Häufigkeit und die besondere Bedeutung des aus der Vorgeschichte mancher Sarkoidosekranken schon früher bekannten Erythema nodosum aufmerksam gemacht.

Ätiologisch ist meist nicht daran gezweifelt worden, daß es sich bei der Sarkoidose um eine selbständige Krankheit, insbesondere Infektionskrankheit handelt, andererseits hat man an ein polyätiologisches Syndrom bzw. eine „Reaktionskrankheit" auf der Grundlage einer hyperergischen Entzündung gedacht. Nach Tuberkelbacillen hat man beim Boeckschen Sarkoid schon von jeher, meist vergeblich, gesucht, gelegentlich aber auch solche gefunden oder zu finden gemeint (KYRLE u. a.). Die Anhänger der tuberkulösen Ätiologie der Sarkoidose begründen ihre Auffassung, abgesehen von der histologischen Ähnlichkeit des Sarkoidknötchens mit dem Tuberkel, vor allem mit dem bakteriologisch gelegentlich doch geführten Nachweis Kochscher Becillen, mit dem Vorkommen sog. Übergangsfälle und des Abgleitens der Sarkoidose in Tuberkulose und mit der charakteristischen, sowohl vom Tuberkulosefreien wie vom Tuberkuloseinfizierten wie vom Tuberkulosekranken abweichenden durchschnittlichen *Tuberkulinempfindlichkeit,* wobei eine Anergie bei Sarkoidose durch BCG-Impfung nicht zu brechen ist.[1]

Der Einwand, daß man fast nie oder äußerst selten Tuberkelbacillen fände, sei nicht stichhaltig; sie wären durch die histiocytäre Hyperergie von dem Gewebe so verarbeitet, daß sie nicht mehr nachweisbar wären. Gewiß sei bekannt, daß die Tuberkulinreaktion beim Morbus Boeck negativ oder stark abgeschwächt sei (während dem Durchseuchungsgrad der Bevölkerung entsprechend $80-90\%$ der Kranken positiv reagieren würden); das könnte aber so zu erklären sein, daß die für eine positive Tuberkulinprobe notwendigen Antikörper im Serum fehlen (durch die starke Reaktion des Gewebes würden sie dort verbraucht). Die Tuberculostatica wären bei Sarkoidose wirkungslos, weil das Gewebe Tuberkelbacillen meist nicht mehr enthielte.[2]

In neuerer Zeit ist von mancher Seite über häufig und sogar leicht gelungenem Nachweis insbesondere bei Anwendung spezieller Zerkleinerungsmethoden des Gewebes berichtet worden. In Zusammenarbeit der Univ.-Hautkliniken Münster (Haus Hornheide) und München wurde eine größere Anzahl klinisch einwandfrei belegter Morbus Boeck-Fälle mit der gleichen Methode ebenfalls fachbakteriologisch untersucht, allerdings mit negativem Ergebnis[3]. Heutzutage müßten solche Widersprüche aufklärbar sein!

Bei negativen bakteriologischen Befunden und der Notwendigkeit zu ihrer Erklärung zu Hilfskonstruktionen Zuflucht nehmen zu müssen, fällt es schwer, von der ätiologischen Bedeutung der Tuberkulose beim Boeckschen Sarkoid ganz überzeugt zu sein.

---

[1] EHRING, bisher unveröffentlicht.

[2] Vgl. hierzu z. B. L. HEILMEYER, K. WURM u. H. REINDELL: Münch. med. Wschr. **1956 I**, 149 ff.

[3] Vgl. Verhdl.ber. d. Dtsch. Tbk.-Tgg. 1958, S. 246 ff. Berlin-Göttingen-Heidelberg: Springer 1959.

Autorenverzeichnis

Sachverzeichnis